人工智能的医学应用

主编　钱大宏

U0350745

上海科学技术出版社

图书在版编目（CIP）数据

人工智能的医学应用 / 钱大宏主编. -- 上海 ：上海科学技术出版社，2025.3. -- ISBN 978-7-5478-7003-7

Ⅰ．R319

中国国家版本馆CIP数据核字第2025778SN9号

人工智能的医学应用

主　编　钱大宏

上海世纪出版(集团)有限公司　出版、发行
上 海 科 学 技 术 出 版 社

（上海市闵行区号景路 159 弄 A 座 9F－10F）
邮政编码 201101　　www.sstp.cn

常熟市华顺印刷有限公司印刷
开本 787×1092　1/16　印张 19.75
字数 450 千字
2025 年 3 月第 1 版　2025 年 3 月第 1 次印刷
ISBN 978－7－5478－7003－7/R·3181
定价：108.00 元

本书如有缺页、错装或坏损等严重质量问题，请向印刷厂联系调换

内容提要

　　本书旨在辅助医务人员参与创新,协助科研和从事相关产业的人员深入临床,为此本书全面介绍了人工智能在医学中的应用,包括医学影像和分子图像的辅助诊断、生物电信号的监测、基于内镜的检查和治疗、辅助手术规划和手术导航,以及辅助康复治疗和新药开发等,同时分析了在这些应用中的实际案例,所选案例多来自与医院或医疗中心的合作,具有很高的参考价值。在此基础上,还概括性地介绍了人工智能应用于医学领域的发展过程、临床研究方法,以及医学中特别关注的多中心泛化和伦理、规范等。

　　总之,本书是一本实用性极强的、可帮助读者了解并掌握如何将人工智能技术融入医学诊疗过程中的参考书,可供医学生、生物医学工程相关人员等使用。

扫描二维码
可阅读本书参考文献

编者名单

---• 主　编 •---

钱大宏

---• 编写者 •---

（按参编章节顺序排序）

钱大宏	向孙程	张维拓	王　军
苑　程	张健源	王亚奇	韩　灿
刘　陈	杨　阳	张正杰	杜思嘉
徐健玮	陈庆忠	Crystal Cai	
张祥宁	张　旭	包义明	戴晨赟
王鹏磊	左兆瑞	周呈峰	吴承宇

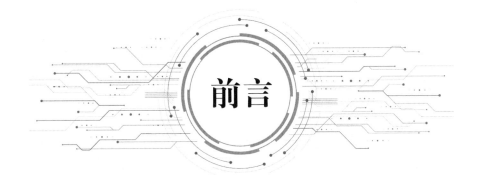

前言

  人工智能(artificial intelligence)在主流市场沉寂了几十年之后,自2012年开始,随着深度学习(也被称为深度神经网络)的发展逐步得到广泛应用,并且在各个领域展示了出色的性能;更重要的是,深度学习及基于深度学习的预训练大模型缩小了人工智能专家和应用开发者之间的差距,使所有开发者能站在同一起跑线上,这对于人工智能在医学中的应用尤其重要。近两年,ChatGPT影响力极速扩大、用户迅速增长,又将人工智能推向主流市场。在可预期的将来,人工智能的前景非常广阔。

  从20世纪80年代开始,就有人不断尝试用各种机器学习和人工智能的方法来辅助医生做各种诊断,但是由于效果不佳,只留下了科研论文这类成果,并没有在医疗中得到真正使用。在尝试了各种方法之后,医生们也几乎放弃了计算机辅助诊断的想法。我在2013年之前走访了美国几家医院,这些医院中的放射科主任对于计算机辅助诊断的应用前景都表达了悲观的看法。直到2012年以大数据驱动的深度神经网络的出现才逐渐改变了从业者的态度。这种神经网络在自然图像识别方面取得了惊人的准确率,并已用于医学图像和医学影像分析任务中。相比于自然图像的识别,基于医学影像的辅助诊断任务看起来更适合深度学习的模型,因为训练模型的过程就如同训练一个年轻医生,需要在有经验的医生的指导下基于案例进行长时间的大量训练。以有监督的深度学习为例,在训练过程中也需要大量专家标注的数据。深度学习在医学图像和医学影像方面的成功应用不仅催生出大量科研成果,也孕育出许多人工智能相关的医疗公司,它们多始于对医学影像进行分析的需求。人工智能在医学图像和医学影像分析领域的快速发展与医学数字成像和通信标准的普及密不可分,医生读片和书写报告的影像存储与传输系统(picture archiving and communication system, PACS)也发挥了重要作用。

  深度学习在医学图像和医学影像分析领域逐步取得突破的同时,人工智能在其他医疗领域中也渐渐得到了应用,如对电子病历数据、医学检验数据、基因数据、行为数据、手术视频数据、生理参数监测数据等数据的分析;应用目的也更加多样化,覆盖了疾病预测、辅助诊断、辅助治疗、手术规划、预后预测、康复等各医疗阶段。

  同时,医疗对于人工智能技术的要求也越来越高,深度学习的最新技术均快速体现在各种人工智能医疗应用的科研成果中。医疗对人工智能的特殊要求包括:① 保持模型在多中心使用时的准确性和鲁棒性;② 能够综合多模态、多类型的数据进行诊断和治疗;③ 模型可以进行弱监督和无监督学习,减小对于标注数据量的需求;④ 模型的结果有可解释性,便于医生理解和给患者解释;⑤ 能够无缝切入医生的工作流,以减少医生用于熟悉操作的时间成本。除了应用于临床医学,人工智能在基础医学研究、体外诊断和新药开发方面也被采用,如利用深度学习中的增强学习模型来找到基因变异的位点、在巨量的三维结构组合中预测蛋白质折叠的结构、精准分类体外诊断数据、在多维度数据中找到生物标志物、在基因数据库和化合物数据库中找到新药靶点等。

我们课题组从 2013 年开始采用新型的机器学习和深度学习方法进行研究,我们认为科研的使命就是为技术的实际使用和商业化应用探路,因此十余年来我们探索了深度学习在各医疗领域中应用的可能性,包括人工智能基于医学图像和影像的辅助诊断、基于细胞和分子层面数据的辅助诊断、基于内镜及其视频数据的辅助治疗和诊断、手术规划和预后预测、康复指导,以及新药开发等,此外我们还深入研究了多模态数据融合、多中心泛化模型和数据安全等在模型应用中普遍关注的问题。

2019 年,在上海交通大学医学院研究生培养办公室的推动之下,我们在“人工智能与医学”课程中向医学博士研究生介绍人工智能技术,很受欢迎。这门课程中,我们不仅教授了人工智能基于多种医学数据的辅助诊断、辅助治疗和辅助康复等,还讲述了人工智能应用中的伦理、规范和医疗数据的重要性等。课程结束时,来自基础医学和临床医学各二级学科等的学生们在讲师和助教帮助下,将完成一个人工智能医疗相关的选题设计和实践,学生们可以基于各自专业的问题和数据设计选题,然后用人工智能的方法来解决,修完这门课程的同学们基本上都能独立地用好人工智能这个工具,这将为他们未来的科研和科研成果向临床转化打下基础。

在讲述“人工智能与医学”课程的几年中,我们发现迫切需要一本能较全面地介绍人工智能医学应用的参考书,这是因为国内外最近几年出版的人工智能医疗相关的图书、教材多以医学影像相关内容为主,不够全面,而且或是太浅显,或是包含过多深奥的数学推导过程等。因此,我们便根据多年的科研工作和教学经验编写了本书。本书首先介绍了人工智能及其医学应用中必要的背景知识和基础理论,然后分析了人工智能的各种医学应用,最后对人工智能医疗器械在实际应用中需要注意的数据安全、多中心泛化、伦理和规范等方面进行了阐述。每章均由对背景知识的综述和相关应用案例组成,这些案例大部分来自我们课题组的科研课题。本书介绍的人工智能模型、算法和思路也许不都是最新的,但是都是各个领域发展过程中的重要成果,我们相信它们会使读者有所启发。

我们希望在读完本书之后,读者们可以对人工智能的医学应用有一个较广泛、深入的了解;希望医生和医学生读者能够快速掌握该领域的概况和方法,了解人工智能在实际应用中的重要意义和局限性,以便在今后的工作中用好这个工具;希望有志于从事相关行业工作的创业者、工程师和工学生们可以深度了解人工智能在医疗中的应用实例,以及应用中需要注意的地方,促进研究与理论转化。当然,现在人工智能的发展非常迅速,在 ChatGPT 的引爆之下,各种通用人工智能算法将不断涌现。在这个快速发展的领域中,希望本书能够持续给予读者帮助。

钱大宏

2024 年 11 月

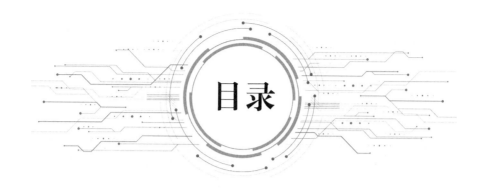

目录

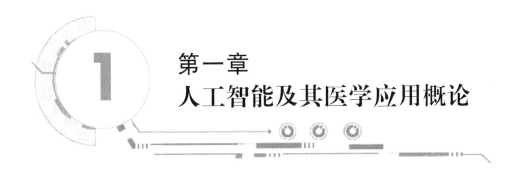

第一章
人工智能及其医学应用概论

第一节　人工智能发展简介

　　1950年，英国数学家、计算机科学家艾伦·图灵提出"图灵测试"，以此评估机器是否能够做出与人类无异的智能行为。同年，图灵还开发了"图灵机"，这是一种可以模拟任何算法进行计算的理论设备。1956年，在美国新罕布什尔州汉诺威举行的达特茅斯会议中，人工智能的定义被正式提出。20世纪50年代至60年代，人工智能研究的重点是使用符号逻辑和基于规则的系统来解决复杂问题。20世纪50年代末至60年代初，麻省理工学院的研究员约翰·麦卡锡开发了编程语言LISP，广泛应用于人工智能研究中。20世纪60年代至70年代，科研人员发明了专家系统。1982年，日本第五代计算机系统项目启动，旨在开发具有人工智能功能的计算机（最终没有成功）。20世纪80年代至90年代，基于知识的系统和神经网络（浅层神经网络）出现了，人工智能研究开始转向基于知识的系统，这些系统可以使用明确的规则和存储的知识来推理和解决问题。受人脑中枢神经系统结构和功能的启发，研究人员探索了人工神经网络在模式识别和机器学习任务中的应用，但是浅层神经网络能力有限。1986年，突破性的反向传播算法[1]出现了，其提高了神经网络训练的有效性并推动了深层神经网络的建立。尽管如此，由于计算力和数据缺乏，神经网络仍面临训练缓慢和复杂任务难以扩展等挑战。20世纪90年代末至21世纪初，由于计算能力提高、大型数据集可及、支持向量机和决策树等机器学习算法得到重视，人工智能系统已经能够从数据中学习模式，故人工智能得以应用于语音识别、计算机视觉和数据挖掘等领域。但是此时的人工智能仍采用需要由人来提取特征进行训练的机器学习算法，这使其实际应用受到限制。转变在1997年已初见端倪，IBM的深蓝系统（DeepBlue）击败了国际象棋世界冠军加里·卡斯帕罗夫。但是，深蓝系统背后的算法只能学习人类制定的规则，然后通过穷举搜索法来应对。*Behind DeepBlue*中写道，国际象棋棋谱里面有很多种开局法，但是有一次加里·卡斯帕罗夫用了一个别出心裁的不在任何棋谱中的开局法，计算机就不知道怎样应对而输掉了。

　　深蓝已经是顶级的传统人工智能了，随着搜索空间的指数增长，传统人工智能已不再适用，这才使基于深度学习和强化学习的AlphaGo有机会出现，并标志着新一代人工智能的开始。

2006 年,杰弗里·辛顿发表在 *Science* 杂志上的文章将研究者的目光拉回曾在 20 世纪 80 年代备受关注的人工神经网络,他拓展了人工神经网络的定义,提出了"深度学习"的概念[2]。之后,以深度学习为基础的人工智能迅速在每一项关键任务中击败传统人工智能,几乎所有科技巨头都加大了对深度学习研究的投入(图 1-1)。同时,计算机算力在摩尔定律的支撑下也迅猛增长,促进了深度学习的迅速发展[3](图 1-2)。2014 年,Google 旗下 DeepMind 公司开发的、以深度学习和强化学习为技术核心的人工智能围棋软件 AlphaGo 面世。2016 年 3 月,AlphaGo 挑战世界冠军李世石,结果 AlphaGo 以 4∶1 战胜了李世石。这不仅对人工智能而言意义重大,也使得普通大众开始认识到人工智能革命的到来。

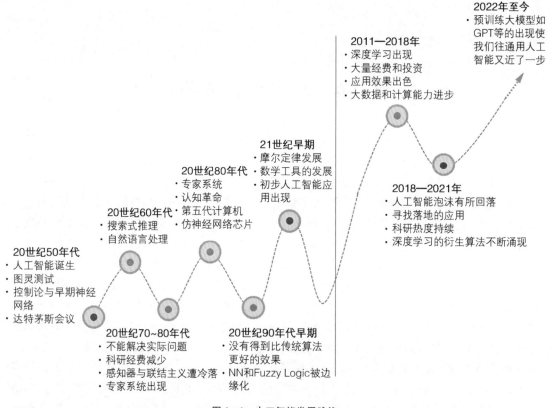

图 1-1　人工智能发展脉络

20 世纪初之前,主流的人工智能学派——符号主义——基于逻辑推理和编程规则模拟人类思维。直到深度学习的理论、技术有了重要进展,基于人工神经网络的连接主义才受到普通研究者的重视。目前,神经网络已经成为人工智能领域的主导范式。以神经网络为框架的深度学习算法不断更新并快速在各个应用中推广。2022 年以来受到广泛关注的聊天生成预训练转换器(ChatGPT)就是在这种背景下诞生的。硅谷著名的风险投资家马克·安德里森在 *Why AI Will Save the World*[4]一文中深入分析了人工智能对于人类的威胁。总之,生成式人工智能基于 Transformer 架构与预训练大模型,正引发智能化革命,改变着生活和工作,尤其在医疗等领域潜力巨大。然而,大模型也带来伦理问题,如偏见、误导等。我们正处于人工智能技术爆发的时代,需平衡发展与监管,共筑智能化未来。

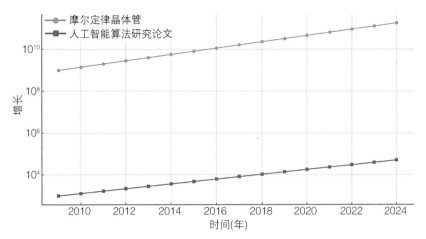

图 1-2　人工智能算法研究论文与摩尔定律晶体管发展趋势比较。以摩尔定律晶体管衡量的计算机算力的增长速度几乎与以人工智能算法研究论文衡量的人工智能模型发展同步

第二节　人工智能的基本概念、原理和算法

一、基本概念、原理

人工智能也称为机器智能,是计算机科学、控制论、信息论、神经生理学、心理学、语言学等互相渗透发展起来的,旨在通过计算机程序和系统模拟人类的智能行为和思维过程[5]。从计算机应用系统层面来讲,人工智能领域的主要研究内容是如何制造出智能机器和智能系统,使其具备模拟人类智能活动的能力,从而延伸人类智能。

得益于硬件平台计算力的提升和深度学习大数据的发展,该人工智能学科领域很自然地取得了巨大发展,并受到了广泛关注,其进展对人类的生产、生活,甚至科技发展意义重大[6]。人工智能主要包括传统机器学习算法和深度神经网络,其中传统机器学习算法主要包括决策树、随机森林、支持向量机和聚类算法,目前流行的深度神经网络为 LeNet、AlexNet、VGG、GoogLeNet、ResNet 等。下面我们将进行具体介绍。

二、传统机器学习算法

传统机器学习算法基于人为提取的特征,在很多领域都有广泛的应用。这种算法中,需先人为设计特征来提取和描述数据的模式和特征,然后利用它们来训练模型。其主要依赖于人类对数据的理解和分析能力,以及对特征的提取和设计能力。在人工智能领域中,这种基于人为提取特征的方法是一种重要的技术手段。例如,在图像识别领域中,人们可以设计一些特征来表示图像的边缘、角、点、纹理等局部信息,然后利用这些特征进行分类和识别;在自然语言处理领域中,人们可以设计一些词袋模型、词频-逆文件频率(term frequency-inverse document frequency,　TF-IDF)等方法来表示文本中的关键词和语义信息,然后利用这些特征进行文本分类和情感分析。

获取数据后,传统机器学习算法的第一步就是完成特征工程(图 1-3)。特征工程是传统机器学习算法中,通过对原始数据进行转换、组合和选择等处理,以提取更有用的特征或属性,来帮助算法更好地理解和处理数据的过程,是机器学习中非常重要的一环,因为好的特征能够提高算法的精度和效率,甚至决定了机器学习模型的上限。因此,进行特征工程需要根据具体问题和数据特点进行灵活选择和处理,以达到最佳效果。特征工程主要提取具有判别力和鲁棒性的特征,由此得到的特征在计算机视觉和自然语言处理任务中展现出很高的适用性。人为提取特征通常包括图像预处理、特征抽取、特征选择,特征归一化等步骤,其基本原理是将图像中的像素点转换成一些有意义的特征向量,这些特征向量可以用来描述图像的某些特征,如颜色、纹理或形状。

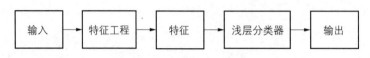

图 1-3 传统机器学习算法流程

因为传统机器学习算法需要由人对数据进行预处理和分析,并从中提取有用的特征,而这个过程需要一定的专业知识和经验,故效率相对较低。但是,传统机器学习算法在一些特定的领域和任务中仍然具有很好的表现和效果。例如,在一些需要高精确度和可靠性的任务中,基于人为提取特征的方法可以提供更可靠、更准确的结果。总之,传统机器学习算法是人工智能领域中的一种重要技术手段,它可以提供更准确、可靠和灵活的分类和识别结果。传统机器学习算法可以分为决策树、随机森林、支持向量机和其他一些算法[12],下面将对其进行具体介绍。

1. 决策树

决策树算法最早产生于 20 世纪 60 年代,到 20 世纪 70 年代末趋于成熟,是一种在机器学习和数据挖掘中广泛使用的分类与回归方法。决策树算法的原理是通过构建树形结构来进行决策分析或数据分类。该算法首先选择最优特征进行分裂,以最小化损失函数(如信息增益、基尼系数等),从而将数据集划分为更小的子集。每个非叶节点表示一个特征上的测试,每个分支代表一个测试输出,而每个叶节点则代表一个类别或预测值。通过这种方式,决策树能够模拟决策过程,为新的数据实例提供分类或预测结果。决策树算法直观易懂,应用于数据挖掘等领域。

2. 随机森林

随机森林算法的概念最早可以追溯到 20 世纪 90 年代,它是一种集成学习方法,其原理基于多棵决策树的构建与集成。每棵决策树在构建时,通过自助采样法从原始数据集中随机抽取部分样本,并随机选择一部分特征进行分裂,以此增加模型的多样性。最终,随机森林通过投票或平均的方式汇总所有决策树的预测结果,从而得出最终预测。这种方法能够有效地处理非线性问题,提高模型的预测准确性和泛化能力,并具有较强的抗过拟合能力。同时,随机森林还能评估特征的重要性,为数据分析和模型优化提供有力支持。

3. 支持向量机

支持向量机(support vector machine)的基本思想最早可追溯至 20 世纪 60 年代,该算法主要用于分类和回归任务。其核心思想是通过寻找一个最优超平面来分割不同类别的数据点。在二分类问题中,支持向量机试图找到一个能够将两个类别的数据点尽可能分开的超平面,并最大化两个类别之间的边界(即间隔)。这个超平面由支持向量确定,即那些离超平面最近的样本点。通过引入核函数,支持向量机可以将数据映射到高维特征空间中,从而处理非线性问题。支持向量机的训练过程可以形式化为一个凸优化问题,通过最小化目标函数来确定超平面的位置和宽度。凭借其强大的分类和回归能力,支持向量机算法在文本分类、图像识别、生物信息学、金融风控等多个领域中都得到了广泛应用。

4. 聚类算法

聚类算法是机器学习模型中一种常见的算法,其基本原理是通过测量样本之间的相似性或距离来实现样本的分组。首先,需要定义样本之间的相似性度量或距离度量,如欧几里得距离、曼哈顿距离等。接着,算法会初始化一些参数,如聚类中心或分组情况。然后,根据相似性度量将样本分配到离它们最近的聚类中心。在迭代过程中,不断更新聚类中心,直到满足停止条件。最终,数据集中的样本被划分为不同的聚类,同一聚类内的样本相似度较高,而不同聚类之间的相似度较低。聚类算法因其广泛的应用领域和独特的优势,在数据挖掘、市场分析、模式识别等领域中发挥着重要作用。

三、深度神经网络

深度神经网络,也称为深度学习是机器学习的一个分支,也是目前最流行的机器学习方法之一,它主要关注使用深度神经网络来学习和模拟复杂的数据表示。深度神经网络由多个层次(通常包括输入层、多个隐藏层和输出层)的神经元组成,它们接收上一层的输出并进行非线性变换,然后将结果传递给下一层,每个层次都可以从数据中学习并提取出更高级的特征。这种层次化的结构使得深度神经网络在处理复杂数据时具有强大的能力,可以学习数据的高阶特征表示,从而实现更加准确和鲁棒的模型预测。深度神经网络的训练过程通常包括前向传播和反向传播两个过程,其中前向传播用于计算神经网络输出,反向传播利用梯度下降法来最小化损失函数,从而调整神经网络中每个神经元的权重和偏置。

深度学习和机器学习之间的关系可以理解为,深度学习是机器学习的一个子集,而机器学习则是更广泛的一种方法,包括传统机器学习算法和深度神经网络。深度学习和传统机器学习算法的主要区别在于,后者通常需要人为提取特征,而深度学习可以自动学习特征表示。深度神经网络可以通过多层非线性变换来学习数据的高阶特征表示,这种特征表示可以更好地捕捉数据的复杂性和抽象性,因此可以用于解决更加复杂和高维的问题。

在深度学习任务的发展过程中,基于特征设计的方法主要用于提取具有判别力和鲁棒性的行人特征,它们在目标检测或目标识别任务中都展现了很好的适用性和优越性。近年来,随着计算机视觉领域中深度学习的广泛使用,视觉工程师的工作流程出现巨大改变,人为提取特征所需的知识和专业技能被使用深度学习迭代所需的知识和专业技能取代,从而引入了端到端学习的概念(图1-4)。神经网络通过多次迭代来不断调整权重和偏置,从而让模型逐渐逼近真实数据的分布。常见的深度学习算法包括卷积神经网络、循环神经网络等。卷积神经网络是一种常见的用于图像识别的深度学习算法,利用卷积操作来提取图像中的特征,并通过池化操作来减小特征图的大小。循环神经网络则是一种用于序列数据处理的深度学习算法,利用循环结构来记住之前的信息,并逐步预测未来的数据。

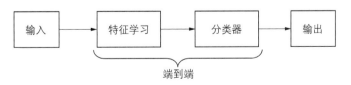

图1-4 深度学习特征提取框架

在计算机视觉领域,深度学习被广泛应用于图像分类、目标检测、人脸识别等任务。在自然语言处理领域,深度学习被用于文本分类、情感分析、机器翻译等任务。然而,深度学习并非万能的。它需要大量的数据和计算资源来进行训练,对于某些任务可能并不总是有效的。此外,深度学习模型的可解释性通常较差,我们往往不清楚模型做出某个决策的原因。因此,在实际应用中,我们通常会根据任务的特点和资源情况来选择合适的深度学习方法。此外,深度学习在某些领域中具有明显的优势,但在一些领域中,传统的机器学习方法可能会更加有效。因此,在实际应用中,我们需要根据具体的问题和数据特点来选择合适的方法和算法。

（1）图像识别：在图像识别中,深度学习可以通过利用预训练的卷积神经网络来提高新任务的识别准确率。例如,可以利用在大规模 ImageNet 数据集上预训练的神经网络来对新的图像分类任务进行迁移学习。

（2）自然语言处理：在自然语言处理中,深度学习可以通过利用预训练好的语言模型来提高新任务的效果。例如,可以利用预训练的语言模型来提取文本的语义信息,从而进行文本分类、情感分析、关系抽取、语音识别和生成等任务。

（3）推荐系统：在推荐系统中,深度学习可以通过利用用户在一个领域的历史行为来推荐其他领域的物品或服务。例如,可以利用用户在购物网站上的购买历史来推荐音乐或电影。除了上述领域,迁移学习还可以应用于医学、金融、安全等领域。例如,可以利用迁移学习来识别肿瘤、预测财务风险、检测网络攻击等。

（4）机器人控制：深度学习可以用于机器人的运动控制,通过对机器人的运动状态进行感知和理解,实现更加精准的控制。例如,通过深度学习技术,可以对机器人的关节角度、速度等参数进行实时监测和控制,提高机器人的运动性能和稳定性。同时深度学习可以帮助机器人进行感知和决策。通过训练深度神经网络,机器人可以学习到如何在不同环境下做出最优的决策。例如,在自动驾驶领域,深度学习可以帮助车辆识别道路上的障碍物、车辆和行人,并根据实时信息做出安全、快速的决策。

总而言之,计算机视觉是深度学习中最热门的研究领域之一,它的迅猛发展与深度神经网络的更新息息相关。向前回望,计算机视觉深度神经网络的发展历程可以追溯到 20 世纪 90 年代,但直到 20 世纪初才得以广泛应用。下面我们来介绍几个重要的深度神经网络/模型及其发展历程,以及重要的算法。

1. 经典模型 LeNet

LeNet 是一种经典的卷积神经网络模型,也是第一个成功应用于手写数字识别的卷积神经网络模型。该网络是由图灵奖获得者杨立昆在 1998 年设计并提出的[14]。如图 1-5 所示,LeNet 的规模较小,但包含了卷积层、池化层、全连接层,它们都是现代卷积神经网络的基本组件。由于

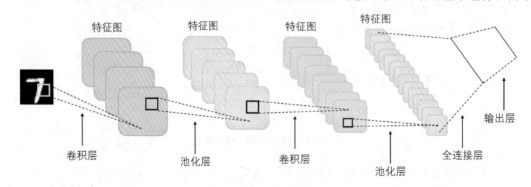

图 1-5　经典卷积神经网络 LeNet

LeNet-5模型结构相对简单,它被广泛应用于图像分类、数字识别、车牌识别等领域。此外,LeNet-5模型还可以与其他算法进行结合,如支持向量机、随机森林等,以提高图像识别的准确率和泛化性能。这种模型结构在处理手写数字识别问题时表现出了很好的效果,并且成为后续深度学习模型的基础之一。值得注意的是,目前在各大深度学习框架中使用的是简化版的LeNet-5,与原始结构的区别在于把激活函数换成了ReLU。LeNet奠定了卷积层+池化层+全连接层的结构,最初用于手写数字的识别问题,输入为单通道的灰度图。

2. 经典模型AlexNet

AlexNet是2012年由亚力克斯·克里切夫斯基等提出的深度卷积神经网络,该网络延续了LeNet网络设计的精妙思想,并在ImageNet图像识别比赛中取得了显著的优异表现,引起了深度学习领域内的广泛关注[15]。如图1-6所示,AlexNet具有8层神经元,其中包括5个卷积层和3个全连接层,同时使用了ReLU激活函数和Dropout正则化技术。虽然相比于传统卷积神经网络,AlexNet在图像领域具有更高的识别率,但由于其对特征进行提取时使用的卷积核的多样性有限,在进行图像识别时必然存在一定的误差。在后续的工作中,很多相关研究人员对该网络进行了一些修正,使得改进后的网络模型在准确性和训练持续时间上都有显著改善。AlexNet在图像识别问题上的贡献主要有以下几点。

(1) 使用ReLU激活函数:在AlexNet之前,sigmoid是常用的非线性激活函数。然而,当输入值非常大或非常小的时候,sigmoid函数会出现饱和现象,即神经元的梯度接近0,存在梯度消失问题。为了解决这个问题,AlexNet引入了ReLU激活函数。ReLU函数的表达式为$F(x)=\max(0,z)$。若输入小于0,那么输出为0;若输入大于0,那么输出等于输入。由于导数始终是1,会使得计算量有所减少,且AlexNet的作者在实验中证明了,ReLU函数的收敛速度要比sigmoid函数和tanh函数快。

(2) 使用数据增强技术:为了解决训练样本不足和过拟合问题,AlexNet引入了数据增强技术。通过对训练样本进行随机旋转、缩放、平移等操作,增加了训练样本的数量和多样性,提高了模型的泛化能力。

(3) 使用Dropout技术:为了防止神经网络的过拟合,AlexNet引入了Dropout技术。在训练过程中,随机将部分神经元的权重复制到其他神经元上,使得每个神经元都有可能成为关键因素,从而增加了模型的泛化能力。

(4) GPU硬件加速技术:AlexNet是第一个使用GPU进行加速的深度神经网络。通过使用多个GPU并行计算,大大加快了训练速度,为深度学习的发展提供了新的加速方法。

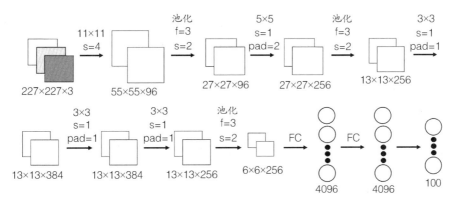

图1-6 经典卷积神经网络AlexNet。f,池化窗口大小;s,步长大小;pad,填充大小;FC,链接层

3. 超大规模神经网络 VGG

超大规模神经网络 VGG 也是一个非常经典的卷积神经网络模型,它是在 2014 年由视觉几何组(Visual Geometry Group)的研究人员卡连·西蒙尼扬和安德鲁·西塞曼提出的[16],其探索了提升网络深度对图像识别准确率的重要性。如图 1-7 所示,VGG 的核心是采用了更深的神经网络结构,并且使用了小的 3×3 卷积核进行卷积操作,从而增加了模型的深度和非线性性,多种实验结果也显示它具有与较大的卷积滤波器相同的效果,但是使用的参数更少。VGG 有 16 层或 19 层神经元,其中包括多个卷积层和全连接层,同时使用了 ReLU 激活函数和 Dropout 正则化技术。如今很多的研究工作中,采用 VGG 设计的分类模型可以在蔬菜分类、红绿灯识别及行人动作识别中获得更好的效果。不可忽略的是,VGG 这种多层次的网络结构使得模型在训练过程中容易出现过拟合的问题。同时,数据输入量大也会导致模型参数量过多,鉴于 VGG 的结构参数主要分布在全连接层,故对全连接层进行主要优化则成为一种新的方式。VGG 的诞生,主要是证明了更深的神经网络结构可以提高图像识别的性能,以及通过小的卷积核来减少神经网络中参数的数量可以降低过拟合的风险,该模型也为后续多种经典模型的设计提供了非常好的参考。

扫码见彩图

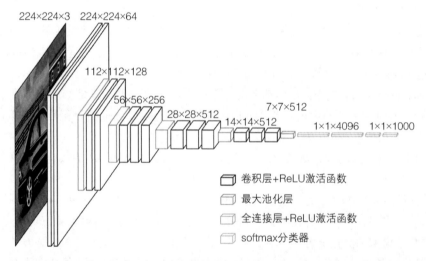

图 1-7 经典卷积神经网络 VGG

4. 深度神经网络 GoogLeNet

GoogLeNet 是 2014 年克里斯蒂安·塞盖迪提出的一种全新的深度学习模型,该模型在 2014 年的 ImageNet 挑战赛中获得冠军,同时也在图像分类和目标检测等多个任务中获得了不错的性能[17]。在这之前的神经网络 AlexNet、VGG 等,都是通过增大网络的深度(层数)来获得更好的训练效果,但层数的增加会带来很多副作用,如过拟合、梯度消失、梯度爆炸等。解决这些问题的方法当然就是在增加网络深度和宽度的同时减少参数,为了减少参数,自然就想到将全连接变成稀疏连接。但是,这样改变后实际计算量并不会有质的提升。因为大部分硬件是针对密集矩阵计算优化的,稀疏矩阵虽然数据量少,但是计算所消耗的时间却很难减少。至于 GoogLeNet,其采用了 Inception 模块来增加神经网络中特征的多样性。Inception 模块包括多个不同大小的卷积核和池化操作,同时使用了 1×1 卷积核来减少神经网络中参数的数量。GoogLeNet 网络有 22 层神经元,其中包括多个 Inception 模块和全连接层,同时使用了 ReLU 激活函数和 Dropout 正则化技术。

GoogLeNet 的主要贡献就是提出了 Inception 模块来增加神经网络中特征的多样性和减少参数数量,从而提高模型的性能和泛化能力。GoogLeNet 的出现不仅能推动深度学习发展,也为后来的研究者提供了新的研究思路,启发他们不断探索更有效的网络结构和训练方法。

5. 深度残差网络 ResNet

随着 AlexNet、VGG、GoogLeNet 等的出现,神经网络进入了几十层隐藏层的阶段。一般来说,增加网络隐藏层数可以降低网络误差、提高精度,但也使网络复杂化,从而增加了网络的训练时间和出现过拟合的倾向。另外一个严重的问题是,当模型加深以后,网络变得越来越难训练,这主要是梯度弥散和梯度爆炸造成的。

为了解决上述挑战,2015 年,微软研究院(Microsoft Research)提出了深度残差网络 ResNet[18]。该网络采用了残差块结构,即在每个卷积层中加入一个跨越层的连接,从而使得神经网络可以更好地学习残差和高阶特征。在残差的学习中,假设输入与输出维度是相同的,我们不会直接去拟合或者学习 $H(x)$,而是会去学习相对于输入的残差 $F(x)=H(x)-x$;最后将加上残差,就和原本学习底层映射的效果产生了一些差异,同时也可以使网络更容易学习其中的残差。

在模型训练最开始的时候,我们需要对恒等映射进行一次线性变换,公式如下:

$$y=F(x,\{W_i\})+x \tag{1.1}$$

其中,$F(x,\{W_i\})$ 为残差网络的输出,x 为网络的输入,y 为模型的输出。最后,我们将公式进行形式化,则可以得到如下的形式:

$$F(x)=H(x)-x \tag{1.2}$$

其中,$H(x)$ 为模型的预测值,$F(x)$ 则对应着网络的残差。

通过不断增加残差块的数量,ResNet 可以有非常深的网络结构,残差结构的具体设计如图 1-8 所示。目前最大的 ResNet 可包含 152 层,这种深度的网络结构使得 ResNet 在各种计算机视觉任务,如图像分类、目标检测、人脸识别等中表现出色。同时,ResNet 还具有较好的泛化能力,可以在训练数据集上获得较高的精度,也可以在测试数据集上表现良好。

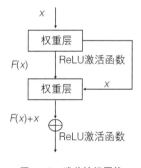

图 1-8　残差神经网络

ResNet 的主要贡献是提出了残差块结构,从而大大缓解了深度神经网络的梯度消失问题,使得神经网络可以更好地被训练和优化。最后,当深层神经网络可以轻松地回退到浅层神经网络时,深层神经网络可以获得与浅层神经网络相当的模型性能。残差网络的诞生,创造了深度神经网络设计的新范式,对后续很多类似的模型设计都具有很好的启发作用。

6. 稠密神经网络 DenseNet

稠密神经网络 DenseNet,亦称稠密连接卷积网络(densely connected convolutional network),是由康奈尔大学的黄高等人于 2016 年提出的一种深度卷积神经网络[19]。稠密神经网络 DenseNet 采用了密集连接的结构,即将每一层的输出与后面所有层的输入连接起来,从而使得神经网络可以更好地利用前面层的特征来学习后面层的特征。DenseNet 可以达到几百层,同时具有较高的精度和泛化能力。其核心是在网络中引入密集连接(dense connection),即每一层都与前面所有层相连,使得网络可以更好地利用浅层特征信息。其中,第 l^{th} 会接收前面所有层的特征图,我们将 x_0,x_1,$\cdots$,x_{l-1} 当作网络的输入,则稠密残差网络的形式表达为:

$$x_l = H_l([x_0, x_1, \cdots, x_{l-1}]) \tag{1.3}$$

其中,$[x_0, x_1, \cdots, x_{l-1}]$ 代表着特征层 0,特征层 1,$\cdots$,以及特征层 $l-1$ 中生成的特征图的拼接。由于其密集的连接性,我们将此网络架构称为密集卷积网络。这种连接方式在保证网络中层与层之间最大限度的信息传输的前提下,直接将所有层连接起来。同时引入特征重用的设计策略。具体来说,DenseNet 通过特征在通道上的连接实现特征重用,这使得网络可以更有效地利用特征信息、提高性能。

稠密神经网络 DenseNet 在很多领域都发挥着重要作用,尤其是在计算机视觉领域。例如,DenseNet 可以用于图像分类任务,通过训练不同层级的特征,可以更好地捕捉图像的局部和全局信息,从而提高分类准确率;DenseNet 也可以应用于目标检测任务,通过结合卷积神经网络和循环神经网络等技术,可以更好地提取图像中的特征和上下文信息,从而提升目标检测的性能;DenseNet 在语义分割任务中也有所应用,通过精细化地捕捉图像中的局部和全局信息,可以更准确地分割图像中的不同对象。总之,DenseNet 作为一种深度神经网络模型,具有广泛的应用前景,其优秀的特征重用能力和计算效率使得它在许多任务中都表现得很出色。

7. 轻量级神经网络 MobileNet

轻量级神经网络 MobileNet 是 2017 年由 Google 团队提出的,它采用了深度可分离卷积的结构,即将标准卷积操作分成深度卷积和逐点卷积两个步骤,从而减少了神经网络中参数的数量和计算量[20]。MobileNet 可以在移动设备上实时运行,同时具有较高的精度和泛化能力。

当前,MobileNet 和 MobileNetV2 是在深度学习领域中非常重要的轻量级卷积神经网络模型。MobileNetV2 是由 Google 团队于 2018 年提出的,它在 MobileNet 的基础上引入了一些新的设计和技术,如倒残差结构、线性瓶颈、多尺度卷积等,从而进一步提高了模型的精度和计算效率。MobileNetV2 在保持较小模型大小的同时,具有与更大、更复杂的卷积神经网络相当的精度和计算效率。MobileNetV2 主要应用于移动设备、嵌入式设备等计算资源受限的场景中,可以实现高效的目标识别、目标检测和实时图像处理等任务。

8. 轻量级神经网络 SqueezeNet

轻量级神经网络 SqueezeNet 是由来自加州大学伯克利分校的研究者于 2016 年提出的[21],它采用了一种被称为"Fire 模块"的设计,该设计既可以减少模型参数,又可以提高模型的精度。Fire 模块由一个 Squeeze 卷积层和一个 Expand 卷积层组成,其中 Squeeze 卷积层通过 1×1 卷积将输入的特征图进行压缩,然后将压缩后的特征图传递给 Expand 卷积层,Expand 卷积层通过 1×1 和 3×3 的卷积对特征图进行扩展,从而得到更多的特征信息。这种 Fire 模块的设计可以在保持较少模型参数的同时,达到与更大、更复杂的卷积神经网络相当的精度。SqueezeNet 主要应用于移动设备或者云端等场景中,可以实现高效的目标识别和图像分类等任务。

在嵌入式设备上,SqueezeNet 的轻量级特性使得其能够高效地部署其中,同时保持较高的准确率。这对于嵌入式设备的计算能力和内存有限的问题有很大的帮助。例如,在自动驾驶汽车上,SqueezeNet 可以用于目标检测、图像识别等任务,以实现车辆的自主导航和安全驾驶。此外,SqueezeNet 也可以用于物联网设备,如智能家居和工业自动化等领域。在云端应用上,SqueezeNet 可以用于大规模的图像和视频处理任务。例如,在图像分类、目标检测、人脸识别等任务中,SqueezeNet 可以高效地处理大量的图像和视频数据,同时保持较高的准确率。此外,SqueezeNet 也可以用于自然语言处理和语音识别等任务。

9. 轻量级神经网络 ShuffleNet

ShuffleNet 是由来自中国科学院自动化研究所的研究者于 2018 年提出的[22]。它采用了一种叫作"通道混合(Channel Shuffle)"的设计,该设计可以在保持较小模型规模的同时,提高模型的计算效率和精度。通道混合通过将特征图按通道进行分组,然后在组内进行卷积操作,最后再将各组的输出通道进行重组,以达到增加特征图的多样性、减少模型参数,同时提高精度和计算效率的目的。ShuffleNet 主要应用于移动设备、嵌入式设备等计算资源受限的场景中,可以实现高效的目标检测和实时图像处理等任务,在计算机视觉的场景中具有非常广泛的用途。

移动设备,包括无人机、机器人和智能手机等,通常需要在非常有限的算力支撑下尽可能提升准确率。ShuffleNet 的设计主要针对这些设备,其分组卷积和通道重排等设计对于移动设备的计算能力和内存有限的问题有很大的帮助。嵌入式设备通常需要部署轻量级模型以节省计算资源和降低功耗,故 ShuffleNet 很适合部署于嵌入式设备。例如,在物联网设备中,ShuffleNet 可以用于图像识别、目标检测等任务,以实现设备的智能化和自动化。

10. 对抗生成网络

对抗生成网络(generative adversarial network,GAN)是近年来复杂分布上最具前景的无监督学习方法之一[23]。它应用于包括图像合成、图像编辑、风格迁移、图像超分辨率,以及图像转换、数据增强等。对抗学习的框架中引入了极大极小学习的概念,通过两个神经网络相互博弈的方式进行学习,使得两个网络在学习的过程中相互竞争,它们的关键能力是生成新数据和复用可用的数据分布,对抗生成网络能够在不使用标注数据的情况下来进行生成任务的学习。如图 1-9 所示,GAN 由一个生成器(generator)和一个判别器(discriminator)组成。通过大量样本数据训练,使生成器的生成能力和判别器的判别能力在对抗中逐步提高,其训练过程可以描述为求解一个二元函数的极小值和极大值的过程,可表示为:

$$\min \max V(D, G) = E_{x \sim P_{\text{data}}(x)}[\log D(x)] + E_{z \sim P_z(z)}[\log (1 - D(G(z)))] \tag{1.4}$$

其中,优化对抗损失 $V(D, G)$ 可以同时达到两个目的:让生成器生成真实的样本,让判别器更好地区分真实样本和生成样本。

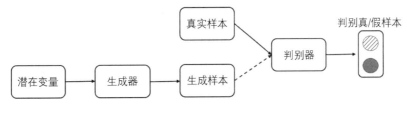

图 1-9　对抗生成网络框架

在最初的 GAN 理论中,并不要求生成器和判别器都是神经网络,只要能拟合相应生成和判别的函数即可。但是,实际应用中一般均使用深度神经网络作为生成器和判别器。一个优秀的 GAN 需要经过良好的训练,否则可能由于神经网络模型的自由性而导致输出不理想。具体来说,生成器从潜在空间随机取样作为输入,其输出结果需要尽量模仿训练集中的真实样本。判别器的输入则为真实样本或生成器的输出,其目的是尽最大可能将生成器的输出从真实样本中分离出来。生成器和判别器相互对抗、不断学习,最终目的是使判别器无法判断生成器的输出结果是否真实,即最大化目标优化函数。

然而,GAN 在训练过程中非常容易出现生成器梯度消失的现象。因此,后面出现了Wasserstein 对抗生成网络,其核心是将判别器的策略集限制为利普希茨连续。利普希茨连续函数限制了函数改变的速度,符合利普希茨条件的函数的斜率必小于一个称为利普希茨常数的实数。此外,也对模型的估值函数进行了一系列的调整,使得模型在新场景中的使用更加方便。

11. 扩散模型

在计算机视觉中,生成模型是一类能够生成合成图像的模型,通过给定噪声,可以让生成模型拟合噪声的分布,进而输出我们想要的图像或其他多模态数据[24]。由于模型本身具有对抗性,因此很难进行训练,很难达到一个最优的平衡。利用扩散模型可以解决这个问题。具体来说,如图 1-10 所示,扩散模型也是生成模型,其设计理念来源于物理学。在物理学中,气体分子从高浓度区域扩散到低浓度区域,这与由于噪声的干扰而导致的信息丢失是相似的。因此想到通过引入噪声,然后尝试去噪来生成图像。扩散模型的工作原理就是学习噪声引起的信息衰减,然后使用学习到的模式来生成图像。其也适用于潜在变量,因为它试图学习噪声分布而不是数据分布。噪声分布使用马尔可夫链的概念建模,正向传播遵循马尔科夫链的基本原理,这使它成为一个概率模型。在前向传播的过程中,逐渐向数据中添加高斯噪声,直到数据完全变为噪声:

$$q(x_t \mid x_{t-1}) = N(x_t \mid \sqrt{1-\beta_t}\,x_{t-1},\ \beta_t I) \tag{1.5}$$

具体到每一步的计算时,我们先采样一个二维标准高斯分布 $\varepsilon \sim N(0, I)$,然后通过参数 β_t 由 x_{t-1} 得到 x_t,$x_t = \sqrt{1-\beta_t}\,x_{t-1} + \sqrt{\beta_t}\,\varepsilon$。其中,$\beta_t$ 是一个随时间变化的常数。

扫码见彩图

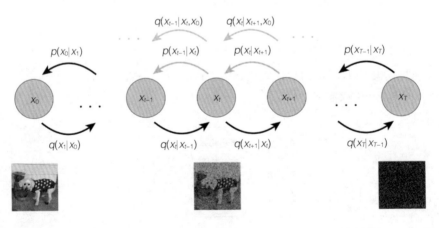

图 1-10　扩散模型

在生成新图像方面,扩散模型优于对抗生成网络和变分自编码模型。使用生成模型并不是为了好玩,我们可以利用它生成合成数据。举一个大家可能较熟悉的例子,特斯拉电动汽车公司正在使用合成数据创建真实世界的模拟来训练他们的自动驾驶汽车,就像特斯拉人工智能负责人说的那样,即使之前在自动驾驶领域积累了大量的样本,也很难找到描述特殊场景的图像,所以生成模型为这种问题提供了可能的解决方案。

12. 注意力机制

注意力机制在许多神经网络任务中都有广泛的应用,包括图像分类、自然语言处理和数据预测等[25]。它能够有效地解决信息过载问题,并在处理大量输入数据时实现信息处理资源的高效分配,尤其是在自然语言处理任务中,取得了显著的成果。注意力机制源于对人类视觉的研究。人类会选择性关注所有信息中的一部分,同时忽略其他可见的信息。这种选择性地关注特定信息的能力被引入神经网络模型中,帮助神经网络在处理输入序列时自动学习对关键信息进行加权和聚焦。

$$\text{Attention}(\boldsymbol{Q}, \boldsymbol{K}, \boldsymbol{V}) = \text{softmax}\left(\frac{\boldsymbol{Q}\boldsymbol{K}^{\mathrm{T}}}{\sqrt{d_k}}\right)\boldsymbol{V} \tag{1.6}$$

其中,$\boldsymbol{Q}$、$\boldsymbol{K}$ 和 $\boldsymbol{V}$ 分别代表查询(query)、键(key)和值(value),分别对应一组查询集合组成的矩阵,一组键集合组成的矩阵,以及一组值集合组成的矩阵。

在计算注意力权重时,我们需要考虑两个向量:查询向量和键向量。查询向量通常来自当前处理的目标序列位置的隐藏状态,它捕捉了目标序列中当前位置的信息,用于决定模型在输入序列中的哪些位置应该给予更多的关注。键向量是来自输入序列中每个元素的隐藏状态,它包含了输入序列中每个位置的信息。注意力机制通过得分函数比较查询向量和键向量,产生一个原始的注意力得分。然后,将这些得分归一化为概率值,即注意力权重。最后,将注意力权重与输入序列的值向量相乘,得到加权和,作为注意力机制的输出。其核心思想是为输入序列中的每个元素分配一个权重值,这些权重值将决定模型在处理输入序列时的关注程度。注意力机制通过灵活地分配信息处理资源,帮助神经网络更好地理解和处理复杂的输入数据。

13. 大模型

大模型通常具有大量的参数和复杂的结构,可以处理大规模的数据并实现高级别的任务,如自然语言处理、图像识别和语音识别等[26]。设计大模型是深度学习领域中的一个重要任务,它涉及深度神经网络的设计和训练。

在大模型的设计中,需要考虑许多因素,包括模型的深度、宽度、数据集、训练方法和硬件资源等。其中,模型的深度指的是神经网络的层数,宽度指的是每层神经元的数量。增加模型的深度和宽度可以提高模型的表示能力和性能,但也会增加训练时间和计算资源的消耗。因此,在设计大模型时需要进行权衡和优化。在选择合适的硬件平台时,需要考虑模型和数据集的规模、计算资源和预算等因素。例如,GPU 和 TPU 是大规模训练的常用加速器,可以显著提高训练效率和性能。除此之外,大模型的设计还需要考虑数据预处理、模型压缩和优化等问题。数据预处理可以帮助神经网络更好地理解输入数据并减少噪声和干扰,模型压缩和优化可以降低模型的计算和存储成本,使其更适合在边缘设备和云计算环境中部署。

未来的大模型可能会更加注重可解释性和透明度,以便于用户理解和信任模型的结果。这需要大模型具备更强的结构化和非结构化数据处理能力,以及更强的可视化能力和可解释性。需要综合考虑多个因素和技术。随着深度学习技术的不断发展,我们相信未来会有更多的技术和方法被应用到大模型设计中,以实现更高级别的智能和效率。

四、数据驱动的典型训练方法

数据驱动的典型训练方法主要依赖于大量数据来训练和优化模型,以提高模型的预测和决策能力,主要包括监督学习、无监督学习、弱监督学习、强化学习、迁移学习等。这些方法广泛应用于人工智能领域。监督学习是指通过给定一些已知的输入和输出数据,让计算机学习输入和输出之间的关系,从而对未知输入数据进行预测。常用的监督学习算法包括线性回归、逻辑回归、朴素贝叶斯、神经网络等。无监督学习是指在没有给定标签的情况下,从数据中发现隐藏的结构和模式。常用的无监督学习算法包括聚类、主成分分析、因子分析等。半监督学习是介于监督学习和无监督学习之间的一种学习方式。在半监督学习中,部分训练数据有标签,部分没有标签,模型需要利用有标签数据和无标签数据进行学习。常用的半监督学习算法包括自编码器、图半监督学习等。此外,强化学习是一种通过试错来学习最优策略的学习方式。在强化学习中,智能体通过与环境交互来获得奖励信号,从而学习如何采取最优行动。强化学习与监督学习和无监督学习一样,都是机器学习的基本范式。但同时强化学习与监督学习也具有很大区别。具体地,监督学习算法在训练优化器时需要带有标签的训练数据。而强化学习在训练深度学习模型时,不需要有标签的训练数据,但却需要智能体(agent)产生动作(action)去主动探索环境,环境状态发生改变并给出反馈,产生一个奖励,其最终目标是尽可能使得奖励最大化,从而帮助模型进行更好的训练。

1. 监督学习

监督学习(supervised learning)是机器学习中最常用的一种方法,它通过使用带有标签的数据集来训练模型,使模型能够学习输入与输出之间的映射关系,并对未知数据进行预测[8]。线性回归是一种常用的监督学习算法,它可以用于预测连续型变量,如预测商品价格等。逻辑回归是另一种常用的监督学习算法,它可以用于预测离散型变量,如预测用户是否会购买某个商品等。在使用监督学习算法进行模型训练和预测时,需要使用一些评估指标来评估模型的性能,常见的监督学习评估指标包括准确率、精确率和召回率、F1分数、MSE、R2分数等。监督学习的优点包括预测准确率高、适用范围广、可解释性强,缺点包括对标签数据依赖性强、对特征工程的依赖性强、对异常值敏感。

监督学习可以在医疗、金融领域,以及推荐系统、自然语言处理、计算机视觉等领域中发挥出自己的优势。通过训练模型,可以自动将新的数据分到不同的类别中,还可以预测连续的数值结果(如房价、股票价格等)。随着技术的不断发展和应用场景的不断扩展,监督学习的应用前景也将越来越广阔。

2. 无监督学习

除了监督学习,无监督学习(unsupervised learning)也是一种常见的机器学习方式。对于现实生活中的有些任务,我们缺乏足够的先验知识,因此很难人为标注类别或因成本太高而难以采用,此时就需要使用无监督学习。无监督学习不需要提供标记过的数据,而通过对数据的聚类、降维等操作来发现数据中的结构和模式[9]。聚类是无监督学习中最常用的算法之一,可以将相似的数据分组,从而发掘数据中的类别和特征。主成分分析则是一种常用的降维算法,可以将高维数据压缩到低维空间中,帮助我们更好地理解数据的结构和关系。具体来说,无监督学习有以下两个要素:① 输入变量(特征),用来训练模型的数据中的自变量,通常表示为向量;② 模型,即通过对未标记的数据进行学习,发现数据的结构、模式或特征的算法或函数,通常表示为一个数学表达式或计算图。

(1)常见任务:① 聚类,用于将数据划分成若干组别或簇,每个组别或簇内的数据具有相似的特征且与其他组别或簇的数据差别较大;② 降维,用于将高维数据降维到低维空间,以发现数据的结构和关系;③ 特征学习,用于从原始数据中提取有用的特征,以便更好地表示数据;④ 异常检测,用于发现数据中的异常点或离群值;⑤ 生成模型,用于学习数据的分布,以便生成新的数据样本。

(2) 常见算法:① K 平均(K-means)聚类,将数据分成 K 个聚类簇,每个聚类簇的中心是该簇中所有数据点的平均值;② 层次聚类,通过递归将数据分成若干子集,最终形成树状结构,树的叶子节点即为聚类簇;③ 主成分分析,将高维数据投影到低维空间,以便更好地理解数据的结构和关系;④ 自编码器,学习一种压缩数据的方式,以便更好地表示数据;⑤ 隐马尔可夫模型(hidden Markov model),用于序列数据的建模,可以用于语音识别、文本分析等任务;⑥ 变分自编码器,学习数据的潜在变量分布,以便生成新的数据样本;⑦ 对抗生成网络,通过博弈的方式学习数据的分布,以便生成新的数据样本。

(3) 应用:在图像处理领域,使用无监督学习算法进行图像分割、去噪、压缩等任务。在自然语言处理任务中,使用无监督学习算法进行文本聚类、词向量表示学习、主题模型等任务。在生物信息学方面,使用无监督学习算法进行基因表达数据分析、蛋白质结构预测等任务。在金融风控任务中,使用无监督学习算法进行信用评估、欺诈检测等任务。在工业生产中,使用无监督学习算法进行异常检测、质量控制等任务。总之,无监督学习是机器学习中重要的一类学习方法,可以帮助我们从未标记的数据中发现数据的结构和模式,对于许多领域的数据分析和应用都具有重要的意义。

3. 弱监督和半监督学习

弱监督学习(weakly supervised learning)是指训练模型时使用的标签信息不够准确或完整的情况下的一种机器学习技术[10]。相比于传统的监督学习,弱监督学习使用的标签信息更加模糊或不完整,如只有部分标签、标签有噪声、标签不够精确等。在弱监督学习中,模型需要从这些不完整的标签信息中学习到规律和模式,以实现准确的预测。弱监督学习则是介于监督学习和无监督学习之间的一种学习方式,它结合了有标记数据和无标记数据的信息,从而提高模型的预测准确率。半监督学习也是在标注数据有限的情况下进行学习的一种方法,但标注数据的形式和数量有所不同,弱监督学习主要关注标注数据的质量,而半监督学习则注重标注数据和未标注数据的利用。自编码器是一种常用的半监督学习算法,它可以将输入数据压缩到一个较低维度的编码空间中,并通过解码器来还原原始数据。图半监督学习则是一种利用图结构的半监督学习算法,可对未标记的节点进行分类。

弱监督学习可以应用于许多任务中,如图像分类、目标检测、语音识别、自然语言处理等。在图像分类任务中,弱监督学习可以使用图像的整体标签或局部标签来进行训练,以便在测试时对新的图像进行正确分类。在自然语言处理任务中,弱监督学习可以使用词性标签、情感标签或语法标签等不完整的标签信息来训练模型,以实现文本分类、命名实体识别等任务。弱监督学习是一种非常有前途的学习方式,可以帮助实现更准确和高效的模型训练。但是,由于标签信息的不完整性,弱监督学习也面临着一些挑战和限制。为了克服这些问题,研究者们正在积极探索新的算法和方法来提高弱监督学习的性能和鲁棒性。

4. 强化学习与集成学习

强化学习的发展经历了不同的阶段。最早的研究可以追溯到 20 世纪 50 年代,当时贝尔曼提出了动态规划方法。20 世纪 70 年代,韦伯提出了自适应动态规划算法。1988 年,萨顿提出了时间差分算法,这是强化学习中最常用的算法之一。1992 年,沃特金斯提出了 Q 学习算法,是非

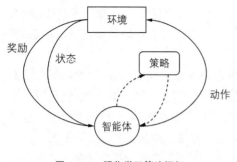

图1-11 强化学习算法框架

常经典的一种算法。具体而言,强化学习是利用奖励信号来指导智能体学习最优策略的一种学习方式[11]。在强化学习中,智能体通过与环境交互来获得奖励信号,并根据奖励信号来调整策略(图1-11),奖励可以是一种正向的反馈,如在游戏中获得更高的分数、在自然语言处理任务中更准确地回答问题等。通过最大化奖励,强化学习算法可以帮助智能体在复杂的环境中更好地适应和应对各种情况,从而取得更好的性能和表现。强化学习也可以与其他机器学习方法相结合以进一步提高模型的性能和泛化能力。例如,Q学习是利用一个Q值函数来评估每个动作的价值,并根据Q值来选择最优动作的方法;与深度学习结合的Q学习利用深度神经网络趋近Q值函数,并通过经验回放来缓解训练中的相关性问题。近几年来,随着技术的发展,强化学习在许多领域都取得了显著的进步。例如,在游戏领域,强化学习已经被证明可以战胜人类顶尖选手。在自然语言处理领域,强化学习也被用于文本分类、情感分析、机器翻译等任务,并取得了很好的效果。

与强化学习非常相关的另外一种算法为集成学习。集成学习是一种机器学习技术,其通过组合多个基础模型(利用投票法、平均法或学习法等)来提高预测准确率。这些基础模型可以是同构的(如多个决策树)或异构的(如一个决策树、一个神经网络和一个朴素贝叶斯分类器)。集成学习的目标是提高模型的泛化能力,即让模型在未见过的数据上表现更好,通常是通过增加模型的多样性和减少模型之间的相关性来实现的。集成学习可以应用于各种类型的数据和任务,如文本分类、图像分类、语音识别等。它也被广泛用于金融领域,如股票预测和信用评分。常见的集成学习算法包括随机森林、梯度提升树等。

总之,强化学习和集成学习是非常有效的机器学习技术,可以提高模型的准确率和稳定性,适用于各种类型的数据和任务,在未来的研究和应用中有着广泛的应用前景。但是,在实际应用中也需要注意一些问题,包括如何将强化学习与集成学习进行高效结合、如何处理数据不平衡问题、如何调整模型参数等。

5. 迁移学习

迁移学习是一种通过将已学习的知识迁移到新问题上来提高学习效率和准确率的学习方式[12]。在传统的机器学习中,每个问题都需要独立地进行学习和优化,导致需要大量的数据和计算资源。而迁移学习则可以利用已学习的知识来加速新任务的学习过程,从而在数据和计算资源有限的情况下,实现更好的效果。一方面,迁移学习不仅能提高模型的效率和性能,还可以减少数据收集和标注的成本,对深度学习领域具有较大的推动作用。

就当前的研究来看,迁移学习可以分为以下几种类型。第一种,基于相似度的迁移学习。该方法假设不同问题之间存在相似性,因此可以利用已有问题的知识来解决新问题。例如,可以通过共享相似的特征来迁移模型。第二种,基于关系的迁移学习。该方法考虑到不同问题之间存在着关联性,因此可以通过利用问题之间的关系来加速学习。例如,可以根据问题之间的相似性或差异来选择合适的迁移方式。第三种,基于深度学习的迁移学习。该方法利用深度神经网络的特点,通过共享网络的层来迁移知识。例如,可以将预训练好的神经网络的权重和偏置参数作为新任务的起始点,从而提高新任务的学习效率和准确率。

值得注意的是,迁移学习虽然可以提高学习效率和准确率,但也存在一些挑战,包括如何选择合适的迁移方式、如何避免远领域迁移带来的负面影响等。此外,迁移学习还需要考虑数据的差异性和领域的异质性,从而选择合适的迁移策略。同时,在进行迁移学习时,需要考虑迁移效果的评估、知识的共享和保护等问题。此外,与迁移学习紧密相关的概念还有:领域适应、多任务学习、增量学习、迁移强化学习。

(1)领域适应:领域适应是迁移学习中的一个重要概念,它指的是将在一个领域中学到的知识和模型应用到另一个相关领域中的学习任务中,从而提高模型的泛化能力。领域适应方法包括特征重构、特征对齐和特征选择等。

(2)多任务学习:多任务学习是一种迁移学习方法,它利用不同任务之间的相关性来共享知识和模型。多任务学习可以提高模型的学习效率和泛化能力,同时也可以降低模型的过拟合风险。多任务学习方法包括联合学习、交替学习和序列学习等。

(3)增量学习:增量学习是一种在已有知识基础上不断学习新知识的学习方法,它可以应用于迁移学习中,从而实现不同领域之间的知识共享和迁移。增量学习方法包括增量式学习、增量式迁移学习和增量式领域适应等。

(4)迁移强化学习:迁移强化学习是将迁移学习应用于强化学习中的一种方法,它通过利用源领域中的知识和经验来加速目标领域的强化学习过程。迁移强化学习可以应用于多个领域,如机器人控制、游戏策略学习等。

6. 多层感知机

多层感知机(multi-layer perceptron),又称为多层前馈神经网络,它通过多个神经元层来感知和解释外部刺激。这种模型通常包括输入层、隐藏层和输出层。输入层接收外部输入,隐藏层通过非线性变换将输入转化为有意义的特征,输出层则根据这些特征做出响应,使得该网络具有出色的非线性匹配和泛化能力。训练多层感知机使用反向传播算法,可以减少多层感知机输出数据与实际所需数据之间的全局误差。由于多层感知机具有非常好的非线性映射能力、较高的并行性及全局优化的特点,在图像处理、预测系统、模式识别等领域都取得了不错的成绩。不过,多层感知机在高维空间下的效率十分低下,可能导致模型在训练过程中出现过拟合。同时,由于隐藏层的存在,加大了超参数的数量,使得训练过程中在收敛缓慢的情况下需要处理很高的计算量。多层感知机可以用于许多不同的任务,如图像识别、语音识别、自然语言处理等。它通常比单层感知器具有更好的性能和更高的泛化能力。

7. 反向传播神经网络

反向传播神经网络(back propagation neural network)是1986年由以鲁梅哈特和麦克利兰为首的科学家小组提出的,是一种按误差逆传播算法训练的多层前馈网络,是目前应用最广泛的神经网络模型之一[13]。早在20世纪40年代,神经网络的概念就已经被提出,但由于当时计算能力受限制和缺乏有效的训练算法,神经网络的研究进展非常有限。直到20世纪80年代,随着反向传播算法的提出,神经网络的研究重新获得了关注。反向传播算法能够通过调整网络参数来最小化预测误差,从而实现对神经网络的训练。这一算法的发展为神经网络的应用打开了新的可能性。具体而言,该网络采用多层的结构设计,本质上是一种梯度下降的局部优化技术,与网络权重的向后误差校正相关,使得模型的输出更加准确,但其仍然存在一些缺陷。具体来说,对于XOR之类的非线性可分问题,使用反向传播神经网络可能出现局部最小值无法找到全局最优解,以及在面对大样本数据时均方误差过大导致难以收敛。需要注意的是,反向传播算法通常与梯度下降法结合使用,通过迭代更新参数以减小误差并提高模型的准确性。它被广泛应用于各种神经网络,包括前馈神经网络、递归神经网络和卷积神经网络等。

第三节　人工智能在医学中的应用

一、发展简史和意义

20世纪70年代以来,随着计算机的普及应用,人们就想利用计算机辅助医生更高效地诊断疾病。但是,直到深度学习被提出,基于人工智能的计算机辅助诊断才开始在医学领域得到广泛的应用,为患者、医生、医院和保健系统做出了重大贡献,并彻底地改变了医疗保健的各个方面。图1-12中展示了计算机辅助诊断的一些里程碑。人工智能在医学领域的应用可以分为以下几个阶段。

(1) 20世纪70年代开始,研究人员开始探索人工智能应用于医疗诊断领域的潜力。此时,主要采用基于规则的专家系统来诊断疾病和推荐治疗方案。

(2) 在20世纪80—90年代,机器学习和模式识别技术的进步开辟了新的可能性。人们使用人工神经网络等算法分析医学数据(如图像数据),以辅助疾病检测和分类。但是,由于算法、算力、准确性和适用范围受限,不足以使其大规模应用。

(3) 21世纪初,临床决策支持系统出现,将人工智能算法与电子健康记录相结合,为医疗保健专业人员提供实时指导和建议,提高诊断和治疗计划的准确性。

(4) 2010年代以来,深度学习推动了人工智能在医疗领域中的应用。人工智能已可有效用于医学影像数据的分类、分割、配准、合成等,帮助放射科医生识别异常图像并提高病变检出率。建立在基因组学上的精准医学的目标是定制个性化治疗方案,该领域已应用人工智能分析大型基因组数据集,以识别与疾病相关的遗传标记,从而形成个性化治疗计划。人工智能也被用于新药物的发现和开发,以及通过可穿戴设备远程监控患者。

人工智能医学能解决目前医疗领域中的很多问题。首先,人工智能能缓解医疗费用居高不下的问题。目前,医疗费用占发达国家国内生产总值(gross domestic product,GDP)的15%～25%,约占我国GDP的5%。近几年,一些发达国家的医疗系统近乎崩溃,即使买了医疗保险,人们还是很难看到医生,非急诊类疾病的预约要几个月。如果采取医疗资源廉价化的手段,也不可持续。其次,医疗资源的缺乏和不均衡导致医疗质量下降和医患矛盾增加,且由于人脑的限制,医生在诊断时最多只能用到目前知识库中约20%的内容。人工智能可以帮助医生更有效率、更准确地服务更多患者,降低了医疗成本,也保障了医生的收入。人工智能在改善医疗服务、增强诊断和实现更个性化的治疗方法方面具有巨大潜力。深度学习的出现,实现了人工智能技术的民主化,医生和基础医学的研究者也可以熟练使用这个工具并且产生科研和转化的成果,减少了专业人工智能学者和人工智能应用者间的差距。医学人工智能研究的论文数量几乎和人工智能研究的论文同步爆发,在商业化应用方面也产生了大批不同领域的人工智能医疗公司。可以预见,人工智能未来在医院各个科室和各个诊疗阶段将会无处不在。

二、计算机算法发展带来的医学应用

(一) 人工智能计算机视觉算法

人工智能计算机视觉算法在医学图像中得到了最早和最广泛的应用,这是因为医学图

扫码见彩图

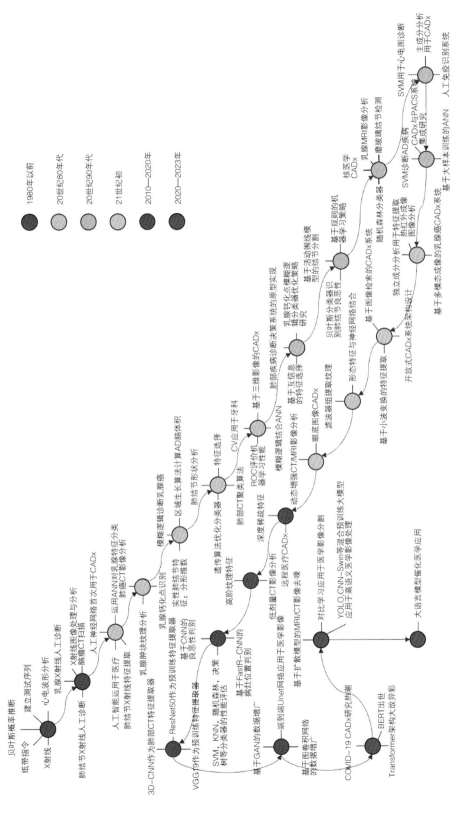

图1-12　人工智能辅助医学诊断研究简史。CADx.计算机辅助诊断;AD.阿尔茨海默病;ANN.人工神经网络;CT.计算机断层成像;CV.计算机视觉;MRI.磁共振成像;PACS.影像存储与传输系统;ROC.受试者工作特征;SVM.支持向量机;KNN.K近邻算法;R-CNN.区域卷积神经网络;GAN.对抗生成网络;YOLO.YOLO算法;BERT.基于Transformer的双向编码器表征

像的数据量大且格式标准。例如,医学影像多为医学数字成像和通信(标准)(Digital Imaging and Communications in Medicine, DICOM)格式。各种人工智能图像算法的各种功能工具在医学图像中大显身手:① 人工智能算法可以将医学图像分为不同类别,如正常和异常;② 可以分割医学图像以识别和突出显示特定的结构或感兴趣的区域,如在 MRI 扫描中分割和勾画肿瘤、器官、血管或病变的轮廓,帮助制订治疗计划和进行监测;③ 可以检测并定位医学图像中的特定对象或异常情况,包括识别和突出显示关注区域,如乳房 X 线检查中的肿瘤、结节或微钙化,从而促进早期检测和诊断;④ 可以对医学图像进行定量分析,提取精确的测量结果和数值数据,包括测量肿瘤大小、器官体积或分析血流模式,有助于监测疾病进展和治疗效果;⑤ 可以重建和增强医学图像,提高图像质量并减少噪声或伪影,让放射科医生和临床医生做出更清晰、更准确的解释;⑥ 可以对齐和配准多个医学图像,如在不同时间点拍摄的 MRI 图像,从而能够比较和识别随时间推移的细微变化,有利于跟踪疾病进展和监测治疗反应;⑦ 在 MRI 中对呼吸运动进行校准以得到更精确的图像;⑧ 可以通过提供实时反馈和指导来进行超声、CT 者 MRI 实时影像引导下的介入治疗,包括目标的精确定位、仪器的跟踪,以及手术规划和导航的协助。随着人工智能计算机视觉算法的快速发展,人工智能在医学图像中的这些应用也在不断提高诊断准确性、效率和患者治疗结果。目前较成熟的应用如下。

(1)视网膜病变检测:糖尿病患者的常见并发症为视网膜病变,如果不及早发现和治疗,可能会导致视力丧失。人工智能算法已被开发用于分析视网膜图像并识别糖尿病视网膜病变的迹象,如微动脉瘤、出血和渗出物。随着数据的增加,从眼底图也可以诊断青光眼、黄斑变性和心血管疾病等。这些算法可以帮助筛查大量患者,以便早期发现并及时干预。

(2)肺癌检测:人工智能算法在胸部低剂量 CT 扫描中检测肺结节和早期肺癌方面显示出很好的结果。通过分析图像,人工智能可以帮助放射科医生识别可能需要进一步评估的可疑区域,从而有可能实现早期诊断和治疗。人工智能进一步又可以帮助医生进行良性和恶性病灶的快速甄别。

(3)乳腺癌筛查:人工智能算法可以分析乳房 X 线片,以识别潜在的关注区域,如肿块或微钙化,它们可能是乳腺癌的早期迹象。该技术旨在提高乳腺癌筛查项目的准确性和效率。

(4)脑部病变分割:人工智能算法可以分析脑部 MRI 图像并分割不同类型的脑部病变,如肿瘤、水肿或缺血区域。这有助于放射科医生和神经科医生准确评估病变的范围和位置,有助于制订治疗计划和监测神经系统疾病。

(5)脑卒中检测和评估:人工智能算法可以快速分析大脑成像,如脑 CT 或 MRI 图像,以检测急性脑卒中的迹象。通过自动识别缺血或出血区域,人工智能可以辅助早期识别中风,从而实现及时的医疗干预并改善患者的治疗结果。

(6)前列腺癌检测:人工智能在前列腺癌的检测和表征方面显示出前景。人工智能算法可以分析前列腺的多参数 MRI 图像,以识别可疑区域,并协助放射科医生诊断前列腺癌和进行风险分层,从而可能减少不必要的活检。

(7)心脏冠脉狭窄检测:用人工智能快速判断冠状动脉造影数据中冠脉狭窄的部位和严重程度,以帮助医生快速决定是否要放支架治疗。

(二)人工智能驱动的自然语言处理

人工智能驱动的自然语言处理算法也在医学领域取得了重大进步,实现了信息提取、文本摘要、临床决策支持和患者数据分析等各种任务。随着 ChatGPT 等大模型的出现,自然语言处理算法在医疗中的应用门槛大大降低、普及程度大大提高,它们不仅提高了医疗保健领域的效率、准确性和决策能力,也使医疗保健专业人员、研究人员和患者能更有效地访问和分析医疗信息。例如,语言大模型可以为医生自动起草病历,当然,它只是辅助工具。大模型也可以为医生提供更高效的语音识别和转录服务。语音人工智能能够智能识别医生与患者的对话内容,并进行语境分析,随后将数据输入电子病历中自动创建临床记录。具体的应用例子非常多。

(1)电子健康记录分析:自然语言处理算法可以从非结构化临床记录和 EHR 中提取和分析信息。它可以识别和分类医疗状况、治疗、药物、实验室结果和其他相关数据,促进临床研究、人口健康分析和质量改进计划。

(2)临床决策支持:自然语言处理算法可以解释临床指南、研究文献和患者数据,为医护人员提供决策支持。它可以协助诊断推理、治疗建议、药物相互作用检测和不良事件预测。

(3)临床文档改进:自然语言处理算法可以帮助医护人员生成准确、完整的临床文档;可以识别缺失的信息,提供适当的术语建议并提供实时反馈,以确保全面、准确的医疗记录。

(4)文本挖掘和文献综述:自然语言处理算法可以从大量科学文献中提取和总结信息。它可以帮助研究人员和医疗保健专业人员了解最新的医学进展、确定相关研究并促进文献综述。

(5)自动编码和计费:自然语言处理可以根据临床文档自动分配适当的诊断和程序代码,从而简化编码和计费流程。这有助于确保准确性、减轻管理负担并优化收入周期管理。

(6)药品信息提取:自然语言处理算法可以从药品相关文档中提取信息,如药品标签、临床试验、不良事件报告等。它可以辅助药物警戒、药物发现、药物安全监测和药物相互作用分析。

(7)患者数据分析:自然语言处理算法可以分析患者数据,包括临床叙述、社交媒体帖子和患者健康数据。它可以识别趋势、模式和情绪,为人口健康管理、个性化医疗提供有价值的信息,还能增加患者参与。

(8)问答和聊天机器人:自然语言处理算法可以为虚拟助手和聊天机器人提供支持,这些机器人可以回答医疗问题、提供健康信息并提供基本的分诊指导。这些人工智能驱动的系统可以帮助患者和医疗保健专业人员获取可靠、准确的医疗信息。

(9)语音识别和听写:自然语言处理算法可以将对话转换为文本,从而实现医疗保健中的语音识别和听写应用。该技术允许医护人员口述临床记录、记录患者就诊情况并免提导航电子健康记录分析,提高了效率、加快了工作流程。

(10)语言翻译:自然语言处理算法可以打破医护人员和患者之间的语言障碍,协助翻译医疗文件、同意书,并促进多语言沟通,以改善患者护理。

(三)语言大模型和多模态大模型

不断演进的语言大模型和多模态大模型全面渗透到医疗的各个领域,改善了患者的治疗效果并促进了医学知识的进步,也使患者能更好地了解自己的病情。例如,对以 ChatGPT 为代表的在线对话人工智能模型,探讨其在提供心血管疾病预防建议方面的作用,发现 ChatGPT 具有辅助临床工作的潜力,有助于加强患者教育,减少医生与患者沟通的成本,但尚存在诸多问题需要解决[27]。医生、患者和人工智能三者间的互动在增加,这给各方都带来了很多好处。GPT-4 的出现又将多模态的图像和语言等数据集成到大模型中。*The AI revolution in medicine: GPT-4 and beyond*[28]一书中,分析和预测了其对医疗的短期和长期影响。

GPT 及基于其的多模态大模型在医疗中有许多应用。大模型可以使用可靠的信息回答患者或医护人员的问题,从而使获取医学知识民主化,特别是对于数十亿缺乏良好医疗保健知识的人,有极大帮助。大模型还可以使用自然语言生成技术,生成医疗记录、文献的摘要或相关报告,方便人们更快、更全面地了解最新的医学进展。其还能帮助医生或护士使用自然语言理解技术进行临床决策或记录,从而提高医护人员的工作效率。多模态大模型可以像人类一样处理包括自然语言、图像、视频、生理信号等各种数据。

谷歌拟对其医疗大模型——Med‑PaLM 2——在有限的用户群体中进行测试。在医学考试中,Med‑PaLM 2 的表现已经基本接近"专家"医生的水平,得分达到了 85%。不过,类似于GPT 的大语言模型工具也有局限性或风险。大模型在生成的并不总是准确或可靠的信息,甚至不符合道德标准。这些都是大模型的研究人员、开发人员、监管机构和用户需要解决的挑战。这些大模型正在快速进化当中,相信将来其在医学中的应用会越来越多,风险也越来越小。我们将在第十一章中专门讨论大模型在医学中的应用。

三、应用场景分类

人工智能应用中的三个主要环节为应用场景、算法和算力,以及数据(图 1‑13)。其中,我们认为应用场景起引领作用。按照应用场景,人工智能在医学中的应用可分为在诊断、治疗、康复、慢性疾病管理、健康维护、新药开发(包括数字药)等中的应用。这种分类方法则更适合医疗保健工作者和研究人员,因此本节将以此分类介绍人工智能在医学中的应用。

(一)诊断

1. 医学影像诊断

由于医学影像数据量大、数据格式标准化程度高,人工智能在对医学影像的诊断中的应用最早也最广泛。例如,人工智能可以检测并定位医学影像中的特定对象或异常情况,包括识别和突出显示关注区域,如乳房 X 线片中的肿瘤、结节或微钙化灶,从而促进早期检测和诊断;可以对医学影像进行定量分析,这包括测量肿瘤大小、器官体积,或者分析血流模式;可以重建和增强医学影像,提高影像质量并减少噪声或伪影,以便放

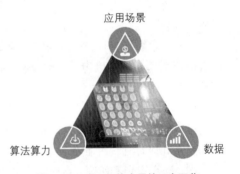

图 1‑13　人工智能应用的三个环节

射科医生和临床医生做出更准确的诊断;可以对齐和配准多个医学图像,如在不同时间点拍摄的MRI 影像,从而能够比较和识别随时间推移的细微变化。

2. 病理诊断

人工智能算法可以帮助病理学家分析组织样本以进行癌症诊断。他们可以识别样本中的特定模式和标记,帮助更有效地检测和分类不同类型的癌症,但前提是需要病理玻片的数字化数据。

3. 体外诊断

在人体之外对人体标本进行检测以获得临床信息,进而判断机体功能和疾病的过程被称为体外诊断。目前,对体外诊断的需求很高,医院里每天都有大量的患者做各种检验,产生了大量的数据。尽管每个检验结果都有相应的正常值范围,医生可以据此进行诊断,但是随着检验项目越来越多,病情复杂性增加,以及对处理大量数据的要求提高,人工智能模型在协助医生对多维数据做出综合判定方面便十分重要了。例如,对肿瘤患者,需要快速阅读血液样本中约 10^6 个 T细胞,来了解免疫系统正在面对的疾病。此时,可利用人工智能对这些信息进行解码,将"T细胞基因受体语言"转换为"抗原语言",再进一步探查这些免疫"引擎",做出疾病诊断。

4. 医疗筛查

人工智能可用于大规模医疗筛查,以识别潜在的健康风险或状况。例如,它可以分析医疗记录、遗传数据和其他相关信息,以识别患有糖尿病、心血管疾病或某些类型癌症等疾病的高风险个体。

5. 其他

人工智能可以通过分析基于患者数据的决策支持系统中的患者信息、症状提出诊断建议,帮助医生做出决策。人工智能还可通过分析可穿戴设备收集的数据监控患者健康状况、识别异常情况,并向医护人员发出潜在问题的警报。

目前,人工智能诊断往往只能关注某一种疾病或者某一种异常,但是在真实的医疗场景中,医生常面对多种异常情况,需要做出全面的诊断。例如,急诊科医生要在短时间内判断患者是否存在多种紧急情况(表1-1)。因此,要把人工智能擅长的单病检测扩展到跟医生诊断更接近的异常(多病)检测。

表 1 - 1　面对多种异常进行诊断的情况

疾病名称	检查方法	正样本	负样本
肺动脉栓塞	肺动脉 CT 血管成像	报告为肺动脉栓塞或肺栓塞的肺动脉 CT 血管成像	报告为正常或无肺动脉栓塞的肺动脉 CT 血管成像
主动脉夹层或主动脉瘤	主动脉 CT 血管成像	报告为主动脉夹层或主动脉瘤的主动脉 CT 血管成像	报告中不含有主动脉夹层及主动脉瘤的主动脉 CT 血管成像
气胸(含两种检查方法)	胸部后前位 X 线片或胸部正侧位 X 线片	报告为气胸的胸部 X 线片	报告为气胸以外诊断的胸部 X 线片
	胸部 CT 平扫或胸部 CT 增强	报告为气胸的胸部 CT 检查	报告为气胸以外诊断的胸部 CT 检查
肠系膜动脉栓塞或夹层	腹部 CT 血管成像或腹部动脉 CT 血管成像	报告为肠系膜上动脉或下动脉栓塞,或者夹层的腹部血管成像检查	报告不含有肠系膜上动脉及下动脉栓塞及夹层的腹部血管成像检查
腹部空腔脏器穿孔(含两种检查方法)	腹部立位平片	报告含有游离气体或消化道穿孔的腹部立位平片	报告不含有游离气体及消化道穿孔的腹部立体平片
	上腹部、下腹部或全腹部 CT 平扫或增强检查	报告中含有游离气体或穿孔的腹部 CT 检查	报告中不含有游离气体及穿孔的腹部 CT 检查
肠梗阻(含两种检查方法)	腹部立位平片	报告含有肠梗阻的腹部立位平片	报告不含肠梗阻的腹部立位平片
	上腹部、下腹部或全腹部 CT 平扫或增强检查	报告中含有肠梗阻或肠扭转、内疝的腹部 CT 检查	报告中不含肠梗阻、肠扭转、内疝的腹部 CT 检查
假性动脉瘤破裂	各部位 CT 增强检查	报告中含有对比剂或造影剂外溢;或假性动脉瘤破裂的 CT 增强检查	报告中不含有假性动脉瘤及对比剂或造影剂外溢的对应部位 CT 增强检查

人工智能医学辅助诊断可以利用更常规的检查,诊断通常只能经特殊检查才能诊断的疾病,因此能够节省患者时间和医疗成本。例如,用低剂量 CT 图像检测肺结节(通常需行薄层扫描,

导致较长时间和高辐射剂量的检查),用非增强 CT 检测脑卒中(通常需行有增强 CT 以便关注高密度的病变及脑组织密度变化),用平扫 CT 明确肺癌的分子分型(如 EGFR 分型)(通常需行进一步的组织活检进行病理分析或基于基因组学的诊断);以及在白光内镜下明确息肉的病理特性(通常需在窄带光下进行),利用常规病理切片确定 HER2 乳腺癌分型(通常需利用荧光原位杂交技术)等。

(二) 治疗

1. 精准医学

人工智能在精准医学方面的应用包括:① 分析大规模基因组数据、临床记录和分子信息,以识别有助于个性化治疗计划的模式和相关性;② 根据遗传信息预测患者对特定药物的反应,从而使医生能够选择最有效的治疗方案;③ 识别潜在药物靶点和为特定患者群体设计定制疗法,如利用人工智能识别与癌症相关的特定突变或生物标志物,选择最有效的靶向疗法或免疫疗法。

2. 药物开发

人工智能可以分析大量生物、化学数据,从而可以加速药物发现过程。它通过虚拟筛选分析特定化学结构/药物与靶标的相互作用,以识别潜在的候选药物并预测其功效和副作用,使研究人员能够优先考虑最有希望的化合物进行下一步测试。2020 年底 DeepMind 推出的 AlphaFold2 系统可以预测蛋白质三级结构,又为新药开发提供了一个有力的工具,节省了结构生物学家盲人摸象式的大量劳动时间。

3. 智能医疗机器人

人工智能驱动的手术机器人系统为外科医生提供了更高的精确度、灵活性和可视化能力,其可以分析来自内镜和传感器等的实时数据,同时识别病灶、解剖结构、手术器械,以协助医生进行精细和有效的操作。人工智能算法有助于医生规划手术、指导机器人的运动和优化手术结果,特别是在微创手术中。此外,还有康复机器人等。

4. 医学影像引导下的介入治疗

利用人工智能强大的医学影像分析能力,精确测量组织结构、量化疾病进展、定位手术区域以帮助制订手术治疗计划等。例如,在放射治疗中利用人工智能自动勾画目标区域,极大地提高了治疗效率。

5. 辅助生殖

人类辅助生殖的每个环节都可以利用人工智能提高成功率,包括判别和选择精子、卵子及受精卵,显微操作,基于染色体和基因进行遗传病风险判别,分析孕妇身体条件、生活习惯和生活环境以设计取卵方案、培育方案和植入方案,预测成功概率等。

6. 心理健康支持

人工智能驱动的聊天机器人和虚拟助手通过与患者进行对话来提供心理健康支持。自然语言处理技术使这些系统能够了解患者的情绪并提供适当的反应,可以协助心理健康评估、监测情绪变化并根据个人需求推荐适当的干预措施,并在必要时提供寻求心理医生帮助的建议。

7. 临床决策支持系统

利用人工智能算法来协助医疗保健专业人员做出基于证据的决策。通过整合患者数据、临床指南和医学文献,临床决策支持系统可以提供诊断、治疗方案和药物选择的建议。人工智能支持的临床决策支持系统可以分析患者特定数据和历史治疗结果,以为个性化治疗计划、剂量调整或潜在不良事件风险提供建议。例如,人工智能驱动的临床决策支持系统分析患者的电子病历和实验室结果给出最合适的药物和剂量建议。

(三) 康复

康复治疗的重点是在受伤、手术或其他治疗后帮助患者恢复功能,包括物理、言语治疗等,具体取决于患者的需求。人工智能可以通过提供创新解决方案来改善对患者的护理和治疗效果,其在康复中的应用如下。

1. 运动分析和评估

人工智能可处理来自运动传感器、可穿戴设备或视频记录的数据,来分析患者运动模式并评估其运动功能。

2. 个性化康复规划

根据患者数据,包括病历、影像和传感器收集的数据,可通过人工智能制订个性化康复计划。若同时考虑个体特征和对治疗的反应,人工智能可以及时优化治疗策略。

3. 外骨骼和康复机器人

人工智能驱动的康复机器人和外骨骼可以帮助行动不便的患者进行锻炼或日常活动。这些设备可以适应个人需求、提供实时反馈,并根据患者表现优化治疗。

4. 创建康复环境

利用虚拟现实和增强现实技术,可以创建沉浸式、交互式的康复环境。患者可在虚拟环境中练习、获取激励提示并得到实时反馈,以增强运动能力、恢复相关功能。

5. 言语治疗

人工智能驱动的语音识别和自然语言处理技术可以协助言语治疗。这些技术可以分析患者的言语模式并提供交互式练习以提高沟通技巧。

6. 认知康复

基于人工智能的认知康复训练系统有助于记忆训练、注意力练习和认知评估。这些系统可以根据患者的认知能力和功能恢复进展来调整任务难度级别和内容。

7. 远程康复

远程康复平台可以在康复过程中远程监控、指导和监督患者。这使得医护人员能够远程评估患者恢复进展、提供治疗课程并接收实时反馈,从而克服地理障碍。此外,该平台还允许医护人员管理患者依从性,以及临床环境之外的功能/情况进展。

(四) 其他

1. 慢性疾病管理

人工智能在慢性疾病管理中的应用包括:① 慢性疾病的早期检测和诊断;② 远程监控和远程医疗;③ 预测并分析疾病进展;④ 药物管理;⑤ 精准医疗;⑥ 行为改变和生活方式干预;⑦ 分析和研究医疗数据,以及优化决策;⑧ 患者教育和支持。

2. 健康保健

在此领域中,人工智能用于:① 提供个性化健康建议,包括关于营养、锻炼、压力管理、睡眠和保持健康生活方式等的建议;② 利用人工智能驱动的可穿戴设备和移动应用程序进行健康监测;③ 虚拟健康教练;④ 心理健康支持,如人工智能聊天机器人;⑤ 疾病预防和风险评估;⑥ 健康跟踪和分析,包括人口健康分析、疾病监测和公共卫生干预措施,以建设更健康的社区;⑦ 健康风险预测,如根据遗传学因素、生活方式和环境等评估个人的健康风险;⑧ 健康素养培养和教育,包括提供可靠的信息、揭穿谣言,以及回答与健康相关的问题。

不同应用场景中,人工智能的应用有互相联系和重叠的部分。首先,诊断和治疗是密不可分的。例如,在超声引导的消融治疗中,需要人工智能模型实时识别超声影像,根据影像做出判断以调整超声探头的位置、角度和力度,来与规划手术时制作的三维重建影像配准。此外,还要根据超声诊断来调整消融的参数。再如,智能内镜下利用微创手术机器人进行的手术中,机器人根据人工智能分割的病灶(内镜显示的)控制手术工具进行切割和缝合等操作。

四、人工智能医学应用的挑战

虽然人工智能在医学领域显示出巨大的应用前景,也进入了医院每一个科室,但人工智能在医学中应用的水平和医生对人工智能的期望之间还有很大的差距,仍存在一些需要解决的问题和挑战。下面将简要进行介绍,本书第十二章会做更详细的说明。

1. 数据质量和可用性

人工智能算法需要高质量、全面且被注释过的数据集进行训练。然而,在医疗保健领域,数据通常是碎片化、非结构化的,并且存在隐私问题。有限的数据可用性、数据偏差和数据异质性会影响人工智能模型的性能和通用性。

2. 伦理

医学中的人工智能应用涉及与隐私、数据安全和知情同意相关的伦理问题。患者隐私及对其的保护至关重要,因此需要强有力的法规和标准来确保。

3. 可解释性

人工智能中使用的深度学习算法很复杂且不透明,这使得用户理解和解释底层决策过程变得具有挑战性,进而阻碍医疗保健专业人员接受和采用人工智能。

4. 验证和监管

由于需要通过严格的评估、临床试验进行验证,并由相关单位监管合规性,推广医疗保健中人工智能系统的应用具有挑战性。医疗实践、患者群体的变化,以及训练数据的潜在偏差给确保人工智能技术的安全性、有效性和可靠性带来了挑战。

5. 偏见

特定数据集训练出的人工智能模型可能很难推及不同的患者群体、不同的医疗保健环境。训练数据集中存在的偏见,如种族或性别偏见,可能无意中被人工智能算法学习和延续,从而导致护理和治疗结果有差异。

6. 责任和问责制

人工智能在医疗决策中的使用引发了有关责任和问责制的法律和道德问题。在人工智能产生的错误或不良结果的情况下确定责任可能很复杂,可能需要相应法规和指南来解决潜在问题。此外,人工智能算法的透明度和可解释性对于信任和责任追究也很重要。

7. 多中心泛化

鉴于大多数医学人工智能模型是基于有限的数据集进行训练和测试的,而对于同样的疾病和数据,每个医院不同的操作流程及不同的设备都会使数据集的分布产生偏差。因此,如何训练一个普适且鲁棒的医学人工智能模型至关重要。

8. 大模型的幻觉

大模型在应用于医疗的时候不可避免地会出现错误,而这些错误往往以一种肯定的形式呈现,即大模型的幻觉。这对于用户来说是非常危险的,因此在大模型不断演进和对齐的同时,也需要人为干预和控制。

9.其他

除了上述这些挑战,在人工智能实际应用的过程中还有很多需要考虑的内容。首先,如何使人工智能有效融入临床工作流程和决策过程中,使得医护人员不需要花费很多时间学习使用这个工具。实现这一目标可能很困难。如图1-14所示,若要将人工智能加入放射科医生诊断的流程之中(PACS系统读片、写报告),实现自动识别病灶和关键解剖结构,在技术、理念上都会受到阻力。因此,对医护人员进行足够的人工智能技术培训和教育很重要。其次,人工智能算法还缺乏人类的直觉,面对特定的外界干扰时会产生非常严重的错误。最后,如何定价以合理收费。国内外在人工智能医学的收费上,尚未普遍形成患者自费承担部分费用的机制,但国外商业医疗保险已开始推动医院和医生使人工智能辅助诊疗系统以降低成本。当前面临的问题包括:技术尚未达到临床复杂要求、患者接受度低、人工智能难以替代医生的共情和关怀,以及如何确保患者安全、隐私和公平获取医疗资源的监管框架建立。

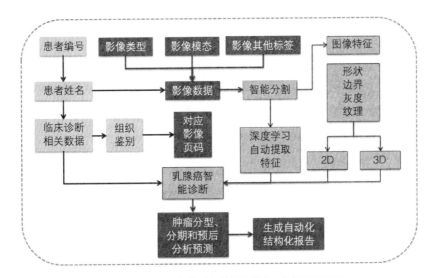

图1-14　将人工智能融入放射科医生工作流程示意图

五、展望

当前,人工智能在医疗领域的研究与进展正以前所未有的速度推动着医疗行业的变革。在精准医疗领域,人工智能通过深度挖掘基因组学与蛋白质组学的海量数据,不仅实现了对疾病机制的深入理解,还能够预测个体对特定治疗的反应,从而制订出更加个性化的治疗方案。这种个性化的医疗模式,极大地提高了治疗效果,减少了不必要的医疗干预和副作用。

在医学影像识别方面,深度学习等先进技术的引入,使得人工智能在图像识别、特征提取等方面的能力得到了质的飞跃。人工智能系统能够自动分析X线片、CT、MRI等多种医学影像资料,快速准确地识别出病灶、肿瘤等异常区域,甚至在某些复杂病例中展现出超越人类专家的诊断能力。这不仅提高了诊断的效率和准确性,还减轻了医生的工作负担,使他们能够更专注于患者的治疗与护理。

在药物研发领域,人工智能的应用更是极大地加速了新药研发的进程。通过虚拟筛选技术,人工智能能够在短时间内从数以亿计的化合物中筛选出具有潜在药效的候选药物；同时，利用机器学习算法预测药物的效果、安全性及副作用等关键指标，为药物研发提供了有力的数据支持。这种高效、精准的研发模式，不仅缩短了新药上市的时间，还降低了研发成本，为医药行业的可持续发展注入了新的动力。

　　未来，随着技术的不断进步和应用场景的持续拓展，人工智能在医疗领域的应用将更加广泛和深入。个性化诊疗将成为医疗服务的常态，人工智能将基于患者的全面数据为其量身定制治疗方案；医学影像分析技术将不断优化升级，为医生提供更加精准、全面的诊断信息；药物研发领域也将迎来更多的创新突破，人工智能将助力科学家发现更多具有重大临床价值的新药。此外，结合物联网、大数据等先进技术，人工智能还将推动远程医疗服务的普及和发展，使优质医疗资源得以更加广泛地覆盖到偏远地区和基层医疗机构，为更多患者带来福音。

（钱大宏　向孙程）

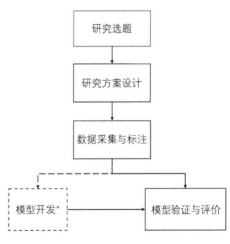

第二章
医学人工智能临床研究方法

临床研究是指在医疗卫生机构内开展的所有涉及人的药品和医疗器械的医学研究及新技术的临床应用观察等。在临床研究中,研究者通过观察人类个体或群体的临床特征、行为和健康结局,来评估新的医疗治疗方式、药物、设备或干预措施的效果,以此来改善医学实践和患者健康。当人工智能(artificial intelligence,AI)应用于医学场景中时,需要通过临床研究采集与患者相关的数据,用于模型构建和验证,并最终评价 AI 的有效性、安全性。

第一节　基本研究流程

医学 AI 临床研究一般包含五个环节：研究选题、研究方案设计、数据采集与标注、模型开发、模型验证与评价(图 2-1)。

一、研究选题

选题是所有研究开展的第一步。临床研究选题包含临床需求分析、科学性分析、可行性分析、伦理法规分析等。对于 AI 临床研究来说,首先应该进行临床需求分析,即从未被满足的临床需求出发,明确需要解决的临床问题、应用场景、临床使用限制条件,以及为解决临床问题所需要达到的模型性能等。其次,应当分析达到该模型性能的技术可行性,医学 AI 模型的性能水平,同时受到生物医学客观规律和计算机技术发展水平的限制。此外,相关医学数据能否获取,以及疾病患者基数、医疗条件、当前的临床诊疗规范等,均有可能限制医学数据的获得。最后,但也是最重要的一点是,与一般科学研究不同,临床研究是与人有关的研究,研究的开展过程和研究结果均可能对公众健康产生影响。因此,临床研究的开展必须严格遵循伦理规范和法律法规。

图 2-1　医学人工智能临床研究流程

一个好的选题应当针对未被满足的临床需求或可以节约医疗资源之处,提升医疗服务的可及性,或者可以改善患者的健康结局。不能解决实际临床问题的模型,无论技术性多高,都不能视为有临床价值的医学 AI 模型。例如,某研究的目的是开发一个深度神经网络 AI 模型,利用可手术Ⅱ期肺癌患者的 CT 影像,预测肺癌的病理亚型(鳞癌/腺癌)。从计算机科学的角度,基于 CT 影像特征预测肿瘤的病理亚型是一个合理并具有挑战性的任务。但从临床角度来看,对可手术Ⅱ期肺癌患者,在接受手术后,都可以通过病理检查明确病理亚型,并没有通过 CT 影像间接预测病理亚型的临床需求。CT 影像预测与术后病理相比唯一的优势在于可在手术之前获得。但目前的临床指南和实践中,术前得知病理亚型并不会改变临床医生的手术决策。因此,在目前的诊疗流程中,利用术前 CT 影像预测病理亚型不是一个具有临床价值的研究选题。

二、方案设计

研究方案设计是为将要开展的临床研究制订具体计划和方案。研究方案通常包括研究目的、研究人群、数据收集方式、结局评估、统计分析方法等。常见的临床研究设计包括随机对照试验、队列研究、病例对照研究、诊断性研究等。在 AI 相关临床研究中,一个好的设计方案要能准确、有效地评估 AI 模型在医疗应用场景中的有效性和安全性,同时尽量减少偏倚和混杂因素对研究结果的干扰。同时,研究方案应合理、可行、符合伦理和法规的要求。

研究设计阶段需要由临床专家、医技人员、机器学习算法专家和临床研究方法学专家共同讨论、修改并确定研究方案。临床研究方案确定后,应由开展临床研究所在医疗机构的伦理委员会审批,通过后方可执行。后续研究开展应遵照预先设计的方案进行。如需修改方案,应向伦理委员会提交修改申请。

三、数据采集与标注

1. 采集

临床研究中需要采集的数据包含模型开发和模型评价两阶段各自所需的数据。临床研究所需的数据由临床医生或临床研究协调员(clincal research coordinator, CRC)根据研究方案进行采集。任何患者相关数据的采集应获取患者的知情同意,或者在获取伦理委员会批准豁免知情同意的前提下采集。患者的隐私相关数据(除非研究必要,且经伦理委员会批准)应从采集数据中去除。

临床研究的数据采集分为前瞻性和回顾性两种。在前瞻性采集数据的临床研究中,需要开展患者招募和随访。在回顾性采集数据的临床研究中,需要从已有的医学数据中筛选,获得所需的研究数据。两者都需要建立数据质量控制方法与标准,由临床监查员(clinical research associate, CRA)和数据管理员评估。完成数据采集后,需要进行隐私数据脱敏、数据结构化、标准化等预处理。

2. 标注

数据标注是指由临床专家或其他相关专业人员标注 AI 模型输出结果的预期正确内容,用以训练和评价模型。在临床研究中,数据标注需要明确定义临床结局,包括临床结局的指标、评价标准、评价时间、评价者的资质等问题。数据标注也应有相关的质量控制标准和措施。

四、模型开发

完成预处理和标注的临床数据可以传送给技术开发团队进行模型开发。模型开发的流程包括:数据集构建、算法设计、模型训练、模型部署。

1. 数据集构建

数据应按照一定规则划分为训练集(用于算法训练)、调优集(用于算法超参数调优)、测试集(用于算法性能评估)。应明确训练集、调优集、测试集的划分方法及数据分配比例。

2. 算法设计

应当综合考量 AI 算法的技术特点、相关临床知识和应用场景,明确所用算法的类型结构(如层数、参数规模)、输入与输出、运行环境等信息。

3. 模型训练

需要基于训练集、调优集进行训练和调优,明确训练参数、流程和目标等。训练目标应当满足预先设计的临床要求。使用交叉验证等方法验证算法训练的充分性和有效性。

4. 模型部署

模型训练完成后,需要对模型进行适当的封装和确认,将模型部署在安全的计算机环境中,用于开展后续的临床验证。

模型开发主要由计算机领域专家完成,但若要使模型具有较好的临床适用性并便于统计,通常需要临床专家和统计专家的积极参与。然而,AI 临床研究项目并不总是包含模型开发环节,部分研究项目仅使用已经开发好的 AI 模型,但在新的临床场景采集数据、开展临床验证。

五、临床验证与评价

研究最后的环节是对开发部署完成的 AI 模型,按照预先设计的研究方案,开展临床验证与评价。

模型的临床验证包括预测效能的验证和临床干预验证。前者是单纯在验证数据集上验证模型的预测结果是否符合预期的技术指标和临床需求。后者是将 AI 模型应用在实际诊疗流程中,评价模型对医生实际临床决策和患者健康预后的影响。由于后者会实际影响患者所接受的临床干预,因此需要更严谨并严格遵守伦理规范和法规。研究完成后应进行统计分析,并撰写研究报告,全面报告评价模型的技术指标、临床中的预测效能、对临床决策和患者健康结局的影响、安全性等,并讨论研究的可靠性、局限性、可推广性等内容。该阶段主要由临床专家与统计学家合作完成。

第二节　研究方案设计要素

设计临床研究方案时,首先需要明确定义科学问题,或者确定研究方案的主要要素。在一般临床研究设计中,可采用 PICO 框架进行,该框架包含四个要素:① 研究人群(population, P);② 干预(intervention, I);③ 对照(control, C);④ 临床结局(outcome, O)。医学 AI 临床研究设计中,还需要考虑模型相关的因素(图 2-2),因此可以对 PICO 框架进行调整,改为 POEM 框架,包括:① 研究人群(population, P);② 临床结局(outcome, O);③ 评价指标(evaluation, E);

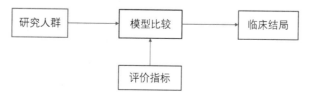

图 2-2　医学人工智能临床研究设计要素关系

④ 模型/方法比较（model/method，M）。总之，在医学 AI 临床研究中要明确：在什么人群中，预测什么临床结局，基于什么评价指标，比较哪些模型或方法的效果。

一、研究人群

研究人群包括目标人群、训练人群、验证人群。目标人群是开发出的软件将要应用的人群。清晰地定义研究所要解决的临床问题，以及算法应用的临床场景，是确定目标人群的关键。例如，若开发肺癌结节检测算法，目标人群可以是社区人群或门诊患者，也可以是癌症术后患者（监测复发）等。对于不同的目标人群，研究设计是完全不同的。训练人群是为了训练模型而收集的人群样本，而验证人群则是为了评价模型性能而收集的人群样本。训练人群和验证人群在设计时需要考虑代表性、独立性、类别平衡、样本量等问题。

二、临床结局

研究中应明确评价患者临床结局的指标，将用于模型的训练和性能评价。采用不同的临床结局时，研究项目的样本获得、可行性、临床意义也有较大差别。例如，在宫颈癌 AI 诊断的研究项目中，可以分别选择细胞学涂片、阴道镜、宫颈活检和术后病理的诊断结果作为临床结局。这几种临床结局的准确性依次升高，最后的术后病理结果被称为临床金标准。除了死亡等硬终点，大多数临床结局需要临床医生进行评价，评价的准确性将极大地影响研究质量。需要考量评价的标准、医生资质，以及因主观偏倚、数据缺失造成的偏倚等。

临床研究中所说的临床结局与机器学习中的样本标签既有关联又有区别。在有些医学 AI 临床研究中，临床结局与机器学习中的样本标签是同一个概念的不同表述，但在另一些研究中可能并不完全一致。例如，在设计一款用于术中导航的手术机器人模型时，训练模型使用的样本标签可能是某种理想的"手术线路"，而临床结局可能是术后运动功能评分、平均手术时长等。术后运动功能评分是应用 AI 模型意图间接优化的患者健康结局，可以对应于强化学习中的效用函数，但不适合作为训练标签；平均手术时长是为评价 AI 模型有效性的重要临床评价指标，但缩短手术时长通常并不是模型训练过程中需要优化的目标。

三、评价指标

在机器学习中，使用目标函数来评价模型性能，机器学习本身就是通过训练以在指定任务中使目标函数最优化的过程。在机器学习中常用的目标函数有最小二乘误差，交叉熵损失函数等。但在医学 AI 临床研究中，需要结合临床应用，对模型进行综合考量和评价，往往需要临床专家、算法专家、统计学专家的通力合作来进行，主要包括评价模型的分辨能力（discrimination）、校准能力（calibration）、泛化能力（generalizability）和临床受益（clinical benefit）。

分辨能力指模型区分不同临床状态（如患病/健康、高危/低危）患者的能力，常采用 ROC 曲线及曲线下面积（AUC）、敏感性和特异性等指标。校准能力是模型对不同危险分组预测的准确性，常用校准曲线评价。泛化能力包括模型本身的稳健性，以及模型在不同人群中的适用性，常通过模型的内部/外部验证进行评价。临床受益指考量模型对临床决策和患者临床结局的实际影响，评价方法与具体的临床场景有关，常用方法有决策曲线分析（decision curve analysis）等。除此之外，在不同的研究阶段，模型评价可能还会包括模型可解释性、技术适用条件、临床使用风险、卫生经济学等。

四、模型/方法比较

我们评价一个医学 AI 模型,并不是将其放置在"真空"中评价,仅仅观察其自身的技术指标;而应将其放置在真实的临床诊疗流程中,将医学 AI 模型与其对应的其他临床实践进行比较,或考察医学 AI 模型的加入会对当前的临床实践产生怎样的影响。这就要在临床研究中为 AI 模型设置合理的比较基准(又称为对照)。

常用的药物临床研究对照包括空白对照、阳性对照、加载对照等,在医学 AI 研究的语境下,也有类似的对照设置方法。

1. 空白对照

将某种"空白"策略作为对照,如随机猜测、将所有患者不加区分一律视为阴性或阳性的做法。可以简略表示为(AI>0)。

2. 阳性对照

将当前有效的临床实践策略作为对照,如以有经验的临床专家的判断作为对照,或者以当前临床常用的风险评分、实验室检查结果等作为对照。在与阳性对照进行比较时,可以考虑做优效性比较(简记为 AI>C),即证明医学 AI 模型优于当前的临床实践策略;也可以考虑做非劣效性比较 (AI=C),即证明医学 AI 模型不差于当前的临床实践策略。做非劣效性比较时,需要在其他方面证明 AI 模型的优效性,比如诊断时间、安全性、卫生经济学成本等。

3. 加载对照

也将当前有效的临床实践策略作为对照,但希望证明在当前临床实践中增加 AI 模型可以有额外获益,可以简记为(C+AI>C)。

第三节　研究人群与数据集

医学 AI 临床研究的人群统称为队列(cohort)。采集人群数据后,按照一定的标准和比例,将其划分为训练集、调优集、内部验证集和外部验证集(图 2-3)。其中训练集和调优集用于模型开发,内部验证集和外部验证集用于模型的验证和评价。

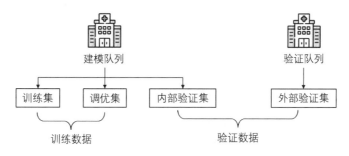

图 2-3　队列和数据集的对应关系图

队列和数据集这两个概念略有区别。队列强调的是人群来源,包含人群的纳入和排除标准、所在医疗机构和临床场景等。而数据集强调的是研究中如何使用数据,包含其中的划分方法、数据预处理、数据标注等。

医学 AI 临床研究方案中需要明确定义研究人群的纳入和排除标准。制定相关标准时通常应考虑人口学、临床特征、数据质量、伦理要求等(表 2 - 1)。

表 2 - 1 典型的医学人工智能临床研究人群定义

纳 入 标 准	考 量
18~70 岁,性别不限	人口学要求
甲状腺超声检查发现甲状腺结节	临床特征
有清晰的甲状腺超声图片(包含左叶和右叶)	图片质量要求
自愿参与研究并签署知情同意书	伦理要求
排 除 标 准	
未接受过甲状腺切除手术	排除标准,并发症

医学 AI 临床研究的研究人群和数据集选择包含以下原则[1,2]。

(1)代表性原则:纳入的人群应当和目标人群尽可能一致。

(2)独立性原则:训练样本和验证样本应当相互独立。

(3)多样性原则:验证样本应反映模型推广应用中的多样性。

(4)充分性原则:训练数据和验证数据应有足够的样本量。

一、代表性原则

临床研究中,代表性是指研究所纳入的人群应当和目标人群尽可能一致。目标人群是指研究的结论想要实际应用的人群。研究人群的代表性决定了临床研究的结论在实际临床场景中推广时的效果,又称为"外部有效性"。在医学 AI 临床研究中,代表性指模型样本人群应与目标人群尽可能一致。下面将通过一个案例详细说明。

案例 1: 基于 CT 的 AI 肺结节诊断

在基于 CT 的肺结节筛查场景中,常规诊疗流程如下。筛查人群进行 CT 检查,由临床医生基于 CT 判断肺结节的良恶性。若医生判断为良性,则进行常规随访。若医生判断为恶性,则进行肺结节切除手术。切除的组织在术后进行病理检查,得到最终诊断。

当我们训练和验证 AI 模型时,有两种方案(表 2 - 2)。图 2 - 4 和图 2 - 5 中加粗的文字代表训练和验证 AI 模型所使用的标签[即表 2 - 2 中的"临床结局(O)"]。

表 2 - 2 基于 CT 的 AI 肺结节诊断研究中两种方案的比较

	研究人群(P)	临床结局(O)	人群代表性	结局准确性
方案 A	所有发现肺结节的人群	影像医生基于 CT 的良恶性诊断	好	差
方案 B	所有进行肺结节切除手术的人群	病理诊断(金标准)	差	好

方案 A：将所有发现肺结节的患者作为模型样本人群。使用影像医生基于 CT 的良恶性诊断作为临床结局，具体流程如图 2-4 所示。

方案 B：将所有进行肺结节切除手术的人群作为模型样本人群。使用病理诊断（临床上的金标准）为临床结局，具体流程如图 2-5 所示。

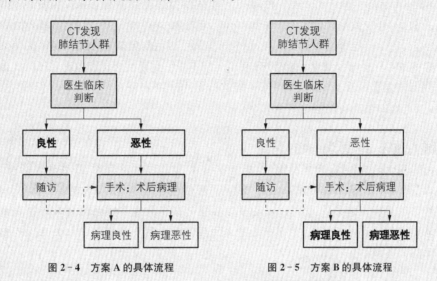

图 2-4　方案 A 的具体流程　　　　　图 2-5　方案 B 的具体流程

肺结节诊断 AI 模型的目标人群应当是所有发现肺结节的人，从这一角度来看，应该选择方案 A。但是，若选方案 A，不可能得到 AI 优于影像医生的结果。这是因为在设计上，此方案中影像医生的判断是参考标准，当 AI 模型的判断与影像医生不一致时，只能视为 AI 模型错误。因此，即使 AI 模型实际比医生诊断的准确性更高，也不可能证明这一点。理论上，B 方案可以训练出一个优于影像医生的 AI 模型，但不一定能将其外推至目标人群。事实上，由于样本中良性样本较少，模型可能很容易将良性结节误判为恶性（证实偏倚）[3]。

从这个例子我们可以发现，临床结局的准确性和研究人群的代表性均是我们所期望的研究特征，但这两者往往是冲突的。在实际研究中，并不存在十全十美的研究设计，需要结合具体临床场景进行综合权衡，并针对研究的局限性尽可能采取补救措施。

在训练模型的过程中，有时会采用一系列样本采样和扩增技巧。例如，通过上/下采样实现样本比例平衡，通过数据翻转、拉伸进行数据扩增等。但考虑到代表性原则，这类改变样本分布的技巧只能应用在训练数据集中，而不应在验证数据集中使用。

二、独立性原则

机器学习模型往往存在过拟合（overfitting）现象。过拟合指的是模型在训练集上表现良好，但在测试集或新数据上表现不佳的现象。这通常是因为模型过度关注训练集的细节和噪声，而忽视了数据的总体趋势，导致模型无法很好地泛化到新数据。验证样本中如果包含训练数据，或与训练数据具有相关性的数据，往往会导致我们高估模型的预测效能。因此，在医学 AI 的临床研究中，研究人群和样本应遵循独立性原则：训练样本和验证样本应当相互独立[4]。

在研究中，数据的独立性可以通过采用独立来源的数据，也可以通过合理划分数据集来实现,常见的划分数据集的方式有留出法和交叉验证法。

留出法(hold-out):将数据集按比例划分(随机或非随机)为不相交的 2 个子集分别用作训练集和验证集,或者 3 个子集分别用作训练集、调优集和验证集。数据分配比例根据具体情况而不同,需要结合下文所述的样本量的充分性原则同时考虑,常见的数据分配比例为 7∶3,5∶3∶2。

交叉验证(cross-validation):是一种常用的评估模型性能的验证方法。常见的交叉验证包括 k 折交叉验证,其中数据被分为 k 个子集(fold),模型在 k−1 个子集上进行训练,然后在剩下的 1 个子集上进行测试。这个过程重复 k 次,每个子集都会被用作测试集一次。在每次交叉验证中,训练集和验证集都保持相互独立,但又充分利用了样本量。是模型调优和内部验证时的推荐方法。

保障数据独立性最基本要求是,训练集中的数据不应当出现在验证集中。但独立性的要求不仅限于此,下面的案例将说明这一点。

案例 2：基于超声的 AI 诊断

在训练基于超声的 AI 诊断模型时,采集了每名患者的超声影像(每名患者同一次就诊中采集的多个影像或多次就诊中采集的影像)。划分数据集时,将同一名患者的多个影像分别划分到训练集和验证集(图 2-6)就是一种典型的错误做法。单纯从超声影像来看,训练集和验证集中的图片并不重复,但同一名患者的两张超声图片显然存在相关性,会导致模型的预测效能被高估。

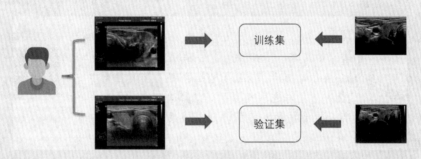

图 2-6 一种错误数据集划分的示意图

因此,当数据中包含一名患者的多个数据时,需要以患者为单位(而非以数据,此例中以超声影像为单位)进行数据集的划分。

三、多样性原则

AI 模型的效能受很多因素影响,包括:① 人口学特征,如年龄、性别、种族;② 疾病谱,如疾病的发病率、严重程度的分布、疾病亚型分布;③ 设备,如生物样本/医学影像的采集和处理设备;④ 诊疗规范,如当地所采用的疾病诊断、干预适应证、健康结局的评估标准;⑤ 医疗场景,如医疗场所、治疗阶段和目的、此前接受的检查和治疗;⑥ 医疗条件,如医生的经验、资质,某些检查和干预的可及性。

因此,在评估模型是否可以广泛适用于不同医疗场景时,需要评估上述因素是否会对 AI 模型的效能产生显著的影响。在临床研究中考虑到上述全部因素是非常困难的。并且,我们常希望验证数据集能够在上述因素的一些重要方面与训练数据集具有差异性,以评估 AI 模型的外推能力。

通过随机划分从单一数据来源获得的训练数据集和验证数据集的数据特征基本相同。因此,交叉验证仅能证明模型在类似人群中的有效性,而不能证明模型具有可推广性。若想在一定程度上验证模型的可推广性,最好采用相互独立的训练、验证数据集,并且应与建模数据来源具有明显差异。例如,在我们使用上海某三甲医院的数据建立 AI 模型时,若能使用来自北京/广州/新疆的三甲医院的数据验证,就比使用来自上海另一家三甲医院的数据验证更具多样性。如果能够使用来自美国/日本/巴西的医院的国际多中心数据验证则可能包含更强的多样性,对于证明模型的可推广性也有更强的说服力。也可以通过人为设计增加验证数据集的多样性,如在研究方案中明确要求不同人口学特征、不同疾病亚型的患者占某一固定比例,测试不同年资的医生、多种型号的数据采集设备等。

一般地,我们把和训练数据来源相同,通过人为划分获得的验证数据称为内部验证集;而把与训练数据来源不同,并且在数据特征上有一定差异性的验证数据称为外部验证集。

表 2-3 是某 AI 医疗设备在不同来源数据集中的效能评价[5]。每行表示在单个中心数据上训练的算法;列表示评估算法的数据集。每个单元格包含 AUC 和 95% 的置信区间。粗体数字表示站点内的性能。N 指的是测试数据集的数据大小。该模型在内部验证过程中已经基本控制了过拟合,但当应用到来源不同的数据集时,仍然出现模型效能的下降。这就体现出模型外推至不同人群和医疗场景时不同的适应情况。

表 2-3 某 AI 医疗设备在 3 种数据集中的效能

	SHC($N=18\ 688$)	BIDMC($N=23\ 204$)	NIH ($N=11\ 196$)
SHC	**0.903±0.009**	0.870±0.012	0.852±0.020
BIDMC	0.827+0.012	**0.892±0.009**	0.839+0.021
NIH	0.779+0.013	0.759±0.016	**0.883±0.015**

注:SHC,新加坡慈怀理事会;BIDMC,贝斯以色列女执事医疗中心;NIH,美国国立卫生研究院。

需要注意的是,模型在外部验证中出现性能下降,不一定说明模型本身有问题,因为来源不同的数据中可能存在大量难以控制的因素,而这些因素可影响临床结局。但正因为如此,外部验证对于我们正确认识模型在不同场景中的可靠性具有非常重要的意义。

四、充分性原则

为满足充分性原则,要求训练集和验证集应有足够的样本量。在研究设计阶段,就应预先估计研究所需的训练集样本量和验证集样本量。应注意,训练集样本量和验证集样本量的目的不同,需要采取不同的方法分别进行估计[6]。

1. 训练集样本量估计

需要足够的样本量使得模型获得充分训练,达到较高的预测效能。模型效能随着样本量的增加而上升,两者的关系称为学习曲线(learning curve)。不同种类的模型具有各自的学习曲线,因此训练集的样本量需求与模型类型和模型的复杂程度相关。

对于传统线性模型,训练集样本量需求可以通过单位变量事件数(event per variable,EPV)进行估计。根据经验,普遍接受了线性模型的 EPV 为 10 的人为规定,即线性模型中对于每个变量需要样本中包含 10 个事件(event)(少数事件)。例如,如果要预测的临床结局为 1 年内死亡,在 500 例样本中死亡 100 例,则事件数＝100。然而,当 500 例样本中,400 例死亡、100 例生存时,生存反而成为少数事件,事件数＝100。当线性模型中包含 10 个变量时,EPV＝10 意味着训练集中至少应包含 100 例死亡(或 100 例生存,取决于哪个为少数事件)。一般而言,越复杂的模型,需要的样本量越大。例如,随机森林模型大约需要 50～100 EPV。

深度学习模型不适用 EPV 来衡量样本量,而是通常每个类别需要大约 5 000 例样本。然而,一定的模型训练技巧可以降低模型的样本量需求,如样本扩增、迁移学习等。

除了以上描述的经验规律,也可以通过使用前期数据拟合学习曲线,进行适当外推来估计达到预期模型性能所需的样本量。但这种方法可能缺乏稳定性,仅可作为研究设计中的参考。

2. 验证集样本量估计

验证集需要足够的样本量以达到所需的统计功效,用以验证模型优于或非劣于指定的性能目标值。与训练集的样本量不同,验证集样本量与模型类型无关,仅和模型效能指标及统计假设相关。

以模型评价指标 AUC 为例。统计上常用 Delong 测试检验统计学假设(H0：AUC＝A)。如图 2-7 所示,如果将我们构建的模型实际的 AUC(图中为 AUC1)设为 0.95,我们希望开展研

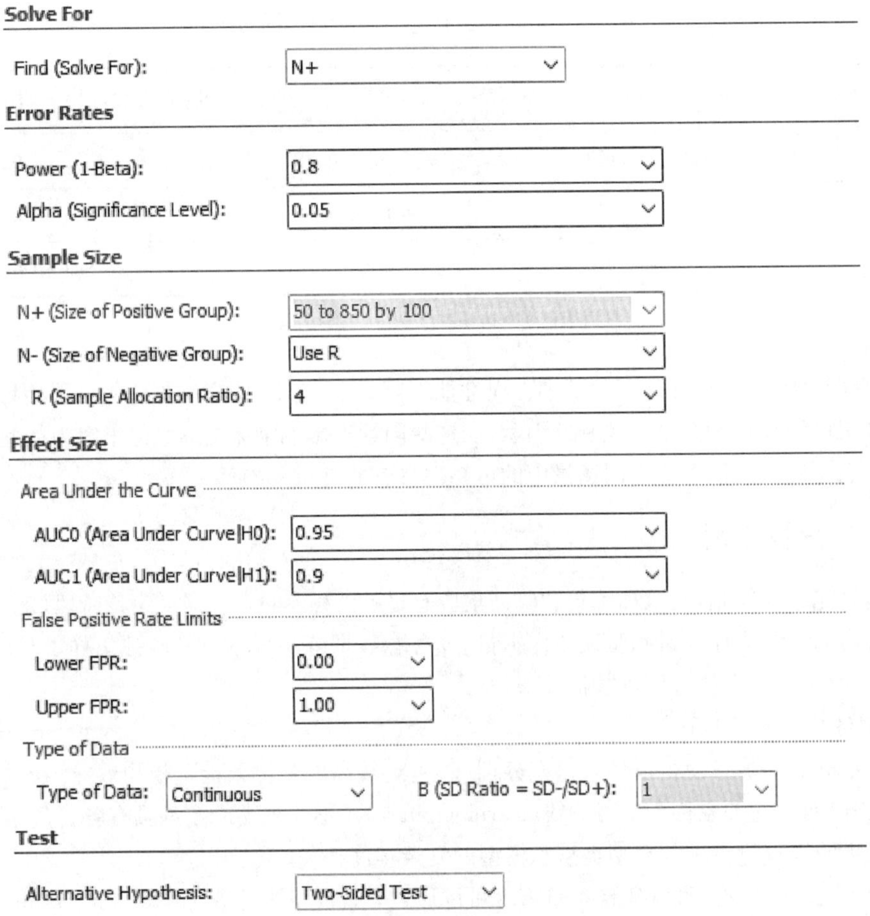

图 2-7　PASS 软件计算样本量的参数设置

究,验证其 AUC(图中为 AUC)不低于 0.9。验证人群中阳性样本的比例为 20%(图中将阴性/阳性样本的比值 R 设为 4),假设显著性水平(图中 Alpha)α=0.05,统计效能(图中 Power)1−β=0.8。可以利用 PASS 软件计算样本量(图 2−7),得出验证集需要样本量 464 例,其中阳性样本 93 例,阴性样本 372 例。

五、模型研究的分类和证据等级

预测模型类研究的医学研究需要遵循相应的临床研究方法学指南:《个体预后或诊断的多变量预测模型透明报告》(*Transparent Reporting of a Multivariable Prediction Model for Individual Prognosis or Diagnosis*,简称为 TRIPOD 指南),AI 模型临床研究从原则上也需要遵循 TRIPOD 指南的规范[7]。

TRIPOD 指南从研究人群和数据集的角度将模型研究分为 4 类,证据等级 3=4≫2b>2a≫1b>1a(表 2−4)。

表 2−4　证据等级

1a	1b	2a	2b	3	4
只训练	训练＋使用重采样法进行验证	单一数据集,随机分割数据集成为训练集和验证集	单一数据集,非随机分割为训练集和验证集	训练,使用独立来源的验证集进行验证	仅验证

我们可以从此前介绍的研究人群选择的代表性原则、独立性原则和多样性原则来理解该证据等级排序。1b 使用重采样法,在模型验证时会使用部分训练集数据,违背了训练集与验证集数据分离的原则,导致数据泄露,会高估模型的预测效能,在临床研究中不推荐使用。2a 和 2b 通常被称为内部验证,其训练集和验证集来源相同,执行了数据分离原则,不能充分证明模型的泛化能力,因此在条件有限时可以接受但不足够好。相比之下,2b(采用按时间、地点等划分数据集)在训练集和验证集之间保留了一定的人群差异,因此从验证模型泛化性的角度,略好于 2a(随机划分数据集)。但 2a 可以使用交叉验证等方法,有样本利用率高、便于估计置信区间等优势,在实际研究中需要权衡取舍。3 和 4 均使用与训练集模型不同来源的独立验证集,通常被称为外部验证。其同时符合了数据分离和多样性原则,因此通常具有较高的证据等级。但仍然需要考量外部验证集是否具有代表性,以及样本量是否充分,具体关系如表 2−5 所示。

表 2−5　数据划分与研究人群选择原则的关系

		使用训练集验证	内部验证	外部验证
代表性原则	研究人群与目标人群一致	√	√	√
独立性原则	训练集与验证集分离		√	√
多样性原则	样本反映模型在差异性人群特征或医疗场景中的外推能力			√

第四节　模型研究的临床结局评估

研究中应明确评价患者临床结局的指标,从机器学习的角度该指标称为样本标签,将用于模型的训练和性能评价。采用不同的临床结局,研究项目的样本获得、可行性、临床意义也有较大差别。例如,在宫颈癌 AI 诊断的研究项目中,可以分别选择细胞学涂片、阴道镜、宫颈活检和术后病理的诊断结果作为临床结局。这几种临床结局的准确性依次升高,最后的术后病理结果被称为临床金标准(图 2-8)。

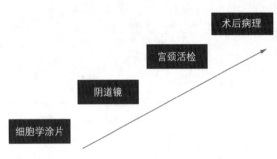

图 2-8　宫颈癌诊断模型研究的临床结局评估指标

在医学 AI 临床研究设计中,明确定义研究的临床结局包括以下几个方面。

(1)结局指标的定义:通常采用国际指南公认的临床评价标准,比如将是否患有糖尿病设为临床结局时,应明确糖尿病的诊断标准。

(2)结局的测量方式:应明确临床评估的场所、所采用的设备(超声/CT/MRI)等,必要时要说明设备型号、参数。

(3)结局的评估者:由什么人进行评估(患者、家属、医生),医学专业资质要求,是否需要多名评估者,是否采用盲法评估等。

(4)结局不一致的处理:如果有多名评估者,应说明当评估者的结论不一致时应当如何处理。

(5)结局缺失的处理:如果结局无法获得,应说明处理方式。

一、结局评估的独立性与设盲

临床结局评估通常应当独立进行,并且要设计方案以保持评估者的盲态。以下面的案例说明这一点。

案例3：比较 AI 诊断模型与超声科医生对甲状腺超声影像诊断的准确性

本研究中以术后病理为金标准,比较 AI 诊断模型与超声科医生在通过超声影像诊断甲状腺疾病中的准确性(图 2-9)。其中,为保证评估的独立性,采用盲法评估,具体要求包括:① 在基于超声影像进行诊断时,研究对象间不可以获得对方及金标准的诊断结果;② 超声科医生在进行基于超声影像进行诊断时,不应获得超声影像以外的临床信息(除非在研究设计中,AI 模型也获得了患者的其他临床信息);③ 如果有多名医生评估同一名患者的影像,医生之间也不能了解彼此的诊断结果。

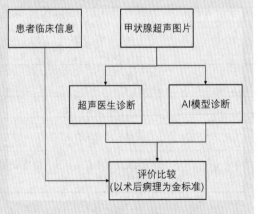

图 2-9　比较 AI 诊断模型与超声科医生诊断的准确性

二、临床结局的缺失与处理

1. 临床结局类型

根据临床结局评估的时间点及可获得性,临床结局主要包括三类。

(1) 诊断结局:模型基于预测变量来分析患者当前已有的状态,主要用于疾病的筛查、诊断、分级等。该类临床结局的评估与预测变量的获取在同一时间点。

(2) 预后结局:模型基于预测变量预测患者将来的疾病进展,包括患者的生存、住院时长、生存质量等。该类临床结局在预测变量获取时尚未发生,需要通过队列随访获得临床结局。

(3) 治疗反应结局:模型基于预测变量预测患者在特定干预选择下的预后结局,用于在几种可选的干预方法间进行比较。该类临床结局的特点是,我们通常只能知道患者在某一种干预后的治疗反应,而无法知道其他几种实际未发生的干预的治疗反应(统计上称为反事实结局)。

以上三类临床结局,均存在结局缺失不能评估的情形。诊断结局:患者无法明确诊断。预后结局:患者失访或由于其他原因无法评估结局。治疗反应结局:所有未实际发生的干预结局。

2. 缺失结局的处理

对于临床结局缺失,需要明确其缺失的原因,评估缺失是随机发生还是非随机发生的,对模型的训练和评估产生何种影响。对于缺失结局,常用的处理方法包括删和补。

(1) 删:指删除具有缺失结局的样本。这是当前最常见的处理方法,但也具有明显的缺陷——影响样本的代表性。特别是当结局缺失因非随机因素发生时,删除此类样本会导致模型的确证性偏倚(confirmation bias)。

(2) 补:对于缺失结局的样本,尝试人为填补结局。这种填补可以基于临床经验,也可以基于模型对可能临床结局的预测。统计上目前较为推荐多重插补法(multiple imputation)来处理数据缺失问题。

第五节 模型评价指标

一、基础评价指标

混淆矩阵(confusion matrix)是一个二维表格,如表 2-6 所示,根据 N 个样本的实际结果(阴性/阳性),以及模型预测结果(阴性/阳性)对于分类模型的性能进行总结,描述了真阳性(TP)、假阳性(FP)、真阴性(TN)和假阴性(FN)四种样本的数量。

表 2-6 混淆矩阵示例

		实际结果	
		阳性	阴性
模型预测	阳性	TP	FP
	阴性	FN	TN

基于混淆矩阵,常用的评价指标如下。

(1) 准确率(accuracy):模型中正确识别的样本比例,根据$(TP+TN)/N$计算。

（2）敏感性[sensitivity,也称为召回率（recall）]：指模型准确地识别实际阳性样本的比例,根据 $TP/(TP+FN)$ 计算。

（3）特异性（specificity）：指模型准确地识别真实阴性的能力,根据 $TN/(TN+FP)$ 计算。

（4）阳性预测值（positive predictive value, PPV）,也称为精确率（precision）：表示在模型预测为正例的情况下,实际为正例的概率,根据 $TP/(TP+FP)$ 计算。

（5）阴性预测值（negative predictive value, NPV）：表示在模型预测为负例的情况下,实际为负例的概率,根据 $TN/(TN+FN)$ 计算。

一般的 AI 研究中,较常使用准确率、召回率和精确率。但在医学 AI 的模型评价中,优先考虑的是敏感性和特异性,主要是因为这两个指标与样本中实际阳性样本的比例无关。在医学问题中"样本中实际阳性样本所占比例"对应"人群患病率"、"病死率"等概念（又被称为疾病谱）,受临床应用场景变化影响较大,因此医学中更加看重不受（或较少受）疾病谱影响的模型评价指标。

相反,准确率不被推荐用于评价医学 AI 模型。例如,一种罕见疾病在人群中的患病率为 1/10 000,那么只要模型将所有人都判断为"无病",就可以轻松达到 99.99% 的准确率,但这样的模型显然毫无价值。

PPV、NPV 这一对评价指标虽然也受疾病谱的影响较大,但在一些特定医学场景中,我们也会考虑使用。原因如下。

（1）由于医学数据可获得性的限制,无法评估敏感性、特异性,只能评估 PPV 或 NPV。例如,对于结直肠癌筛查,筛查阳性的患者后续通过术后病理确诊。由于仅有接受手术的筛查阳性患者才能确诊,故在混淆矩阵中,我们仅能得到 TP 和 FP。因此,对于结直肠癌筛查的模型,我们往往只能评估 PPV,无法评估 NPV、敏感性和特异性。如果一定要评估后面这些指标,则需要对模型筛查阴性的患者进行手术确诊,这可能不符合医学伦理,故难以实现。

（2）在真实临床决策场景中,临床医生无法知道病例的真实结果,只能根据当前的模型预测结果来决定下一步对患者进行的干预,因此 PPV 与 NPV 是临床决策的直接依据。医学 AI 模型的诊断阈值（cut-off）往往需要结合具体临床决策场景的 PPV 或 NPV 来进行选择。

从统计学角度看,敏感性、特异性、PPV、NPV 都是"率",因此这些指标的统计检验均可以使用率的统计方法,一般可以使用卡方检验进行不同模型间的比较。

二、分辨能力

分辨能力（discriminative ability）是指模型对于不同类别的样本能否做出正确分类的能力。在分类问题中,分辨能力评估的是模型对于区分正例和负例样本的效果。之前的敏感性（召回率）和特异性均在一定程度上反映了模型的分辨能力。

1. 受试者操作特征曲线

受试者操作特征（receiver operating characteristic curve, ROC）曲线是一种用于评估临床预测模型性能的常用工具。它展示了真阳性率（true positive rate）与假阳性率（false positive rate）之间的关系。ROC 曲线绘制过程如下。

步骤 1：由临床预测模型得出每个样本的预测概率或分数。

步骤 2：在不同的分类阈值下,计算模型分类的灵敏度与特异性,并将坐标点（1－特异性,灵敏度）绘制在图表中。

通过观察 ROC 曲线,我们可以评估预测模型在不同分类阈值下的性能。AUC（这里特指 ROC

曲线的曲线下面积)是用于评估分类模型性能的重要指标之一。AUC可直观地解释为：随机选择一个正样本和负样本,模型对正样本的打分高于对负样本的打分的概率。通常情况下,AUC值越高,表示模型性能越好。AUC=1表示模型具有完美的分辨能力,即它可以将所有的正样本排在所有负样本的前面。AUC=0.5表示模型对正负样本的区分能力与随机猜测一样,即无区分能力。AUC<0.5意味着模型的分类效果比随机猜测还差,通常是相反分类。

图2-10展示了AUC为0.6、0.7、0.8、0.9四种情形时的ROC曲线。一般情况下,我们可以认为AUC>0.8说明模型具有较强的分辨能力,AUC在0.65~0.8之间有中等分辨

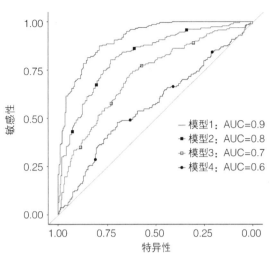

图2-10　不同情形下的ROC曲线

能力,AUC<0.65说明模型的分辨能力较弱。但在具体的医学场景中,模型分辨能力的要求需要具体分析,主要需要参考对照情形,即不使用模型的场景下,当前医学实践的分辨能力。AI模型的AUC同时受模型的训练集与验证集影响。

ROC曲线能够帮助临床研究者和医学专业人士选择最适合其特定预测任务的模型,适用于综合展示AI模型在不同诊断阈值下的敏感性和特异性。因此,如果模型仅包含1种诊断阈值或诊断阈值在实际临床场景中无法调整,则不应用ROC曲线来表现。

2. C指数

当模型预测的临床结局不是二分类变量,而是有序(ordered)变量或事件发生时间(time-to-event)变量时,需要用C指数替换AUC。

C指数(concordance index)是用于评估生存分析模型(如Cox比例风险模型)性能的指标。它衡量了模型预测的患者生存时间与实际观察到的生存时间的一致性。C指数的取值范围在0到1之间,类似于AUC指标。在计算时,比较所有可能的样本对,如果在一对观察值中,经过模型评估的"生存更长"的患者得到的评分高于"生存更短"的患者,则此样本对被称为一致的对(concordant pair)。C指数就是一致的对占所有可比较对的比例。当C指数为1时,表示模型完美地预测了样本的生存顺序,而当C指数为0.5时,表明模型的预测没有优于随机猜测。

三、校准能力

校准能力(calibration ability)指的是模型预测的概率或分数与实际发生事件的概率之间的一致性。在预测事件发生概率时,校准能力评估的是模型输出的概率与真实概率之间的匹配程度。一个具有良好校准能力的模型,其预测事件发生的概率,应当与实际观察到此类事件发生的频率接近。如果说分辨能力是AI模型的定性判断能力,校准能力就是它的定量估计能力。

通常用于评估分类模型的预测概率与实际观测概率之间的一致性。校准曲线通常通过以下步骤绘制。

步骤1：将数据集按照模型预测的风险排序并分割为几组(通常使用4等分至10等分)。

步骤2：对每组数据,计算模型预测为正例的样本比例(横轴),以及实际观测为正例的样本

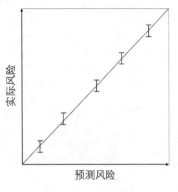

图 2 - 11　校准曲线

比例及置信区间(纵轴)。

步骤3：将这些点及置信区间绘制在图表中，然后绘制对角线。

通过观察校准曲线，我们可以看出模型输出的预测概率与实际概率是否一致。如果点的分布接近对角线，对角线被包含在各组的置信区间中，那么模型的校准能力就较好；反之，则需要进一步改进模型的校准能力。图 2 - 11 展示了一个校准能力较高的模型的校准曲线。

图 2 - 12 和图 2 - 13 展示了校准能力不佳的模型的校准曲线。图 2 - 12(左)所示曲线显示模型的预测风险高于实际风险(over-risk bias)，图 2 - 12(右)所示曲线显示模型的预测风险低于实际风险(under-risk bias)。图 2 - 12 的出现常见于疾病谱偏倚存在时。假设该模型的用途是区分患病人群与健康人群，为了便于模型训练，我们可能会将模型中的患病、健康样本比例调整为接近 1∶1，这相当于为模型植入了一个先验知识：人群中患病率为 50%。但在实际人群中，患病率可能远远低于 50%，因此这个错误的先验知识就会扭曲模型预测结果，导致预测风险高于实际风险。类似的情形往往出现在将基于三甲医院数据的 AI 模型推广至社区时。当出现此类问题时，需要对模型进行再次校准[8]。

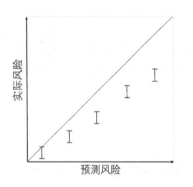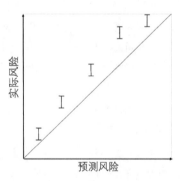

图 2 - 12　校准能力不强的模型的校准曲线

图 2 - 13(左)显示了过度置信(over-confidence)的情况，即 AI 模型对于相对高危的患者会过高地估计风险，而对于相对低危的患者会过低地估计风险。而图 2 - 13(右)则是与之相反的情形

过度置信　　　　　　　　　置信不足

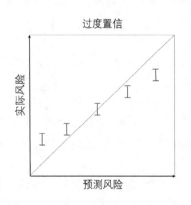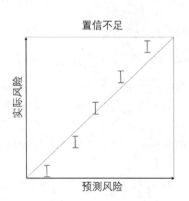

图 2 - 13　校准性不好的模型的校准曲线

(under-confidence)。在深度学习 AI 模型中,过度置信的现象比较普遍。过度置信的 AI 模型对于那些难以判断的病例,容易轻率地做出过于确定的结论,在临床实际应用中需要特别注意。

对于模型校准性的优劣,除了可根据校准曲线直观判断,还有两个定量评判标准。

(1) Brier 评分:衡量模型预测的概率与实际结果之间的均方差,Brier 分数越低表示模型的校准能力越好。Brier 分数为 0～1,0 表示完美的校准性,而 1 表示完全不准确的校准性。

$$\text{Brier} = \frac{1}{N} \sum_{t=1}^{N} (f_t - o_t)^2 \tag{2.1}$$

(2) Hosmer-Lemeshow 检验:我们可以对模型的校准性进行统计检验,从而了解模型在不同概率水平下的表现是否与实际观测值相符。如果得到的 P 值大于选定的显著性水平(通常是 0.05),则我们可以接受原假设,即模型在校准性方面没有显著问题。而当 $P < 0.05$ 时,可以认为模型至少在部分区域与完全校准有显著偏离。

四、临床获益

一切 AI 模型在医学中的应用,归根到底是为了改善患者的健康。因此,综合评价患者的临床获益对于评估 AI 模型非常重要。一个 AI 模型的预测精度、分辨能力、校准能力再高,如果不能转化为患者的健康获益,该模型也没有临床价值。

1. 临床净获益

临床净获益(net benefit)指某种临床干预的获益减去损失。例如,肿瘤切除手术的获益是延长肿瘤患者生存,其损失是手术创伤、术后并发症等。而 AI 模型的临床净获益,是指当有两种可选择的治疗方案时(如手术和不手术),基于模型预测选择治疗方案所产生的获益。公式如下:

$$净获益 = \frac{TP}{N} - \frac{FP}{N} \times \frac{p_t}{1-p_t} \tag{2.2}$$

其中,N 为总患者数,TP 为模型预测的真阳性患者数,FP 为假阳性患者数。p_t 称为决策分析的阈值概率(threshold probability),当模型预测患者的阳性率 p 高于(或低于)p_t 时,分别选择不同的治疗方案;当 $p = p_t$ 时,两种治疗方案的净获益相等。

下面将以肺癌结节诊断为例来说明临床净获益的含义。每一名真阳性患者(患有肺癌且被诊断为肺癌)将会接受一次正确的手术,获得正向获益(设为 1)。而每一名假阳性患者(无肺癌但被错误诊断为肺癌)将会接受一次错误的手术,没有获益且手术造成一定的健康损害(设为 k)。正确手术带来的获益(1×TP)与错误手术造成的损害(k×FP)相减得到净获益为 1×TP−k×FP。当真阳性、假阳性患者比例为 k:1 时,正确手术带来的获益(1×TP)与错误手术造成的损害(−k×FP)恰好抵消,因此 $p_t = k/(1+k)$。

2. 决策曲线

决策曲线(decision curve)是用于评估预测模型临床价值的一种方法。这种分析方法可以帮助医学研究人员和临床决策者评估不同预测模型在不同价值权衡下的净获益,并且考虑对患者和临床实践的实际影响。

决策曲线分析的主要步骤包括:① 选择感兴趣的预测模型(基于临床特征或生物标志物等);② 在一系列可能的阈值概率下,计算每种决策(如进行治疗或不进行治疗)的净获益,此时考虑了可能的好处和风险,可以反映在不同患者群体中应用预测模型的益处;③ 绘制决策曲线,横坐标为阈值概率,纵坐标为净获益。

决策曲线中有两条参考线,代表两种基准策略,分别是:① 所有人都不接受治疗,所有人都没有治疗获益,但也没有不必要的治疗损失。这种情况下 TP 和 FP 都为 0,净获益也为 0;② 所有人都接受治疗,在这种时候,TP/N 恰好等于人群中需要接受治疗的患者比例(q),而 TF/N 等于 $1-q$。此时临床净获益为 $q-(1-q)\times\dfrac{p_t}{1-p_t}$。当人群中 $q>p_t$ 时,净获益大于 0;反之,净获益小于 0,我们称这种情形为过度治疗。通常会将预测模型的净获益与这两种基准策略进行比较。

我们可以看到,一种临床决策是否有临床获益,不但与模型/策略本身相关,与模型应用的人群也相关。特别是与人群中潜在需要接受治疗的患者比例关系很密切。

同一种 AI 辅助决策模型,可能在应用于医院就诊人群中时是有临床获益的(潜在患者比例高),而应用于社区筛查时反而可能带来健康损失(潜在患者比例低)。如图 2-14 所示,通过决策曲线分析,临床研究者和决策者可以评估不同预测模型在临床实践中的潜在价值,从而更好地了解在不同阈值下采取何种决策能够带来最大的净获益。这有助于指导临床实践中的决策制定和个性化治疗方案的选择。

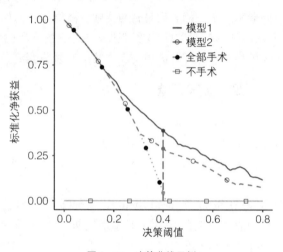

图 2-14 决策曲线示例

AI 模型临床获益分析仍然处在发展阶段,目前业界尚未达成共识。基于统计决策理论,可以直接比较决策曲线和临床净获益,无须经过统计学检验,但也有人对此持反对观点。

3. 其他临床获益评价

对于 AI 模型的临床获益分析,决策曲线并非唯一的方法。在具体的临床应用场景中,有时可以找到具有更加明确临床意义的临床获益评价指标。

案例 4:糖尿病视网膜病变随访模型[9]

研究目的:在 1 型糖尿病人群中,预测视网膜病变进展情况,从而优化随访频率。在该研究中,POEM 框架中每个元素的含义如下:P,1 型糖尿病人群;O,随访时间间隔;E,在患者发展为 5 级糖尿病视网膜病变后的平均延误诊断时间,在患者发展为 5 级糖尿病视网膜病变前的平均随访次数;M,与传统等间隔随访的比较。

当前此类患者的常规随访方式是等间隔随访,而如果对患者的疾病进展风险进行精准分层,就可以对高风险患者增加随访频率,减少疾病进展后的诊断延误时间;同时,对低风险患者减少随访频率,从而节约医疗资源。

研究结果如表 2-7 所示,可以看到,模型指导的随访相比于等间隔随访,缩短了患者诊断延误时间,同时减少了患者平均随访次数。因此,可以证明模型可以带来临床获益。

表 2-7　模型指导的随访与等间隔随访对患者的影响

	在患者发展为 5 级糖尿病视网膜病变后的平均延误诊断时间(年)	在患者发展为 5 级糖尿病视网膜病变前的平均随访次数(次)
基于模型的随访	0.42	7.7
传统等间隔随访	0.61	18.4

五、其他技术评价指标

在机器学习领域中,还有一些其他指标可用于模型评价与比较。

1. 交叉熵

交叉熵(cross entropy)是机器学习中分类模型常用的指标,用于衡量模型预测分布与真实分布之间的差异。交叉熵越小,说明模型预测分布与样本实际分布越接近。在二分类问题中,单个样本的交叉熵损失函数可以表示为:

$$L(y, \hat{y}) = -[y \cdot \log(\hat{y}) + (1 - y) \cdot \log(1 - \hat{y})]$$ (2.3)

其中 y 是真实类别标签(通常为 0 或 1),$\hat{y}$ 是模型预测的正类别概率,log 表示自然对数。一个样本集上模型的平均交叉熵可作为模型的技术评价指标,指导模型的优化改进,以及不同模型间的比较:

$$L = \frac{1}{N} \sum_{i=1}^{N} L(y_i, \hat{y}_i)$$ (2.4)

交叉熵损失函数可以很容易地推广到处理多个类别的模型上。

2. 均方根误差

均方根误差(RMSE)是机器学习中回归模型常用的损失函数,用于衡量模型预测值与实际观测值之间的差异。RMSE 越小,代表模型的预测值与实际值之间的差异越小,因此在训练和评估回归模型时,通常会希望 RMSE 的值尽可能接近 0。RMSE 通过计算预测值与实际值之间差异的平方的均值,然后取平方根来得到一个与原始数据相同单位的值:

$$RMSE = \sqrt{\frac{1}{N} \sum_{i=1}^{N} (y_i - \hat{y}_i)^2}$$ (2.5)

其中 N 表示样本数量,y_i 表示第 i 个样本的实际观测值,$\hat{y}_i$ 表示第 i 个样本的预测值。

3. Kappa 一致性

Kappa 一致性(κ)适用于评估不同评估者之间一致性。如果需要预测的临床结局为多分类,要评估 AI 模型与临床医生的判断是否一致时,可以采用 Kappa 一致性评估。Kappa 一致性考虑了分类结果中由于偶然性引起的一致性,并对纯粹由随机产生的一致性进行了校正。其取值范围为 -1~1。其中 1 表示完美一致;0 表示评估者间无一致性,近乎完全随机;负值表示评估者的评价之间存在反向相关,比完全随机更差。计算公式为:

$$\kappa = \frac{P(a) - P(e)}{1 - P(e)} \tag{2.6}$$

其中，$P(a)$ 为观察的分类一致性比例（实际观测到的一致性），$P(e)$ 为预期的分类一致性比例（随机发生的一致性）。

另一种 Kappa 一致性的应用场景是评价模型的重复测量一致性。例如，获取同一名患者的两次超声影像，比较 AI 模型对两次超声影像的诊断结果是否一致。重复测量一致性是评价 AI 模型稳定性的重要指标。

4. 交并比

交并比（intersection over union，IOU）是常用于目标检测、目标区域勾画类模型的评价指标，其评估的是模型勾画的结果区域与真实标注区域之间的重叠程度。IOU 的计算公式为：

$$IOU = \frac{预测结果区域与真实区域的交集面积}{预测结果区域与真实区域的并集面积} \tag{2.7}$$

IOU 值的范围为 0~1，数值越接近 1 表示模型预测结果区域与真实标注区域的重叠程度越高，表明模型性能越好；而较小的 IOU 值则代表预测结果区域与真实标注区域的重叠较小。

以上这些指标主要用于模型开发阶段的技术评价。在模型的临床应用评价阶段，这些指标缺乏明确的临床意义，因此不推荐使用。

六、小结

本节介绍了医学 AI 模型的评价指标，可将它们归类为不同的评价维度，具体可见表 2－8。

表 2－8　医学 AI 模型的评价维度

评价维度	分析方法	指标	检验
基础评价指标	混淆矩阵	敏感性、特异性、PPV、NPV	卡方检验
分辨能力	ROC 曲线	AUC（二分类结局），C 指数（有序或生存结局）	Delong 检验等
校准能力	校准曲线	Brier 评分	Hosmer－Lemeshow 检验
临床获益	决策曲线	临床净获益	—
其他技术评价指标	—	交叉熵、均方差、Kappa 一致性、交并比	—

第六节　模型比较的研究类型

医学 AI 研究从研究设计上包含多种类型，如病例对照研究、回顾性队列、前瞻性队列、多阅片者多病例研究、随机对照研究等。

一、病例对照研究与队列研究

在流行病学中，病例对照研究是通过比较患病个体（病例）和非患病个体（对照）的特征和风险因素,来寻找疾病发生风险的研究设计。而队列研究是通过比较基线暴露因素不同的群体的临床预后,来寻找疾病发生风险的研究设计。两者中收集和筛选样本的方式不同,在病例对照研究中通过临床结局/样本标签进行,在队列研究中通过临床特征及预测数据进行。

例如,在 AI 肺结节诊断研究中,可采用两种设计方案(图 2-15)。方案 1:病例对照研究设计。采集 N 名肺结节确诊为恶性的患者数据,以及 N 名具有类似人口学特征、肺结节明确诊断为良性的对照人群数据。方案 2:队列研究设计。采集某段时间所有接受 CT 检查并发现肺结节的患者。

通常,认为队列研究结论的证据等级要高于病例对照研究,并且代表性更好,因为其能正确反映真实人群中的发病率(良恶性比例)。病例对照研究中,阳性样本的占比是人为设定的(图 2-15 右),与真实情况不符,会给模型校准造成困难。另外,队列中会包含诊断不确定的患者,也就是实际临床实践中的疑难患者(图 2-15 左)。而在病例对照研究中,这部分人群被剔除了。因此,病例对照研究往往会过高估计模型的预测效能。

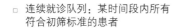

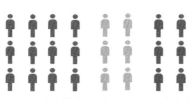
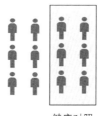
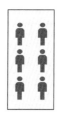

图 2-15　队列研究与病例对照研究的比较

二、多使用者多对象研究

在实际诊断场景中,AI 模型不是完全独立工作的,而是与人类协同工作(人-机协同)。评价 AI 模型时,需要证明评价者在 AI 辅助下的诊断效能优于无 AI 辅助时的诊断效能。根据人-机协同时的主从关系,可以将该研究分为三类:① AI 模型仅提供辅助信息(如 AI 影像增强、辅助勾画等),不进行诊断;② AI 模型提供诊断参考,由医生进行综合临床判断;③ 以 AI 模型为主进行诊断,医生负责监察或辅助。但无论在哪种场景中,最终诊断效能同时受到三方面因素的影响:AI 模型、患者和医生。因此,模型评价研究中,不但要考虑模型对象(case)的多样性,也要考虑模型使用者(reader)的多样性。在这种情况下,可以选择多阅片者多病例(multireader multicase, MRMC)研究对模型进行评估[10],MRMC 研究中阅片者(reader)人数不限,纳入患者数也不限,但需要考虑两者中样本的代表性和多样性。

AI 辅助诊断模型的研究设计,需要重点考虑设盲问题。同一名评价者在有 AI 辅助和无 AI 辅助的情形下,对于同一病例进行两次评价,无论两次评价的先后顺序如何,均可能产生信息泄露,违背模型评价的盲态要求。在满足盲态要求的条件下,比较多名评价者在有无 AI 辅助下的诊断效能时,要平衡有 AI 辅助和无 AI 辅助两组的样本量。为实现这个目标,可以采用多种方法,以下仅列举四种(图 2-16),分别是:将样本随机分配到两组(图 2-16 左上)、将评价者随机分配至两组(图 2-16 右上)、交叉设计(图 2-16 左下),以及基于真实世界数据的研究方法(图 2-16 右下),即从实际诊疗数据中提取研究数据。图中"C"代表对照,即无 AI 辅助的经验诊断;"+AI"代表 AI 辅助诊断。前三种设计中每例样本接受多个评价者的评价,而第四种设计中,每例样本仅接受一个评价者评价。

MRMC 研究的统计分析通常基于混合效应模型,综合考虑患者、医生、诊断方法三方面的影响。常用统计方法包括 Dorfman - Berbaum - Metz 法和 Obuchowski - Rockette 法。

随机化

	样本1	样本2	样本3	样本3
评价者1	C	C	+AI	+AI
评价者2	C	C	+AI	+AI
评价者3	C	C	+AI	+AI
评价者4	C	C	+AI	+AI

随机化

	样本1	样本2	样本3	样本3
评价者1	C	C	C	C
评价者2	C	C	C	C
评价者3	+AI	+AI	+AI	+AI
评价者4	+AI	+AI	+AI	+AI

	样本1	样本2	样本3	样本3
评价者1	+AI	+AI	C	C
评价者2	+AI	+AI	C	C
评价者3	C	C	+AI	+AI
评价者4	C	C	+AI	+AI

	样本1	样本2	样本3	样本3
评价者1	+AI			
评价者2		+AI		
评价者3			C	
评价者4				C

图 2-16 四种 MRMC 研究设计

三、临床试验

临床试验是临床研究的金标准,具有最高的证据等级。对于医学 AI 研究来说,临床试验不但能够证明模型的预测效能,更重要的是,有可能进一步验证 AI 模型的临床应用是否能带来临床获益。例如,预期以提高辅助诊断时间效率为首要目标的某软件,无同类产品可用于比较且难以获取临床参考标准,此时可以设计"用户+软件"联合决策与"用户"单独决策的交叉对照试验,以敏感性、特异性(非劣性对照)和时间效率(优效对照)作为主要观察指标。

目前,关于如何开展 AI 相关的临床试验已经发表了一系列的方法学指南,其中最重要的是 SPIRIT - AI 和 CONSORT - AI。SPIRIT 和 CONSORT 分别是临床试验方案指南和临床试验报告指南。而 SPIRIT - AI 和 CONSORT - AI 是这两个指南的 AI 相关试验扩展版,介绍了在开展 AI 相关临床试验时应特别注意的事项[11, 12]。具体内容请查阅 https://www.clinical-trials.ai/。

(张维拓　向孙程　钱大宏)

第三章
人工智能在医学影像诊断中的应用

第一节　概　　述

超声、CT、MRI等在临床中有着广泛的应用,是辅助医生诊断疾病、制订治疗方案、监控疾病进展以及评估预后疗效的有力工具。但是传统的人工阅片方式存在主观性强、效率低下等问题,且对医生的经验依赖度极高。近年来,随着人工智能和大数据技术的快速发展,基于深度学习的医学影像辅助诊断系统在肺癌、胰腺癌、乳腺癌、肺炎等诸多场景中取得了成功应用[1]。相关智能分析技术层出不穷,有效缓解了临床诊断中高度依赖医生经验、诊断周期长、容易引发疲劳等关键问题,为相关疾病的诊断提供了客观、快速、准确的新方法。

医学影像智能诊断分析是医学和信息技术交叉的重要研究方向,主要涉及分类、检测和分割三个基本任务。以纵隔肿瘤为例,图3-1展示了三个任务的主要步骤。其中,分类(图3-1A)属于图像级别的预测任务,可实现肿瘤良恶性等类别信息的预测;检测(图3-1B)则是目标级别的预测任务,通过预测定位框(bounding-box, bbox)确定肿瘤病灶在图像中的位置和大小信息,可

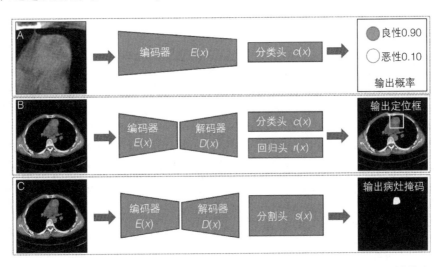

图3-1　医学影像智能诊断分析中的三个基本任务。 A. 分类任务;B. 检测任务;C. 分割任务

以辅助医生快速定位病灶,提高诊断效率;分割(图3-1C)则属于像素级的细粒度任务,需要确定图像中的病灶区域,是明确病灶大小、形状、纹理等影像学特征的基础。

第二节 医学影像分类

一、分类方法

医学影像分类一般遵循两种范式:① 基于人为提取特征的机器学习方法;② 基于深度学习的分类方法。两类方法的主要区别体现在输入端,其中机器学习方法的输入一般是基于人为定义的影像组学特征[2],而深度学习方法的输入信息一般就是影像本身。模型的选用并没有严格的限制,早期一般采用传统机器学习模型,如支持向量机[3]、随机森林[4]或人工神经网络等,后来通常采用卷积神经网络(convolutional neural network,CNN)[5],近年来广泛使用视觉Transformer[6]。不论使用哪种范式,医学影像分类过程可用下面的函数表示:

$$y = f(x \mid \theta) \tag{3.1}$$

其中,x 表示输入图像或特征向量,f 表示模型,θ 是模型参数,y 是预测的概率分布。对于一个多分类任务,模型输出的一般形式为 $y = [p^1, p^2, \cdots, p^C]$,满足 $\sum_{c=1}^{c=C} p^c = 1.0$,其中 C 表示总类别数,p^c 则是将输入预测为第 c 类别的 softmax 概率[7]。这两种范式的本质是通过大量的数据样本训练出符合期望的模型参数 θ^*,可表达为:

$$\theta^* = \arg\min_{\theta} \frac{1}{N} \sum_{n=1}^{n=N} L(y_n, \hat{y}_n) \tag{3.2}$$

其中,N 表示训练数据样本总数,$y_n = [y_n^1, y_n^2, \cdots, y_n^C]$ 和 $\hat{y}_n = [\hat{y}_n^1, \hat{y}_n^2, \cdots, \hat{y}_n^C]$ 分别是第 n 个样本的预测概率分布,以及独热编码标签。L 表示分类损失函数,一般采用交叉熵损失(cross entropy,CE)。第 n 个样本的 CE 计算如下:

$$L_{CE} = -\frac{1}{C} \sum_{c=1}^{c=C} \hat{y}_n^c \times \log(y_n^c) \tag{3.3}$$

其中,y_n^c 是第 n 个样本预测为第 c 类的概率值,$\hat{y}_n^c$ 是对应的标签值 0(该样本不是第 c 类)或者 1(该样本是第 c 类)。由公式 3.3 的定义可知,交叉熵用于度量两个向量之间的差距,差距越小则损失越小,反之越大。因此,公式 3.2 的目的是寻找最优参数 θ^*,使得所有样本的预测分布与独热标签之间的差距最小。

为了实现上述目标,目前常采用梯度下降法(gradient descent,SGD)[8]及其变型优化模型参数[9]。其核心思想如图3-2所示:首先,给模型所有参数一个随机初始值;之后,进行迭代优化模型参数,每次迭代时先计算当前参数下的损失函数梯度(损失函数在该点的变化率最大处),然后利用梯度的模更新模型参数,使得损失往梯度相反方向下降,一直重复上述过程直到损失到达最小点或者局部最小点。为了控制更新速度,一般设置一个超参数 γ(学习率)来控制下降步长。

分类模型 f 一般由两部分组成:编码器(encoder)和分类器(classifier)。如果用 $E(x)$ 和

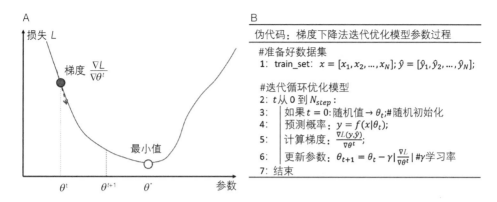

图 3-2　梯度下降法。A. 示意图；B. 伪代码

$c(x)$ 分别表示编码器和分类器，则式 3.1 的模型推理过程可进一步表达为 $y=c[E(x)]$。其中，$E(x)$ 也称为特征提取器，主要目的是提取输入数据的隐空间特征（latent features），而分类器 $c(x)$ 将隐空间特征映射到输出层，得到 softmax 类别概率分布。根据所采用的方法，编码器和分类器会有所区别。在实践过程中，影像组学和深度学习是目前常用的两种分类建模方法，前者主要通过人为定义并提取影像学量化特征，并结合机器学习实现分类任务。后者则无须人为提取特征，通过大数据自动学习难以理解的语义特征实现分类。下面将详细介绍影像组学方法和深度学习方法的建模范式。

（一）影像组学方法

影像组学（radiomics）方法是通过对影像中的感兴趣区域（region of interest，ROI）提取数百乃至数千个定量的影像学特征，并对这些特征进行分析、筛选，用于描述肿瘤等病灶生物学特性和异质性信息的一种定量分析方法[10]。影像组学特征具有可量化、易理解等优点，能用于疾病的定量评估，因此被临床广泛接受和认可。在深度学习之前，学术界主要利用影像组学特征构建机器学习模型来实现疾病的分型、分期等任务[11-14]。图 3-3 展示了基于影像组学特征建模的一般流程。首先，利用 3DSlicer[15] 等工具勾画影像数据中的感兴趣病灶区域之后，通过 PyRadiomics[16] 等自动化工具提取病灶的各类组学特征，表征病灶的大小、密度、形状和纹理等信息，最后对提取的特征进行分析筛选并选择显著性特征构建机器学习模型，实现特定任务。

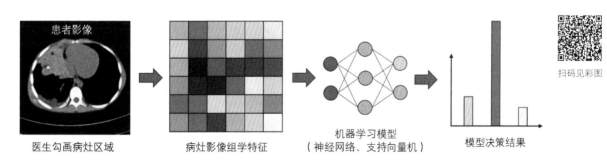

扫码见彩图

图 3-3　基于影像组学特征建模的一般流程

目前常见的影像组学特征包括一阶矩（比如直径、灰度统计值等）、形状特征及高阶灰度矩。常用的高阶灰度矩包括灰度共生矩阵（gray level co-occurrence matrix，GLCM）、灰度游程长度矩

阵(gray level run length matrix，GLRLM)、灰度大小区域矩阵(gray level size zone matrix，GLSZM)、相邻灰度差矩阵(neighboring gray tone difference matrix，NGTDM)和灰度依赖矩阵(gray level dependence matrix，GLDM)。这些灰度矩阵主要反映病灶的纹理异质性。相关特征的具体细节可见参考文献[16]。

基于影像组学的分类模型一般不包含编码器，而是通过随机森林、支持向量机等机器学习模型直接实现分类任务。当然，加上编码器也未尝不可，如通过全连接网络(fully connected layers)进一步处理组学特征，将其转化到隐空间特征后再输入机器学习模型实现最终预测。

通过对影像组学特征建模分析，并探寻其中与疾病强相关的因素，对于发现疾病的演变规律以及开展精准诊断和治疗都具有重要的意义。然而，影像组学存在不足之处。一方面，提取影像组学特征需要人为勾画病灶区域，这一过程代价极高。特别是在扩散性肿瘤等复杂临床场景下，病灶呈现分布广、异质性强、形态不规则等影像学特点，使其勾画非常困难。另一方面，影像组学特征作为人为预定义特征，往往不足以充分表征病灶的内在属性，这在一定程度上会影响模型的预测能力。

(二)深度学习方法

深度学习方法的杰出代表是CNN。这种网络特别擅长处理具有网格结构的数据，如图像和时间序列。通过多层卷积操作，CNN能够自动提取特征并进行分类或回归。AlexNet[17]作为推动深度学习发展的早期里程碑之一，标志着CNN技术的早期成功应用。随后，CNN技术不断进步，出现了众多经典模型，包括VGG[18]、GoogLeNet[19]和ResNet[5]等。这些模型的网络结构越来越"深"，具备更强的图像表征能力，如今已广泛应用于医学影像分类任务中。

CNN分类模型的基本结构如图3-4所示，通常包含编码器和分类器。其中，编码器由多层前后串联的卷积层和池化层组成，卷积层负责提取语义特征，而池化层则负责对特征图进行降采样，以减少计算量。分类器则主要由全连接层组成，接收编码器最深层的特征图实现预测任务。需要指出的是，不同于二维的自然图像，许多医学影像具有三维特性，如CT和MRI影像。对于这些资料，通常会采用三维卷积网络。

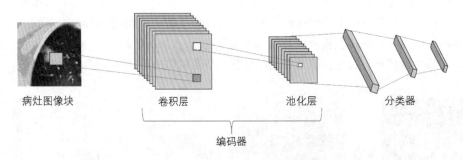

病灶图像块　　　卷积层　　　池化层　　　分类器

编码器

图3-4　卷积神经网络实现医学影像分类的基本结构

CNN的一个显著优势是模型参数量少，对硬件要求较低。以预测一张大小为512×512的图像为例，包含256个神经元的全连接网络所具有的参数量高达67 108 864个(512×512×256)。而卷积操作的参数量与图像大小无关，只由卷积核大小确定，因此执行一个核大小为3×3的卷积操作只有9个参数。然而，CNN也有不足之处，主要表现在卷积操作的感受野较小，难以捕获图像全局信息且对图像仿射变化敏感，这会影响模型的预测性能。近年来，以Swin-Tran[6]和ViT[20]为代表的视觉Transformer模型大有取代CNN的趋势。Transformer[21]最早由谷歌科学家在 2016 年提出，并成功应用于自然语言处理(natural language processing，NLP)。Transformer 的核心是注意力机制，可以捕获数据较长范围内的关联信息，从而提升模型决策能力。然而，CNN 和视觉 Transformer 在医学影像分析应用中依然面临不少挑战，列举三点如下。

（1）样本量不足：训练可靠的深度学习模型需要大量数据样本，而临床数据往往较少。一方面，数据的敏感性和特殊性，使得临床数据获取受到更多的管控和限制；另一方面，医学数据的标注需要专业知识，普通人无法胜任，而医生工作繁忙，短时间内很难完成大量数据的标注。

（2）类别不均衡：医学影像数量分布通常是不均衡的，意味着某些类别的数据量很多，而其他类别的很少。这种不平衡可能导致所训练的深度学习模型存在类别性能偏差，即在分类时对某些类别的性能表现很好，而对其他类别的表现不佳。

（3）模型"黑箱"：临床上的任何诊断结论都需要有明确的解释，而深度学习模型结构复杂，参数量巨大，其决策过程不透明，使得医生对模型的决策结果缺乏信任感。这种模型的"黑箱"问题会严重地限制模型的临床部署和应用。

二、医学影像分类关键技术进展

上述深度学习方法在医学影像分析中所面临的挑战，在自然图像领域同样不可避免。因此，如何解决上述问题成为近年来深度学习领域的研究热点，目前已取得了一些进展。

(一) 小样本问题解决方案

利用少量样本构建可靠的模型具有重要的现实意义，因为它能够有效降低对数据量和标注工作的依赖。目前主流策略可分为四大类：① 基于数据扩增的方法；② 基于知识迁移的方法；③ 基于对比学习的方法；④ 基于集成学习的方法。可以组合使用这些方法以增强效果。

1. 基于数据扩增的方法

数据扩增是深度学习领域提升模型性能最常用也最简单有效的方法之一。其主要思想是通过在已有数据上添加微小改动或者创建新的合成数据，使得训练数据尽可能接近测试数据，从而提高预测精度。同时，扩增后的数据可以帮助模型学习到更鲁棒的特征，使模型拥有更强的泛化能力。给原始图像添加随机噪声是目前常用的扩增手段。此外，基于几何变换的方法也常被使用。比如对图像进行随机旋转、平移、镜像、裁剪、拼接、合成以及对比度调整等。

相比于以上方法，通过对抗生成网络(generative adversarial network，GAN)扩增医学影像的方法近年来受到广泛关注[22]。GAN 可以生成更多样化、更具真实感的图像来扩充数据量。比如，Sedigh 等通过 GAN 来合成皮肤癌图像，提升皮肤癌分类模型性能[23]。Zhao 等提出用 Tripartite-GAN 合成肝癌造影增强 MRI 影像，以此来加强肿瘤的识别能力[24]。GAN 的图像生成过程如图 3 - 5 所示。该网络由两个子网络组成，分别是生成器(generator)和判别器(discriminator)。训练过程是两个子网络的博弈过程，其中生成器不断优化自身参数，基于随机噪声生成高质量的伪造图像，企图欺骗判别器，使其无法区分真实图像和伪造图像。而判别器则优化自己不断提升鉴别真伪的能力，最后达到动态平衡。该训练过程的函数如下：

$$\min_{G} \max_{D} L(G, D) = E_{x \sim P_{data}(x)} \left[\log D(x) \right] + E_{z \sim P_z(z)} \left[\log(1 - D[G(z)]) \right] \tag{3.4}$$

其中，G 和 D 分别表示生成器和判别器子网络，$L(G, D)$ 代表二值交叉熵损失函数，$E(*)$ 表示样本分布期望，x 和 $P_{data}(x)$ 分别代表真实样本及分布，z 则代表注入生成器的随机噪声，该噪声满足分布 $P_z(z)$。

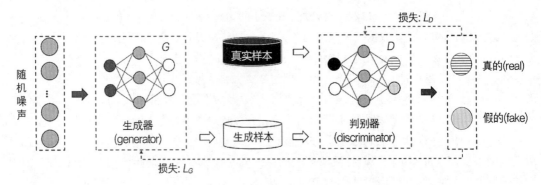

图 3 - 5 **GAN 的图像生成过程。**生成器模型负责生成高真实的假图像,以假乱真,达到欺骗判别器模型的目的

2. 基于知识迁移的方法

知识迁移(knowledge transferring)是指从以前的任务中抽取知识和经验,然后应用于新的任务当中。知识迁移的核心在于找到源域(source domain)和目标域(target domain)之间的相似性,并加以合理利用。假设有两个任务 A 和 B,任务 A 拥有海量的数据资源且已训练好模型,但并不是我们的目标任务;任务 B 是我们的目标任务,但数据量少且极为珍贵。这种场景便是典型的知识迁移应用场景,可以将任务 A 的预训练模型知识迁移到任务 B 的模型中,用于提升小样本下的预测性能。

模型微调(fine-tuning)是最简单的知识迁移方法,其基本流程如下:复用预训练模型结构和参数(全部或部分),在此基础上利用用户自身的小样本数据对模型参数进行微调。Tajbakhsh 等的研究表明模型微调方法能够显著提升模型在息肉检测、肺栓塞等医学影像任务上的性能[25]。模型微调方法的局限性在于微调的模型与预训练模型的结构必须保持全部或者部分相同。

相比之下,Hinton 教授团队提出的"知识蒸馏(knowledge distilling)"方法更加开放[26]。图3 - 6 展示了知识蒸馏方法的核心思想:利用一个大数据预训练模型(教师模型)监督一个学生模型的训练,将教师模型的知识蒸馏到学生模型中,提升学生模型在小样本场景下的性能。训练过

扫码见彩图

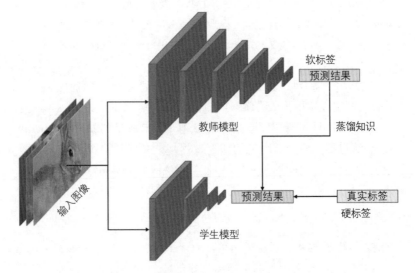

图 3 - 6 **知识蒸馏方法流程。**将教师模型的预测结果作为软标签优化
学生模型,将教师模型的知识蒸馏到学生模型中

程中,学生模型的监督信号来自两个方面,一个是样本自身的标签信息,称为硬标签,另一个则是来自教师模型的预测结果,称为软标签。通过软标签的干预,可以有效提升学生模型的预测能力。

3. 基于对比学习的方法

对比学习(contrastive learning)主要用于自监督学习[27],近年来已被广泛应用于医学影像分析建模[28,29]。对比学习的核心是利用无标签数据学习样本共性模式特征来降低对数据量及标注的依赖。以染色体图像表征为例,图3-7展示了对比学习的核心思想:首先将图像样本进行随机增强处理,构建图像对(每对图像来自同一张图像的不同预处理);之后,利用一个编码器将所有图像转化为隐空间特征向量[通常称为嵌入(embedding)];最后,以一个对比损失函数优化编码器参数,其目标是最小化匹配对(matched pairs)特征向量间的欧式距离,并最大化不匹配对(mismatched pairs)之间的欧式距离。对比损失函数定义如下:

$$L[\theta, (Y, \boldsymbol{X}_1, \boldsymbol{X}_2)] = \frac{1}{2N} \sum_{n=1}^{N} Y D_{\theta}^2 + (1-Y) \max(m - D_{\theta}, 0)^2 \qquad (3.5)$$

其中,$\boldsymbol{X}_1$ 和 $\boldsymbol{X}_2$ 分别表示两组嵌入。Y 指示两组嵌入是否匹配,$Y=1$ 表示匹配,$Y=0$ 表示不匹配。D_{θ} 是两组嵌入之间的欧式距离。显然,对比学习可以使模型学习到样本的共性特征,降低样本变化所带来的干扰。

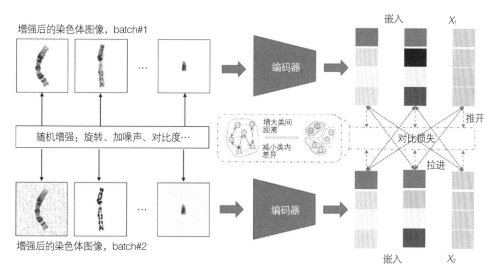

图 3-7 对比学习方法流程。对比学习通过强调数据间的共性和差异,使模型学习到更加鲁棒和泛化的特征表示,进而减少对大量标注数据的依赖

4. 基于集成学习的方法

集成学习(ensemble learning)早在机器学习时代便被广泛用于解决小样本问题。比如,随机森林就是一种典型的集成学习方法,它通过构建多个决策树并综合各树的预测结果实现更可靠的预测。此外,常用的集成学习方法还包括 Bagging[30]、Boosting[31]、AdaBoost[32]、XGBoost[33]、Stacking[34]、LightGBM[35]等。这些方法的核心思想都是通过结合多个子模型来提升预测结果的可靠性。以 AdaBoost 为例,它通过将多个弱分类器组合成一个强分类器来提高模型的准确率,其中每个弱分类器通过以下自适应迭代的训练方式得到:每一轮迭代训练一个子模型,该模型

更关注上一轮模型错误分类的样本,因此所训练的子模型能够不断弥补前一轮模型的不足,最终多个子模型达到优势互补。

基于 AdaBoost 的思想,Wang 等提出了一种特征共享的自适应深度增强学习方法(feature-shared adaptive-boost deep learning),用于少样本场景下的 CT 影像亚实性肺结节浸润性分类[36]。如图 3-8 所示,该方法包含两个阶段:先验特征学习阶段和自适应增强学习阶段。第一阶段利用所有样本训练一个分类模型,其目的是为了获得一个可靠的肺结节特征提取器(feature extractor)。在第二阶段,通过 AdaBoost 的思想训练很多弱分类器,所有弱分类器共享第一阶段得到的特征提取器,以降低模型计算复杂度。训练过程中特征提取器的参数被冻结,不参与优化。整个过程总共包含 K 轮迭代,每次迭代会采样一个训练样本子集用于训练弱分类器。为了使每个弱分类器有差异度,每次迭代时先利用前一轮弱分类器对训练样本进行打分,赋予一个权重,使得前一轮预测错误的样本在本轮迭代中被选中的概率更高。

扫码见彩图

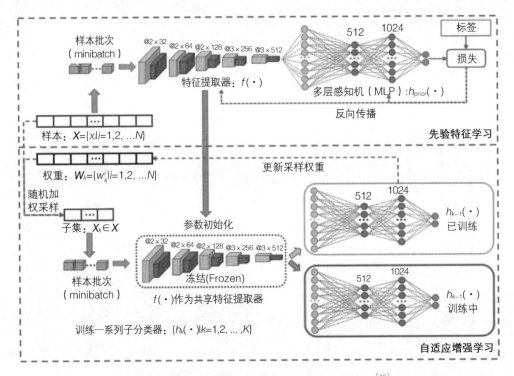

图 3-8 基于特征共享的自适应深度增强学习方法框架[38]

假设训练样本总集表示为 X,第 k 轮的训练样本子集、权重和弱分类器分别表示为 X_k、W_k(第一轮初始化为1)、h_k,则采样过程可定义为如下函数:

$$X_k = \Re(X, W_k, r) \tag{3.6}$$

其中,r 表示采样比例,$\Re$ 表示蓄水池加权采样算法[37]。此处,样本权重 W_k 可用如下公式计算:

$$W_k^i = \frac{1}{Z_k} W_{k-1}^i e^{a_{k-1}\tau(y_i, \hat{y}_i)}, \; i=1, 2, \cdots, N \tag{3.7}$$

其中,N 是训练样本总数,$Z_k = \sum_i W_k^i$ 是所有样本权重之和。$\hat{y}_i$ 是第 i 个样本 X_i 的金标签,$y_i =$

$h_{k-1}(X_i)$ 则是前一轮分类器对 X_i 的预测标签。τ 是指示函数,定义如下:

$$\tau(y_i, \hat{y}_i) = \begin{cases} 1, & y_i \neq \hat{y}_i \\ -1, & y_i = \hat{y}_i \end{cases} \tag{3.8}$$

公式 3.7 中的系数 α_{k-1} 可利用如下公式计算:

$$\alpha_{k-1} = \frac{1}{2}\ln\left(\frac{1-\varepsilon_{k-1}}{\varepsilon_{k-1}}\right) \tag{3.9}$$

其中,ε_{k-1} 是前一轮分类器 h_{k-1} 的加权错误率:

$$\varepsilon_{k-1} = \frac{\sum\limits_{y_i \neq \hat{y}_i} W_{k-1}^i}{\sum\limits_{i=1}^{N} W_{k-1}^i} \tag{3.10}$$

由上述公式定义可知,当 $\varepsilon_{k-1} < 0.5$ 且 $y_i \neq \hat{y}_i$ 的时候,$e^{a_{k-1}\tau(y_i, \hat{y}_i)} > 1$。此时,上一轮被错误分类的样本在本轮被选中的概率更大。

(二) 不均衡问题解决方案

训练样本中往往存在类别不均衡问题,这在临床场景中尤为常见,如不同的肿瘤发病率有显著性差异。不均衡问题会导致训练好的模型性能偏向于多数类,这是由于多数类的样本数量较多,模型在训练过程中会更倾向于将样本预测为多数类,从而忽略少数类的学习。此外,数量不均衡还可能导致分类评估不准确。例如,在一个正负样本比例为 9:1 的数据集上,即使模型将所有样本都预测为正类别,准确率也能高达 90%。为解决上述问题,学术界提出了各种方案,总结起来可归为两大类:数据处理方法和模型优化方法。

1. 数据处理方法

解决小样本问题的数据扩增方法同样适用于不均衡问题。将少数类当作小样本问题,然后利用随机旋转、镜像、裁剪等图像扩增手段来丰富样本量,使各类样本量达到相对平衡。同样地,可通过 GAN 控制生成更真实、更丰富的样本实现更好的平衡。此外,在训练过程中控制合理采样比例也是非常有效的策略,比如每次构建样本批次(minibatch)的时候确保每类样本量保持一致。

数据扩增手段虽然简单有效,但也有其不足之处。比如,生成的样本可能不够多样化或者与实际情况不完全匹配,这可能导致模型学习到错误模式。此外,如果数据扩增方法不能模拟真实世界的数据分布,那么即使增加了少数类样本的数量,也可能不足以提升模型在未知数据上的泛化能力。

2. 模型优化方法

深度学习时代,大部分研究集中在模型优化层面,通过设计新型损失函数来解决样本不均衡问题[38]。这类方法的核心思想如下:在计算总损失的过程中,为每个样本赋予不同权重,数量少的类别样本有较大权重,反之则有较小权重。通过这种加权损失方式使模型更关注于数量少的样本。以二分类为例,常规的交叉熵损失定义如下:

$$L_{CE} = \frac{1}{N}\left[\sum_{\hat{y}_i=1}^{m} -\log(y_i) + \sum_{\hat{y}_i=0}^{n} -\log(1-y_i)\right] \tag{3.11}$$

其中,y_i 和 $\hat{y}_i$ 分别表示第 i 个样本的预测标签和金标签(正样本:$\hat{y}_i=1$;负样本:$\hat{y}_i=0$)。$N =$

$m+n$ 是总样本数，m 和 n 分别是正样本和负样本的数量。当样本分布失衡时，上述损失函数就会发生倾斜。比如 $m \ll n$ 时，负样本就会在损失函数中占据主导地位。对此，最简单的一种策略就是在正负损失之间加上一个权重系数 $\alpha \in [0, 1]$：

$$L_{CE} = \frac{1}{N} \Big[\sum_{\hat{y}_i = 1}^{m} -\alpha \log(y_i) + \sum_{\hat{y}_i = 0}^{n} -(1-\alpha) \log(1-y_i) \Big] \tag{3.12}$$

$\dfrac{\alpha}{1-\alpha} = \dfrac{n}{m}$，即权重大小根据正负样本数量进行设置。

不过上述固定比例的方式略显不妥，特别是当 m 和 n 差别很大时，会导致权重差异过大。相比之下，何凯明等提出的聚焦损失函数更合理[39]，它通过在交叉熵中引入权重因子来平衡不同类别之间的差异。同样以二分类为例，聚焦损失函数定义如下：

$$L_{FL} = -(1-y_t)^\gamma \log(y_t) \tag{3.13}$$

其中，$y_t = \begin{cases} y_i, & \hat{y}_i = 1 \\ 1-y_i, & \hat{y}_i \neq 1 \end{cases}$。$\gamma$ 是人为设定的超参数，调节损失权重。γ 越大，聚焦损失函数越倾向于减小正确分类样本(即预测概率比较大)的损失值，即使模型更关注误分类的样本。

(三) 黑箱问题解决方案

深度学习模型是一个复杂的非线性系统，人们很难理解模型是如何做出决策的。这个问题会限制模型在诸如医疗、金融、法律等领域的应用。特别是在医疗领域，如果一个模型被用来诊断疾病，但是医生无法理解它是如何做出诊断的，那么就会质疑它的可靠性和公正性。因此，解决深度学习模型的黑箱问题意义重大，是当前深度学习领域的一个重要研究方向。在图像识别领域已经陆续提出了不同的可解释性方法，常见的有代理模型法[40]和归因分析法[41]等。

1. 代理模型法

代理模型法一般通过构建可解释的模型来模拟复杂模型，从而解释复杂模型的预测。比如，上海交通大学的 Zhang 等提出了一种可定量解释 CNN 模型决策过程的代理模型法[42]。该方法利用决策树将 CNN 中的高层语义特征解构为目标物体部件(如鸟的脖子、翅膀等)，以此告诉人们哪些物体部件激活了哪些滤波核进行预测，以及这些部件对预测的贡献度。此外，有学者尝试利用知识蒸馏的方法将复杂神经网络的模型知识迁移到可解释模型中[43]，让新模型具备与复杂模型相当的知识，在获得可解释性的同时保证任务性能。

代理模型法的缺点主要来自两方面。一方面，选择并构建一个合适、准确的代理模型非常困难；另一方面，代理模型的表征能力往往无法与复杂模型匹配，并不能完美复制复杂模型的所有知识和决策边界。因此，利用代理模型来解释复杂模型的决策有些牵强。

2. 归因分析法

归因分析法是目前深度学习视觉领域的主流研究内容。类激活映射(class activation mapping, CAM)是归因分析法的经典代表，它通过可视化 CNN 中特定层的激活值来帮助我们理解模型是如何做出决策的[44]。具体来说，CAM 将卷积层输出的特征图与类别概率相结合，生成一个热力图，显示每个像素对预测结果的贡献程度，如图 3-9 所示。热力图可以直观地展示模型在图像识别过程中的重点关注区域。

如图 3-9 所示，CAM 对模型最深层卷积特征图的每个通道执行全局平均池化(global

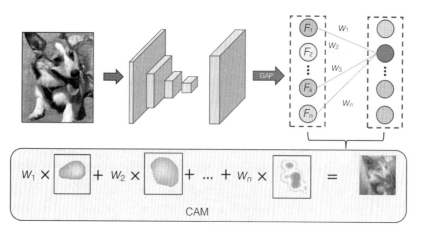

图 3-9　CAM 生成热力图的过程

average pooling，GAP）操作，得到一组系数 F_1，F_2，…，F_k，…F_n，此处 n 表示特征图的通道数。假设 $f_k(x, y)$ 表示特征图的第 k 个通道，则 GAP 过程可表达为如下函数：

$$F_k = \frac{1}{|\boldsymbol{\Omega}|} \sum_{(x, y) \in \boldsymbol{\Omega}} f_k(x, y) \tag{3.14}$$

此处，$\boldsymbol{\Omega}$ 表示特征图的分辨率空间范围，$|\boldsymbol{\Omega}|$ 表示像素总数。可见，GAP 操作就是计算每个通道的平均值。之后将这些 GAP 系数通过一层全连接层连接到输出层。输出层的第 c 个类别输入信息可利用如下公式计算：

$$S_c = \sum_k w_k^c F_k = \sum_k w_k^c \sum_{(x, y) \in \boldsymbol{\Omega}} f_k(x, y) = \sum_{(x, y) \in \boldsymbol{\Omega}} \sum_k w_k^c f_k(x, y) \tag{3.15}$$

其中，w_k^c 是全连接层中与第 c 类输出相连的网络参数，表示第 k 通道对于第 c 个类别预测的重要性。如果用 $M_c(x, y)$ 替代 $\sum_k w_k^c f_k(x, y)$，则 $S_c = \sum_{(x, y) \in \boldsymbol{\Omega}} M_c(x, y)$。显然，$M_c(x, y)$ 表明 (x, y) 处的特征值对于预测 c 类别的重要性，可视化 $M_c(x, y)$ 得到的热力图可作为模型决策的依据。

以上基于热力图的可解释性方法虽然简单直观，但是在医学影像智能诊断应用中存在局限性。一方面，临床诊断要求给出定量客观的分析结论，而非主观性的视觉判断；另一方面，临床建模任务中，获得模型的决策结果并非是唯一目的。实际上，从建模数据中挖掘出与预测任务强相关的因素更具临床价值，相关结论可以指导临床实践。下面将以肺 CT 磨玻璃结节的浸润性分型任务为例，介绍一种综合使用深度学习和影像组学方法的可解释性建模方案。

三、案例：肺 CT 磨玻璃结节分型

（一）项目目标

肺结节是指发生在肺部区域的微小团状病变，其大小为 3～30 mm。磨玻璃结节（ground glass nodule，GGN）是最常见的肺结节类型之一，其密度相对较低，一般在 −800～−400 HU 之间。GGN 一般见于四种情况，包括非典型瘤样增生（atypical adenomatous hyperplasia，AAH）、原位腺癌（adenocarcinoma in situ，AIS）、微浸润腺癌（minimally invasive adenocarcinoma，MIA）及浸润性腺癌（invasive adenocarcinoma，IAC）。其中，AAH 和 AIS 属于良性病变，临床

中常建议定期随访;而 IAC 属于恶性病变,需要尽快手术切除;MIA 则处于两者之间,具有恶化趋势。因此,准确识别出 GGN 的类型,对于临床诊断和治疗方案的确定起到至关重要的作用。

上述四类 GGN 之间存在显著的类间相似性和类内差异性(图 3-10),即便是经验丰富的放射科医生也难以准确地区分,这给建模带来了巨大挑战。此外,GGN 的三维特性及周边组织的复杂多变性进一步加剧了高性能建模的难度,特别是在样本量较少的情况下,模型的泛化能力无法保证。最后,临床诊断结果要求可解释,如果只是简单地通过模型进行分类,其预测结果很难被医生认可。目前,临床专家已经积累了较多有关 GGN 分型的先验知识,如 AAH 一般表现为纯磨玻璃,且直径小于 5 mm;大部分 AIS 表现为纯磨玻璃或者部分实性,且直径为 5~30 mm;MIA 主要是部分实性结节,直径为 10~30 mm,其中实性部分一般小于 5 mm;IAC 也是部分实性,直径一般大于 10 mm,其中实性部分大于 5 mm。因此,将模型知识和专家知识进行双向融合趋优,实现可解释的预测结果尤为重要。

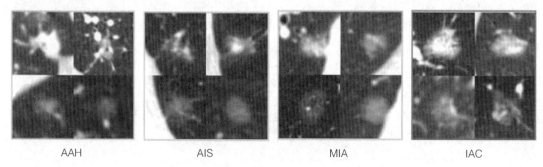

AAH   AIS   MIA   IAC

图 3-10 四类 GGN 二维影像[47]。各类 GGN 之间存在类间相似性和类内差异性

（二）实施过程

为了解决以上问题,研究人员提出了 iMAL-Net 多任务学习架构(图 3-11)[45]。该架构的核心要点为:① 多任务学习;② 先验注意力机制;③ 影像组学特征;④ 特征筛选机制;⑤ 总损失函数。下面将分别介绍各部分。

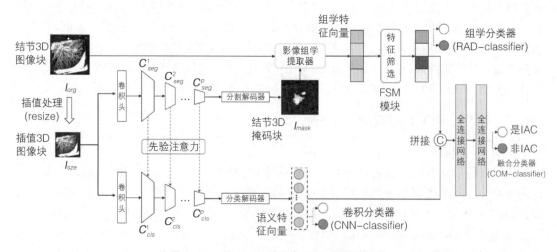

图 3-11 iMAL-Net 多任务 GGN 分型网络架构

1. 多任务学习

iMAL - Net 包含分割子网络和分类子网络。其中,分割子网络负责预测肺结节病灶区域的掩码图像,而分类子网络则是通过二分类任务(类别 0:AAH、AIS 和 MIA;类别 1:IAC)驱动网络学习 GGN 的语义特征。该多任务学习策略可以促进模型高效学习有用特征。

假设原始肺结节图像为 $\boldsymbol{I}_{org} \in \boldsymbol{R}^{W \times H \times D}$,其中 W、H 和 D 分别表示图像的宽、高和深度。为了让样本批次中所有样本保持统一大小,方便训练,首先对图像进行插值(resize)处理得到 $\boldsymbol{I}_{sze}$,将大小变为 $32 \times 32 \times 32$。之后,将 $\boldsymbol{I}_{sze}$ 输入两个 3D - ResNets 编码器中分别提取分割和分类任务的多尺度隐空间特征图,用公式表示为:

$$\begin{cases} [\boldsymbol{C}_{seg}^1, \boldsymbol{C}_{seg}^2, \cdots, \boldsymbol{C}_{seg}^p] = f_{seg}(\boldsymbol{I}_{sze} \mid \theta_{seg}) \\ [\boldsymbol{C}_{cls}^1, \boldsymbol{C}_{cls}^2, \cdots, \boldsymbol{C}_{cls}^p] = f_{cls}(\boldsymbol{I}_{sze} \mid \theta_{cls}) \end{cases} \tag{3.16}$$

此处,$f_{seg}(\theta_{seg})$ 和 $f_{cls}(\theta_{cls})$ 分别表示分割和分类的 3D - ResNets 网络推理过程,$\boldsymbol{C}_*^k$ 则表示中间各尺度特征图。此后,将分类子网络的多尺度特征接到一个分类解码器(Cls-decoder)用于分类任务。这一分支的目标是学习一组深度语义特征向量,以表征不同类型的 GGN。同时,将分割多尺度特征输入一个分割解码器(Seg-decoder)中用于输出 sigmoid 激活的掩码概率图像 $\boldsymbol{I}_{prob} \in \boldsymbol{R}^{32 \times 32 \times 32 \times 1}$。这个过程直接采用经典语义分割模型 U - Net 的编解码(encoder-decoder)网络结构[46],形式上可表示为:

$$\boldsymbol{I}_{prob} = g([\boldsymbol{C}_{seg}^1, \boldsymbol{C}_{seg}^2, \cdots, \boldsymbol{C}_{seg}^p] \mid \theta_d) \tag{3.17}$$

基于以上 $\boldsymbol{I}_{prob}$,即可得到掩码图像:

$$\boldsymbol{I}_{mask}(x, y, z) = \begin{cases} 1, & \boldsymbol{I}_{prob}(x, y, z) > T \\ 0, & \boldsymbol{I}_{prob}(x, y, z) \leqslant T \end{cases} \tag{3.18}$$

其中,T 是阈值,一般取值为 0.5 即可。分割得到掩码图像后,将其插值到原始图像大小。

2. 先验注意力机制

分割子网络的多尺度特征图用于生成注意力信息,指导分类子网络关注于病灶区域学习特征,降低周边复杂组织的干扰。由于该注意力信息来自分割网络,而非分类网络自身,称之为先验注意力。

分割和分类分支的编码器设计为一对孪生网络,为了增强分类网络的特征表达,作者利用分割网络的多尺度特征图构建先验注意力信息,指导分类网络学习。他们设计了图 3 - 12 所示的先验注意力残差学习模块(prior-attention residual learning, PARL),以方便孪生骨架网络的构建。PARL 包含两个独立的卷积分支分别对应分割和分类任务,每个分支都包含 3 层三维卷积(3D - Conv)层,分别对应图中的 Conv1、Conv2 和 Conv3。注意力信息来自 Conv3 的输出特征图,假设该特征图表示为 $\boldsymbol{O}_{seg}$,则注意力图构建函数可表达为:

$$S(\boldsymbol{O}_{seg}) = \left\{ V \mid V_{i,j,k}^c = \frac{e^{(\boldsymbol{O}_{seg})_{i,j,k}^c}}{\sum_{i',j',k'} e^{(\boldsymbol{O}_{seg})_{i',j',k'}^c}} \right\} \tag{3.19}$$

上式中,i、j、k、c 是像素空间位置及通道索引。之后,通过结合残差学习的跳跃连接将该注意力图应用到分类子网络中,该过程表达如下:

$$C_{cls}(\boldsymbol{x}_2) = \sigma_{cls}(\boldsymbol{x}_2) + h_{cls}(\boldsymbol{x}_2) + \gamma \alpha_{cls}(\boldsymbol{x}_1, \boldsymbol{x}_2) \tag{3.20}$$

其中，x_1 和 x_2 分别表示分割和分类分支的输入特征图。σ_{cls} 表示跳跃连接操作，一般取恒等变换即可。$h_{cls}(x_2)$ 是 Conv3 的输出特征图，$\alpha_{cls}(x_1, x_2)$ 表示输入特征 x_2 与先验注意力图 $S(O_{seg})$ 的元素点对点乘积，即 $\alpha_{cls}(x_1, x_2) = x_2 \cdot S(O_{seg})$。$\gamma$ 是一个可学习超参数，用于自适应调整注意力项的权重。

扫码见彩图

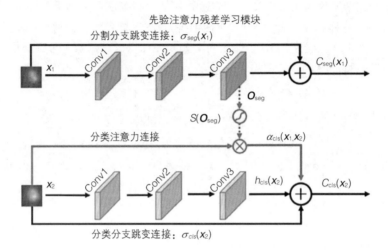

图 3-12　先验注意力残差学习模块

3. 影像组学特征

为了进一步提升分类可靠性，基于病灶掩码图提取影像组学特征，表征 GGN 的大小、密度、纹理等多视角属性。之后，将这些组学特征与分类子网络提取的语义特征进行深度融合，最终实现浸润性分类。

基于分割子网络预测得到的病灶掩码图像，结合 PyRadiomics[2] 库提取影像组学特征，包括：一阶矩特征（能量、熵、峰度、偏度及灰度统计值），形状特征（表面积、轮廓周长、圆形度、圆形畸变度、最小径、最大径等），GLCM 特征，GLSZM 特征，GLRLM 特征，NGTDM 特征。获取影像组学特征之后，通过拼接操作将这些特征与分类子网络的语义特征向量进行结合，然后输入全连接网络中进行深度融合，最终输出分类预测结果。

4. 特征筛选机制

为了分析哪些组学特征对模型的决策起到关键影响，该方法还设计了一种端到端的特征筛选机制（feature selection mechanism，FSM）。通过该机制，可以获取每个组学特征对于预测的重要性系数，从而解释模型决策过程。

为了便于确定模型决策过程中应更关注哪些组学特征，研究人员设计了如图 3-13 所示的 FSM 模块。该模块输入组学特征向量，然后通过多层全连接层获得一组权重系数向量，表征每个组学的重要性。最后，通过对组学特征向量和权重系数向量做阿达马积，输出筛选后的组学特征向量。注意，此处输入 FSM 模块的是归一化后的组学特征向量，防止不同特征的值域差异过大导致偏差。

假设归一化组学特征向量为 $\vec{X} = [X_1, X_2, \cdots, X_M]$，权重系数向量为 $\vec{\omega} = [\omega_1, \omega_2, \cdots, \omega_M]$（$M=105$，即组学特征数），则筛选后的特征向量为：

$$\vec{X}' = [\omega_1 X_1, \omega_2 X_2, \cdots, \omega_M X_M] \tag{3.21}$$

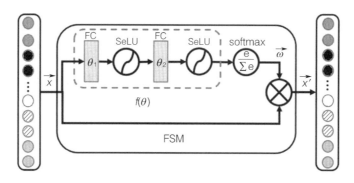

图 3 - 13 特征筛选模块示意图

每个权重系数 ω_m 通过 softmax 函数得到：

$$\omega_m = \frac{e^{f(\vec{X}|\theta)_m}}{\sum_{m'} e^{f(\vec{X}|\theta)_{m'}}} \tag{3.22}$$

其中，$f(\vec{X}|\theta)$ 表示参数为 θ 的全连接网络。模型训练完成后，可通过对 ω_m 由大到小排序，知道哪些特征是某个 GGN 分类的关键。同时，开展统计分析，探寻与 GGN 分型强相关的因素。

5. 模型优化总损失

为了驱动模型参数优化，IMAL - Net 共包含三个交叉熵损失（L_{cnn}、L_{rad}、L_{com}）和一个分割损失（L_{seg}）。其中，L_{cnn} 对应图 3 - 11 中的卷积分类器，驱动分类子网络学习 CNN 语义特征；L_{rad} 对应组学分类器，驱动组学特征分类 GGN；L_{com} 是最终融合的分类器损失。L_{seg} 是驱动分割的交叉熵损失。总损失定义如下：

$$L_{total} = L_{cnn} + L_{rad} + L_{com} + L_{seg} + |\boldsymbol{\omega}|_1 \tag{3.23}$$

其中，$|\boldsymbol{\omega}|_1$ 是 FSM 模块特征权重系数的 L1 正则化，目的是使 FSM 的权重筛选相对稀疏，凸显重要特征。

(三) 结果及小结

为了验证上述方法，研究人员收集了多中心数据进行模型训练和性能评估。实验结果表明，先验注意力机制（PA）和 FSM 模块能有效提升 GGN 分类性能，AUC 和召回率能分别提升 3.0% 和 3.2% 以上。同时，与 CNN 分类器相比，通过将影像组学特征与 CNN 融合，能将 AUC 提升 3.5%。更重要的是，通过 FSM 发现与 GGN 分类强相关的组学特征，基本符合临床认知规律。

第三节　医学影像检测

医学影像分类一般应用于前景目标明显的图像。上文介绍的 GGN 分型就是基于截取好的肺结节图像块（image patch）进行分类预测。然而，在现实场景中，医学影像往往目标较小，而背景区域占比较大，这会严重影响分类性能。医学影像检测可以有效解决这一问题，其目的是通过预测定位框自动框选出图像中的组织或病灶等 ROI。下面将首先简要介绍目前主流的目标检测器,之后概述有关医学影像检测的最新进展,并通过一个纵隔肿瘤的检测案例结束本节内容。

一、目标检测器方法论

医学影像检测技术的发展和突破得益于近年来深度学习目标检测器的快速发展。近期,Zou等综述了20年来目标检测技术的发展情况(图3-14)[47]。2012年以前,主要以传统方法为主,这些方法适应性较差,性能不佳。2012年以后,基于深度学习的目标检测技术占据了主导地位,涌现出一批经典方法,包括单阶段目标检测器(one-stage detector)和双阶段目标检测器(two-stage detector)。

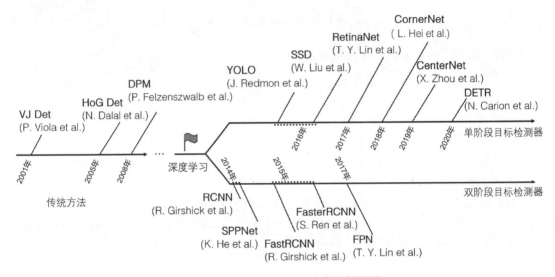

图3-14 目标检测技术近20年来的发展历程

(一) 单阶段目标检测器

单阶段检测器的核心优势在于速度快,适合那些要求实时检测的应用场景。这类方法的典型代表为 YOLO[48]、SSD[49]、Retina-Net[39] 以及 CenterNet[50],它们的模型结构相对简单,通过 CNN 特征图预测每个像素位置是否包含目标,以及目标的类别和大小。以 CenterNet 为例,该方法用中心点、长和宽来表征目标(图3-15)。

扫码见彩图

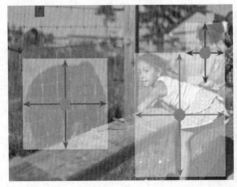
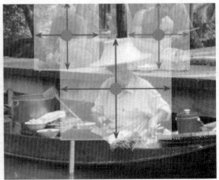

图3-15 CenterNet 用目标中心点、长度和宽度表征目标

　　图 3-16 展示了 CenterNet 模型的结构示意图，首先将图像输入主干网络提取特征图，紧接着将该特征图分别输入三个卷积层预测目标中心点图（center map）、目标大小图（size map）和目标中心偏移图（offset map）。其中，目标中心点图分支负责回归目标中心点。由于单像素大小的中心点很难回归，研究人员转而让模型回归中心点的高斯映射（Gaussian map）。假设目标中心点图和高斯分布图分别表示为 $Y \in [0, 1]^{\frac{W}{s} \times \frac{H}{s} \times C}$ 和 $\hat{Y} \in [0, 1]^{\frac{W}{s} \times \frac{H}{s} \times C}$，其中 W 和 H 表示原始图像的宽度和高度，s 和 C 是特征图的步长（stride）大小和类别数，采用聚焦损失函数优化，如下：

$$L_{center} = \frac{-1}{N} \sum_{xyc} \begin{cases} (1-Y)^{\alpha} \log(Y), & Y = 1 \\ (1-\hat{Y})^{\beta} Y^{\alpha} \log(1-Y), & Y \neq 1 \end{cases} \qquad (3.24)$$

此处，α 和 β 是两个超参数，N 是目标中心点个数。高斯分布图通过如下计算得到：

$$\hat{Y} = e^{\left[-\frac{(x - \tilde{p}_x)^2 + (y - \tilde{p}_y)^2}{2\delta_p^2} \right]} \qquad (3.25)$$

其中，δ_p 是基于目标大小自适应设置的高斯标准差[51]，$(\tilde{p}_x, \tilde{p}_y)$ 是目标原始中心点 (p_x, p_y) 映射到特征图空间上的目标中心点，即：

$$\tilde{p}_x = \left\lfloor \frac{p_x}{R} \right\rfloor, \quad \tilde{p}_y = \left\lfloor \frac{p_y}{R} \right\rfloor \qquad (3.26)$$

其中，原始中心点由目标框的左上角坐标和右下角坐标计算得到：$p_x = \dfrac{x_1 + x_2}{2}$，$p_y = \dfrac{y_1 + y_2}{2}$。

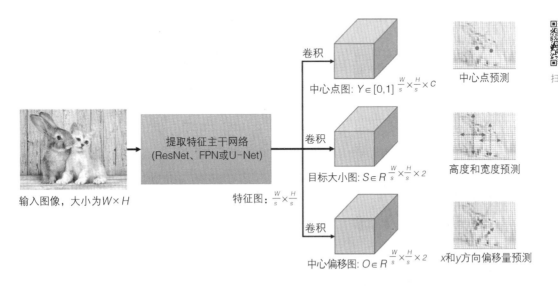

图 3-16　CenterNet 模型结构示意

　　目标大小图则负责预测目标的高度和宽度。假设目标大小图表示为 $S \in R^{\frac{W}{s} \times \frac{H}{s} \times 2}$，其中两个通道分别用于回归宽度和高度。回归损失采用绝对误差，计算如下：

$$L_{size} = \frac{1}{N} \sum_{k=1}^{N} \mid S_{p_k} - \hat{S}_{p_k} \mid \qquad (3.27)$$

其中，p_k 表示只计算中心点位置的大小损失，真实大小通过矩形框计算得到：$\hat{S}_{p_k} = (x_2^k - x_1^k, y_2^k - y_1^k)$。

目标中心偏移图则是为了弥补中心点位置误差。如式 3.26 所示，在计算特征空间的目标中心点过程中做了取整操作，直接丢弃了小数点后面的数。在步长不大的情况下，这种精度损失影响较小，但是如果步长比较大，则可能导致较大的偏移误差。假设原始图像中心点位置为（68，68），$s=8$，则 $\bar{p}_x = \frac{68}{8} = 8.5$。如果直接丢弃 0.5，则可能导致与原始图像空间上 4 个像素点的偏差。为了降低这种影响，通过目标中心偏移图回归丢弃的精度。假定目标中心偏移图表示为 $O \in R^{\frac{W}{s} \times \frac{H}{s} \times 2}$，通过如下绝对误差损失函数优化模型：

$$L_{offset} = \frac{1}{N} \sum_{k=1}^{N} \left| O_{p_k} - \left(\frac{p_k}{s} - \bar{p}_k \right) \right| \qquad (3.28)$$

模型训练的总损失（L_{total}）$= L_{center} + L_{size} + L_{offset}$。在测试阶段，一旦得到预测的目标中心点图，可通过提取各通道的局部最大值并基于阈值处理，获取目标的中心点坐标和类别信息，然后再根据中心点位置从目标中心点图和目标中心偏移图中获取大小信息和中心点偏移信息，最终提取定位框。

（二）双阶段目标检测器

相比于单阶段方法，双阶段目标检测器往往性能更好，但是速度略慢，这类方法的典型代表有 Faster - RCNN[52] 及其变种[53]。如图 3 - 17 所示，它们一般包含目标初选（ROI proposal）和目标分类（ROI classification）两个阶段，其中目标初选的目的是基于特征图从一系列人工设定的锚框（anchor）中预测可能包含目标区域的样本，这个过程会输出一系列 ROI。第一阶段本质上是

扫码见彩图

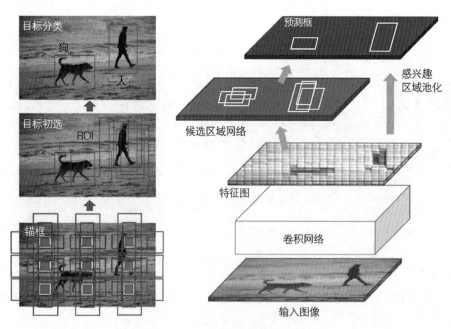

图 3 - 17　Faster - RCNN 模型结构示例

对所有锚框做二分类,判断其是否包含前景,同时回归出正样本锚框到其真实框之间的误差,包括中心点偏移量,以及宽度和高度的偏差。将预测概率较高的锚框作为预选的 ROI,同时根据回归的位置偏移量和大小误差对其进行平移和缩放操作,使其更精准地定位目标。这个阶段只做二分类的目的是降低模型计算量,因为类别数越多,输出特征图的通道数就越多,计算量也会越大。

之后,通过感兴趣区域池化(ROI pooling)技术提取每个 ROI 对应区域的局部特征图,并将这些特征图输入全连接网络,对 ROI 进行多分类,以及位置和大小回归,以在识别目标类别的同时,进一步优化定位精度。由于第二阶段是基于每个 ROI 的局部特征进行预测,故准确率更高。需要指出的是,每个 ROI 的大小都不同,而第二阶段是采用全连接网络实现分类和回归,因此需要对局部特征图进行插值处理,将它们插值到统一大小,这一过程在 ROI 池化模块中实现,具体细节可参考文献[52]。

最后,需要指出的是,锚框的设置会涉及较多的超参数,如预设框的基础大小、长宽比等,这些参数需要根据具体任务做出相应的调整,如果设置不合理可能导致模型不收敛。此外,锚框的设置还会产生额外的计算量。一方面,在图像空间每隔一定距离设置一系列锚框的这种密集设置方法会产生大量样本(几十万甚至上百万),其中大部分是来自背景区域的冗余负样本,会导致严重的正负样本不均衡问题。对此,需要进行负样本采样操作。另一方面,训练过程中需要计算每个锚框与真实目标框之间的 IOU,用于区分正负样本,比如 IOU≥0.6 为正样本,IOU≤0.4 为负样本,其他则直接忽略。显然,这个计算 IOU 过程涉及非常大的计算量。相比之下,单阶段检测器基本都是无锚框(anchor-free)的,能够有效避免这些问题,因而速度也更快。

二、医学影像检测相关技术进展

医学影像的目标检测器主要借鉴了上述单阶段和多阶段检测方法,在此基础上,针对具体的任务挑战做出相应的改进。例如,Ren 等为了实现钼靶图像乳腺癌的识别,首先利用 YOLO 筛选可疑区域,之后结合 Patch 分类器实现对假阳性的抑制[54]。Nguyen 等则改进了 CenterNet 网络,提出了一种基于圆形表征策略的单阶段检测器,有效提升了病理图像细胞检测性能[55]。Chen 等则结合 Faster - RCNN 架构和对比学习策略实现宫颈癌细胞的精准检测[56]。

虽然上文只介绍了这些方法用于病理等 2D 医学影像的检测任务,它们同样也可用于 CT 和 MRI 等的高维影像数据。但是,2D 图像检测器只能对高维图像的每层(slice)进行单独检测,最后将结果进行合并。比如,Wang 等通过改进 Faster - RCNN 实现胸部 CT 肺结节检测[57]。他们首先对每层进行单独检测,提取可疑区域的 2D 定位框,然后将所有 2D 定位框按照距离准则进行合并,构建 3D 定位框。最后,根据定位框位置和大小信息截取图像块(patch),并通过 3D - ResNets 进行二分类以降低假阳性率。然而,这种 2D 检测方法忽略了 CT 影像层与层之间的上下组织结构关系,检测性能可能受到影响。对此,更多的研究将 2D 检测器改为 3D 检测器,以充分利用高维医学影像的三维信息提升检测精度[58, 59]。下面将以胸部 CT 纵隔多病种检测为案例,详细介绍一种 3D CenterNet 的目标检测方法。

三、案例展示

(一) 项目目标

纵隔区域包含许多重要的人体组织和器官,包括胸腺、心脏、食管、气管和大血管等。同时,纵隔区域也是各类疾病的高发部位,常见增生、囊肿等良性病变,还有畸胎瘤、淋巴瘤、胸腺瘤、神经源性肿瘤和生殖细胞瘤等恶性病变。由于心脏等重要器官的存在,即便是良性病变也可能引发严重后果。比如,当肿块挤压到心脏时,会影响心脏正常收缩和舒张[60]。因此,尽早发现这些疾病对于精准治疗和提升患者生存质量至关重要。

CT是目前临床上筛查纵隔疾病的主要工具。然而,由于CT影像信息量大,加上纵隔区域组织结构复杂,病变区域不易识别,医生需要耗费大量时间和精力进行阅片,长时间诊断容易导致疲劳和漏诊。因此,构建检测模型实现纵隔疾病的自动化定位具有重要的临床价值。不过,纵隔病灶检测的建模有其独特挑战。如图3-18所示,纵隔区域组织结构丰富,病灶大小变化范围广且与背景密度相近,很难区分。传统的图像处理方法难以处理这种复杂场景。深度学习检测器是实现上述任务的可行方案,如基于Faster-RCNN结构的特征金字塔网络(feature pyramid network,FPN)[53],其可通过多尺度预测,有效解决目标范围广的问题。然而,这类方法依然存在不足之处。首先,这些方法主要用于2D检测,无法利用三维信息;其次,虽然可以将2D-PFN转化为3D-PFN(如将2D卷积替换为3D卷积并增加Z轴坐标信息的预测),但是基于锚框的方法会导致产生大量超参数和额外计算量。在3D场景下,这些参数会进一步增多,计算量也会急剧增加。更麻烦的是,锚框的正负样本不均衡问题也将变得更加严重,不利于模型收敛。

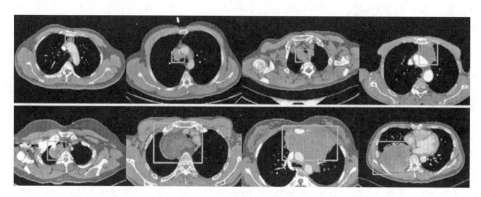

图3-18　纵隔病灶示例[63]

（二）实施过程

针对上述问题,提出了一种名为3D Center-Net的无锚框单阶段检测器,能够高效快速地实现纵隔病灶检测[61]。图3.19展示了3D Center-Net的网络结构示意图。该网络包含一个本质上为U-Net结构[46]的主干网络,一个输出目标中心点图的分支和一个输出目标大小图的分支。原理上基本等同于2D Center-Net,无非是网络中所有2D卷积层和2D池化层替换为3D卷积层和3D池化层。同时,主干网络通过编码器和解码器结构输出大小等同于输入图像的特征图,从而避免了中心点位置的偏移损失。因此,在3D Center-Net中,研究人员去掉了一个目标中心偏移分支,以减少计算量。此外,在目标大小图多加了一个通道,用于预测目标在CT影像Z轴方向的长度。

为方便描述,假设输入网络的CT影像为$\boldsymbol{V} = \boldsymbol{R}^{H \times W \times D \times C}$,其中$H$、$W$、$D$和$C=1$分别是图像的高度($Y$轴)、宽度($X$轴)、深度($Z$轴)和通道数。中心点预测分支输出的目标中心点图为$Y \in [0, 1]^{H \times W \times D \times 1}$。大小预测分支输出目标大小图为$\boldsymbol{S} \in \boldsymbol{R}^{H \times W \times D \times 3}$。在模型训练过程中,采用如下总损失函数:

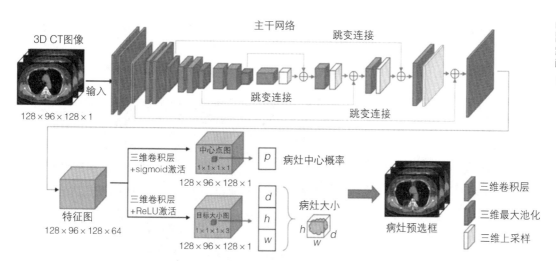

扫码见彩图

图 3 - 19　实现纵隔病灶检测的 **3D Center - Net** 结构[61]

$$L_{total} = L_{center} + L_{size} \tag{3.29}$$

其中，L_{center} 是中心点分支的损失，用聚焦损失（focal loss）计算如下：

$$L_{center} = \frac{-1}{N} \sum_{xyz} \begin{cases} (1-Y_{xyz})^\alpha \log(Y_{xyz}), & \hat{Y}_{xyz} = 1 \\ (1-\hat{Y}_{xyz})^\beta (Y_{xyz})^\alpha \log(1-\hat{Y}_{xyz}), & \hat{Y}_{xyz} \neq 1 \end{cases} \tag{3.30}$$

其中，$\hat{Y}_{xyz} \in [0,1]^{H \times W \times D \times 1}$ 是真实目标中心点的高斯映射。式 3.29 中的 L_{size} 则是大小分支的损失函数，计算如下：

$$L_{size} = \frac{1}{N} \sum_{xyz \in B} |S_{xyz} - \hat{S}_{xyz}| \tag{3.31}$$

其中，B 是所有目标中心点的集合，$\hat{S}_{xyz}$ 是真实目标大小。

（三）实验结果及小结

为了验证 3D Center - Net 的效果，本案例从合作医院收集了 1 136 组胸部 CT，其中一共标注了 1 152 个纵隔病灶。病灶的大小范围为 10～204 mm，平均大小为 48 mm，每个病灶标注有一个矩形框及良恶性信息。该数据集可在 MICCAI 2022 年 MELA 竞赛官方网站下载，网址为 https://mela.grand-challenge.org/。大量实验结果表明，3D Center - Net 的召回率高达 92.6%，平均每组 CT 的假阳性个数仅为 0.64。

第四节　医学影像分割

类似于检测任务，医学影像分割往往作为关键预处理步骤而被广泛应用于计算机辅助诊断，但是它比检测任务更具临床价值。检测是通过定位框实现病灶或者组织的定位，降低医生查找目标的任务量。分割更加精细，通过识别病灶区域精准定位目标，还能用于计算目标属性以辅助医生做出临床决策。比如，通过对胸部 CT 影像肺炎区域分割，可以帮助医生定量地评估患者感染部位及其严重程度[62]（图 3 - 20A）；对头部 CT 灌注（CTP）影像的脑卒中异常区域分割，可以帮助医生确定脑卒中患者梗死区域的位置和范围,为诊断和预后奠定基础[63](图3-20B);基于MR的膝关节分割对于诊断膝关节炎和其他组织损伤(如半月板损伤、软骨磨损等)有重要意义[64](图3-20C)。本节首先介绍经典的图像分割方法,然后讲解一例脑卒中CTP影像分割案例。

扫码见彩图

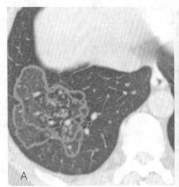 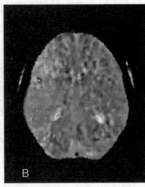 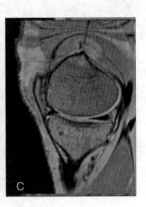

图3-20 医学图像分割示意图。A. CT影像肺炎区域分割;B. CTP影像脑卒中病灶分割;C. MR影像膝关节分割

一、图像分割方法

图像分割一直是计算机视觉领域的研究热点。几十年来陆续发展出了各种分割技术,包括阈值分割法、边缘分割法、区域分割法、聚类分割法、图论分割法,以及深度学习分割法等。前五种属于传统方法,目前依然被广泛应用。不过,这些方法适应性较差,只能在相对理想的场景下使用,更重要的是,它们无法理解图像分割的语义信息。深度学习分割方法是目前的主流方法,可分为两大分支:语义分割(semantic segmentation)和实例分割(instance segmentation)。图3-21展示了语义分割和实例分割的主要区别。

(一)语义分割

如图3-21A所示,语义分割将图像中的每个像素明确标注为属于哪个对象类别。从技术层面讲,它仅仅将图像级别的分类进一步扩展到像素级别的分类。因此,图像分类常用的优化方法(如交叉熵损失)可直接应用于分割任务。为了实现像素级的密集预测,分割模型的网络骨架要比分类模型多一个解码器(图3-1)。因为编码器通过一系列的降采样操作将图像不断地缩小,降低了分辨率,不利于精准分割。因此,需要引入解码器恢复图像的分辨率。同时,分割模型用

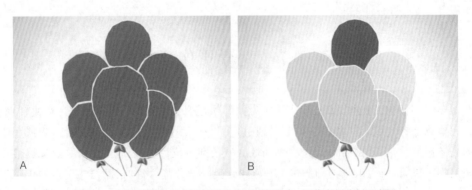

图3-21 图像分割。A. 图像语义分割示意图;B. 图像实例分割示意图

卷积层作为分割头替代全连接的分类头。U－Net 网络是语义分割模型的经典代表方法[46]，在其基础上，后续发展出了 U－Net＋＋[65] 和 V－Net[66] 等各类变种，不断更新在不同任务场景下的分割性能。

（二）实例分割

对比图 3－21A 和图 3－21B 可以发现，实例分割不仅要识别类别区域，还要区分同类别中不同目标实例。显然，实例分割要比语义分割的挑战更大，特别是在目标有重叠的情况下，准确区分同类别的实例并非易事。对此，何凯明等在 Faster－RCNN 和语义分割的基础上提出了两阶段实例分割方法 Mask－RCNN[67]。该方法首先基于感兴趣区域提取阶段提取一系列 ROI 框，然后在感兴趣区域分类阶段引入一个分割分支，实现目标区域的分割。换言之，Mask－RCNN 通过检测任务区分目标实例，然后针对每个目标执行二值分割获取对应的掩码图。因此，实例分割方法的核心在于检测。当然，这类方法也继承了两阶段目标检测方法的不足，即速度较慢且其性能对锚框的设置依赖较高。因而，近年来，对无锚框的和单阶段的实例分割方法进行了广泛研究，出现了 SOLOv2[68] 等超快速分割方法。不过，这些方法往往以牺牲一定的性能为代价，以求取更快的推理速度。

CT 等医学影像的目标（组织或者病灶）往往存在区域面积差别大、形状不规则、纹理异质性强等特点，这类场景下，语义分割更加适用。因此，下面将重点介绍针对医学影像的语义分割相关技术进展。

二、医学影像分割相关技术进展

（一）U－Net 分割网络

U－Net[46] 最早由 Ronneberger 等发表在 2015 年的 MICCAI 会议上，专门用于生物医学影像分割。其模型结构类似英文字母 U，因此称为 U－Net，如图 3－22 所示。U－Net 的网络结构可

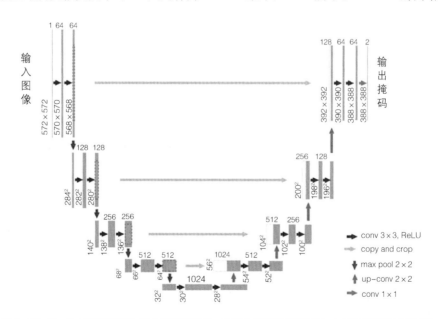

扫码见彩图

图 3－22　U－Net 模型结构图，包含左右两部分。左侧为编码器（降采样），右侧为解码器（上采样）。
conv，卷积；copy and crop，复制和裁剪；max pool，最大池化；up conv，上采样卷积

以分为左右两部分,其中网络左侧称为收缩路径(即编码器),主要由4个"卷积-卷积-池化"模块组成,卷积层使用3×3的卷积核,并利用ReLU激活函数进行非线性激活;池化模块均使用2×2的最大池化核,并且每个模块都遵循池化后特征图尺寸减半、通道数目加倍的原则。整个编码器其实就是在进行常规卷积网络提取特征的基本操作。网络右侧称为扩张路径(即解码器),主要由4个"上采样-卷积-卷积"模块组成,其中上采样由2×2的反卷积操作完成,卷积核仍为3×3,使用ReLU激活函数进行非线性激活,并且每个模块均遵循上采样后特征图尺寸加倍、通道数目减半的原则。

此外,U-Net首次在模型中引入了跳跃连接(skip connection)策略,即将收缩路径每一阶的特征图与扩张路径对应阶的特征图进行了通道维度的拼接。这一处理主要是为了保证空间分辨率一致的情况下,使收缩路径中的细粒度语义信息融入扩张路径中高阶语义信息,从而在上采样过程中能够尽可能恢复更多的细节。最后,解码器的输出特征图输入一层1×1卷积的分割头,获得最终模型输出。类似分类任务,输出层通过softmax激活函数获得每个像素的多分类概率值。

U-Net的训练过程可以直接使用交叉熵损失函数优化模型参数。针对某个样本的交叉熵损失可用公式表达如下:

$$L_{CE} = -\frac{1}{|\Omega|} \frac{1}{C} \sum_{(i,j) \in \Omega} \sum_{c=1}^{c=C} \hat{y}_n^{i,j,c} \times \log(y_n^{i,j,c}) \qquad (3.32)$$

其中,$y_n \in R^{H \times W \times C}$ 和 $\hat{y}_n \in R^{H \times W \times C}$ 分别表示第 n 个样本图像预测的softmax概率图和真实标签图(one-hot编码,取值0或者1),Ω 是特征图分辨率空间,$|\Omega|$ 表示总像素数,(i,j,c) 是像素和通道索引号,C 是总类别数(即总通道数)。

U-Net在2D图像中表现非常好,其中的卷积核、池化核等都是2D核,故我们称其为2D U-Net。CT和MR扫描的医学影像都是以图像切片形式存在的三维数据,且切片数一般较多,相邻切片间存在关联性。倘若直接使用2D U-Net对三维数据进行分割,会忽略切片间的关系,丢失原本丰富的三维信息。对此,Çiçek等提出3D U-Net,用3D卷积核代替2D卷积核实现对3D图像的分割[69]。

(二) V-Net分割网络

V-Net[66]在U-Net基础上发展而来,主要用于三维医学影像分割任务,其模型中的卷积和池化操作全部替换为3D版本,即三维卷积和三维最大池化。值得一提的是,目标的整体形态信息对于分割至关重要,而单纯使用交叉熵损失函数会忽略这种信息,从而影响分割精度。对此,V-Net的创作者Milletari等提出了Dice损失函数,该损失函数定义如下:

$$L_{Dice} = 1.0 - DSC \qquad (3.33)$$

此处,DSC 代表Dice相似系数,定义为:

$$DSC = \frac{2 \times |y_n \cap \hat{y}_n|}{|y_n| + |\hat{y}_n|} \qquad (3.34)$$

其中,$|*|$ 表示目标掩码面积,因此上式的分子表示预测图和真实图交集的两倍,而分母表示两个图的并集。显然,DSC 值域范围为 $[0,1]$,值越大表明分割越精确。因此,结合式3.33可知,最小化Dice损失等同于最大化 DSC。DSC 也是目前评估模型分割性能的关键性指标。

(三) 分割网络中的注意力机制

除了模型结构和损失函数的改进外,在模型中引入注意力机制也是近年来分割领域的研究热点。比如,Oktay 等首次将注意力机制引入 U－Net 架构,并取名为注意力 U－Net(Attention U－Net)[70]。模型结构如图 3－23A 所示,该模型的收缩路径和 U－Net 的编码器基本一致,主要的改进在于扩张路径,待上采样的特征图除了上采样操作,还会参与同收缩路径对应层的特征图的注意力门控运算。门控机制如图 3.23B 所示,其中待上采样的特征图为 g 信号,参与跳跃连接的特征图为 x^l 信号,目的是为了得到 x^l 在空间各位置的注意力系数 $\alpha \in [0, 1]$。注意力网络经过训练之后,α 会自动"感知" x^l 上对特定任务重要的区域,通过增大 α 在重要区域的系数同时降低其他非重要区域的系数,实现让网络聚焦于重要区域的特征。与 U－Net 的区别在于:U－Net 中跳跃连接直接拼接收缩路径对应层的特征,而注意力 U－Net 拼接的是收缩路径对应层的特征经过注意力系数加权后特征。这样让跳跃连接变得更有意义,传递最相关的像素特征而不是每一个像素特征。上述设计并没有改动 U－Net 的基本架构,网络仍然可以实现端到端的训练且无须额外的监督。

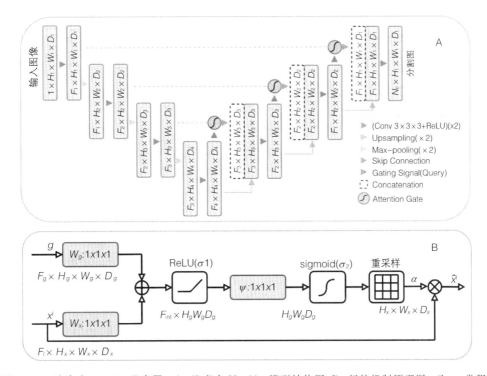

图 3－23　注意力 U－Net 示意图。A. 注意力 U－Net 模型结构图;B. 门控机制原理图。Conv,卷积;Upsampling,上采样;Max-pooling,两倍最大池化;Skip Connection,跳变连接;Gating Signal (Query),门信号(查询);Concatenation,拼接操作;Attention Gate,注意力门控

三、分割性能常用评价指标

为了评估分割效果,一般使用 Dice 系数和 Hausdorff 距离(Hausdorff distance,HD)作为评价指标。其中 Dice 系数已在前面介绍过,下面将重点介绍 HD。HD 是用来度量两个集合分布之间距离的指标,其主要优势在于:可以衡量一对不规则多边形在极不规则处的一些细微的差别,这一点对于不规则目标分割尤其重要,其定义为:

$$HD(A,B)=\max_{a\in A}\{\min_{b\in B}\{d(a,b)\}\}\qquad(3.35)$$

其中 A 表示一个集合且 $\forall a\in A$，B 为另一个集合且 $\forall b\in B$。使每一个 a 分别遍历所有的 b，取 a、b 的最短欧式距离 $d(a,b)$，然后获得 $\max(d)$，此即 $HD(A,B)$。在图像分割中，可以理解为分别取标注区域的轮廓 (A)、预测的分割掩码轮廓 (B)，寻找 A 与 B 之间不横穿区域的最大距离，如图 3-24 所示。HD 与 Dice 系数互补。Dice 系数主要衡量预测区域与标注区域的重叠程度，HD 主要衡量两区域的边缘处是否较"精细"地贴合。两个指标通常结合出现在医学影像分割任务的评估中，从不同角度评价图像分割的性能。

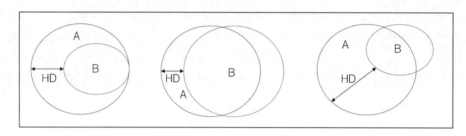

图 3-24　Hausdorff 距离示例。三图分别展示了标注区域轮廓与预测掩码轮廓间三种位置关系对应的 HD

四、案例展示

(一) 项目目标

缺血性脑卒中是由于脑缺血导致脑细胞失活，进而引发的脑功能异常。目前主要有四种原因会导致缺血性脑卒中：① 血栓，即大脑局部形成堵塞的血块；② 栓塞，从身体其他部位形成的栓塞通过血液循环至大脑；③ 休克等原因导致的脑供血不足；④ 静脉血栓。脑卒中发病过程一般较为迅速，可为数秒到数分钟。若能在发病后 3~4 个小时内的黄金窗口期对患者开展紧急治疗，可以大幅减少患者发生永久性不可逆后遗症的风险[71]。

在缺血性脑卒中的诊断中，主要关注两种组织。第一种是已无法挽救的受损梗死组织（梗死核心），这部分组织已经彻底死亡，无法通过后续治疗恢复活性。第二种是还未完全死亡的脑组织，一般围绕在梗死核心区域外，称为半暗带区域，仍可通过治疗恢复活性。目前，临床上通常使用弥散加权磁共振成像（MRI-DWI）检查缺血性脑卒中，其优势在于对梗死核心区域和半暗带区域成像较为清晰，能够辅助放射科医生确定病灶区域和范围。不过，MRI 速度较慢且需要较多的扫描前准备工作，这些时间对于处在救治黄金窗口期的患者而言是致命的。

CTP 有望替代 MRI 成为脑卒中诊断的影像学手段。相比于 MRI，CTP 具有成像速度快等优势。此外，在执行 CTP 扫描时，注射的造影剂可以反映大脑的血流动力学特性，对原始 CTP 扫描数据进行分析计算可以得到多模态参数图，以反映大脑血流情况，包括脑血容量（cerebral blood volume，CBV）、脑血流量（cerebral blood flow，CBF）、造影剂平均通过时间（mean transit time，MTT）以及残留函数达到峰值的时间（time to peak，TTP）。这些参数图对于诊断脑局部缺血病灶具有指导作用。比如，梗死核心区域在 CTP 影像中通常表现为 MTT 或者 TTP 延长，以及 CBF 和 CBV 显著降低[72]。半暗带区域也具有延长的 MTT 或 TTP，但相比于核心区域，CBF 仅轻度减少，CBV 则接近于正常值或轻微升高[73]。

综上所述，基于 MRI-DWI 或者 CTP 确定脑卒中梗死核心区域的位置和范围对于精准诊断和治疗至关重要。然而,人工识别、勾画及评估病灶区域费时费力,不利于加快诊断和治疗进程。因此,利用医学影像智能分割算法实现梗死核心区域的快速精准分割具有极大的临床价值和意义。近年来,已有不少研究对此进行了探索。例如,Dolz 团队[74]结合 CTP 的各参数图来构建 U‐Net,其中每个参数图都由独立的 U‐Net 编码器处理,然后融入一个共享的解码器实现分割。为了提升分割性能,该框架为每个编码器路径引入了超密集连接;Islam 等[75]则在 U‐Net 网络之外引入了一个鉴别器,通过对抗学习策略,将分割网络和鉴别器联合优化,以求进一步提升病灶分割的性能;考虑到 DWI 影像包含更明显的病灶核心区域信息,Song 等[76]将 DWI 影像时间切片特征和 CTP 各模态影像数据结合,利用生成模型生成病灶的伪 DWI 影像,并基于该 DWI 影像实现更精准的病灶核心区域分割。Bertels 团队[77]则考虑到脑卒中梗死核心区域一般发生在大脑单侧这一现象,同时利用 CTP 原图及其镜像影像实现病灶分割。执行镜像操作可以对比病灶与对侧正常组织的信息,从而提升性能。

尽管上述研究都取得了不错的结果,但是构建可靠的梗死核心区域分割模型依然面临巨大挑战。例如,数据样本中梗死核心区域的大小、形状和取向分布差异很大,这会使得训练好的分割模型在测试阶段测试不同的样本时存在较大的性能差异。不稳定的分割结果会严重影响模型的临床应用价值,难以被医生接受。

(二) 实施过程

针对上述问题,本案例提出了一种基于聚类表征学习的 CTP 缺血性脑卒中分割框架,称为 Multi-Clustering U‐Net(MCU‐Net)[78]。受到 Lombaert 等[79]的启发,研究人员猜想数据集中的样本之间并非严格独立,而是存在某些关联,对于某个测试样本,如果训练集中包含与该样本相关联的信息,那么构建的模型分割该样本的表现就会较好。换言之,提升模型分割性能的一种办法是在数据集中挖掘这种样本相关性,并将这种相关性信息合理地融入分割模型中。

MCU‐Net 正是以上述思路为切入点,并参考了 Chen 等[80]的工作而提出的新型分割框架。如图 3‐25 所示,其主要包含两大步骤:① 对训练样本进行相似性聚类,并针对每个子集训练相应的聚类表征编码器(cluster-representative encoder,CRE),以提取聚类表征先验信息(cluster-representative prior,CRP);② 设计新型融合机制,自适应地针对每个测试样本选择最佳 CRP 注入 MCU‐Net 中,以指导测试样本的分割过程。每部分具体内容介绍如下。

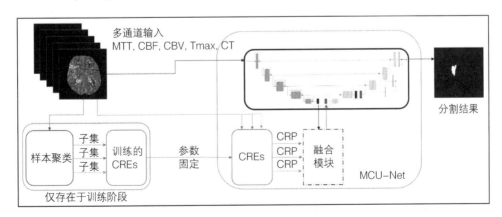

图 3‐25 基于聚类表征学习的 MCU‐Net 框架流程示例。MTT,造影剂平均通过时间图;CBF,脑血流量图;CBV,脑血容量图;Tmax,造影剂最大浓度时间图;CT,计算机体层成像;CREs,聚类表征编码器组;CRP,聚类表征先验信息

1. 样本聚类与聚类表征编码器

为构建数据集中样本的相关性,本案例提出了一种以分割性能导向的基于图像分割难度相似性的聚类方法。首先使用 U-Net 为训练集中(样本数为 n)每个样本训练各自的单样本分割模型,然后利用每个单样本分割模型对训练集中所有的样本执行交叉验证操作,并使用 Dice 系数作为分割效果的衡量指标。这样操作后会得到一个 $n \times n$ 的亲和矩阵 $\boldsymbol{P}$,其中 $\boldsymbol{P}_{ij}$ 代表用第 j 个训练样本所构建的模型应用在第 i 个测试样本上时,获得的 Dice 系数。图 3-26 展示了上述单样本模型训练和交叉验证过程,亲和矩阵 $\boldsymbol{P}$ 中颜色越红表示 Dice 系数越高。其中,对角线上的值均较高,这与认知是一致的,即一个样本在其自身训练模型上应该表现良好。需要注意的是,亲和矩阵 $\boldsymbol{P}$ 并不具备对称性。这是因为用第 j 个数据样本所训练出的模型,在应用于第 i 个测试样本上时展现出的性能,往往与以第 i 个数据样本训练出的模型应用于第 j 个样本时的性能存在差异。

扫码见彩图

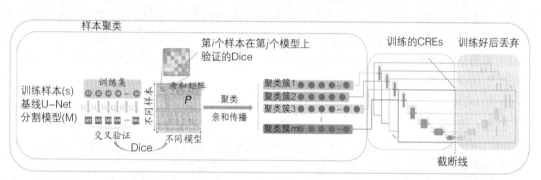

图 3-26 样本聚类和聚类表征编码器(CRE)模型结构。CREs,聚类表征编码器组

得到亲和矩阵 $\boldsymbol{P}$ 之后,使用亲和传播(affinity propagation, AP)算法[81]将训练集聚类为多个子集。此处采用 AP 算法的原因在于该算法可以根据亲和矩阵 $\boldsymbol{P}$ 自动确定聚类的数量,而无须预先指定。假设聚类后最终得到 m 个子集,紧接着根据这些子集训练 m 个与各子集对应的分割模型,即具有聚类表征能力的 U-Net 模型。最后,在训练好所有 U-Net 模型之后,截取这 m 个 U-Net 的左半部分作为聚类表征编码器(即 CREs),并在后面将它们连接到 MCU-Net 中。注意,这些聚类表征编码器的参数在后续 MCU-Net 模型训练过程中被冻结,不参与优化。

2. MCU-Net 模型训练

MCU-Net 是通过在 U-Net 中插入一个融合模块(fusion block),以此来充分利用 CREs 产生的 CRP 提升分割性能,如图 3-27 所示。具体来说,在分割测试样本的过程中,为每个测试样本自动确定与其最相关的那些聚类表征模型,并且根据相关性为每个聚类表征模型赋予不同的权重。这样能够更好地引导式集成多个模型对于测试样本的分割结果,强化分割能力。

融合模块从主分割 U-Net 的收缩路径接收输入特征图,并同时接收各聚类表征先验特征,合计($m+1$)个编码,再将这些编码信息映射到一个隐空间特征图并使其回流到 U-Net 扩张路径中。融合模块本质上是一个残差结构块,由两个 3×3 的卷积层和 1 个残差连接组成。本算法特地采用了这种"主分割网络+多 CREs"的架构设计,目的是在插入融合模块的过程中保留主分割 U-Net 的独立性,只将聚类表征先验作为分割过程的辅助信息。

在训练过程中,主分割 U-Net 与融合模块的参数将联合训练,但 CREs 的所有参数都被固

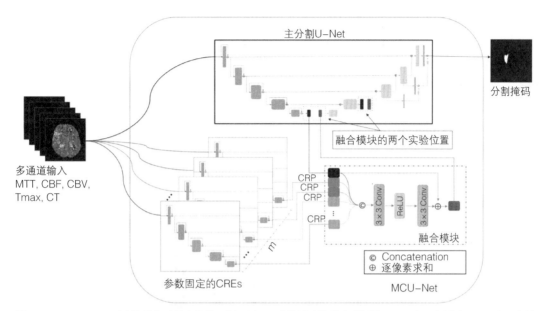

图 3-27　**MCU-Net 融合聚类先验信息结构示例**。MTT,造影剂平均通过时间图;CBF,脑血流量图;CBV,脑血容量图;Tmax,造影剂最大浓度时间图;CT,计算机体层成像;CREs,聚类表征编码器组;CRP,聚类表征先验信息;Concatenation,拼接操作

定不参与优化,仅在网络结构中充当编码器。假设给定的多通道图像切片为 S,$\{e_1, e_2, e_3, \cdots, e_m\}$ 表示聚类表征先验,则 MCU-Net 的分割过程可表达为:

$$F = f_{\text{MCU-Net}}(S, \{e_1, e_2, e_3, \cdots, e_m\}, \theta) \tag{3.36}$$

其中 θ 是 MCU-Net 的模型参数,F 是预测的掩码图像。训练过程中采用 Dice 与二值交叉熵损失函数优化参数。

（三）实验结果及小结

为了验证 MCU-Net 的性能,本案例使用 2018 年缺血性脑卒中病灶分割(Ischemic Stroke Lesion Segmentation, ISLES) 挑战赛(http://www.isles-challenge.org/)提供的公开数据集训练和测试模型。该数据集总共包含 94 例急性脑卒中患者的 CTP 扫描数据,包含 DWI 数据、CT 平扫数据、CTP 原始数据,以及常用 CTP 参数(CBV、CBF、MTT 和 TTP)图。DWI 数据用于临床医生对卒中核心梗死区域的标注,作为本数据集病灶区域的金标准。但是,这些 DWI 数据并未包含在本公开数据集中,这也是任务的难点,即需要直接通过 CTP 数据进行脑卒中梗死核心区域的自动分割。实验结果表明 MCU-Net 的分割性能均优于基线 U-Net。在 Dice 系数和 HD 两个指标上,MCU-Net 将 Dice 系数平均绝对值提高了 8.9%,而 HD 平均降低了 10 mm。

第五节　医学影像的多模态诊断

上面介绍的内容主要面向单模态影像数据。事实上,在疾病的诊断过程中,医生需要综合考虑患者的各种临床信息,包括影像数据、临床数据和组学数据等多模态信息。由于每一种数据模态代表了不同方面的重要信息,因此不同数据模态的组合可以提供更全面的医学表达。此外,多模态医学数据能够减少信息的不确定性并提高模型的性能。因此,近年来,利用深度学习进行多模态医学数据分析正受到越来越多的关注。2024 年,在 PubMed 数据库上以"deep learning""medical"和"multi-modality"为关键词进行文献搜索和分析发现,论文数量自 2017 年以来稳步增加(图 3 - 28)。同时,谷歌学术数据库(Google Scholar database)上的搜索也显示出同样的增长趋势。

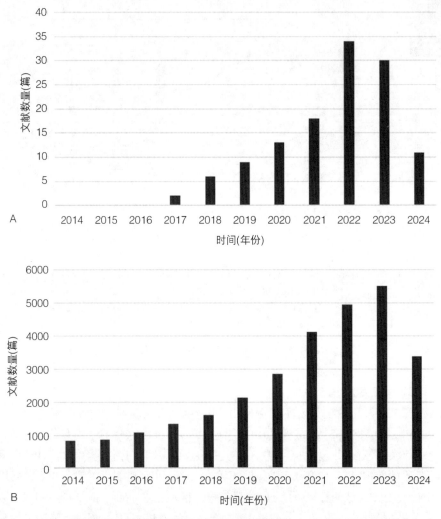

图 3 - 28　深度学习多模态医疗数据分析的研究发展趋势。A. PubMed;B. 谷歌学术

　　下面将首先介绍医学多模态数据并简要回顾相关综述文章,然后重点介绍面向医学影像的多模态成像方法、建模过程中的信息融合策略及其关键技术进展。最后,介绍一个 PET/CT 成像下弥漫大 B 细胞淋巴瘤(diffuse large B-cell lymphoma,DLBCL)分割和分类案例。

一、医学多模态学习概述

　　随着医学成像技术的不断发展,临床中广泛使用的成像方式除了 CT 和 MRI 外,还有正电子发射断层扫描(positron emission tomography,PET)和单光子发射计算机断层扫描(single photon emission computed tomography,SPECT)。此外,不同的成像技术还可以进行多参数组合。比如,CT 有平扫和增强扫描模式,对应不同的临床成像需求。MRI 可以通过组合不同的序列信息来提供互相补充的特征,包括 T1 加权序列、对比增强 T1 加权序列、T2 加权序列和流体衰减反转恢复序列等。这些基于不同原理或者不同需求采集到的影像数据都可统称为多模态数据。除影像外,其他临床数据,包括病史、年龄、性别、并发症、治疗手段和治疗效果等在内的标量数据也可称为多模态数据,它们可以帮助医生更全面地了解患者特征和疾病演变。此外,组学数据也是一种多模态数据,主要展示基因、蛋白质等分子图谱,有利于辅助改善疾病进展相关诊断和预测。

当研究中使用不同模态的数据时,研究人员应该选择合适的方法实现信息整合。现有的融合策略主要分为三种:输入级融合、特征级融合和决策级融合。在输入级融合中,不同模态的特征信息在输入单个网络之前便实现集成。在特征级融合中,一种或多种模态的数据分别输入不同的编码器,然后将隐空间表示(hidden representation)融合在网络的某一层中。在以上两类融合策略中,通常要求训练集中的每个样本都具有所有需要的数据模态,然而临床数据的获取过程是复杂的,因此依赖于全模态数据的收集是目前多模态研究的一个严重缺点,然而这两种方法仍然比决策级融合能够更好地发现不同模态数据之间的互补特征。相比之下,决策级融合则是将每种模态分别用来训练不同的神经网络,然后将各个网络的输出整合为最终结果,这种方式本质上就是前文提到的集成学习方法。此外,决策级融合是多模态融合方法中很受欢迎的策略,它不需要每个样本都具有训练所需的所有数据模态,并且单个网络的学习空间相比其他融合策略更小,可以更专注地学习其相应模态的独立特征。

我们简要回顾深度学习在多模态医学影像分析中的应用。Feng 等[82] 于 2019 年提出了一种多模态医学影像分割的深度学习通用流程。该流程由数据准备、网络架构、融合策略和数据后处理组成。他们比较了多模态医学影像分割中不同深度学习架构下导致的分割结果变化。同年,Xu 等[83] 介绍了深度学习在多模态医学影像分析中的一系列研究,强调了融合技术和特征提取在多模态深度学习模型中的重要性。Litjens 等[84] 回顾了与医学影像分析相关的主要深度学习概念,总结了医学影像分析中使用的深度学习技术,并概括了深度学习在医学成像任务中进一步深入应用所面临的挑战。Ramachandram 等[85] 则总结了多模态深度学习引起广泛关注的各种应用,包括人类活动识别、医疗应用、自主系统和多媒体应用。同时,他们还总结了随机正则化、模型架构优化和增量在线强化学习等策略。另一方面,一些回顾性评论文章重点关注了组学数据及其与其他模式的组合。2019 年,Antonelli 等[86] 专注于整合组学和成像数据,并总结了组学及成像数据的特征提取策略以及用于特征分析和融合的方法。紧接着,在 2020 年,Lo Gullo 等[87] 阐述了放射组学和放射基因组学的相关数据及其区别,并通过梳理肿瘤学领域的相关文献,聚焦于乳腺、脑、妇科、肝、肾、前列腺和肺部恶性肿瘤的多模态组学分析技术。

二、多模态医疗成像技术

来自不同成像技术的图像数据是多模态医学分析的基础。医学影像揭示了有关人体器官结构和功能的大量信息,如血流动力学、代谢和化学过程[88]。近年来,许多研究人员在医学影像研究中使用了多种成像方式,主要基于以下两点考虑:首先,所有单独的数据模态都有其自身的局限性;其次,不同的疾病发展或病变产生通常以不同的形式、症状或病因表现出来,但不同类型的疾病之间也可能拥有共同表现。因此,仅仅使用单个图像模态作为研究对象往往无法揭示疾病的完整特性[89]。

目前临床上常用的成像技术各有其优缺点。比如，MRI 具有较高的空间分辨率，软组织成像的清晰度良好，可以呈现出脑部沟回等复杂、细致的结构；其不足之处是无法展示组织和器官的代谢特点。CT 具有扫描时间短、分辨率高的特点，对于骨骼等具有高 X 射线吸收特性的组织，CT 可以呈现出明显的对比度和纹理信息。遗憾的是，不同的软组织对于 X 射线的吸收性能差别较小，导致 CT 可展示的软组织特征有限。作为一种分子成像技术，PET 对人体中物质代谢的情况具有较高的灵敏度。基于¹⁸F-氟代脱氧葡萄糖(¹⁸F - fludeoxyglucose, ¹⁸F - FDG)的 PET 成像可以明显反映出代谢异常的器官或组织。其不足之处是图像分辨率较低，一般只有 CT 影像分辨率的四分之一。综上所述，如能将不同模态影像结合，取长补短才能对疾病做出更精确的诊断。PET/CT 影像便是典型的多模态应用，其结合了 PET 功能成像和 CT 结构成像的双重优势，成为临床上肿瘤诊断、分期和预后的重要工具。下面将具体讲述上述技术的成像原理与特点。

(一) 磁共振成像

MRI 系统在没有电离辐射的情况下通过磁场变化诱导人体内分子极性改变，从而对组织成像，因此它是一种非侵入且无痛的成像方式。MRI 影像具有出色的软组织对比度和高空间分辨率，并为功能成像提供了一系列可选择的成像序列。然而，MRI 也具有其固有的缺点，如灵敏度相对较低、扫描时间长、后处理时间长且价格昂贵。此外，该技术无法检测管腔内的异常情况[90]。近年来，多参数 MRI 具有可变的采集参数，从而提供了多种补充信息，提高了成像性能。常见的 MRI 序列包括液体衰减反转恢复(fluid-attenuated inversion recovery, Flair)、T1 弛豫时间加权(简称 T1)、造影剂增强 T1 弛豫时间加权(简称 T1c)和 T2 弛豫时间加权(简称 T2)，如图 3-29 所示。

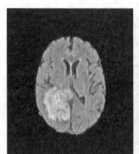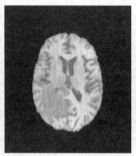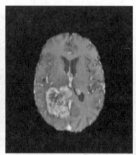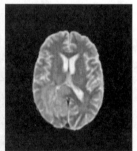

图 3-29　BraTS 数据集中的不同 MRI 模式。从左到右依次为：Flair、T1、T1c 和 T2 影像

(二) 计算机断层成像

CT 无疑是医学成像中最重要的技术之一，它为临床医师提供了非常有价值的人体内部解剖结构视图。CT 成像过程中，X 射线管围绕患者进行旋转，并发射窄束 X 射线，通过计算透过人体的 X 射线量生成扫描部位横截面的解剖结构影像[91]。CT 成像的主要优势在于其出色的空间分辨率，可以提供清晰的解剖结构信息。换言之，CT 影像可以清晰地展示细节，可以区分小范围内的相邻结构。此外，CT 是非侵入、快速且无痛的。然而，CT 也具有明显的缺点，它无法较好地识别软组织；此外，CT 受试者如果长期暴露于电离辐射，其晚年患癌的概率会增加[92]。图 3-30 上方左侧为头部 CT 影像。

（三）正电子发射体层成像

PET 是一种功能性成像模式，能够提供有关疾病代谢的相关信息。PET 影像中肿瘤和炎症等病变区域与周围正常组织形成高对比度，从而显示为高亮区域，因此可以轻松区分病灶区域和正常组织[93]。PET 技术在临床辅助诊疗中具有明显优势：首先，可以用于检查癌症的扩散程度及治疗效果；其次，可以提供准确的功能信息。相反，PET 也具有明显的缺点，如具有电离辐射。同时，PET 成像的空间分辨率相对较低，使得目标边界变得模糊，因此仅通过 PET 影像来分辨病灶的边界细节具有较高挑战性，此外其生产和扫描成本也很高[94]。在过去几年中，PET 已与 CT或 MR 相融合，成为 PET/CT 或 PET/MR 以捕获来自不同模态的信息。图 3 - 30 第二列和第三列分别展示了 PET/CT 和 PET/MR 的示例[95]。

扫码见彩图

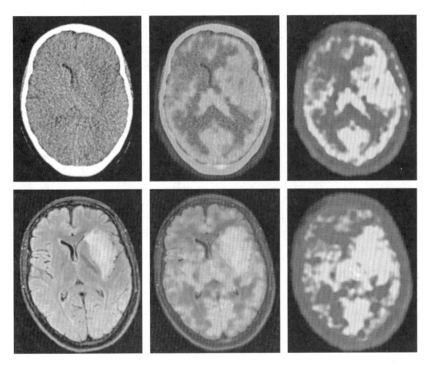

图 3 - 30　一名 30 岁低级别胶质瘤患者的 PET/MR 和 PET/CT 影像。上：低剂量非对比增强 CT 影像（左）、PET/CT（中）和 PET 影像（右）；下：Flair 影像（左），PET/MR（中）和 PET 影像（右）

（四）单光子发射计算机断层成像

单光子发射计算机断层成像（single photon emission computed tomography，SPECT）的目标是确定患者体内摄取放射性药物所产生的三维放射性分布。SPECT 和 PET 非常相似。例如，它们都使用放射性示踪剂并检测 γ 射线来反映有关疾病的功能信息。与 PET 不同，用于 SPECT的放射性同位素在衰变过程中仅发射单一 γ 射线。此外，SPECT 产生的图像分辨率比 PET 更低，且 SPECT 中使用的核素比 PET 具有更长的半衰期并且更容易获得，因此 SPECT 比 PET 更便宜。SPECT 与其他成像模态的融合比单独的 SPECT 影像能够提供更多信息，如由于更精确的解剖病变定位，SPECT/CT 比 SPECT 具备更明确的临床价值[96]。图 3 - 31 提供了 SPECT/CT 的示例。

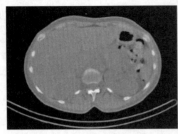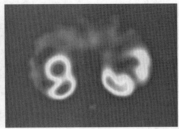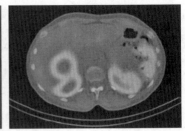

图 3-31　CT 影像(左)、SPECT 影像(中)和混合 SPECT/CT 影像(右)

三、多模态学习关键技术进展

多模态在机器学习时代并不流行,主要原因是过去访问多模态数据集是非常困难的。近年来,随着多模态数据库的不断建立,包含影像、基因组和临床数据的患者样本被大量收集,研究人员开始采用更全面的多模态数据和多模态学习算法来解决更具挑战性的全局任务。例如,临床数据有助于了解患者特征及疾病演变中的生物学差异。基因组数据则提供了其他方式无法获得的预后信号,从而辅助疾病进展的预测和诊断[97]。类似地,每种成像方式都会提供疾病相关的不同生物信息。例如,CT 影像擅长诊断骨骼疾病,如骨肿瘤和骨折,而 MRI 可以在无辐射的情况下提供良好的软组织对比。功能成像方面,如 PET 和 SPECT,虽然缺乏解剖特征,但能够提供定量的代谢和功能信息。组织切片图像则帮助临床医生在细胞尺度上了解病灶。此外,分析组织学切片上的淋巴细胞浸润是免疫抵抗的指标。另一方面,多种成像序列的 MR 影像可以从多方面展现组织变化。例如,在脑肿瘤分割任务中,T2 和 Flair 序列突出了组织水肿特性的差异,有利于检测具有瘤周水肿的肿瘤;相反,T1 和 T1c 则适于检测肿瘤核心而非瘤周水肿[98]。最后,选择最佳的模式组合也至关重要,因为错误的组合可能会导致更差的结果。了解现有成像模态的局限性和优势,以及对疾病生物学的了解,有助于确定哪种模式最适合某项任务。

(一) 图像融合算法概述

基于多模态医学影像的肿瘤分割与分类算法是临床辅助诊疗的关键基础。一方面,部分类型的肿瘤,如淋巴瘤,具有高度弥漫性和多器官侵袭性,导致 CT 影像中的病灶与周边健康组织的解剖结构对比模糊,无法区分出明确的边界,为 ROI 内的特征提取带来困难;另一方面,虽然功能成像能特异性识别高强度代谢区域,具有良好的肿瘤病灶定位作用,但是目前大部分医院中使用的 PET 成像的分辨率较低,无法提供明确的病灶边界和纹理信息。针对上述不同模态具有的优势与缺点,国内外学者研究出多种模态融合算法来充分利用多模态医学影像中包含的互为补充的特征与信息,生成具有更高质量和显著特征的复合融合图像,这也是进一步实现病灶分割、治疗反应预测及免疫分型识别的基础与关键[99]。在早期研究中,以多元统计分析为基础的机器学习模型是定量研究的热点。针对机器学习算法的多模态图像融合策略一般包括两个步骤:① 图像的分解与重构;② 图像融合规则的制定及融合图像的质量评估。

1. 图像的分解与重构

图像的分解与重构过程与图像融合的质量密切相关,其标准流程是将一张原始图像分解为一组子图像,再利用分解后的子图像重新生成另外一张图像,从而实现图像重构。图像分解与重构的方法主要包括色彩空间法[100]、金字塔法[101]、小波变换[102]、稀疏表达[103]和显著特征法[104]。

不同的方法适用于不同类型的数据。对于伪彩色图像，一般选择基于色彩空间法的图像融合策略进行图像重构。色彩空间指的是由强度-色调-饱和度（intensity-hue-saturation，HIS）共同构成的彩色视觉效果。色彩空间法简单、易操作，在图像输入的空间域内利用 HIS 变换方程将两种及以上的输入图像从红-绿-蓝原始色彩域转换为 HIS 色彩域，得到图像的 HIS 模型。在完成信息融合后，色彩空间法再利用 HIS 反变换矩阵进行图像重构来生成全新的图像。

金字塔法、小波变换和显著特征法都是基于多尺度分解（multi-scale decomposition，MSD）的图像重构方法。MSD 是指在不同尺度下对图像进行特征提取和显著性特征合并的方法[105]。基于 MSD 的金字塔法在每一层图像和每一次迭代过程中选择不同大小的分辨率来构造一组全新的子图像，融合后的图像通过反金字塔变换产生。相较于色彩空间法，金字塔法更加复杂，其优势在于关注了不同感受野下图像所蕴含的信息。基于小波变换的多模态图像融合是一种多尺度的几何分析方法，输入的多模态图像被分解为低频分量和高频分量，针对不同频率的信息的特点，通过个性化的融合规则，实现不同频率成分的最优融合效果。频域分析和个性化融合规则使其具有尺度不变性和定向滤波的优点。基于显著特征法的多模态图像融合策略具有平移不变性、保留显著性特征及计算复杂度低等优点，多尺度双向滤波、引导滤波[106]和局部极值方案[107]是其关键。

相较于上述基于 MSD 的图像分解和重构方法，稀疏表达采用了高、低频图像共享同一组稀疏系数的设定[108]。基于稀疏表达的图像融合方法构建了一个输入图像的"字典"，所有信息都会按照"字典"的对应关系实现分解与重构。

2. 图像融合规则制定及质量评估

图像融合规则的制定旨在利用多种模态的图像信息，实现突出感兴趣的特征或 ROI，以及抑制次要信息。相应地，融合图像的质量评估是保证多模态医学影像具有良好融合效果的重要手段，主要有主观评价和客观度量两种形式。其中，主观评价方法对受试者的要求较高，不仅要求受试者的心理处于无干扰状态，还要求受试者具有相应的专业知识；而客观度量可避免主观评价的缺点，通过图像质量评价算法，包括结构相似性（structural similarity，SSIM）、均方根误差（root-mean-square error，RMSE）、互信息（mutual information，MI）及空间不规则度（spatial frequency，SF）进行评估。其中，SSIM 准则是视频处理中评价图像质量最常用的标准，而 MI 准则和 SF 准则分别是多聚焦图像融合和多传感器图像融合中图像质量评价的首选标准。此外，在图像降噪任务[109]中，RMSE 准则被广泛采用，进行图像质量的预测和评价。随着多模态医学影像融合策略的不断发展，全新的融合图像质量评价标准也在不断涌现。需要注意的是，任何一种新的客观度量都应与主观评价和现有客观度量相一致。

（二）深度学习中的图像融合结构

随着人工智能的飞速发展，深度学习模型已经成为医学影像智能分析领域的研究热点。神经网络作为深度学习模型的重要基础，已经发展出多种学习机制与复杂结构。相对地，深度学习中的多模态医学影像融合算法的发展还处于新兴阶段。根据信息融合操作在深度学习模型中所处的位置，多模态医学影像融合算法可被分为三个层次，即像素级融合策略、特征级融合策略及决策级融合策略[110]（图 3-32）。每个层次的图像融合策略具有各自的优缺点，可以通过信息损失、计算复杂度、噪声敏感性及任务的分割或分类精度来选择最佳策略。

1. 像素级融合策略

像素级融合策略直接作用于原始数据中的像素，是最早发展的一种融合策略。这种方法结

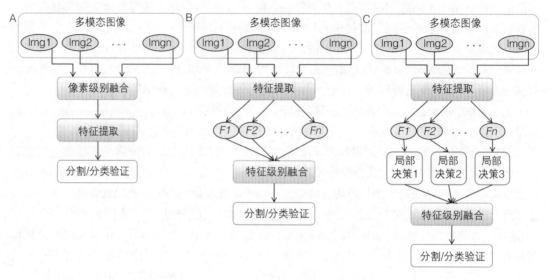

图 3-32 深度学习模型中不同层次的图像融合策略。A. 像素级；B. 特征级；C. 决策级

合了不同模态下原始图像表示中的初级信息，进而通过学习融合后的特征实现分割或分类模型的训练。融合后的图像有如下要求：① 保留所有的显著性信息；② 融合过程中不应引入伪影或不一致性；③ 具有平移不变性。图像处理和分析理论的发展使得图像融合策略的研究非常活跃，出现了许多新的研究趋势。在最初级的像素层面上实现图像的处理与融合，这一过程是高度成熟且有效的。图 3-33 描述了基于像素级融合策略的神经网络通用架构，假设选择 CT 和 MRI 两种图像输入模态，将 CNN 作为深度学习模型，输入层采用融合算法，网络的第一层至最后一层将充分利用不同模态所包含的丰富的语义特征。根据以往研究，像素级融合策略通常采用以下四种具体的网络架构来实现特征的输入层融合：① 多任务学习；② 多视图学习；③ 多尺度学习。这些算法既可以在原始像素上操作，也可以应用在相应的学习系数中。

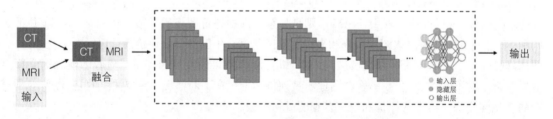

图 3-33 基于像素级融合策略的神经网络通用架构

针对医学应用的需求，像素级融合算法已经被应用于脑部多模态图像的辅助诊断。2017年，Wang 等[111]针对脑胶质瘤分割提出了一种多模态神经网络，将分割任务细化为肿瘤分割、肿瘤核分割和增强肿瘤核分割三个子任务。该研究充分利用了多任务学习和多视图学习技术。多任务学习的目标是将一个复杂的多分类任务分解为多个简单的子任务。为了获得统一的表征，研究人员直接将 T1、T1c、T2 和 Flair 四种 MRI 序列采集到的图像通过多通道的形式输入网络，通过多任务学习充分利用肿瘤亚区的层次结构信息，从而促进 ROI 的表征生成，实现整个肿瘤区域与肿瘤核心区的精确分割。此外，研究人员进一步采用多视图学习的策略，通过取三个子任

务中来自softmax层输出的均值,将三个正交视图(即横截面、冠状面和矢状面)下的分割结合在一起,获得最终的结果。另一方面,Zhou等[112]针对同一个脑胶质瘤分割任务提出了另外一种多任务分割网络。研究人员对各个输入通道中的MRI影像逐一进行像素融合,采用的多任务学习技术则专注于学习融合后的表征。与Wang等的方法相比,该方法将分割任务分解为三个看似不同但密切相关的子任务,每个子任务都有独立的卷积层、分类层、损失函数及不同的输入数据。基于逐渐增加训练任务难度的方法,训练的数据和模型的参数实现了从前一个较简单的任务向后一个较困难的任务的有效传递,因而提升了模型的收敛效果。

此外,学习图像中不同区域的特征可能需要利用不同大小的感受野。例如,关注较大的目标需要较大的感受野,然而较大的感受野会牺牲图像分析所需的细节;相反,关注较小的目标需要较小的感受野,容易获得高分辨率的局部特征而忽略全局特征。对于同样的脑胶质瘤分割任务,Qin等[113]提出了一种自聚焦卷积层结构,利用多尺度学习增强神经网络的感知能力。研究人员将多模态图像集成到输入空间,构建具有多个不同扩张系数的卷积层的自聚焦卷积层结构,不断调整感受野的大小,实现针对不同ROI的图像处理操作。同时,研究人员还使用了一种注意力机制来挑选感受野的最佳尺度。这一研究提出的自聚焦卷积层结构不仅提升了网络性能,还可以非常方便地集成在现有的网络框架中。实验结果表明,基于自聚焦卷积层的神经网络具有良好的可移植性,在其他医学影像任务,如在基于CT影像的骨盆多器官分割等中,都取得了良好的效果。

由此可见,像素级融合策略是非常容易实现的,并可以为融合后图像的客观度量评价提供更多具体的微观信息。这一策略的不足之处在于,图像的融合结果容易受到模糊干扰(图像融合时会变得模糊,丢失结构信息),从而降低图像中结构特征的对比;同时像素级融合策略要求较高的图像配准精度,对噪声也更加敏感[114]。尽管有许多缺点,目前部分新算法仍然是在像素级别上提出的,像素级融合策略也是更深层次融合策略的基础。

2. 特征级融合策略

特征级融合策略中,不同模态的医学影像分别输入各自的编码器分支并提取相应的特征,获得包含互补信息的多种特征,再输入融合模块实现特征的融合,最终通过解码器获得分割或分类的结果。基于特征级融合策略的网络结构可以有效地集成和利用多模态图像中的互补信息。图3-34描述了基于特征级融合策略的神经网络通用架构(同样假设选择CT和MRI两种图像输入模态)。

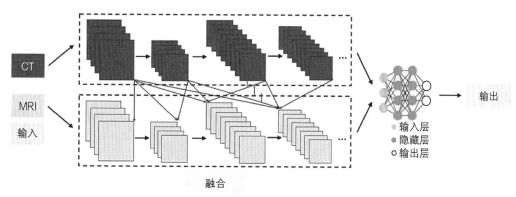

图3-34 基于特征级融合策略的神经网络通用架构

2018年，Chen等[115]提出了一种双通道脑胶质瘤分割网络。研究人员充分利用不同序列的MRI影像来提取不同ROI的特征。其中，T1和T1c成像对于没有肿瘤周边水肿的肿瘤核部敏感，而T2和Flair成像则更适合分辨肿瘤周边水肿。他们构建了2个不同的特征提取通道，第1个通道用于提取T1和T1c模态的特征，第2个通道用于提取T2和Flair模态的特征。上述两通道提取的特征连接后送入分类器，从而实现脑部肿瘤的精细分割。该方法的优势在于双通道分割网络可以从不同模态的图像中发掘有效的特征，从而获得更准确的分割结果。

相似地，Dolz等[116]提出了基于DenseNet的3D-FCN，这一研究将稠密连接技术的应用扩展到了多模态分割任务中。其中，每一个模态的图像占一个输入通道，稠密连接不仅存在于一个通道的层与层之间，还存在于不同模态的通道之间。因此，该网络可以学习到不同模态之间更互补或相关的表征，获得良好的多模态脑组织分割效果。以DenseNet为基础的网络结构的优势也很明显，主要有三个：① 各个卷积层之间的稠密连接操作有助于改善整个网络中的信息和梯度的流动，缓解了梯度消失的问题；② 稠密连接为网络中生成的所有特征层引入了额外的隐式监督，并为模态融合提供更丰富的信息；③ 稠密连接具有正则化的效果，减少了在训练数据较少的医学辅助诊断任务上出现过拟合的风险。

为了继续拓展上述研究，Dolz等[117]进一步提出了基于多序列MRI影像的椎间盘定位和分割网络。每一个成像序列下获得的MRI影像被输入各自的编码器通道中进行特征提取，存在于每个通道内部及各个通道之间的稠密连接使网络更好地学习到如何连接和处理多模态图像的特征。此外，该网络结构利用两个尺度不同的卷积模块提取多尺度的上下文信息，从而提升了标准分割网络U-Net的分割性能。

综上所述，特征级融合策略可以被应用在多种网络结构中，捕获多模态信息之间的复杂关系，从而提高特征层的融合效果，实现不同的医学辅助分析任务，如病灶分割与亚型分类。遗憾的是，现有的特征级图像融合策略大多采用多分支或多通道实现经典的拼接操作、获取所关注的特征与特征间关系，更精巧、复杂的融合操作仍然需要进一步发展。

3. 决策级融合策略

决策级融合策略直接利用初级的分类信息进行融合操作。在决策级融合算法中，网络首先会对每一张输入图像进行特征识别和提取，然后通过局部分类器得到初级的分类结果，最终利用融合规则实现初级分类结果的合并，加强了多模态图像中对关注对象的共同解释[118]。图3-35描述了基于决策级融合策略的神经网络通用架构。

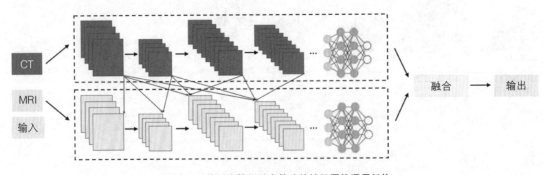

图3-35　基于决策级融合策略的神经网络通用架构

决策级融合算法一般分为两种：① 软融合，即分类器给出一组数字来反映其对决策的置信度；② 硬融合，即最后的结果来源于逻辑信息的隶属度值合并[119]。已有的研究表明，在这一级别的融合策略中，最多采用且较为简单的方式是利用平均投票法或多数投票法进行决策。在平均投票法中，最终的结果来自每个子网络结果的均值；在多数投票法中，最终的结果则取决于每个子网络中数量较多的结果。2016 年，Nie 等[119]提出了一个多重的全卷积神经网络（fully convolutional network，FCN），并将其用于婴儿脑组织中白质、灰质和脑脊液的多类分割任务。与在输入层中进行多种模态融合的方法不同，研究人员训练了多个子网络并将每个子网络的高层次特征在决策层中进行了融合，获得了分割效果的提升。

综合对比上述三种深度学习中的图像融合策略，可以发现它们各自的优点与不足。尤其是在内存需求和任务表现方面。研究表明决策级融合策略由于需要存储更多特征信息和参数以实现最后的融合，会占用更多的内存空间[120]；特征级融合策略可以实现更多样的特征融合方式，挖掘不同模态的互补信息，促进网络学习，获得更好的表现。虽然上述融合策略在医学影像处理任务中取得了良好的成果，但是仍然具有以下两点不足：① 神经网络的学习过程处于一种"黑箱"状态，很多研究的结论难以和临床中常用的评价指标形成有效的对应，模型的可解释性差；② 多数已发表的深度学习图像融合算法聚焦于寻找不同模态之间的关系，其具体的融合策略则过分依赖简单的连接操作，导致更复杂的互补信息无法被成功挖掘。因此，设计一种更精巧的图像融合策略并将其应用于神经网络之中，是人工智能浪潮下多模态医学影像分析的发展趋势。

四、案例展示

（一）项目目标

在 PET/CT 数据中实现弥漫大 B 细胞淋巴瘤（diffuse large B-cell lymphoma，DLBCL）病灶的自动分割具有挑战性。第一，具有全身侵袭性的 DLBCL 病灶形状、大小及纹理多变，并可侵犯多种器官（图 3-36）。不同分期的 DLBCL 病灶的扩散程度不同，如在鼻咽处有病灶的患者全身

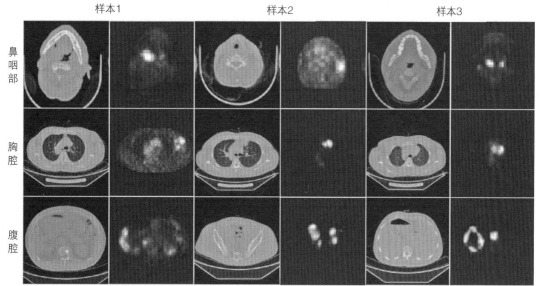

扫码见彩图

图 3-36　伴有多器官侵犯的 9 例 DLBCL 患者样本。每个样本的左侧为 CT 影像，右侧为对应的 PET 影像

受累较少,而病灶分布于胸腔或腹腔的患者容易出现多发性病灶,全身受累较多。这导致 DLBCL 病灶的分割任务较实体肿瘤的分割任务更具挑战性。第二,虽然 PET 对组织或器官的代谢活跃度反应敏感,但是 PET 影像的分辨率较低,信噪比较差,结合 CT 影像信息时需要设计针对性的融合算法,在量化 PET 和 CT 互补信息贡献的同时,需保留 PET 中原本的代谢强度和 CT 中原本的精细结构。第三,DLBCL 病灶在 CT 中与周围健康组织的对比不明显,在 PET 中放射性核素的摄取浓度又与心脏、肾等器官的生理性摄取浓度相当。因此如何在补充 PET 成像中代谢信息的同时,尽量减少生理性摄取带来的干扰,提高分割精度,需要进行更深入的研究。

(二)多模态分割

基于功能成像(如 PET)和结构成像(如 CT)的多模态分割方法主要有机器学习和深度学习。早期的机器学习方法分为两类。第一类基于医师标注的 DLBCL 病灶区域,最常用的方法是阈值分割法——在 ROI 中采用 SUV 最大值的 41% 作为阈值进行分割。由于这一简单的分割方法并不适用于具有较高核素摄取浓度的 DLBCL 患者,提出了多种技术改进阈值分割法。2004 年,Black 等[121]通过定义一个放疗基准值提高了阈值分割法的分割准确度;2009 年,Vauclin 等[122]利用非线性模型进行迭代阈值估计,提高了分割精度;2014 年,Desbordes 等[123]提出了一种基于元胞自动机(cellular automaton)的阈值分割方法,在定义好的 ROI 中利用种子点进行区域生长,进而实现病灶分割。第二类方法是基于机器学习算法的分割研究,主要包括支持向量机(support vector machine,SVM)[124]、主动轮廓模型[125]、成分树模型[126],以及条件随机场(conditional random field,CRF)算法[126]等。

深度学习分割算法则是近十年新兴的方法,研究人员致力于探索基于 CNN 的信息表征方法和特征提取策略,以实现淋巴瘤的检测和分割任务。2014 年,Roth 等[127]研究了在 CT 影像中使用随机深度 CNN 以实现淋巴结表征。随着迁移学习的发展,2016 年,Bi 等[128]利用图像域迁移的 CNN 从患者的全身 PET/CT 淋巴瘤成像中识别生理性放射性核素摄取。2020 年,Hu 等[129]训练了一个 2D CNN 网络和一个 3D CNN 网络,从不同视角中捕获多种视觉特征,从而实现 PET 淋巴瘤分割。在另一项研究中,Hu 等[130]提出了一种由粗到细的对抗网络,以实现 PET/CT 影像中自然杀伤 T 细胞淋巴瘤的分割。

然而,直到最近,大多数研究仍然集中在从不同成像模态中提取各自的特征表示,而没有深入考虑如何更加充分地利用互补信息。在此案例中,以 PET/CT 中 DLBCL 的病灶分割为例,研究人员提出一种融合影像组学特征和深度学习特征的新型表征策略,并通过混合学习充分挖掘多模态互补信息,提升病灶分割精度。

1. 特征提取

为了增强分割模型对淋巴瘤病灶可能包含的空间上下文线索感知,研究人员模拟了医师识别病变轮廓时所关注的特点,在多个特征通道中设计了不同的高斯滤波器变体来提取空间上下文线索[131]。首先,定义了空间上下文线索的提取位置。假设 ROI 中的一个像素点位于 l_i, u_j ($j=1, \cdots, J$)代表在常见的参考轴中的一组数目为 J 的位置点,可以计算出相应的平移或旋转的位置点(式 3.37)。

$$u_j^{l_i} = l_i + \mathbf{R}(l_i)u_j \tag{3.37}$$

其中,$\mathbf{R}(l_i)$ 是 l_i 位置处一个 2×2 的旋转矩阵。计算以上述位置点为支点中心的矩形邻域 $N_k(u_j^{l_i})$ 的图像统计特征,每一个从检测网络产生的图像 ROI 都作为一个数据通道,则空间上下

文线索 f 可以描述为：

$$f_{u_j, m, \sigma_{n_m}, k}(x, l_i) = \sum_{z \in N_k(u_j^{l_i})} \boldsymbol{H}_{m, \sigma_{n_m}}(x, z) \tag{3.38}$$

其中，x 代表每一个检测出的图像 ROI，z 代表矩形邻域 $N_k(u_j^{l_i})$ 中的一个确定的位置，σ_{n_m} 代表各向同性的高斯滤波器的方差，$\boldsymbol{H}_{m, \sigma_{n_m}}$ 代表图像 ROI 中的灰度级别。在分割模型的实际构建过程中，通过设计多种高斯滤波器变体与多通道 ROI 进行卷积操作，获得具有不同梯度和幅度特性的空间上下文线索。高斯滤波器、一阶导数高斯滤波器及二阶导数高斯滤波器计算方式如下：

$$\begin{cases} g(x) = \dfrac{1}{\sqrt{2\pi}\,\sigma_{n_m}} e^{-\frac{x^2}{2\sigma_{n_m}^2}} \\[3mm] g_x(x) = -\dfrac{x}{\sigma_{n_m}^2} \dfrac{1}{\sqrt{2\pi}\,\sigma_{n_m}} e^{-\frac{x^2}{2\sigma_{n_m}^2}} \\[3mm] g_{xx}(x) = \dfrac{x^2}{\sigma_{n_m}^4} \dfrac{1}{\sqrt{2\pi}\,\sigma_{n_m}} e^{-\frac{x^2}{2\sigma_{n_m}^2}} \end{cases} \tag{3.39}$$

此外，基于上述高斯滤波器，研究人员还设计了两种结构张量特征值高斯滤波器 g_α 和 g_β：

$$\begin{cases} g_\alpha = \dfrac{1}{2}\left[\text{conv2}(g, g_{xx}) + \text{conv2}(g_{xx}, g)\right] \\[3mm] g_\beta = \dfrac{1}{2}\sqrt{\left[\text{conv2}(g, g_{xx}) - \text{conv2}(g_{xx}, g)\right]^2 + 4\text{conv2}(g_x, g_x)^2} \end{cases} \tag{3.40}$$

其中，conv2(·) 代表 2D 卷积操作，σ_{n_m} 选取经验值 $\{2, 4, 8\}$。因此，每一个检测得出的图像 ROI 共有 24 个不同的滤波版本构成多通道特征，如图 3-37 所示。最后，将得到的这些特征输入多层随机森林分类器实现像素分类。

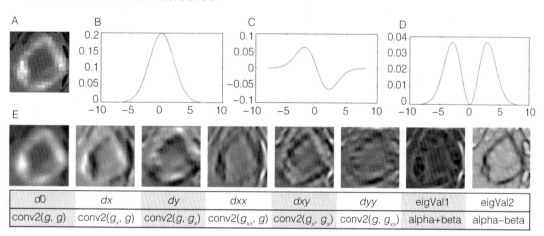

	$d0$	dx	dy	dxx	dxy	dyy	eigVal1	eigVal2
	conv2(g, g)	conv2(g_x, g)	conv2(g, g_x)	conv2(g_{xx}, g)	conv2(g_x, g_x)	conv2(g, g_{xx})	alpha+beta	alpha-beta

图 3-37　提取基于空间上下文线索的特征图的步骤。A. 输入图像样本；B. 高斯滤波器；C. 一阶导数高斯滤波器；D. 二阶导数高斯滤波器；E. 当 σ_{n_m} 设置为 2 时，得到的 8 张特征图。其中，d 代表差分操作，eigVal 代表特征值（即 eigen value），alpha 和 beta 分别代表 g_α 和 g_β

2. 特征融合

为了充分利用各种成像技术，如 PET、CT 等，需要合适的互补信息融合方法，来促进异质性肿瘤的检测、肿瘤浸润组织的了解，以及疾病预后的解释[132]。现有多模态图像融合算法一般可分为输入级融合、特征级融合及决策级融合。输入级融合策略有两种常见的实现方式，一种是专注于输入图像的预融合，如 Li 等[133]将单模态的图像切片与其上下相邻的切片叠加在一起作为 PET/CT 多模态图像的求和结果输入后续网络来实现预融合操作；另一种则是从每个独立的通道中提取特征后再融合。决策级别融合策略基于独立的单模态分类器，即多模态网络的最终决策是通过投票和融合来自所有分类器的输出获得的。然而，2019 年，Guo 等[134]提出了一种用于监督多模态图像分析的算法架构，通过与在网络的输入或输出中进行信息融合的算法进行比较，证明了特征级别融合策略的优越性。因此，本节将着重展示特征级别融合策略的实现方式。

事实上，在监督学习 CNN 框架中实现特征级融合策略的研究仍然处于探索和发展阶段，尚缺乏可靠和精巧的融合方式，其用于 DLBCL 病灶分割的研究也十分有限。对于本例，推荐采用混合学习策略，实现更优的互补信息学习。混合学习模块可以包含两个部分：① 一个混合学习单元，以类似于卷积运算的方式提取多模态融合图；② 一个融合操作，将上述多模态融合图与特定模态的特征图连接起来，以充分考虑不同特性的语义信息。图 3 - 38 展示了混合学习单元的运行概念。来自不同编码器分支的特征图，分别命名为 $\hat{F}_{f(\text{PET})}$ 和 $\hat{F}_{f(\text{CT})}$，作为混合学习单元的输入。每一个单模态特征图的尺寸假设是 $w \times h \times c$，其中宽度为 w，高度为 h，通道数为 c。接下来，一个尺寸为 $w \times h \times m \times c$ 的 4D 张量 $\hat{X}_{\text{multi}}$ 产生于堆叠的 $\hat{F}_{f(\text{PET})}$ 和 $\hat{F}_{f(\text{CT})}$，其中 m 代表独立模态的数目。$\hat{X}_{\text{multi}}$ 在通道 c 这一维度上与一个可学习的 3D 卷积核 W_{multi} 进行卷积操作，其中 W_{multi} 的尺寸为 $k \times k \times m$，k 代表核的宽度和高度，m 代表独立模态的数目。

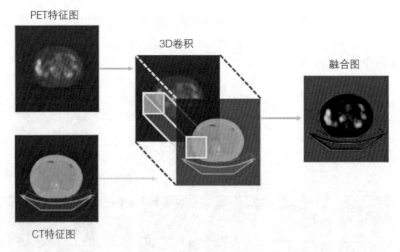

PET特征图　　　3D卷积　　　融合图

CT特征图

图 3 - 38　混合学习单元的运行概念

在不填充模态维数的情况下进行 3D 卷积操作后，本文得到一个初始通道数为 c 的特征图，如式 3.41 所示。点 (x, y) 的值由 $\hat{F}_{f(\text{PET})}(x, y)$ 和 $\hat{F}_{f(\text{CT})}(x, y)$ 的值计算得出。

$$F_{\text{multi}} = \sum_i \sum_j \sum_z W_{\text{multi}}(x, y, l) \cdot \hat{X}_{\text{multi}}(x - i, y - j, l) \tag{3.41}$$

输出的特征图 F_{multi} 被填充至 $w \times h \times c$ 的尺寸,这一尺寸与输入的特征图 $\hat{F}_{f(PET)}$ 和 $\hat{F}_{f(CT)}$ 的宽度、高度及通道数都相同,这对于保证后续融合操作的平等特性是十分重要的。本案例的目标是设计混合学习策略,使融合特征图学习到每个模态下的信息贡献度,而不是选择一个合适的融合比例来完成 PET 和 CT 影像的像素混合[135]。因此,上述特征融合图会直接影响混合学习单元后可学习层的输入分布,故研究人员没有在混合学习单元中对 3D 卷积操作的输出结果进行正则化操作。与独立的编码器分支一样,混合学习单元进行了 ReLU 激活:

$$\hat{F}_{multi} = \max(0, W_{multi} \cdot \hat{X}_{multi} + b_{multi}) \tag{3.42}$$

其中,b_{multi} 是可学习的偏置参数。融合特征图 $\hat{F}_{multi}$ 由基于 PET 和 CT 模态的空间特征整合的混合学习单元计算得到,其中 3D 卷积操作考虑了由堆叠的特征图 $\hat{X}_{multi}$ 的宽度、高度和模态数目定义的 3D 邻域。

为了充分考虑结构分布和代谢强度等多种语义信息,混合学习模块的第二个步骤是融合操作,通过连接操作将多模态融合特征图与 PET、CT 的单模态特征图进行串联:

$$F_{fusion} = \hat{F}_{multi} \oplus \hat{F}_{f(PET)} \oplus \hat{F}_{f(CT)} \tag{3.43}$$

其中,F_{fusion} 是最终的融合特征图,$\oplus$ 代表连接操作。与关注各模态重要性的定量加权融合策略相比[136],本文提出的混合学习融合策略增强了 PET 或 CT 影像中独立模态语义特征在分割任务中的影响。

(三) 多模态分类

分类任务可进一步细化为疾病诊断、疗效预测、亚型分类等临床辅助任务。随着人工智能的快速发展,深度学习方法已经成为分析 PET/CT 数据的一种流行的数学模型。在淋巴瘤研究领域,深度学习方法已经被应用于不同的分析任务,如淋巴结检测、生理性 FDG 摄取区域识别、病灶分割及最近开展的生存预测。例如,Capobianco 等[137] 基于 FDG 摄取情况利用深度学习方法测算出总体肿瘤代谢体积(metabolic tumor volume,MTV),以预测患者的总体生存率。此外,CT 特征的识别算法也被证明是针对多种癌症有效的初次治疗失败(primary treatment failure,PTF)预测技术[138]。综合以往针对 PET 和 CT 数据的研究,本文发现充分利用 PET 和 CT 等多模态成像数据包含的互补信息可以获得丰富的语义特征,从而实现 PTF 的准确预测。因此,多模态融合策略的研究在基于中期 PET/CT 的 PTF 识别任务中显得尤为重要[139]。基于深度学习神经网络的主要结构,多模态融合策略主要包括三种类型,即输入图像串联、特征融合及输出结果平均。

为了利用 PET/CT 数据预测 DLBCL 的疗效和亚型分类,可以构建具有良好区别性能的分类模型。本例主要采用了对比域不变性增强方法。常见的分类网络中,一般采用 CE 损失函数来计算预测结果和真实结果之间的差别,从而训练网络调整参数权重,达到最佳分类效果。基于 CE 损失函数的训练方法没有关注 PET 和 CT 带来的额外信息。假设 M 代表所有的观测样本,y 代表每一个样本的真实类别,$\bar{y}$ 代表每一个样本的预测类别,则 CE 损失函数可表示为:

$$L_{CE}(y, \bar{y}) = \sum_M [y \cdot \ln \bar{y} + (1-y) \cdot \ln(1-\bar{y})] \tag{3.44}$$

为了进一步增强模型的分类性能,拟促进 PTF 和非 PTF 两个分类类别中语义嵌入的类内凝聚和类间区分。因此,研究人员在混合学习模型中采用了对比目标训练的方法,以实现对比域不变性的增强。他们将 CE 损失函数与对比损失函数相结合,获得最终的损失函数。采用对比学习中提出的公式形式,并通过嵌入网络增强了对比训练过程的网络收敛性能。给定一对样本(p, q),假设经过卷积层和池化操作后获得的相应特征为 f_p 和 f_q。在初步的实验中,发现直接对语义特征进行紧凑性正则化是一个过于严格的约束,阻碍了网络模型的收敛。因此,研究人员参考了前人的研究,引入嵌入网络 H_ϕ,将特征映射到维度较低的空间[140],并利用低维特征映射得到样本对(p, q)的相似度计算中,如公式 3.45 所示。

$$\mathrm{sim}(p, q) = \frac{H_\phi(f_p) \cdot H_\phi(f_q)}{\| H_\phi(f_p) \|_2 \cdot \| H_\phi(f_q) \|_2} \tag{3.45}$$

其中,如果样本 p 和样本 q 属于同一类别,那么样本对(p, q)则被称为正样本对,反之则为负样本对。因此,样本对(p, q)的对比训练目标则通过最小数目为 N 的样本批处理方式计算得到:

$$L_{\mathrm{con}}(p, q) = -\log \frac{\exp[\mathrm{sim}(p, q)/\tau]}{\sum_{n=1}^{N} \mathbb{F}(p, n) \cdot \exp[\mathrm{sim}(p, n)/\tau]} \tag{3.46}$$

最终的整体损失函数结合了 CE 损失函数和对比损失函数,来评估正则化的隐式特征与真实结果之间的预测误差和对比损失。整体损失函数如下:

$$L_{\mathrm{overall}} = L_{\mathrm{CE}} + \alpha \cdot L_{\mathrm{con}} \tag{3.47}$$

其中,α 代表结合比值,通过网格搜索算法获得的最佳 α 数值为 1.0。

通过上述网络训练方法,本例中构建了对比混合学习模型,无论原始数据域的模态异质性如何,特征中对比域不变性的增强使得同一个类别的样本彼此靠近,不同类别的样本彼此远离,进一步提高了基于多模态学习的模型预测能力。

(四) 小结

多模态影像数据具有信息互补性,因此有效表征和融合不同模态数据对于提升肿瘤等疾病的智能诊断意义重大。然而,常规的单模态表征加多模态特征拼接融合的方式无法充分挖掘模态间的关联性。本例以 PET/CT 下弥漫大 B 细胞淋巴瘤分割和分类为切入点,基于多阶高斯的空间上下文多模态特征抽取方法,以及基于混合学习的多模态特征融合策略,显著提升了淋巴瘤的分割及分类性能。

(王军　苑程　张健源　钱大宏)

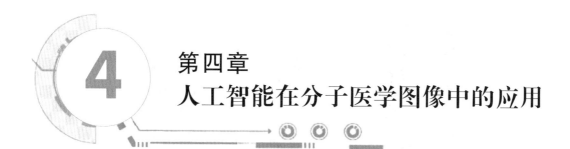

第四章
人工智能在分子医学图像中的应用

第一节　分子医学图像概述

　　分子影像学(molecular imaging),特别是侵入性病理学图像(invasive pathology imaging)与染色体分析(chromosomal analysis),对于医疗诊断和治疗策略的贡献日益受到重视。然而,传统的影像诊断流程过度依赖于放射科医生的解读能力,面对大量的病理图像(pathology image)数据时,不仅效率低下,还易受诊断医生的经验水平和主观判断的影响。随着人工智能(artificial intelligence,AI)技术的兴起,特别是深度学习技术在医学图像分析领域的应用,影像诊断正在经历一场根本性的变革。在侵入性病理学图像分析中,结合深度学习算法对数字化病理切片(digital pathology slide)的处理不仅大幅提升了诊断的速度和精确度,还揭示了传统方法难以辨识的微妙病理特征(subtle pathological feature),为疾病的早期检测和精确治疗提供了新的路径[1]。在染色体分析这一方面,AI的应用,尤其是染色体智能核型分析技术,实现了染色体识别(chromosome identification)、分类及异常检测的自动化,显著提高了分析效率和准确性,不仅降低了人为误差,还适合于大规模的筛查,为早期诊断罕见染色体疾病(rare chromosomal disorders)提供了强有力的技术支持。图4-1展示了分子医学图像的成像过程。

　　分子医学图像的主要对象包括:病理组织样本、染色体、生物大分子(如蛋白质、核酸等),以及生理代谢过程等。常见的成像技术有光学显微镜成像、电子显微镜成像、放射性同位素成像(PET/SPECT)、荧光成像等。分子影像学关注的是生物体内分子、基因、代谢等微小尺度的变化情况,不仅有利于疾病的早期发现,更能为药物靶点的识别、新药的开发等提供可视化的生物学依据。同时,通过对大量图像数据的分析挖掘,也有望发现疾病的新的生物标志物,推进精准医疗的发展。

　　医学图像分析(medical image analysis,MedIA)在现代医疗和保健领域扮演着不可或缺的角色,可用于对各种疾病进行准确的诊断并制订相应的治疗计划。在过去几十年里,深度学习在多种自动化MedIA任务,如疾病诊断、预后评估和治疗方案制订等中取得了长足进展。AI模型借助深度学习算法从大量医学图像和文本数据中学习、识别模式,用于解决实际MedIA任务。强大的计算能力和网络技术的发展推动了训练更深、更广、更复杂AI模型的过程,为这些模型在多个医疗中心的部署和应用提供支持。在受控良好的环境下,这些算法展现出媲美资深医疗从业

扫码见彩图

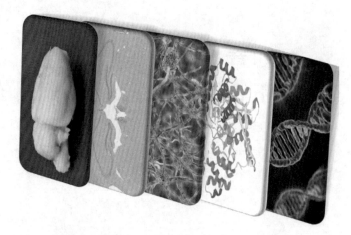

图 4-1　显微成像下的分子级组织样本图像。从左到右依次为组织样本、
数字化病理切片、细胞成像、染色体成像和 DNA 成像

人员的出色表现,从而降低了患者的治疗成本、保障了他们的健康。

然而,在现实场景中仍存在诸多亟须解决的挑战。首先,是大数据和异构数据管理的挑战,需要跨研究机构和临床场所制定变革管理策略,包括数据整合、标准化和开放访问等。其次,是数据的隐私和伦理问题,保护患者的隐私是一个重大的伦理挑战,亟须重视。此外,当前大多数机器学习算法(包括深度学习)都建立在训练数据和测试数据满足独立同分布假设的基础之上。但在实践中,特别是多中心医疗环境下,该假设很难被满足。由于每个医疗中心使用的采集设备、服务的对象人群不尽相同,获得的医学图像数据存在高度异质性。另一方面,医学图像数据高度隐秘且采集成本高昂,研究人员往往只能使用来自某一个中心且并不充足的数据对模型进行训练,然而得到的模型却需要被部署到其他中心,去处理可能与训练数据分布不一致的输入数据。因此,如何提升深度学习模型在 MedIA 任务中的跨分布泛化能力已成为当务之急。

在应对这一挑战时,需要重点考虑以下因素:图像差异性、复杂高维数据的处理,以及模型可解释性、安全性和隐私保护能力。针对图像差异,需解决不同医疗机构因采集模式、仪器设备、服务对象,以及硬件(如老化)等导致的数据采集差异。高维数据给可泛化特征的提取带来极大挑战,获取大规模标注数据集也面临诸多阻碍,如高昂成本、隐私限制、数据质量等。在医疗领域,确保 AI 模型的可解释性、鲁棒性和隐私保护能力等都是必要条件,这在多中心环境下的协作中更为突出[2]。

医疗 AI 面临的挑战也孕育着广阔的发展前景。随着计算能力的提升和算法的优化,AI 模型的准确性和效率都将得到显著改善,模型可解释性的加强也将有助于增加人机信任度。通过建立更多公开数据集及鼓励国际合作,有助于解决数据质量和多样性的瓶颈,提高模型泛化性和鲁棒性。这需要计算机科学、生物学、医学等多学科专家通力合作。另外,为确保在保护个人隐私的前提下发挥 AI 在医疗领域的潜力,相关部门和组织正在制定规范和政策,为这一领域的健康发展指明方向。

本章将深入探讨 AI 在分子医学图像处理中的关键应用和意义,特别聚焦于病理医学图像的智能分析,包括分类、分割和检测模型。我们将通过精选的案例,如病变检测与分割、组织分类、癌症分级,以及基于 AI 的微生物病理诊断,阐释 AI 技术如何有效支持病理图像诊断、提升诊断的精度和效率。病理切片图像及染色体图像所对应的应用场景及挑战如图 4-2 所示。此外,本章还将探讨染色体核型分析的重要性、AI 在染色体核型分析中的优势,以及基于 AI 的染色体检测、实例分割、分类、异常检测等任务。

扫码见彩图

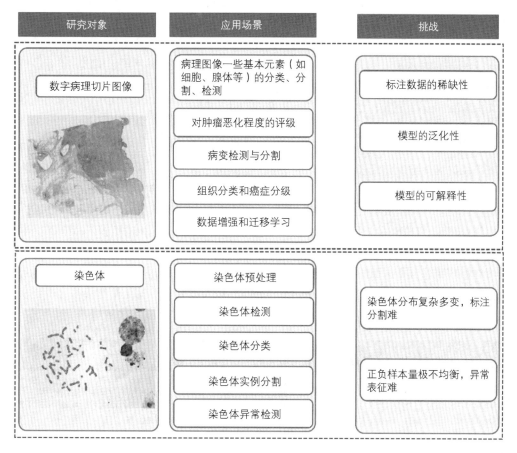

图 4 - 2 人工智能在分子医学图像分析中的应用及其挑战

第二节 人工智能在病理医学图像智能分析中的应用

病理图像包含丰富的表型信息,可用于诊断和监测癌症患者的病情、预测存活率、为癌症个性化治疗提供参考依据。传统病理学诊断存在诸多局限,如烦琐且耗时、易受病理医师经验水平和主观因素的影响、结果差异性大(甚至出现假阴性结果)。数字显微镜的快速发展为数字病理的图像分析带来了机遇,实现了患者病理切片的数字化管理,并且切片识别错误减少、损坏和丢失的风险降低。使用 AI 技术分析组织切片通常被称为计算病理学[1],允许基于机器的定量图像分析,辅助病理医师实现精准、客观、可重复的诊断,早期应用于细胞图像的识别中[3],根据定量的细胞特征,如大小、形状和染色质分布对血涂片中的细胞进行亚型分类。

近年来,全切片数字扫描技术实现了将病理组织切片转换为高分辨率的数字图像,即全视野切片图像(whole slide image，WSI)[1]，其所包含的巨大信息为机器学习技术在病理学中的应用创造了条件。早期的病理图像分析模型依赖于人类对特征的工程化，需精心设计与生物模式或结构匹配的特征，进而设计算法学习特征与特定任务之间的复杂关系。而深度学习强大的特征表达能力促进了端到端的学习，目前已成为病理图像分析的主流方法，被广泛用于肿瘤的检测、分级和分型中。相关研究[4-6]表明深度学习可以显著提高淋巴结转移、乳腺癌 Ki67 评分、前列腺癌 Gleason 分级的预测水平。基于深度学习的预后判断模型也在肺癌、黑色素瘤和胶质瘤等多种疾病中得到验证，甚至可以取得优于病理医师的结果[3, 6]。大量研究成果已表明，深度学习技术可以为医生提供诊断参考，促进临床诊断效率和准确率的提升。

一、要点与挑战

在传统的病理学诊断流程中，病理医生通过显微镜查看病理切片，进行病理诊断或预后评估，其中苏木精-伊红(HE)染色的组织学切片最常用，因为它能清晰揭示细胞的形态和组织结构，而且具备制作简易、成本低廉的优点，因而成为医院中的常规配置。全切片数字扫描技术的广泛应用使利用 AI 模型分析病理图像成为可能，可大大减轻病理医生的负担。基于深度学习的算法已经展现出了卓越的性能，已被广泛运用于肿瘤检测、分级及分类工作中(图 4-3)。尽管深度学习在病理图像分析方面的应用已经取得长足进步，但大多数计算机辅助诊断系统仍未广泛应用于临床实践，这主要是由于医疗数据的获取限制，以及临床对准确性和可靠性的高要求。为了克服这些挑战，需要 AI 专家与病理医生紧密合作，共同努力。

扫码见彩图

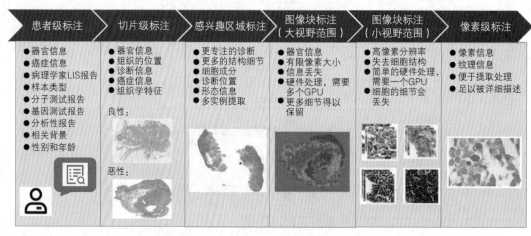

患者级标注	切片级标注	感兴趣区域标注	图像块标注（大视野范围）	图像块标注（小视野范围）	像素级标注
● 器官信息 ● 癌症信息 ● 病理学家LIS报告 ● 样本类型 ● 分子测试报告 ● 基因测试报告 ● 分析性报告 ● 相关背景 ● 性别和年龄	● 器官信息 ● 组织的位置 ● 诊断信息 ● 癌症信息 ● 组织学特征	● 更专注的诊断 ● 更多的结构细节 ● 细胞成分 ● 诊断位置 ● 形态信息 ● 多实例提取	● 器官信息 ● 有限像素大小 ● 信息丢失 ● 硬件处理，需要多个GPU ● 更多细节得以保留	● 高像素分辨率 ● 失去细胞结构 ● 简单的硬件处理，需要一个GPU ● 细胞的细节会丢失	● 像素信息 ● 纹理信息 ● 便于提取处理 ● 足以被详细描述

图 4-3 深度学习在病理医学图像智能分析中的应用

(一) 数据稀缺

人工标记病理图像成本高、耗时多，显著限制了深度学习技术在病理图像分析领域的应用，需要一个类似 ImageNet 的大型数据集。尽管通过众包(crowdsourcing)平台可以收集大量的图像标注，但这些标注最终还是需要病理医生的审核。Camelyon16 数据集即在此背景下创建，它包含了大量经过精心挑选和标注的病理图像，其规模可与 ImageNet 等在自然图像领域具有影响力的数据集相媲美，为深度学习模型提供了充足的训练样本。通过这一标准化的大型数据集，研究者能够更系统地评估和优化算法性能，推动病理图像分析技术的快速发展(图 4-4)。为了减轻对大量标注数据的依赖，一些研究开始探索使用弱监督学习技术，并尝试从病理报告和诊断记录中提取临床注释。近年来,半监督学习和自监督学习技术成为深度学习研究的新热点,半监督学习结合了有监督和无监督学习的特点,仅需要少量的标记样本,而自监督学习则不依赖于标记数据。基于这两种学习策略的卷积神经网络(convolutional neural network,CNN)模型已经得到病理图像分析研究人员的广泛关注。

此外,医疗数据通常分布在不同的机构中,并且因为涉及隐私,这些数据很难被公开共享,迫使研究人员在数据保护和技术创新之间寻求平衡。一种解决方案是采用联邦学习,该技术通过一个中心服务器利用分布在不同地点的数据,以确保在模型训练过程中不会泄露任何个人数据,因为患者数据留在原来的机构或个人手中,避免了数据集中化的风险。

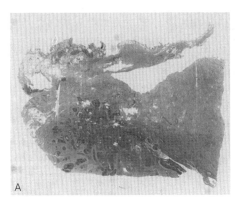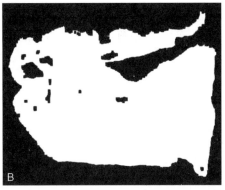

扫码见彩图

图 4-4　**Camelyon16 乳腺癌病理图像标注。**A. Camelyon16 数据集中的病理图像;B. 病理图像的精细化标注

(二) 模型的泛化

由于用于训练的病理数据集往往不能全面代表临床实际遇到的多样化数据类型,加上不同医疗中心或地区的患者基因背景存在差异,采用的扫描仪和染色技术也可能不同,导致模型的泛化性能受限。即使模型在训练集上表现优异,在面对新的、未见过的数据源时也可能表现不佳。这种情况下,迁移学习成了提高模型稳定性和泛化能力的有效手段。通过在大规模且多样化的数据集上进行模型训练或微调,可以显著降低泛化误差。此外,数据增强技术通过引入额外的数据多样性,如通过颜色增强来模拟不同实验室之间的染色差异来增强模型的泛化能力。数据归一化也是常用的技术之一,它通过标准化处理和流程控制,将图像数据转换到统一标准,以最小化不同数据源之间差异对模型性能的影响。

最近,领域泛化(domain generalization)技术引起了广泛关注。这一研究方向旨在从多个具有不同分布特征的数据集中学习,以培养出具有强大泛化能力的模型,使其能够在完全未知的测试集中取得良好的表现。领域泛化通过综合考虑来自不同领域的数据差异,力图构建一个在面对新领域数据时仍然稳健的模型。

(三) 模型的可解释性

基础的 AI 模型常被比喻为一个"黑箱",因为它们的决策过程不易被解释或理解。这种不透明性是深度学习技术在获得临床实践认可和监管批准过程中遇到的重要障碍之一。因此,目前深度学习的应用主要集中在无须复杂解释的检测或分割任务上,如 Paige Prostate——第一个获得美国食品和药品监督管理局批准的 AI 病理学辅助产品,其主要作用是帮助识别前列腺活检样本中的癌变细胞。

当前，研究人员在积极探索如何提高 AI 的可解释性，并已经开发出一些方法。例如，有的方法是将深度学习用于初始的任务处理，然后使用结合领域知识人为设计的机器学习技术来进行预测分析，这样就能确保技术的生物学意义可被理解。另一种方法是使用注意力机制或显著性映射，通过在图像中高亮显示关键区域来提供决策过程的可视化解释，为病理专家提供有助于临床解读的线索。这些策略在一定程度上缓解了可解释性的问题，但在深入挖掘病理学或临床价值方面仍有待提升。

二、在病理图像分析中的应用

近年来，关于深度学习技术在病理切片图像的定量分析方面应用的研究持续增加，涵盖了从基本元素（如细胞、腺体）的分类、分割、检测，到评估肿瘤恶化程度及为生存分析和个性化治疗提供决策支持等多个领域（图 4-5），表明深度学习方法在病理图像的处理和分析中取得了显著成效。

扫码见彩图

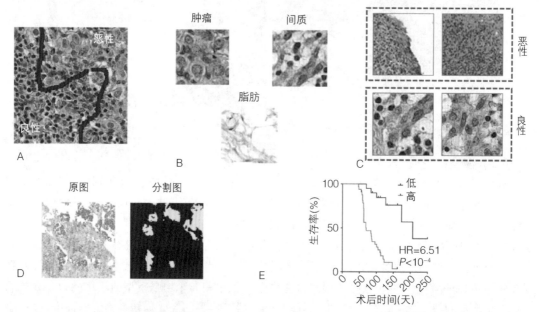

图 4-5 计算病理学中诊断任务的分类及示例。 A. 检测，如区分阳性（恶性）与阴性（良性）组织；B. 组织亚型分类，如肿瘤组织、间质和脂肪组织的分类任务；C. 疾病诊断，如癌症分期；D. 分割，如 WSI 中的肿瘤分割；E. 预后任务，如显示比较存活率和术后几个月的图表

在深度学习应用于病理图像分析的典型流程中，如图 4-6 所指出的，关键步骤包括数据预处理、模型的训练和测试[7,8]。目前，医学 AI 领域的应用主要基于监督学习[3]，其中数据需先经过专家的人为标注来提供模型训练所需的标签。鉴于病理图像的尺寸通常很大且包含了许多与建模无关的区域（如背景或污染区），病理图像常需降采样或被分割成小图像块（patch）。另外，为了减少染色条件差异的影响，需进行图像归一化，并通过数据增强技术（如旋转、翻转、调整亮度、饱和度和对比度等）来增加训练数据集的多样性，从而提升模型的泛化能力。处理后的数据集会被划分成训练集和验证集，以便进行模型训练和优化。训练完毕的模型随后可以部署于新的数据集上进行测试。

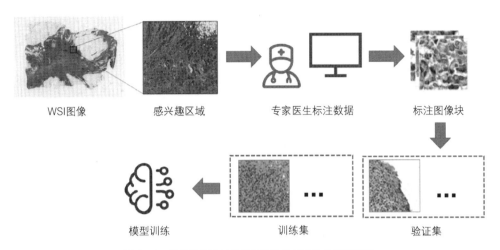

图 4-6 基于深度学习的病理图像分析方法的典型流程

（一）分类模型

深度学习在图像分类任务中的应用尤其成功。具体而言,深度学习技术的发展已经使其能实现肺癌、乳腺癌、脑肿瘤、食管癌及胃癌等多种疾病的精确分类,并且已经被扩展应用于癌症的亚型鉴定、病理评级和预后判断等方面[5]。有研究显示,当前的深度学习模型能在疾病诊断上达到甚至超过经验丰富的医生[9]。然而,仍需认识到,深度学习驱动的病理分类算法还面临着许多挑战和待解决的问题。

1. 病理图像分辨率过大

高分辨率数字病理图像的处理对计算机的性能提出了挑战。例如,典型的 WSI 的分辨率约为 $100\,000 \times 100\,000$,大大超出了 CNN 能直接处理的范围。为了解决这一问题,现在通常采取双阶段策略:首先,从全切片图像中提取出多个小区域块(如 224×224),以这些小区域块为基础利用深度学习网络进行训练;接着,使用这些图像块的特征或预测结果、结合机器学习方法来获得完整 WSI 的诊断。在提取图像块这一阶段,研究者已经提出了包括网格采样和滑动窗口等多种策略[6]。但这些方法的问题是,它们可能包含对疾病诊断无关的区域,造成计算资源的浪费。因此,更高效的做法是在专家标注或算法识别的关键区域内采样,如选择细胞核密度高的区域而忽略脂肪和基质部分。

虽然将原始的高分辨率图像分割为小块能够应对部分问题,但这种方法还需要对图像块进行详尽的标注,并且模型可能会在那些不包含有用信息的区域上浪费计算资源。然而,最近的进展表明,神经网络与其他技术,如注意力机制[10]和自监督学习[11]等相结合,可以显著提升数字病理学中深度学习解决方案的效率。例如,Xu 等[12]开发的基于注意力机制的决策网络能够自动选取对诊断有用的图像区域,提高了乳腺癌分类的准确性。Katharopoulos 等[13]提出的注意力采样方法能够依据注意力分布识别出图像中信息量大的区域,甚至可以在一个 CPU 或 GPU 上处理数百万像素级别的图像。此外,DiPalma 等[14]将知识蒸馏与 CNN 相结合,将高分辨率 WSI 上训练出的模型知识迁移到低分辨率 WSI 上训练的模型中,这不仅改进了在低分辨率图像上的分类性能,也显著提高了模型的处理效率。

2. 标注数据集稀缺

对于庞大的病理全切片图像,要获取精细的专家标注不仅成本高昂,还十分艰巨。基于深度网络的监督学习需要大量的带标签的训练数据,但在实际应用中往往面临数据匮乏。为应对这一挑战,Chen 等[15]提出了一种策略,利用统一的内存机制对高分辨率的 WSI 直接进行端到端的训练,实现了对肺癌病理切片的分类。这种方法虽然提高了处理高分辨率数据的可能性,但同时也加大了对计算资源的需求。

样本量较少的病理图像数据集限制了模型捕捉临床案例广泛差异的能力,与此相比,图像级别的标签(如是否存在肿瘤,是否为恶性等)相对容易获取,这使弱监督学习方法受到越来越多研究者的关注。Campanella 等[16]使用基于多示例学习的方法构建了一个能够在前列腺癌、基底细胞癌、淋巴结转移乳腺癌等的 WSI 上达到临床应用水平的深度学习系统,证明了在大规模数据集上使用弱监督训练可以提升模型的泛化能力。为了最大化地利用有限的精细标签和丰富的图像级标签,Li 等[17]设计了一种混合监督学习方法,该方法允许模型在训练过程中利用图像级标签来优化生成的像素级伪标签。此外,随着自监督预训练模型在图像分类任务中的成功,仅需要无标签数据的自监督预训练方法也开始被应用于医学图像领域。Azizi 等[18]提出了一种多示例对比学习方法,通过在每个病例中利用多张图像进行数据增强,以实现模型的自我学习。

3. 处理多尺度病理图像

在临床病理学的实际诊断中,不同倍率下的图像特征均发挥着至关重要的作用,低倍率下用以观察组织形态,而高倍率则侧重于细胞层面的细节。病理医生通常需要在不同的放大倍率下对图像进行综合分析,而不是仅限于某个局部或固定倍率的观察。尽管当前的分类模型多数设计针对单一尺度的图像,但为了提升模型的准确性和可解释性,一些研究已经开始探索整合多尺度图像特征的方法。例如,Li 等[19]利用 CNN 开发了一个两阶段模型,先在低倍镜下识别癌症区域,再在高倍镜下对这些可疑区域进行更细致的分类。Wang 等[20]提出了一种层次化图卷积网络,结合了细胞核级别和图像块级别的多尺度结构信息,以预测癌症患者的生存率。Hashimoto 等[21]结合了多示例学习、领域对抗和多尺度学习技术,将其有效融合到 CNN 中,并在恶性淋巴瘤的分类中取得了显著的成效。Song 等[22]结合了经典的 ResNet 网络和多尺度特征学习网络 DeepLabv3,创建了适用于胃癌组织病理诊断的系统。Chen 等[23]则提出了一种融合了 Transformer 和 CNN 的多尺度模型,该模型旨在同时捕获图像中的全局和局部特征,以实现胃组织病理图像的有效分类。

(二) 分割模型

在病理学中,精确的组织图像分割对于理解组织形态、计算形态学指标及评估肿瘤的恶性程度至关重要。高精度的分割结果有助于可视化组织形态基元,为临床诊断提供支持。由于病理图像特征的多样性和复杂性,以及切片质量的差异,研究者们不断探索高效的深度学习分割方法[24]。下面介绍近期在病理图像分割领域的一些创新进展。

1. 改进网络结构

研究者们设计了新的网络层或模块来提升分割精度。例如,FullNet[25]采用了全分辨率网络结构,以提高定位的准确性;CE‐Net[26]通过引入密集的空洞卷积模块和残差多核池化模块来提取丰富的上下文信息;TransU‐Net[27]结合了 U‐Net 和 Transformer,充分利用 CNN 的局部特征和注意力机制提取的全局信息来实现更精准的定位。

2. 辅助任务/辅助输出层或设计新的损失函数

例如,DCAN[28]利用多任务学习框架改善稠密实例的分割效果;边界损失[29]在边界空间上构造的距离度量有助于弥补区域损失函数的不足;Yeung 等[30]提出的统一焦点损失函数(Unified focal loss),解决了分割任务中的类别不平衡问题。

3. 深度学习与经典理论的结合

例如,CDNet[31]结合向心方向特征和 U‐Net 以建立相邻像素间的关系;Li 等[32]提出的变换一致性策略用于半监督分割任务；Karimi 等[33]直接在分割模型中最小化 Hausdorff 距离。

4. 针对病理图像设计新的建模方式

例如，Naylor 等[34]提出一种新颖的建模方法，他们将实例分割任务视为一个距离图的回归问题，通过预测每个像素到最近细胞核边界的距离来处理细胞的边界模糊问题，对于重叠或相邻细胞核的分割任务特别有效；Zhang 等[35]设计了一个包含 Body-edge 分支的多分支 Transformer 结构，可以同时捕捉全局的语义信息和细致的局部纹理特征，特别适用于处理细胞边缘模糊问题。为了解决训练数据多样性不足的问题，Mahmood 等[36]采用了对抗网络来生成病理图像，并将细胞核分割任务重新构建为图像翻译问题，将细胞核分割的问题转换为将一个图像域翻译到另一个图像域的任务。

（三）检测模型

在病理学领域，检测模型的任务是在切片中识别并定位感兴趣的区域，这对于癌症的早期筛查和治疗监测至关重要[3,8]。细胞的检测，尤其是淋巴细胞和有丝分裂图像，不仅有助于癌症的生物标志物研究，对于量化肿瘤的分化程度、癌症分级和预后评估等都具有显著的临床意义。

近年来，目标检测的方法经历了从传统的基于候选框的方法向基于关键点的方法的转变[37]。例如，CornerNet 利用角点对来识别目标，但主要关注目标的边界而忽略了内部信息，可能导致误检。CenterNet 在此基础上引入中心点概念，以更全面地捕捉目标的边界和内部特征。CircleNet[38]则专为医学图像设计，使用圆形框来表示目标，由于其优异的旋转不变性，尤其适用于如肾小球和细胞核这样的圆形或近圆形目标的检测。Transformer 在医学图像检测领域中也得到广泛应用[10]。例如，COTR 结合卷积层和 Transformer 层构成编码器，实现了息肉的端到端检测；TR - Net 则用 Transformer 进行冠状动脉狭窄的多平面重建图像检测。但是，基于 Transformer 的病理图像检测模型研究仍处于起步阶段，需要研究者们更深入地探索。

尽管上述算法在自然图像检测中取得了一定的成就，但在处理病理图像时，性能仍有待提升。研究者需要考虑到病理图像的特异性，设计针对病理图像的深度学习解决方案。下面介绍两种常见的病理图像检测任务：细胞检测和有丝分裂检测。

1. 细胞检测

细胞或细胞核的检测有助于分析空间分布，为实例分割、跟踪和形态学测量提供基础。面对细胞间的大量重叠，采用传统的 CNN 分类和分割算法[39,40]解决检测问题时，可能会忽视细胞层面的拓扑约束。因此，将细胞检测任务转换为回归问题[3]，预测每个像素点与最近细胞中心的距离，提高了检测的准确性。例如，非极大值抑制（non-maximum suppression，NMS）算法在细胞检测任务上取得了显著效果[8,39]；DCNet[41]通过预测细胞中心点的热图优化了细胞边缘重叠问题的处理；而 RetinaNet[42]则利用细胞核内的点标注预测边界框，提升了上皮细胞检测的效果。

2. 有丝分裂检测

有丝分裂的检测对于癌症的分级和诊断至关重要，它们在空间上分布较分散且形态多变，检测和计数是一个耗时且充满挑战的任务。利用深度学习技术进行自动化检测正在成为研究热点。Cireşan 等[43]率先利用 CNN 对有丝分裂细胞进行像素级检测，开创性地改变了数字组织病理学领域的研究方向。随后，SegMitos[44]使用语义分割网络预测像素类别，简化了有丝分裂细胞的定位过程。而 DeepMitosis[45]则采取两步法，首先检测所有细胞核，再判别哪些是有丝分裂细胞，应用了基于 Faster R - CNN 的框架，并引入了深度验证网络以提高检测精确度。

（四）评价指标

由于病理图像涉及图像块（patch）级别的分类、切片层级的分割和预后评估，我们采用了在深度学习和医学领域中常用的指标,即准确度(accuracy)、加权 F1 分数、曲线下面积(AUC)、交并比(IOU)、均方误差(MSE)、C 指数(concordance index)、结构相似性(SSIM),其中准确度是本节引用实验中应用得最多的指标,对于结果较好的模型,还使用了 AUC 指标评价其整体性能。下面将介绍各指标的具体含义。

1. 分类指标

由于病理图像中的分类任务是二分类任务。首先介绍混淆矩阵中的几个概念:真阳性(true positive,TP)代表样本真实标签为阳性且预测正确;假阴性(false negative,FN)代表样本真实标签为阳性且预测错误;假阳性(false positive,FP)代表样本真实标签为阴性且预测错误;真阴性(true negative,TN)代表样本真实标签为阴性且预测正确。准确度、精确率(precision)及召回率(recall)的计算公式如下:

$$\begin{cases} 准确度 = \dfrac{TP}{TP+FN+FP+TN} \\[2mm] 精确率 = \dfrac{TP}{TP+FP} \\[2mm] 召回率 = 敏感度 = \dfrac{TP}{TP+FN} \end{cases} \tag{4.1}$$

$TP+FP$ 表示预测为阳性的样本个数,$TP+FN$ 表示真实标签为阳性的样本个数,$TP+FN+FP+TN$ 表示样本总数。准确度是指模型预测正确的样本数占总样本数的比例,能直观反映模型的预测结果。精确率是指模型预测为阳性的样本中,预测正确的比例,表示模型的误诊率。召回率是指真实标签为阳性的样本中,预测正确的比例,表示模型的查全率。精确率和召回率都是医学领域重要的指标,精确率可以直观地反映医生判断的准确性,召回率则侧面反映了患者的漏诊率。一般来说,精确率和召回率是相互矛盾的,精确率上升时召回率往往会降低;而随着召回率上升,精确率同样会降低。为了兼顾精确率和召回率,在两者基础上引入了 F1 分数,综合评价两种指标的结果,计算公式如下:

$$F1 \,分数 = 2 \times \frac{精密度 \times 召回率}{精密度 + 召回率} \tag{4.2}$$

特异度(specificity)描述的是在实际为阴性的样本中,被正确地判断为阴性的比例。换言之,特异度衡量的是在非患者中,诊断试验能够正确识别出非患者的能力,计算公式如下:

$$特异度 = \frac{TN}{TN+FP} \tag{4.3}$$

AUC 被定义为受试者工作特征(receiver operator characteristic,ROC)曲线下的面积,是二分类不均衡数据集常用的指标。ROC 曲线以真阳性率(召回率)为纵轴,以假阳性率(特异性)为横轴,将从高到低排序的预测结果分别设为阈值,得到不同的真阳性率和假阳性率并连接画成曲线,AUC 的值在 0 到 1 之间,值越高,结果越好。AUC 是衡量模型分类性能优劣的评价指标,表示模型预测正样本排在负样本之前的概率。

2. 分割指标

在语义分割中,均交并比(mean intersection over union,MIOU)为标准度量。其主要是计算两个集合真实值(ground truth)和预测值(predicted segmentation)的交并比。计算公式如下:

$$\mathrm{MIOU}=\frac{1}{k+1}\sum_{i=0}^{k}\frac{p_{ii}}{\sum_{j=0}^{k}p_{ij}+\sum_{j=0}^{k}pi_j-p_{ii}} \tag{4.4}$$

等价于先求每个类别的交并比,再进行平均,计算公式如下:

$$\mathrm{MIOU}=\frac{1}{k+1}\sum_{i=0}^{k}\frac{TP}{FN+FP+TP} \tag{4.5}$$

Dice 系数是一个常用于医学图像分割任务的性能评估指标,特别是在二元分割中,用于量化预测分割结果与实际标记(ground truth)之间的相似度,计算公式如下:

$$\mathrm{Dice}=\frac{2TP}{FP+2TP+FN} \tag{4.6}$$

均方误差(mean squared error,MSE)是一种常用的统计量,用来衡量一组预测值与实际观测值之间差异的大小,即量化重建图像与原始图像之间的差异,计算公式如下:

$$\mathrm{MSE}=\frac{1}{n}\sum_{i=1}^{n}(\mathrm{Predicted}_i-\mathrm{Actual}_i)^2 \tag{4.7}$$

n 是观测点的数量,$\mathrm{Predicted}_i$ 是第 i 个预测值。Actual_i 是第 i 个实际值。($\mathrm{Predicted}_i-\mathrm{Actual}_i$)是第 i 个预测值和实际值之间的误差。

3. 预后指标

时间相关的 ROC(time-dependent ROC)曲线是一种评估生存分析模型性能的工具,特别用于分析和比较在特定时间点预测患者生存状态的能力。这种曲线考虑了随时间变化的敏感度和特异度,适用于那些目标变量与时间有关(如生存或故障时间)的情况。通过计算不同时间点的敏感度和特异度,可以画出多条 ROC 曲线,每一条对应一个特定的时间点。然后,计算 AUC 的积分得到一个整体性能度量,即时间相关的 AUC。具体公式如下:

$$\mathrm{AUC}_{时间相关}=\int\mathrm{AUC}(t)dt \tag{4.8}$$

这里的 $\mathrm{AUC}(t)$ 是在时间 t 的 ROC 曲线下的面积。通过整合整个观察期的 AUC 值,可以得到模型在预测生存数据中整体表现的量化指标。

三、案例分析

U‑Net 是医学图像分割领域中最著名、最广泛使用的模型之一,之后的许多模型都是该模型的变种。U‑Net 模型的 U 型结构分别为收缩路径和扩展路径,同时采用了跳跃连接恢复物体的详细信息,主要用于细胞、器官、组织,以及病变区域的分割。然而,使用大量标签数据集的成本巨大,对于全视野切片图像联合分割与分类(joint segmentation and classification),为了减轻数据标注成本,可通过弱监督学习进行分割和检测癌症,其中的分类任务可以帮助分割任务理解关键区域,分割信息可以帮助改善分类的精度,符合临床实际需求。下面将以实际案例对其进行说明。

(一)前列腺癌中的弱监督联合全视野切片图像分割与分类

在诊断任务中,识别和分割组织学感兴趣区域对于诊断任务有显著的支持。然而由于获取像素级注释较为困难,分割方法受限,尤其对于 WSI,费时又昂贵。尽管已经开发了多种方法利用图像级别的弱监督进行 WSI 分类,但使用 WSI 级标签进行分割的研究却鲜有。因为这种研究通常需要额外的、超越图像标签的监督，在实际应用中难以获得。在本研究中，提出了WholeSIGHT——一种弱监督方法，可以同时对任意形状和大小的 WSI 进行分割和分类。

方案介绍：设计可扩展的弱监督语义分割（weakly supervised semantic segmentation，WSSS）和WSI 分类的 WholeSIGHT（图 4-7）。首先，我们将 WSI 转换为组织图（tissue graph，TG），其中图的节点和边分别代表组织区域及其相互作用。接着，构建一个图神经网络（graph neural network，GNN）对表征组织区域的节点嵌入进行上下文关联，然后由图分类头部处理以进行 Gleason 分级。最后，使用特征归因和节点选择策略生成节点级伪标签，这些标签被用来训练节点分类头部。节点头部输出具有像素级 Gleason 模式分配的分割掩码。

扫码见彩图

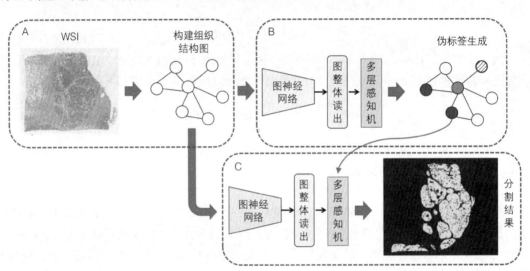

图 4-7 WholeSIGHT 方法概览。A. 在预处理步骤中，构建了一个图（TG）来代表全幅图像（WSI），其中节点和边通过识别超像素和区域邻接连通性来定义；B. 图分类头部将 TG 分类为主要和次要的 Gleason 模式，再经特征归因技术和节点选择策略导出节点级伪标签；C. 节点分类头部学习这些伪标签来对节点进行分类，从而实现 WSI 的分割

1. 预处理和组织图构建

首先，使用 Vahadane 等[46]的方法对输入的 HE 染色图像进行染色标准化，这减少了组织制备过程中引起的图像间差异[47,48]。然后，将标准化后的图像转换成 TG，其中 TG 的节点和边分别代表组织区域和组织间互动。受到 Bejnordi 等[49]的启发，我们将超像素作为编码组织区域的视觉基元。与矩形图像块相比，超像素在适应局部组织的同质性时更加灵活，能够容纳任意形状。同质性限制也阻止超像素横跨多个不同结构、包含不同的形态区域。

TG 的构建遵循 Pati 等[50]的方法，主要步骤包括：① 检测超像素来定义节点；② 对超像素进行特征描述以定义节点特征；③ 构建图拓扑以定义边。采用两步过程来识别 WSI 中的超像素。首先，使用 SLIC[51]产生过度分割的超像素，在低倍镜下进行过度分割，以捕获同质区域，同时平衡粒度和平滑噪声；接着，按照高倍镜下的通道颜色相似性，将过度分割的超像素进行层次性合并。颜色相似性以通道的 8-bin 颜色直方图、均值、标准差、中间值来量化。合并后的组织区域形成 TG 的节点。合并的超像素代表形态上有意义的同质区域。此外，合并减少了 TG 节点的复杂性，从而使 TG 能够扩展到大规模 WSI 并与远处组织区域形成上下文关联。

TG 节点由连接形态和空间特征描述。考虑到超像素可能的尺寸，使用两步过程来导出形态特征。首先从一个超像素中提取 144×144（接近超像素的平均尺寸）的图像块，然后将它们调整至 224×224，并通过在 ImageNet[52] 上预训练的 MobileNetV2 网络[53] 编码成 1 280 维特征。超像素级特征为图像块级特征的平均值。然后为每个节点计算空间特征，利用超像素质心坐标除以图像尺寸进行归一化。归一化确保了不同尺寸 WSI 空间特征不发生改变。最后，通过构建一个区域邻接图拓扑[54] 来定义 TG 边，表示超像素的空间连通性。我们假设相邻的组织区域在生物学上最有可能互动，因此在 TG 中应相连。

2. 节点嵌入的上下文化

给定一个 TG，我们通过使用节点的上下文信息来学习具有差异的节点嵌入，即组织微环境和组织间的相互作用。具体来说，我们使用被称为 F_θ 的图同构网络（graph isomorphism network，GIN）[55]。由于 GIN 可以处理任意大小的图，故允许在不需要基于瓦片（tiling）的处理的情况下，将组织病理学图像编码成 TG 的形式。因为节点的差异信息依赖于它的局部子图结构，我们使用了一种称为跳跃知识[56] 的策略来利用多层次节点表示。经过 T 层 GIN 后的最终节点级嵌入定义为：

$$h^{(T)}(v)=\text{CONCAT}[h^{(t)}(v), \forall t \in \{1, \cdots, T\}] \tag{4.9}$$

其中，CONCAT 表示串联操作。

3. 全视野切片图像分类

利用图分类头部，使用图级嵌入 h_c 对 TG 进行分类，并在图像级进行监督。为了获得固定大小的 h_c，使用平均化节点嵌入 $h^{(T)}(v)$，对所有 $v \in V_G$ 的进行图中所有节点信息的读出（readout）操作。随后，h_c 被输入一个用于主要和次要 Gleason 分级的多任务分类器中。具体来说，这个分类器包括两个多层感知器（multilayer perceptron，MLP），分别表示为 F_θ 和 F_ϕ，用于独立预测 WSI 中最差（主要）和次差（次要）的 Gleason 模式。每个 MLP 解决的是一个多类问题，有 $|K|$ 个 Gleason 模式。最终 Gleason 分级是通过优化预测的主要和次要模式逐步得出的，F_θ 和 F_ϕ 由最小化加权交叉熵损失联合优化：

$$L_c=\lambda L_{\text{CE}}(y^p, \hat{y}^p)+(1-\lambda)L_{\text{CE}}(y^s, \hat{y}^s) \tag{4.10}$$

其中，p 和 s 分别表示基础真相的主要和次要标签，y^g 是真实值，$\hat{y}^g$ 是预测值，L_c 表示最终使用的损失函数，L_{CE} 表示交叉熵损失函数，并且 λ 是一个值为[0, 1]的超参数，用来平衡两项。此外，在训练期间我们引入了类别权重 $\left(w=\left\{\log\left(\frac{N_i}{N}\right), i=1, \cdots, |K|\right\}\right)$ 作为优化类别不平衡问题时为每一类所赋予的权重超参数，其中 N_i 是类别 i 的 Gleason 模式在训练集中的 WSI 的计数，N 是总的类别计数。这些权重通过为频率较低的类别分配较高的值，解决了 Gleason 分级中的类别不平衡问题。

4. 弱监督语义分割

在 TG 中，节点代表超像素，即形态上同质的组织区域。由于每种 Gleason 模式都有其独特的形态特征，假设由一个节点所描绘的每个组织区域包含一个独特的 Gleason 模式。因此，WSI 的分割任务被转化为对 TG 的节点进行分类。在只有图像级监督的情况下，节点分类分为两步完成。首先，使用图像标签生成伪节点标签。然后，使用这些伪标签来训练节点分类器。

5. 效果评估

表 4-1 比较了 WholeSIGHT 和基线模型在分割和分类性能上的表现。WholeSIGHT 在弱

监督分割方面一致地获得了最好的结果。WholeSIGHT 在 Radboud 和 Sicap 数据集中的平均 Dice 系数分别提高了 5.2% 和 4.4%。这种增益可以归因于使用了更多的 WSI 训练,表明 WholeSIGHT 通过使用更多的弱监督产生了更好的分割结果。然而,在分割方面没有看到 WholeSIGHT 带来的增益;这显示了伪标签技术的优势,即可以从额外的图像级弱标签中获益。

表 4-1 在 Radboud 和 Karolinska 数据集上训练的模型,在 Radboud、Karolinska 和 Sicap 数据集上的分类与分割结果

标注类别	方　法	Radboud 数据集			Karolinska 数据集		Sicap 数据集		
		平均 Dice 系数	Gleason 等级加权 F1 分数	ISUP 等级 QWK	Gleason 等级加权 F1 分数	ISUP 等级 QWK	平均 Dice 系数	Gleason 等级加权 F1 分数	ISUP 等级 QWK
完全监督	FSConv[57]	59.2±0.1	45.9±1.3	69.4±0.6	34.5±1.1	40.1±1.3	49.5±0.4	52.1±2.1	53.8±1.7
	WholeSIGHT (Multiplex, NC)	64.5±0.3	69.0±1.0	83.6±0.9	71.2±0.7	82.5±1.3	60.0±0.5	65.5±2.5	85.6±2.8
弱监督	ABMIL[58]	31.9±1.6	57.6±2.3	73.8±2.3	65.5±1.3	77.3±2.8	27.6±1.4	56.4±2.7	75.0±7.5
	CLAM[59]	29.8±0.9	61.7±2.1	78.6±1.3	69.3±1.3	82.8±1.0	26.4±1.1	53.1±3.8	74.6±4.2
	TransMIL[60]	24.2±1.2	51.5±2.5	73.2±1.2	63.7±1.8	76.1±2.0	21.2±1.1	55.9±5.3	79.1±3.8
	Additive-MIL[61]	34.4±3.0	46.1±2.0	76.0±0.8	64.6±1.8	78.6±1.3	29.5±2.8	53.8±4.3	74.5±6.8
	NAGCN[62]	—	58.7±1.3	76.2±0.6	54.9±2.2	65.5±1.4	—	53.3±3.9	80.0±4.6
	GraphTransformer[63]	—	64.9±0.7	81.8±0.5	69.4±0.3	81.3±0.2	—	62.7±1.6	81.5±1.2
	WholeSIGHT (Graph, Grad-CAM)	34.6±0.6	66.0±1.0	82.2±0.5	69.2±0.9	80.3±0.9	30.4±1.0	65.1±2.3	86.1±2.5
	WholeSIGHT (Graph + Pseudo nodes, Node class.)	44.6±0.2	66.2±0.1	82.9±0.1	70.2±0.1	81.3±0.1	42.0±0.3	65.2±0.1	86.6±0.1

(二) 组织分类和癌症分级

目前,基于深度学习的技术已广泛应用于病理图像的组织分类和癌症分级诊断任务,绝大多数相关研究基于 CNN 架构展开,首先进行超大像素的病理图像分块切割,再使用 CNN 网络对切割后的病理图像块提取深度特征。对于超大像素的数字病理图像而言,由于服务器存储空间的限制,无法通过 CNN 直接对病理图像进行特征提取,只能通过分块再进行每个分块的特征提取;最后将所有的分片特征进行聚合得到最终的整个病理图像特征。这种特殊的处理手段被称为多实例学习(multi-instance learning),每一个被切割的分块被称作一个实例(instance),而每一张病理图像则具有多个实例(multi-instance)。在临床实践中,一个良好的深度学习病理图像诊断模

型能够准确地识别出不同实例的良恶性病变,并给予病理学家充分的临床支持与决策辅助。除此之外,对实例中非肿瘤解剖结构的识别和区分也格外重要,这对于节约医疗资源,防止过度医疗有着重要意义。下面我们将以基于 EfficientNetV2 和 ResNetRS 架构的肝脏病理诊断案例进行说明。

肝脏病理的诊断通常依赖于组织切片的组织学检查,这一过程因不同类型病变之间的组织学相似性而充满挑战。对良性结构、良性胆管病变,以及来自不同癌症的转移进行准确分类,有助于选择适当的治疗方法。深度学习算法的出现为客观和一致性评估组织病理学图像提供了一种有前景的工具,有望克服传统诊断方法的限制。

方案介绍:研究团队从病理档案中收集了肝转移性结直肠腺癌、胰腺腺癌、胆管腺瘤和周围汗腺错构瘤的全视野血红蛋白和 HE 染色切片(组织样本来自切除标本、针吸活检或术中冰冻切片)。这些切片被扫描成高分辨率的数字图像,用于后续的图像分析(图 4-8)。病理学家为这些图像手动标注了 7 个不同的组织病理学类别,包括非肿瘤结构、良性胆管病变、结直肠腺癌和胰腺腺癌的转移等(图 4-9)。

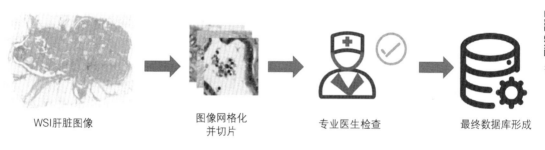

WSI肝脏图像　　图像网格化并切片　　专业医生检查　　最终数据库形成

扫码见彩图

图 4-8 肝脏病理诊断工作流程

所有诊断均根据世界卫生组织发布的胃肠道肿瘤分类由获得认证的外科病理学家做出,这些病理学家都专门从事外科肝病理学。所有切片都使用自动切片扫描仪(Aperio AT2)以 400× 扫描。注释区域的正确性由 4 位独立的外科病理学家交叉验证。形成的最终数据集信息见表 4-2。

表 4-2 训练集、验证集和测试集的图像补丁数量和患者数量

分　类	训练集,$n(\%)$		验证集,$n(\%)$		测试集,$n(\%)$	
	按图像块	按患者	按图像块	按患者	按图像块	按患者
结直肠腺癌	23 235(60)	63(61)	9 140(23)	21(20)	6 568(17)	19(18)
胰腺腺癌	13 130(57)	61(60)	4 395(19)	20(20)	5 950(25)	20(20)
胆管腺癌和胆周错构瘤	4 353(63)	31(58)	952(14)	11(21)	1 627(23)	11(21)
坏疽	11 291(52)	76(59)	5 074(23)	26(21)	5 513(25)	26(20)
肝组织	40 118(57)	128(58)	16 225(23)	46(21)	14 537(21)	47(21)
胆管	4 759(61)	99(60)	1 539(20)	35(21)	1 511(19)	30(18)
结缔组织	19 942(58)	116(62)	7 047(21)	37(20)	7 353(21)	35(19)

扫码见彩图

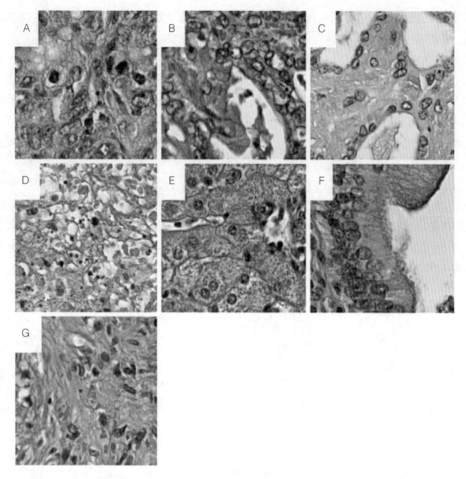

图 4-9　7 个不同的组织学类别。图示 100 微米×100 微米的病理图像。A. 结直肠腺癌；B. 胰腺腺癌；
C. 良性胆管病变；D. 坏死；E. 肝细胞；F. 胆管；G. 结缔组织

　　研究人员训练了一个基于 CNN 的深度学习网络，该网络能够准确地区分肝转移性良性病变，识别和区分非肿瘤结构。研究人员创建了一组由经验丰富的病理学家注释的图像切片数据集用于训练相应的模型，每个模型都是基于 EfficientNetV2 或 ResNetRS 架构建立的。每种配置的训练都利用了 imgaug Python 模块进行随机增强，批量大小为 128；使用了 AMSGRad 优化器（Adam 优化器的一个变体，$\beta1=0.9$，$\beta2=0.999$，$\varepsilon=1.0\times10^{-7}$）。在训练过程中，确保了采样中的类别平衡。具体来说，在每个训练周期中，按照以下方法从所有训练图像中进行有代替性的采样：① 从可用的类别中均匀采样（每个类别被选择的概率相等）；② 在每个类别中，均匀地采样提供该类别图像的患者。尽管该策略可使类别平衡，但可能会出现为多个类别提供图像的患者比其他患者更频繁地被网络展示。

　　为了全面评估不同模型配置的性能，针对每种配置采用了多种学习率和架构进行六次训练，以消除随机性因素（如训练时的随机初始化）对结果的影响。利用马修斯相关系数（Matthews correlation coefficient，MCC）和 AUC 的宏平均值（AUC_MA）评估多类分类器性能。针对每种模型对输入图像尺寸的要求，使用 TensorFlow 的 tf. image. resize 函数对图像大小进行了调整。

首先,基线模型(EfficientNetV2)以 0.001 的学习率进行训练,输入尺寸为 260×260,同时采用了 0.2 的丢弃率和 10 的批量大小进行随机增强。随后,将基线模型进行了扩展,使输入尺寸增加至 384×384,并尝试了使用 EfficientNetV2B0 的网络结构。扩展模型以 0.001 的学习率完成了训练。此外,在验证集上将其与 ResNetS50 模型的性能进行了对比,实验结果见表 4-3。

表 4-3 基于验证数据上的马修斯相关系数的最佳性能模型

模 型	训练批次	MCC	AUC 的宏平均值	学习率	测试次数
EfficientNetV2B0	13	0.93	0.99	0.001	4
ResNetRS50	13	0.95	0.99	0.001	3

注:MCC,马修斯相关系数;AUC,曲线下面积。

从表 4-3 的实验结果可以看出,基于卷积神经网络进行肝癌良恶性诊断识别具有较高的准确度,无论是 EfficientNetv2B0 模型还是 ResNetRS50 模型,即使在训练批次较少的情况下,依然能够取得高达 0.90 以上的 MCC,这说明模型能够准确地识别出大部分的正例和负例,预测错误的情况非常少。此外,模型在测试数据上能够保持较高的预测 ROC 的 AUC_MA,说明模型学习到了数据的本质特征,从而能够避免因数据不平衡而导致的性能评估偏差。

(三) 病理图像诊断

高分辨率的病理图像处理需大量计算资源,常用方法是从 WSI 中提取小区域块进行深度网络训练,然后利用这些区域块的特征或预测结果进行整体诊断。目前,注意力机制和自监督学习已被用来提升处理效率和诊断精度。并且,由于精细的专家标注稀缺且成本高,研究者已转向弱监督或无监督学习策略,以应对标注数据的不足。下面将介绍利用教师-学生网络提升乳腺癌诊断的案例。

根据病理特征,乳腺癌病理数据集(breast imaging databases and picture library,BIDPL)通常可分为五类(图 4-10),包括普通型导管上皮增生(usual duct hyperplasia,UDH)、扁平上皮异型性(flat epithelial atypia,FEA)、非典型导管增生(atypical duct hyperplasia,ADH)、导管原位癌(ductal carcinoma in situ,DCIS)和浸润性癌(invasive carcinoma,IC)。其中,UDH 是一种良性的乳腺导管内增生病变,通常不会导致乳腺癌。FEA 和 ADH 被认为是癌前病变,恶性转化风险较高,需要密切监测和管理。DCIS 则是一种早期乳腺癌,恶性程度较低,预后较好,但如果不治疗有可能发展为侵袭性癌。IC 是恶性程度极高的肿瘤,预后较差。因此,从病理图像中准确识别上述病变细胞对精准治疗至关重要。

方案介绍:本案例基于截取好的细胞图像块构建 BIDPL 分类器,区分正常组织和 UDH、FEA、ADH、DCIS、IC。五类病变细胞图像块来自病理学家使用 ASAP 软件对 HE 全切片图像的标注。使用数据增强的方法扩充数据,划分训练集、验证集、测试集用于训练网络模型。该任务的主要挑战在于图像块中还包含复杂的细胞周边组织,会干扰模型学习细胞特征。

为解决上述挑战,提出了核分割辅助分类器的知识提取卷积神经网络(knowledge distillation CNN with segmentation-assisted classifier,KDCNN-NSAC)知识蒸馏方法(图 4-11)。该方法包含一个教师网络和一个学生网络。

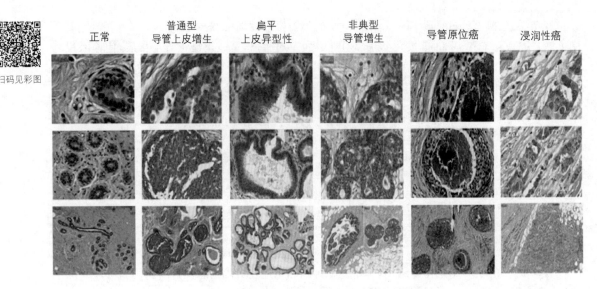

图4-10 乳腺正常组织和病变组织的细胞和结构

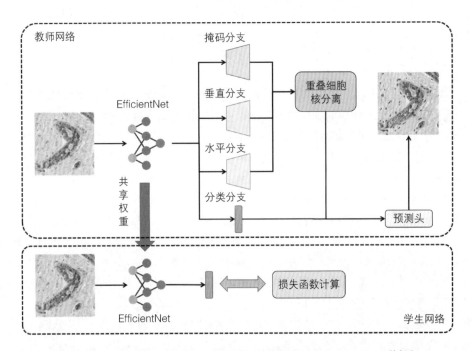

图4-11 核分割辅助分类器的知识提取卷积神经网络(KDCNN-NSAC)总体框架

1. 教师网络

该网络本质上是基于 PanNuke 数据集预训练的 Hover-Net,能够实现肿瘤(neoplastic)细胞、非肿瘤(non-neoplastic)细胞、结缔组织细胞、炎症细胞和死亡细胞五类细胞的分割。由于PanNuke 数据量较大,因此所训练的 Hover-Net 具有较强的细胞表征能力。教师网络使用Efficient Net-B4[64]作为编码器提取图像语义特征,然后输入三个解码器中分别预测细胞的掩码(mask)、水平和垂直距离图(horizontal and vertical map)以及类别(classification)。此处,解码器使用 Deeplabv3plus[65]的上采样部分。为了弥补编码器下采样操作所导致的分辨率信息损失,特地在模型中引入跳跃连接,将编码器提取的多尺度特征直接输入三个解码器中,以此来提升分割的精度。

2. 学生网络

该网络是一个纯粹的分类模型,实现最终的 BIDPL 分类任务。实际上,学生网络是由教师网络中的编码器和分类解码器组成,并在优化开始前继承了教师网络对应的参数。因此,学生网络训练前便已经具备部分细胞感知能力。在学习过程中,学生模型的损失包含两部分:① 真实 BIDPL 标签数据与学生预测之间的强监督损失,驱使模型学习 BIDPL 的数据分布知识;② 教师模型的预测结果(伪标签)与学生预测之间的软监督损失,将教师知识注入学生模型中,防止模型学习 BIDPL 的错误分布知识(数据量较少,分布可能有偏差)。这相当于同时提供类别之间的相似性、核分割掩码和关于核类别的附加信息。此外,教师的引导不仅能加快分类网络的收敛速度,还能使模型以更轻量的姿态处理分类任务,使模型在实际部署中变得简单可控。

实验表明,与先进的现有网络相比,KDCNN - NSAC 的 F1 分数提高了 3%。此外,KDCNN - NSAC 在区分 BIDPL 和其他类别方面取得了优异的性能,BIDPL 与 IC 的 F1 分数达到 0.98。在 BIDPL 光谱内的进一步二元分类中,KDCNN - NSAC 在区分 FEA 与 DCIS、UDH 和 DCIS 方面表现相当好,F1 分数分别为 0.91、0.90、0.89 和 0.92。

第三节　染色体智能核型分析

染色体智能核型分析目前在生殖健康领域广泛应用。人正常体细胞包含 23 对(即 46 条)染色体,即 1~22 号常染色体和 1 对性染色体(XX,XY 或 YY)。每类正常染色体都有特定的基因排列模式,一旦出错(如染色体数量异常或者结构异常)就可能导致不孕不育、流产、出生缺陷、白血病等严重的临床后果[66]。数量异常指的是染色体增多或缺少,如唐氏综合征就是因为患者多了一条 21 号染色体;结构异常则更加复杂,通常涉及单条或多条染色体片段重排,如缺失、互换、倒转、重复等[67]。本节首先介绍 AI 核型分析的临床背景、问题和挑战,再概述相关研究的重要进展,最后分析具体案例。

一、背景概述

染色体核型分析,一种依托视觉特征进行细胞遗传学研究的技术,已被广泛应用于遗传性疾病诊治、癌症研究、生殖医学、人类遗传学及遗传咨询等众多领域。数目或结构异常的染色体,是许多遗传性疾病,如克兰费尔特综合征和特纳综合征的根源[68]。在癌症研究中,染色体异常,特别是易位和重排,与多种癌症的发展密切相关[69]。辅助生殖技术中的染色体筛选,尤其是植入前遗传诊断(preimplantation genetic diagnosis,PGD)和植入前基因组筛查(preimplantation genetic screening,PGS),对增加妊娠成功率和减少遗传性疾病传播至关重要[70]。此外,染色体核型分析对于解读人类遗传多样性和进化背景[71]、法医学中的身份鉴定[72]及遗传咨询中评估遗传病风险具有不可或缺的作用。

在健康人群中,分裂中期的细胞通常含有 46 条染色体,包括 22 对常染色体和 1 对性染色体。核型分析技术通过细胞采集、培养、制片、染色和高倍光学显微镜观察,再辅以数字图像处理的计算机辅助分析系统,如 CytoVision、Ikaros 和 ASI HiBand,完成染色体的计数、分离和排列,形成核型图像,为遗传研究提供了重要工具[73]。最终根据染色体形态结构特征将所有染色体按照人类细胞遗传学国际命名体制(international system for human cytogenetic nomenclature, ISCN)进行排列,形成核型图像(图 4 - 12B)。

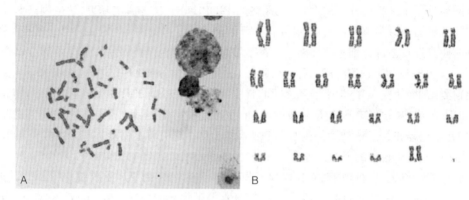

图 4 - 12　分裂中期细胞及核型。A. 分裂中期;B. 染色体核型

然而,随着核型分析在产前诊断等领域的应用需求与日俱增,传统的核型分析过程因耗时且操作烦琐而面临挑战。例如,一位经验丰富的细胞遗传学家完成一位患者所有染色体的计数大约需要 15 分钟[73]。AI 技术的发展为这一问题带来了转机,智能核型分析系统的引入一定程度上减轻了医生的负担。这些系统由自动化的显微镜图像采集系统和能够进行图像增强、自动分割和分类的核型分析软件组成,极大提高了工作效率。尽管如此,现有技术在满足临床应用需求方面仍有待进步,特别是在染色体的分割和分类方面。

近年来,基于深度学习的图像检测、分割和分类模型在自然图像分析领域取得了极大的突破。比如,检测任务常用 Faster - RCNN[74]等两阶段方法实现高精度目标定位,分割任务则常用 Mask - RCNN[75]实现目标实例精准分割,分类则一般采用 ResNets[76]及视觉 Transformer[77]。这些方法为染色体的分割和分类提供了新的思路。然而,不同于自然图像,核型显微图分析面临独特的挑战。例如,染色体分布复杂多变,难以标注分割。如图 4 - 13 所示,核型显微图中染色体密集分布、交叉互连且旋转角度无规律等。这一方面使得数据的标注非常困难,即使临床经验丰富的医生也很难在短时间内勾画出大量数据;另一方面,复杂的染色体分布可能会影响现有深度学习方法的性能,如目前主流的目标检测方法基于水平锚框(horizontal anchors)实现目标定位,而水平锚框无法精准定位旋转角度任意的染色体实例。另一种常见挑战是正负样本量极不

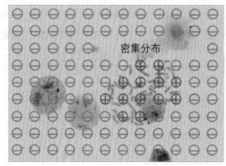
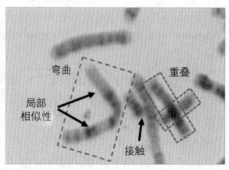

图 4 - 13　染色体存在密集分布、交叉互连、任意旋转角度等复杂特性[78]

均衡,异常表征难。染色体的分割和分类只是核型分析的预处理步骤,其根本目的在于诊断患者是否存在染色体数量异常和结构异常。由于染色体正常样本和异常样本间存在严重的数量不均衡问题,使得异常表征和识别非常棘手,无法通过常规的正负样本分类方式实现。

针对上述 AI 染色体核型分析所面临的挑战,学术界已经做了不少相关研究,并取得了较大的进展。下面将从染色体预处理、检测、分割、分类和异常识别五个角度分别介绍相关技术进展。

二、染色体预处理

在核型分析的图像处理中,一些常见的问题,如细胞组织背景和各种杂质的干扰(特别是对于较小的染色体)会导致识别和分析上的困难。为了应对这些挑战,研究人员转向了针对细胞分裂中期图像的基于语义分割技术的噪声降低方法。此外,染色体的非刚性本质使它们易于发生弯曲和变形,这对于精确的核型分析和随后的疾病诊断构成了挑战。因此,有些研究者探索了使用对抗生成网络和运动补偿技术的染色体矫直策略。

Altinsoy[79] 等计划通过将所有 G 显带染色体区域归为同一个类别来分割,以此达到减少细胞分裂中期图像中的噪声。他们提出了一个基于 U−Net 架构的语义分割网络。由于受到数据量的限制,这个方法不仅降低了通道的数量,还引入了随机失活(Dropout)层以增强模型的泛化能力。然而,这种端对端的深度学习模型只能输出单一通道的结果,导致它无法自我修正预测中被错误保留下来的非染色体区域。所以,Altinsoy 等[80] 提出了一个由分割网络和分类网络组成的级联神经网络架构来完成降噪任务。该方法第一步为一个新的分割网络,它融合了 U−Net 模型"编码器-解码器"对称架构、加法前 ReLU(ReLU before addition)残差单元和预激活(pre-activation)残差单元,提高了模型正则化能力且更易于训练优化。新的分割网络可输出 3 种语义类别,分别是背景预测掩码、染色体区域预测掩码和非染色体区域预测掩码。在第二步中,该方法会对染色体和非染色体预测图进行二值化和形态学开运算,得到染色体或非染色体目标。这些目标的对象面积(object area)、凸面积(convex area)、染色体预测图上的平均像素值(average pixel value on chromosome prediction map)和非染色体预测图上的平均像素值(average pixel value on non-chromosome prediction map)4 种特征将被输入由全连接层组成的分类网络中,去除非染色体目标。

使用几何方法矫直染色体时会存在输出边缘参差不齐或条带不连续的情况,这不利于后续分析。所以,Song 等[81] 尝试应用图像-图像翻译的新框架,输入染色体的拉直骨架来生成具有无间断条带和更多细节的矫直染色体,并利用学习感知图像块相似度(learned perceptual image patch similarity,LPIPS)来度量差异。具体来说,该研究基于 pix2pix 模型[82],为每个弯曲的染色体都训练了一个单独的"图像-图像翻译模型"。该方法首先为每条染色体提取棍状骨架(stick backbone),并对每条染色体及其棍状骨架进行数据扩增形成一个数据集。模型将 U−Net 模型作为 pix2pix 框架的生成器,预测的染色体将与骨架配对作为"假"样本,而真实染色体与骨架配对则作为"真"样本。对抗训练将使得生成器 U−Net 网络获得棍状骨架与染色体实例之间的映射关系,预测得到更真实的染色体。但是这一方法需要为每个染色体实例训练一个图像翻译模型,计算量大且所需时间较长。Song 等[83] 提出了基于视觉 Transformer 的图片块对抗生成网络(vision transformer-based patch GAN,ViT−Patch GAN)方法,基于 cGAN[84] 的框架将染色体矫直任务转化为运动变换任务(motion transformation task)。该方法将基于主成分分析的运动估计模型(pca-based motion estimation model,PMEM)作为 cGAN 的生成器。但是受限于较小的矫直染色体数据集规模,PMEM 模型会生成不准确的矫直结果。与此同时,源图像和生成图像存在较大差异,传统判别器所用的卷积算子的远距离建模能力较弱,因此提出了 ViT - Patch 判别器,通过对抗训练,输出的特征既包含染色体局部语义内容,又包含整个染色体之间的联系。最后,为了防止测试阶段的结果失真,ViT - Patch GAN 应用了基于尺寸学习的感知图像块相似度匹配(size learned perceptual image patch similarity matching, SL - matching)[85]方案来从数据集中选择相似大小和形状的图像。

综上所述,染色体预处理主要包括细胞分裂中期图像的降噪和染色体的矫直两大关键任务。在降噪方面,挑战集中在如何精确地分辨出细胞组织和污染物。在染色体矫直的工作中,核心挑战是如何实现边缘平滑、条纹连续且呈直线形状的染色体。目前的技术还未能确保所生成的染色体图像满足临床诊断的标准。因此,未来的研究需要围绕与细胞遗传学家的合作展开,通过对比分析原始染色体图像与经过矫直处理的染色体图像来评估这些合成矫直技术是否会干扰疾病的诊断过程。染色体预处理方法简要总结于表 4 - 4。

表 4 - 4　染色体预处理方法

文　献	解决类型	主　要　方　法	数据集	主要性能
Altinsoy 等[79]	中期图像降噪	轻量级 U - Net	合作医疗机构	Dice 系数=96.97%
Altinsoy 等[80]	中期图像降噪	优化版 U - Net 区分染色体目标和非染色体目标	合作医疗机构	Dice 系数=98.74%
Song 等[81]	染色体矫直	pix2pix 图像翻译模型	合作医疗机构	LPIPS=0.097 4
Song 等[83]	染色体矫直	运动变换任务,ViT 作为判别器,cGAN 对抗训练	BiolmLab 染色体分类数据集	LPIPS=0.087

注：LPIPS,学习感知图像块相似度。

三、染色体检测

染色体识别任务的目的是自动识别并框选核型显微图像中的每一条染色体(图 4 - 14),该过程不仅对染色体进行计数以评估图像的质量,还可作为提取染色体的预处理步骤,为之后的分割

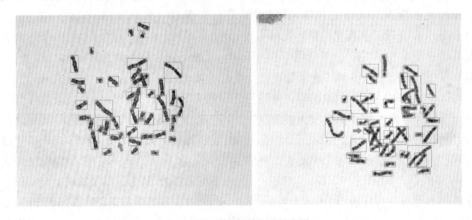

图 4 - 14　染色体检测结果示例

和分类工作提供基础。染色体识别面临的挑战包括目标的密集布局、相互交叉、任意的旋转角度和弯曲等复杂属性。传统的基于水平边界框的目标检测技术(如 Faster - RCNN)容易发生错误检测和遗漏,因为水平边界框难以精确捕捉和定位染色体的位置,尤其是当多条染色体紧密排列时,一个边界框可能会同时覆盖多个目标,导致模型无法准确区分每个实例。

为了应对上述问题,研究人员在经典目标检测方法的基础上,结合染色体的特点进行了改进。例如,Xiao 等在 Faster - RCNN 的基础上提出了一种名为 DeepACE 的染色体检测方法(图 4 - 15)。该方法采用经典的 ResNet - 101 网络作为模型骨干网络,并结合特征金字塔网络(feature pyramid network,FPN)[86] 提取多尺度特征图。之后,将尺度最大的特征图输入 RPN 模块预测 ROI,并利用 ROI Align 模块提取每个 ROI 的特征图进行第二阶段的目标框分类和回归优化,进一步提升检测精度。DeepACE 有别于 Faster - RCNN 的三个创新点是:① 困难负样本锚点采样(hard negative anchors sampling,HNAS)策略;② 嵌入引导的非极大值抑制(embedding-guided non-maximum suppression,EG - NMS)机制;③ 截断归一化排斥损失(truncated normalized repulsion loss,TNRL)。其中,HNAS 策略使得模型在训练过程中更关注于那些较难识别的负样本锚框,降低误检率。EG - NMS 则能降低漏检率,主要针对那些交叉重叠的染色体。由于 IOU 较大,常规的 NMS 方法可能会删除其中预测概率低的染色体预测框,导致漏检。EG - NMS 通过染色体的模板嵌入(embedding)引导 NMS,能够有效避免以上问题。TNRL 是解决交叉互连问题的损失函数,防止某条染色体的正锚框回归到与其邻近的目标。实验表明 DeepACE 超过了常规的目标检测方法,整体正确率(whole correct ratio,WCR)高达71.39%。

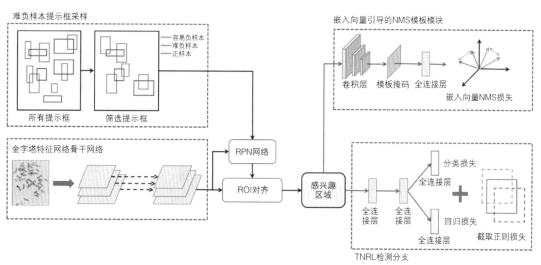

扫码见彩图

图 4 - 15 DeepACE 染色体检测框架

DeepACE 方法通过引入新的采样策略、NMS 机制和损失函数有效缓解了 Faster - RCNN 等常规方法在染色体检测上的不足。然而,DeepACE 没有从根本上解决问题。实际上,水平锚框才是导致染色体误检和漏检的主要原因。同时,水平锚框检测作为预处理步骤,将不利于后续的分割和分类。图 4 - 16 展示了一个基于水平锚框的实例分割结果(来自 Mask - RCNN),可以看到在密集区域存在大量的误分割。此外,单个患者的核型分析一般需要处理几十张核型显微图,

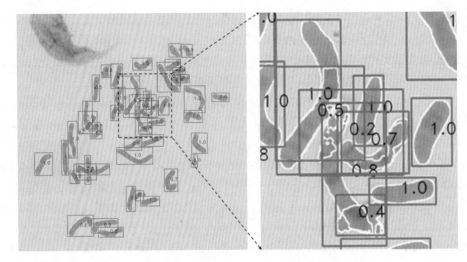

图 4 - 16　基于水平锚框的实例分割方法导致大量误分割

对速度要求较高,而 DeepACE 这种两阶段的目标检测方法速度较慢,难以满足临床需求。

　　针对上述问题,Wang 等[78]提出了一种名为 DeepCHM 的旋转锚框单阶段目标检测方法(图 4 - 17),有效解决了上述问题。相比于水平锚框,旋转锚框能够更精准地定位染色体。DeepCHM 有 3 种创新点:① 骨架引导的旋转锚框(skeleton-guided rotated anchors,SGAch);② 难样本损失函数(hardness-aware loss,HDlos);③ 动态难负样本采样(dynamic hard negative sampling,DASmp)策略。

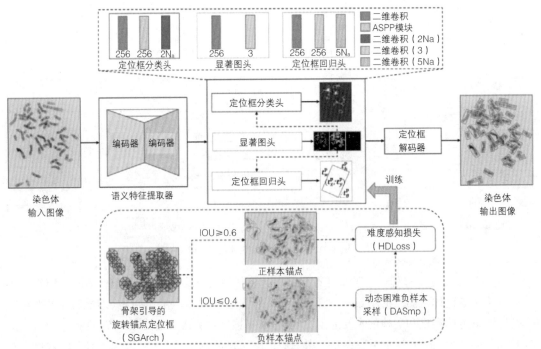

图 4 - 17　DeepCHM 染色体检测框架[80]

（一）骨架引导的旋转锚框

类似于 DeepACE，DeepCHM 的模型结构包含一个 FPN 结构的主干网络，用于提取特征图，再基于该特征图直接对锚框进行分类和回归（即图 4-17 中的定位框分类头及定位框回归头）。为了提升检测性能，在分类和回归分支之外，引入了一个预测显著图的分支（显著性图输入头）。显著图包含三个通道，分别是染色体骨架（skeleton）、轮廓（edge）及交叉区域（intersection）。这些信息作为染色体的形态学特征融入分类和回归分支，以提升模型识别能力。更重要的是，骨架图可作为设定旋转锚框的引导信息，使所有锚框定位在目标上。这些特点使 SGAch 可以使模型关注于前景目标学习特征，降低背景区域的干扰；此外，相比于传统 Faster-RCNN 方法在整幅图像上设置密集锚框的策略，SGAch 可以去除大量的冗余锚框，降低计算量，提升模型效率。

假设预测显著图和真实显著图分别表示为 $M_{sei} \in R^{H \times W \times 3}$ 和 $M_{sei}^* \in R^{H \times W \times 3}$，则训练过程的损失可定义为：

$$L_{sei} = -\sum \left[M_{sei}^* (1 - M_{sei})^\alpha \log(M_{sei}) + (1 - M_{sei}^*)^\beta M_{sei}^\alpha \log(1 - M_{sei}) \right] \quad (4.11)$$

其中，下标"sei"分别表示骨架（s）、轮廓（e）和交叉（i）三个通道。α 和 β 是两个超参数，默认为 2.0 和 4.0。真实显著图可通过对标注框内部进行二值分割，然后执行数学形态学操作得到。最后，根据骨架图，通过阈值法得到锚框的设定位置：

$$S_{loc} = \left[(x, y) \mid M_s(x, y) \geqslant T_{loc} \right] \quad (4.12)$$

其中，阈值 $T_{loc} \in (0, 1]$。M_s 代表骨架图，训练阶段采用真实骨架图，测试阶段则采用预测骨架图。之后，在每个锚框位置上，设置 48 个旋转锚框。锚框的设置参数为：基础大小 $l = 5.0$，大小比例 $s = [2.0, 5.0]$，长宽比 $r = [2.0, 4.0]$ 以及 $[0°, 180°)$ 范围内每隔 15° 设置旋转锚框。

（二）难样本损失函数

训练过程中，根据锚框与真实标注框之间的 IOU，其被分为正样本集 S_+ 和负样本集 S_-。其中，S_+ 的锚框与真实标注框的 IOU $\geqslant 0.6$，而 S_- 的锚框与真实标注框的 IOU $\leqslant 0.4$。分类网络的损失函数定义为：

$$L_{cls} = L_-^{FL} + L_+^{PFL} \quad (4.13)$$

其中，FL 表示聚焦损失[87]。L_-^{FL} 表示负样本锚框的聚焦损失：

$$L_-^{FL} = \frac{1}{|S_-|} \sum_{i \in S_-} FL(M_{cls}^i, Y_i) \quad (4.14)$$

$|S_-|$ 表示负样本锚框的个数，$Y_i = 0$ 是负样本标签。M_{cls}^i 是第 i 个负样本锚框的输出概率。第二项，即 L_+^{PFL} 是针对正样本锚框的惩罚聚焦损失（penalized focal loss，PFL），定义为：

$$L_+^{PFL} = \frac{1}{|S_+|} \sum_{j \in S_+} \omega_j FL(M_{cls}^j, Y_j) \quad (4.15)$$

其中，M_{cls}^j 是第 j 个正样本锚框的预测概率，$Y_j = 1$ 是标签。ω_j 则是该样本的惩罚系数。已有研究表明那些长且弯折、分布密集的染色体是漏诊误诊的主要目标。ω_j 的作用是给这些难样本增

加损失权重,使模型更倾向于识别这些样本,计算方法为:

$$\omega_j = \lambda + f(\mathbb{I}_j^{itr} + v_j r_j u_j) \tag{4.16}$$

$\lambda \geqslant 0$ 是一个超参数。$f(x) = 1 - \dfrac{1}{e^{\rho x}}$ 则是一个单调递增函数($\rho > 0$)。式 4.16 中的 $\mathbb{I}_j^{itr}$ 是指示函数,表明第 j 个正样本是否为交叉重叠的染色体。v_j、r_j 和 u_j 分别反映染色体的弯曲度、长宽比及密集度,这些值越大,则该样本的损失权重越大。具体可参考文献[80]。

除了分类外,每个正样本锚框还需要通过回归损失驱动,使其不断靠近真实标注框。回归损失定义如下:

$$L_{reg} = \frac{1}{|S_+|} \sum_{j \in S_+} \omega_j \left[1.0 - \frac{1.0}{\tau + \ln(D_j + 1.0)} \right] \tag{4.17}$$

其中,$\tau \geqslant 1$ 用于调节损失。D_j 是预测框高斯分布与真实标注框高斯分布间的 KL 散度[88]。回归损失中同样加入权重系数 ω_j,使得模型更关注难样本框。

(三)动态难负样本采样策略

尽管 SGAch 机制能够显著减少冗余锚框的数量,但是由于旋转角度的设置,锚框数量依然较多,负样本锚框数远超过正样本锚框,容易引发样本不均衡问题。对此,需要通过采样策略,使正负样本比例控制在合理范围内。Faster - RCNN 中的随机采样方法忽略样本的难易程度,不利于提升模型性能。对此,提出了 DASmp 负样本动态采样策略,使正负样本比例控制在合理范围内的同时,提升较难负样本被选中的机会。采样过程可用公式表达如下:

$$S_- = \Psi(\hat{S}_-, N_{samp}, \boldsymbol{\delta}) \tag{4.18}$$

其中,Ψ 代表蓄水池采样方法[89]。N_{samp} 是采用个数,$\boldsymbol{\delta}$ 是每个样本的权重系数向量,计算如下:

$$\boldsymbol{\delta}_i = \frac{e^{f(L_i^{FL})}}{\sum_{j \in \hat{S}_-} e^{f(L_j^{FL})}} \tag{4.19}$$

其中,$\boldsymbol{\delta}_i$ 是 $\boldsymbol{\delta}$ 的元素,代表第 i 个负样本锚框的权重,L_i^{FL} 是该样本的聚焦损失,$f(x) = 1 - \dfrac{1}{e^{\rho x}}$ 是单调递增函数。上述公式表明,负样本锚框的损失越大,表明该样本越难,因此被选中的概率越大。

四、染色体分割

染色体分割需要预测出每条染色体的像素级别区域,从而实现更精细的目标提取和识别。Mask - RCNN 是实例分割的经典方法,广泛应用于图像分析领域。然而,Mask - RCNN 是一种先检测后分割的两阶段网络,其模型结构继承自 Faster - RCNN,也在获取感兴趣区域候选框后,通过一个语义分割子网络实现 ROI 区域的分割。因此,Mask - RCNN 在染色体分割的应用场景中存在与 Faster - RCNN 相同的缺点。

为了促进染色体实例分割研究,Dan 等公开了一批带密集标注的染色体数据集,名为 AutoKary2022[90]。该数据集包含 50 名患者的 612 张核型显微图,共计约 27 000 个染色体实例,每个实例都用一个多边形掩码和一个类别标签进行了标注。在此数据集基础上,Dan 等验证了多种基于深度学习的实例分割模型,包括单阶段方法 SOLOv2[91] 和 PolarMask++[92],以及多阶段方法 Mask-RCNN[93]、Cascade R-CNN[94]、SCNet[94]、HTC[95] 和 MS R-CNN[93]。实验结果表明,单阶段方法 PolarMask++ 表现最差,mAP@50 和 mPQ 指标仅为 82.7% 和 69.9%。两阶段分割模型 Cascade R-CNN 的表现最好,但是 mAP@50 和 mPQ 指标也仅为 93.0% 和 84.7%。分析表明,错误分类主要发生在较短的染色体实例上(9～22 号染色体),因为这些染色体显带分布差异性较小,识别起来比较困难(图 4-18)。另一方面,错误分割则主要发生在密集分布的染色体上,这是由于模型无法很好地区分交叉重叠的染色体实例。

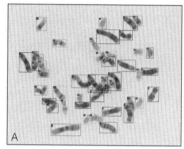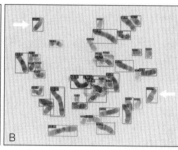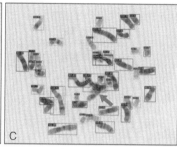

扫码见彩图

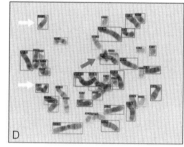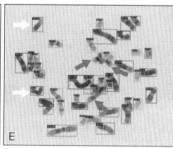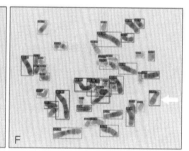

图 4-18　经典方法分割染色体实例的结果。 A. 真实标签;B. MASK R-CNN;C. Cascade R-CNN;D. SCnet;E. HTC;F. MS R-CNN。黄色和红色箭头分别指示误分类和误分割

考虑到染色体易重叠、方向不确定,王鹏磊等改进了 Mask-RCNN 模型,使其检测框可旋转,实现更精准的目标检测和分割[96]。从实验结果来看,这一改进能显著提升实例分割的性能,不过其依然基于水平锚框,无非是在回归子网络中多预测一个旋转角度,故也没有从根本上解决问题。此外,由于染色体分割的主要难点在于染色体的交叉重叠性,有研究人员专门设计算法解决这一挑战。比如 Cao 等提出"交叉划分"算法用于拼接和重建交叉重叠的染色体[97]。Wang 等则基于 U-Net 架构提出了一种名为 ARMS-Net 的自适应接收场多尺度网络,专门用于分割重叠染色体[98]。

五、染色体分类

相比于染色体检测和分割,更多的研究关注染色体分类。一个重要的原因是染色体分类数据相对容易获取,可以直接从具有临床诊断结论的回顾性数据中获取且无须额外标注。染色体分类是指通过视觉模型自动识别每条染色体的编号(1～22 号或性染色体)和极性。当染色体的短臂位于上方、长臂位于下方时,这种排列方式被称为"短臂朝上"或"短臂在上"的极性,反之被

称为"短臂朝下"或"短臂在下"的极性。根据 ISCN 2020[99]，在核型图中，染色体要根据编号排在指定位置，且均应短臂朝上。

染色体分类的主要难点在于类内差异性和类间相似性。如图 4-19 所示，处于不同细胞分裂阶段的同一号染色体的长度和形态存在很大差异。此外，染色体为非刚性结构，可能出现弯曲和弯折。最后，需要指出的是，显带分布是区分染色体类别的主要特征，但是某些编号不同的染色体显带分布差异很小（特别是比较短的染色体），只有临床经验十分丰富的医生才能识别。因此，染色体分类属于细粒度识别任务，挑战极大。

扫码见彩图

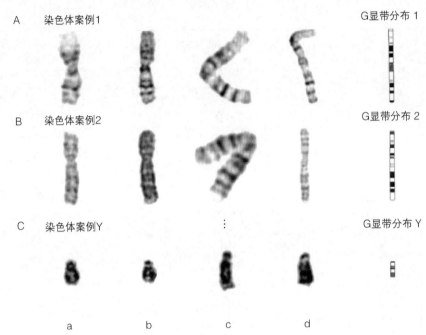

图 4-19 染色体示例，存在严重的类内差异性和类间相似性[100]。A、B 和 C 展示了同一编号染色体的不同阶段，a、b、c 和 d 展示了不同染色体的相似结构。由此可以看出，处于不同细胞分裂阶段的同一编号染色体的长度和形态（如 Aa 和 Ad）存在着极大的类内差异，而不同编号染色体之间则可能存在类间相似性（如 Aa 和 Ba）。染色体 G 显带(G-banding)是用于显示染色体特定区域 DNA 序列的一种技术，通过对细胞核 DNA 进行特殊处理，使得染色体上不同碱基对密集度的区域在染色后呈现深浅不一的外观，从而显示出染色体上的特定带纹

近年来，秦玉磊等构建了一个名为 Varifocal-Net 的模型，使用深度卷积网络同时实现染色体分类和极性识别[101]。该模型包括一个全局尺度网络（G-Net）和一个局部尺度网络（L-Net）。其中，G-Net 负责提取全局特征并检测更精细的局部区域，然后通过变焦机制放大局部部分；L-Net 则负责局部的特征提取。最后，Varifocal-Net 将全局和局部特征进行融合得到最终的分类结果。该方法在类型和极性分类任务上的最高准确率为 99.2%。张吉萍等则提出了一种基于交错的多任务网络（HR-Net）实现染色体分类[102]。为了降低染色体弯折对分类的干扰，他们首先基于 HR-Net 检测出染色体的关键点，包括起点、终点和弯曲点，然后根据关键点信息旋转、裁剪、采样和对齐染色体，将其拉直。基于拉直处理，染色体分类的准确率达到了99.8%。

以上介绍的方法都没有考虑核型内部各染色体之间的相关性。事实上，在临床诊断过程中，

单独识别某条染色体往往比较困难,因此,医生会对比核型内的染色体并结合上下文信息来判断染色体类别。这是因为同属一个细胞的染色体所处的分裂期相同,具有共性,使得染色体编号的区分变得相对简单。基于这一现实,Xia 等设计了一种名为 KaryoNet 的染色体分类网络[103]。该网络由 CNN 和 Transformer 模块组成,直接输入整个核型的所有染色体,从全局视角出发,学习核型内染色体之间的上下文信息交互和类分布特征,然后通过深度标签分配模块(deep assignment module)为每条染色体分配编号,同时实现极性预测(图 4 - 20)。在 G 显带染色体上编号分类准确率达到了 99.58%,极性分类准确率则高达 99.9%。需要指出的是,这一方法在核型样本正常的情况下,能够获得较高的准确率,但是一旦核型存在数量或结构异常,模型识别率可能会急剧下降。

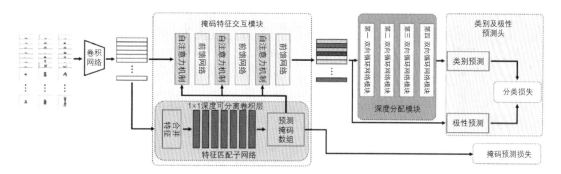

图 4 - 20　KaryoNet 结构[103]

上述各类方法极大地推动了染色体分类的进展,但是相关模型都基于正常样本进行评估,且缺少多中心验证,模型的泛化能力如何尚未可知。实际上,来自不同医院和不同设备的染色体图像或多或少存在差异(如图像对比度不同)。此外,正如上文所述,在异常核型情况下,染色体显带特征可能发生变化,也会影响模型的性能。从已有方法的原理出发,可以发现这些方法只是从模型结构的角度做了改进和优化,没有设计相应的训练机制确保模型能够学习到可靠的染色体特征。

针对这一问题,Chang 等设计了一种有监督的对比学习策略(supervised contrastive learning,SCL),用于训练染色体细粒度表征模型[100]。该方法与模型结构无关,可用于训练 ResNets 或者 Transformer 等常用的深度视觉模型。SCL 的设计初衷在于:通过对比学习策略,让模型从 24 类染色体图像中学习到类内共性(intra-class cohesive)和类间差异性(inter-class separated)的模式特征,提升模型的泛化能力。图 4 - 21 给出了 SCL 的框架图,训练过程中会随机构建两组训练批次,即图中所示的 $\boldsymbol{B}_1$($\boldsymbol{B}_1 \in R^{N \times C \times H \times W}$)和 $\boldsymbol{B}_2$($\boldsymbol{B}_2 \in R^{N \times C \times H \times W}$)。每组的样本数为 24,分别对应 1~22 号常染色体和 X、Y 染色体。然后,$\boldsymbol{B}_1$ 和 $\boldsymbol{B}_2$ 分别输入一个编码器得到两组对应的嵌入,表示为 $\boldsymbol{E}_1$($\boldsymbol{E}_1 \in R^{N \times D}$)和 $\boldsymbol{E}_2$($\boldsymbol{E}_2 \in R^{N \times D}$)。最后,$\boldsymbol{E}_1$ 和 $\boldsymbol{E}_2$ 分别输入一个全连接层用于分类,输出 softmax 概率 P_1($P_1 \in R^{N \times 24}$)和 P_2($P_2 \in R^{N \times 24}$)。

为了学习到类内共性特征,SCL 最大化 $\boldsymbol{E}_1$ 和 $\boldsymbol{E}_2$ 中同一类染色体嵌入之间的余弦相似度,同时最小化不同类染色体嵌入之间的余弦相似度。假设编码器表示为 $f_e(\boldsymbol{\theta}_e)$,其中 $\boldsymbol{\theta}_e$ 是编码器模型参数,则特征提取过程可表达为:

$$\boldsymbol{E}_{i \in [1,2]} = f_e(\boldsymbol{B}_i \mid \boldsymbol{\theta}_e) \tag{4.20}$$

123

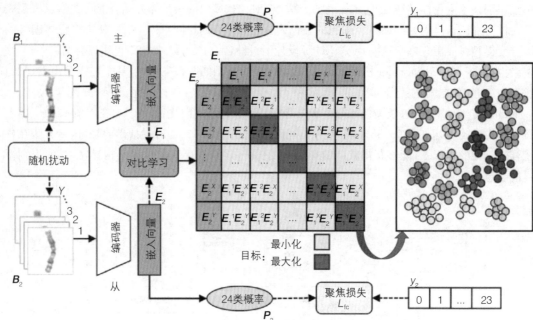

图4-21 有监督的对比学习策略实现染色体表征学习[100]。$B_1 \in \mathrm{R}^{\mathrm{N\times C\times H\times W}}$，$B_2 \in \mathrm{R}^{\mathrm{N\times C\times H\times W}}$，$E_1 \in \mathrm{R}^{\mathrm{N\times D}}$，$E_2 \in \mathrm{R}^{\mathrm{N\times D}}$，$P_1 \in \mathrm{R}^{\mathrm{N\times 24}}$，$P_2 \in \mathrm{R}^{\mathrm{N\times 24}}$；其中 $N=24$，$C=1$，$H=224$，$W=224$，D 默认为 1 024

模型优化的目标是寻找一组期望的参数 $\boldsymbol{\theta}_e^*$，使得提取到的嵌入满足上述的对比学习目标，即：

$$\boldsymbol{\theta}_e^* = \begin{cases} \underset{\boldsymbol{\theta}}{\mathrm{argmax}}\left(\sum\limits_{i,\,j\in[1,2]}\sum\limits_{k,\,l\in\boldsymbol{y}_{\mathrm{type}}}\boldsymbol{E}_{i\_norm}^k\boldsymbol{E}_{j\_norm}^l\right), & k=l \\ \underset{\boldsymbol{\theta}}{\mathrm{argmin}}\left(\sum\limits_{i,\,j\in[1,2]}\sum\limits_{k,\,l\in\boldsymbol{y}_{\mathrm{type}}}\boldsymbol{E}_{i\_norm}^k\boldsymbol{E}_{j\_norm}^l\right), & \text{其他} \end{cases} \tag{4.21}$$

$y_{\mathrm{type}}=[1,2,\cdots,X,Y]$ 表示染色体编号，$E_{*\_norm}^*$ 是 E_1 或 E_2 里某号染色体嵌入的 $l2$ 正则化，$k=l$ 表示匹配对，$\boldsymbol{E}_{i\_norm}^k\boldsymbol{E}_{j\_norm}^l$ 则是余弦相似度。上述目标可以通过如下交叉熵分类损失实现：

$$L_{\mathrm{con}} = \sum\limits_{i,\,j\in[1,2]}\left[L_{\mathrm{FL}}^{\mathrm{row}}(\boldsymbol{S}_{ij},\,y_{gt})+L_{\mathrm{FL}}^{\mathrm{col}}(\boldsymbol{S}_{ij},\,y_{gt})\right] \tag{4.22}$$

其中，$\boldsymbol{S}_{ij}=\boldsymbol{E}_{i\_norm}\boldsymbol{E}_{j\_norm}$ 表示 $\boldsymbol{E}_i$ 和 $\boldsymbol{E}_j$ 之间的余弦相似度矩阵，$y_{gt}=[0,1,\cdots,22,23]$ 是每号染色体的标签，L_{FL}^* 是聚焦损失，分别在相似度矩阵水平和垂直方向计算一次。显然，其作用是最大化相似度矩阵的对角线值（即匹配对），同时最小化非对角线值（即非匹配对）。训练过程总的损失函数定义如下：

$$L_{\mathrm{total}}=\lambda_1 L_{\mathrm{con}}+\lambda_2 L_{\mathrm{cls}} \tag{4.23}$$

其中，L_{cls} 是 24 分类聚焦损失，λ_1 和 λ_2 是两个超参数，起到协调对比损失和分类损失之间的权重。多中心数据验证表明，上述对比学习策略能够显著提升模型的泛化能力。在外部验证时，虽然准确度和召回率都有所下降，但是下降程度低于其他染色体分类方法。例如，HR-Net 的召回率下降了 13.14%，而用 SCL 训练后的模型只下降 8.73%。

六、染色体异常检测

染色体异常识别是核型分析领域的关键目标。但到目前为止,还没有公开的模型或方法能有效自动检测出染色体的异常情况。这一局面可能由染色体特征的高度复杂性和多变性引起。正如之前在讨论染色体分类问题时所提及的,染色体之间存在着显著的相似性及同一类别内部的高度差异性,这在其异常时变得更复杂,如缺失、重复或倒置等变化会导致显带模式的微小变动,增加识别难度。另一个挑战是样本不平衡问题,即正常样本比异常样本多,因为异常样本相对稀缺且难以采集。因此,使用简单的二元分类方法来进行异常检测不可行。

异常检测长期以来都是计算机视觉研究中的一个关键话题。2021 年,Pang 等[82]发表了一篇基于深度学习的异常检测方法的综述,其中特别强调了无监督异常检测(unsupervised anomaly detection,UAD)。UAD 仅使用正常数据样本来训练模型,如自动编码器(auto-encoder)或对抗生成网络(generative adversarial network,GAN),让这些模型学会重构正常的图像。这种方法背后的思路是,由于这些模型未曾接触过异常样本,在遇到异常时将无法准确重建出异常区域。因此,通过比较原始图像和重建后的图像之间的差异,就能够定位异常区域。对于染色体异常检测而言,UAD 提供了一个新的方向,即通过收集大量的正常染色体样本,并采用先前提到的 SCL 策略,来训练一个能够精准识别正常染色体模式的分类模型。由于这个模型专门识别正常样本的特征,当遇到异常样本时,它给出的类别概率值可能会很低,从而可以利用这个概率值作为判断染色体是否异常的依据。

七、案例分析:骨髓有丝分裂相整体 R 显带核型分析系统

(一) 背景

细胞遗传学信息,以及细胞形态学、免疫表型分析和分子遗传学信息,对于急性髓系白血病、骨髓增生异常综合征及其他血液恶性肿瘤的诊断和预后至关重要[83]。核型分析是血液学和肿瘤学中常用的一项技术。然而,核型分析过程烦琐。生成核型图包括多个步骤:噪声去除、分割、分类、极性识别和核型解释。此外,核型分析结果的准确性和质量高度依赖于熟练和有经验的细胞遗传学家。

随着 AI,特别是深度神经网络(deep neural network,DNN),在计算机辅助医学图像处理和图像解释标准化方面显示出巨大潜力,人们发现整体多步骤 DNN 模型可能是提高核型分析效率和实现临床核型分析标准化的可行方法[104]。

对于大多数血液恶性肿瘤而言,骨髓是进行核型分析的理想组织。G 显带和 R 显带是血液细胞遗传学研究中常见的染色技术[105]。尽管 G 显带常规用于识别遗传性和肿瘤条件下的正常和异常染色体,但 R 显带可能具有优势,因为它可以将染色体臂端染色加深,这些区域常与血液恶性肿瘤有关。开发高精度和强大的 DNN 模型,必不可少的是拥有高质量、大规模的带有注释的数据集。除了少数 G 显带染色体数据集[106]和荧光 R 显带染色体数据集[107],在血液恶性肿瘤的研究中,骨髓因其富含遗传信息而成为进行核型分析的首选组织。在血液细胞遗传学领域内,G 显带与 R 显带技术作为两种关键的染色技术,各自展现出不同的优势。G 显带技术因其标准性和广泛适用性,常被用于识别正常与异常染色体,在遗传性疾病及肿瘤诊断中发挥基础作用。然而,R 显带技术因其独特的染色特性——能够加深染色体臂端的染色,这些区域往往与血液恶性肿瘤的遗传学异常紧密相关,从而可能在特定情境下展现出更高的诊断价值。

鉴于 DNN 模型在图像识别与分析领域的卓越性能,构建高精度、高效能的 DNN 模型以辅

助核型分析成为研究热点。但这一目标的实现高度依赖于高质量、大规模且经过精确注释的数据集。目前,尽管已有部分荧光 R 显带染色体数据集可供利用,但直接来源于骨髓样本、覆盖有丝分裂期或全面染色体特征的 R 显带数据集仍显匮乏。因此,为了推动核型分析技术的进一步发展,特别是针对血液恶性肿瘤的精准诊断,迫切需要构建一个全面的、基于 R 显带技术的数据集。这一数据集不仅应包含丰富的染色体图像,还需具备详尽的注释信息,以支持 DNN 模型的训练与优化,最终实现一个相对完整且高效的核型分析系统。

近期,几个团队尝试使用 DNN 改进核型分析过程。算法研究通常包括两个方面:染色体分离[106]和染色体分类[107]。染色体分离是指从有丝分裂期图像或染色体团(重叠或接触的染色体团)中预处理和生成单个染色体,包括检测[73]和分割[106]。目前,被报道的 AI 辅助的核型分析系统有 MetaSystems(德国)和 ASI(以色列)核型分析软件,但基于对各个部分及整个工作流程的全面评估所得出的结论还是很少的,特别是在血液疾病领域基于 R 显带的核型分析中。

(二) 数据集

从 2018 年到 2021 年,上海交通大学医学院附属瑞金医院回顾性收集了 1 435 位具有正常核型的患者的 4 442 个有丝分裂相骨髓细胞 R 显带图像,包括原始显微镜图像(图 4 - 22A)、相应的噪声去除图像(图 4 - 22B)、分割图像(图 4 - 22C)和核型图(图 4 - 22D)。核型图是一种将有丝分裂相中分割的染色体根据染色体类别和极性排列的图表。本例中有丝分裂相核型是通过附着在 Carl Zeiss 公司的 AXIO IMAGER Z2 上的 CoolCube 1 相机(物镜 363×,目镜 10×)捕获的,相关核型图是利用 MetaSystems 的 Ikaros 系统创建的。原始图像、噪声去除和分割的有丝分裂相,以及核型图由 Ikaros 系统导出,并由两位经验丰富的细胞遗传学家审核。故本例数据集包括四个相关的子集,分别是原始图像、去噪图像、分割图像,以及核型图子集。噪声去除图像子集包括用最小边界矩形标注了单个有丝分裂相中所有染色体的原始显微镜下有丝分裂相图像。

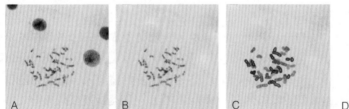
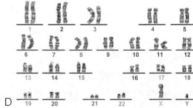

图 4 - 22　有丝分裂相骨髓细胞染色体图像。A. 用于去噪和分割数据集的原始有丝分裂相显微镜下图像;B. 作为注释参考的噪声去除后的有丝分裂相显微镜下图像;C. 作为注释参考的分割有丝分裂相;D. 从有丝分裂相读出的核型图,用于分类和极性识别数据集

(三) 系统

本系统基于上述数据集开发了四个 DNN 模型:去噪模型、分割模型、分类模型和极性判断模型(图 4 - 23A～D)。为了开发去噪模型,我们首先选择了一个两阶段目标检测模型,即更快的区域卷积神经网络(Faster R - CNN)[74],以检测和裁剪原始捕获的显微图像中的有丝分裂期分布区域。然后,通过使用基于形态学的方法过滤细小的背景噪声。原始的显微有丝分裂期图像被作为去噪模型的输入,去噪后的有丝分裂期输出用于进一步的染色体分割。对于分割模型,采用了实例分割方法 Cascade Mask R - CNN[108],以获得单个染色体,不仅可以实现图像上的像素级分割,还能处理复杂的接触或重叠染色体。分割模型以去噪后的有丝分裂期为输入,输出单独

分割的染色体。对于染色体分类,我们引入了一个端到端的组合优化方法,这种方法已用于我们之前的工作。同时,还引入了一个群体引导特征互动模块(GFIM)来细化同一细胞中染色体的相对纵向信息,以及一个深度分配模块,使用 4 个双向循环神经网络块[109]重新分配染色体。在建立分类模型过程中,每个染色体的图像大小在相应的核型内被规范化,以保留染色体长度信息。在分类模型的训练过程中采用了水平翻转进行数据增强。分类模型使用分割的染色体图像作为输入,并导出带有染色体分类信息的预测核型。极性识别模型使用典型的 CNN 模型进行两类预测任务,该模型使用带有染色体分类信息的分割染色体作为输入并输出对染色体长短臂的识别。最后,根据染色体类别在核型图上进行分配并使短臂向上。

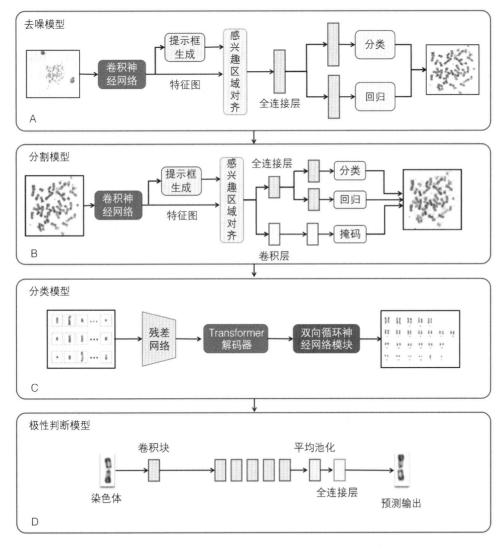

图 4 - 23 **深度神经网络核型分析系统内部模型的结构。** A. 基于 Faster R - CNN 的去噪模型,目的是在原始捕获的显微图像中定位有丝分裂期;B. 基于 Cascade Mask R - CNN 的分割模型,用于裁剪单个染色体;C. 用于染色体类别分配的分类模型;D. 染色体的极性识别模型

(王亚奇 王军 钱大宏)

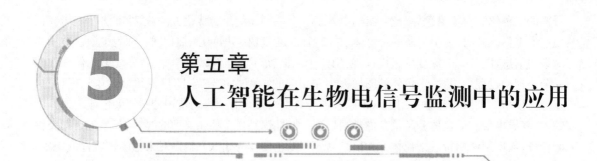

第五章
人工智能在生物电信号监测中的应用

第一节　生物电信号数据

生理电信号数据主要包括心电图（electrocardiogram，ECG），反映心跳或节律变化；肌电图（electromyography，EMG），记录肌肉生物电；脑电图（electroencephalogram，EEG），测量大脑生物电变化。准确分析和理解生理电信号具有极其重要的临床和应用价值。缺血性心脏病、脑卒中、阿尔兹海默病等的早期诊断及术后康复都与相应的电信号的检测密切相关。EEG 与 EMG 信号还可以在人机交互领域用于机器人设计，以使其准确分析和理解信号包含的特异性信息。

在医学影像分析领域，数据通常是二维或三维的，基于深度神经网络的识别算法可以借鉴计算机视觉领域的算法模型，包括 VGGNet[1]、ResNet[2]、GoogleNet[3] 等一系列经典模型。但是，生物电信号是一维信号，故从基本形式来看，其和前面几章关注的医学影像就有本质上的不同，使得深度学习在用于分析生物电信号时所用的算法也不同。下面重点介绍 ECG、EMG、EEG 三种生理电信号。

一、心电图

ECG 能反映心脏在每个心动周期中产生的电位变化。心肌有规律地兴奋，心脏有节奏地收缩，使血液流遍全身。在心肌收缩时，心脏产生微弱的电流传导到身体表面，引起体表电信号的变化。因此，可通过记录体表特点部位的电位变化来反映心脏在每个心动周期中的电位变化，得到的图像即 ECG。ECG 的最大幅值可达 5 mV，频率为 0.05～100 Hz。和其他生物电信号相比，心电信号最显著的特点是具有周期性。

通常来讲，一个心动周期的心电曲线被分成不同的波段（图 5-1）。① P 波：正常心脏的电信号由窦房结产生，而窦房结位于右心房和上腔静脉的交界处。窦房结产生的电信号首先传导到右心房，然后通过房间束传导到左心房，此过程导致的体表电活动的变化形成了 ECG 中的 P 波。通过观察 P 波的心态，可以评估两个心房的状态，P 波的前半部分用于评估右心房，后半部分用于评估左心房；② QRS 波群：电信号经过希氏束，再经过左、右束支使左心室和右心室兴奋，形成 QRS 波群，其有一个非常高的尖峰，当左、右束支传导阻滞或心室肌肥厚等时，QRS 波群将会变得更宽；③ T 波：代表了心室的复极化，其在 ECG 中的表现受很多因素的影响。此外，还有一些特殊指标，包括：① PR 间期，PR 间期代表由窦房结产生的兴奋经过右心房、左心房，

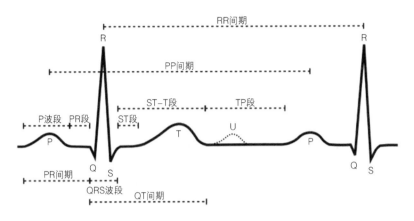

图 5 - 1　ECG 示例

再通过房室交界、房室束到达心室并引起心室肌兴奋所需要的时间,也可称为房室传导时间;一般而言,如果房室传导发生阻滞,PR 间期会变长;② J 点:QRS 波群和 ST 段之间的交点,代表心室中所有肌细胞全部除极完毕;③ ST 段:心室肌全部去极化,但是还没有进行到下一次复极的间隔时间,ST 段抬高对于发现心肌梗死有一定的价值。

二、肌电图

肌电图记录肌肉静息、随意收缩及周围神经受刺激时各种电特性。按照记录电极放置的位置,可以将肌电图分为肌内肌电图(intramuscular EMG,iEMG)和表面肌电图(sEMG)。肌电信号会受到以下几种噪声的干扰:① 电子设备的固有噪声;② 环境噪声;③ 电极偏移引起的噪声。

对于 iEMG,在采集时需要使电极侵入受检者的肌肉,记录的是电极接触的肌肉组织的电活动。测量时,由于电极末端与肌肉的接触面积较小(相对于整块肌肉组织),因此侵入式电极的选择性更强(位置、深度的选择性)。由于侵入式电极距离所测量的运动单位(MU)更近,在传导过程中的能量损耗较小、也不会被人体内的各种容性导体干扰,因此采集到的数据有着较高的信噪比,而且也不会有很明显的失真,所以数据质量也较高。但是由于测量是侵入性的,所以会引起疼痛,进而引起受试者的不适和畏难情绪。此外,也会限制被检肌肉的收缩强度,限制了可测量的动作。

sEMG 是通过在皮肤表面放置电极,从而记录邻近神经肌肉系统活动时的生物电信号的测定方法。这种方法记录到的电信号在从肌肉传递到体表的过程中,需要经过脂肪、皮肤、体液等,损耗较大、整体干扰较多,比较复杂。与 iEMG 相比,sEMG 的优点在于无创,以及其可宏观把握肌肉电生理状态的能力,因此可集成在可穿戴式设备上。目前来看,表面肌电电极广泛用于采集人体表面信号,用于帕金森病检测、手势识别及步态分析等任务。

根据采集方法的不同,可将表面肌电信号分为两大类:稀疏表面肌电信号和高密度表面肌电信号。稀疏表面肌电信号通常使用传统的采集方式,电极通道数较少,具有较低的采样密度。高密度表面肌电信号利用了一种先进的采集方法,使用更多的电极来实现对肌肉电活动的高分辨率监测,通常包含数十到数百个电极,具有更高的时空分辨率。稀疏表面肌电信号适用于一般的肌肉电活动监测,而高密度表面肌电信号信号则适用于需要更高分辨率和更精细信息的应用领域,如神经肌肉疾病的研究和运动生物力学分析。这两种类型的表面肌电信号都在医疗和科学研究中发挥着重要作用,有助于深入理解肌肉活动和神经肌肉系统的功能。表面肌电信号的普通形态可见图 5 - 2。

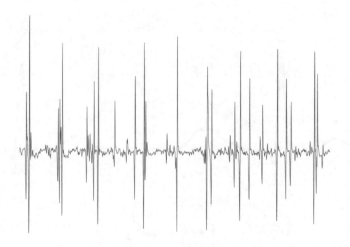

图 5-2　表面肌电信号

三、EEG

EEG 记录了人类大脑的生物电活动,可通过侵入和非侵入的方法记录。目前,深度学习方法研究和分析的大多是非侵入式的 EEG 信号,即通过在头皮上放置电极来测量大脑神经元活动产生的微弱电流,因此脑电信号通常是多通道的时序信号(图 5-3)。不同通道反映大脑皮层不

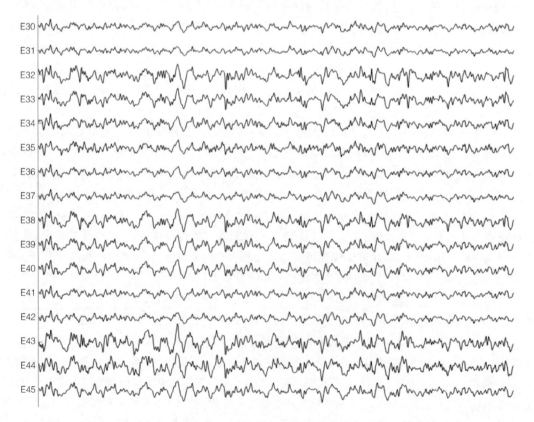

图 5-3　多通道的脑电信号

同区域的电活动状态。根据频率可将脑电信号分为五种,包括δ波、θ波、α波、β波和γ波。不同频率的波形与不同的脑电活动状态相关,如放松、觉醒、睡眠等。脑电信号在临床医学中广泛应用于诊断和监测脑部疾病,如癫痫、脑损伤、睡眠障碍等。此外,脑电信号也在神经科学研究中被科学家用于探索认知、记忆、情绪等大脑功能,在脑-机接口技术中用于控制外部设备,如假肢、轮椅等[4]。

第二节　生理状态监护与辅助诊断

生物电信号可以反映对应组织器官的实时生理状态,也就是说记录并分析生物电信号可以实现生理状态的实时监护,这一点已经被广泛应用在医院中,一些日常可穿戴设备也可以提供一些线索。本节将以心脏状态监护、帕金森的检测和评估,以及麻醉状态检测和评估重点介绍 AI 方法在生物电信号检测中的应用。

一、心脏状态监护

(一) 背景

近几年,AI,尤其是卷积神经网络(convolutional neural network,CNN),成为分析医学图像、电生理信号的一种方便、强大的工具。在人为干预(设置合适的初始超参数)下,以深度学习为代表的 AI 能提取更多、更有价值的复杂输入特征,尤其是人为提取无法获得的更复杂的特征。此外,随着深度学习的不断发展,更多的模型构建方式,以及更多的输入数据增强、组织方式能够为一维信号的监测与诊断提供更多的可能性,使心电信号分析任务达到更高的水准[5]。

心电信号是一种重要的生理信号,不同时刻的信号之间依然存在着某种强烈的关联,这使得对其的研究不仅要关注信号本身,还要考虑前后信号之间的关联。心脏内外科医生诊断大多数临床疾病的时候,都既考虑了细微之处的信号特征也考虑了宏观层面的特征,然后才能确诊。我们将 AI 分析 ECG 数据的过程,即心电筛查或者心电自动化检测,大致分为以下两个层面进行:心拍层面(beat level)、心电片段层面(episode level)。

通常来说,作为心电信号的基本组成部分,心拍可以提供最精细的信息。因此,如何利用 AI 算法准确地识别心拍信号的类型,是心脏状态监测研究的关键。为了更准确地识别心拍分类任务,研究者们提供了很多方法,可被分为两大类:传统的机器学习方法,以及目前的深度学习算法。传统方法主要是设计或学习每个心拍信号的鲁棒性特征,这些特征可以分别在时域、频域和时频域提取,其主要缺点为难以人为提取最优特征。此外,利用基于 CNN 和循环神经网络(recurrent neural network,RNN)的深度学习模型进行心电信号的心拍分类近年也被广泛研究和探索。一部分研究者借鉴图像处理领域的 2D CNN 结构,先利用一些方法(如时频分析)将一维的心拍信号转换成二维图像形式,再将其输入 2D CNN 中进行特征提取和分类[6-8];另一部分则直接将 2D CNN 中 2D 卷积改为 1D 卷积,端到端地对原始心拍信号进行处理[9-12]。不同于 CNN 主要提取心拍变化的形态学特征,另一类方法基于心拍信号的时序依赖性,利用基于 RNN 的方法(如长短期记忆网络和门控循环单元),来捕获潜在的时间信息。也有大量的研究将 CNN 和 RNN 相结合,取得了目前心拍分类领域最好的识别效果[13,14]。

然而,从理论上分析,基于 CNN 和 RNN 的模型并不一定完全适合应用于心电信号分类任务中。CNN 在计算机视觉和医学图像分析领域具有强大的特征提取能力,但是心电信号识别领域与图像识别领域固有的数据归纳偏置是完全不一样的。CNN中卷积的局部性、平移不变性和多尺度特性可以很好地辅助提取图像识别需要的鲁棒性特征（图像本身的纹理和形状等低阶特征），但是对于心电信号来说，需要识别的是其复杂的时间变异性和心拍波形多样性。另一方面，CNN中卷积操作所具备的平移不变特性在图像识别领域可以使模型对处于图像不同位置的目标对象具有识别鲁棒性，但是这一特性却并不一定有利于异常心电信号的识别（如与正常情况相比，某个波形提前或延迟出现）。至于基于RNN的模型，虽然其能在一定程度上提取心电信号的时序信息，但是传统的RNN架构在处理长序列时容易出现长期依赖，即难以捕捉远距离的上下文信息，可能导致错过关键的特征和模式，特别是对于识别心律失常的任务而言。同时，RNN模型通常需要大量的训练数据来达到良好的性能，尤其是在复杂的任务上，如果数据量不足，模型的泛化能力可能受到限制。另外，心电信号的长度可能因患者而异，且在每次记录中也可能有所不同，而RNN模型通常需要固定长度的输入序列，因此需要进行数据预处理或填充以使所有输入具有相同的长度，这可能会引入信息损失或增加计算复杂度。综上所述，基于心电信号数据固有的归纳偏置设计更强大的特征提取模型是十分必要的，利用注意力机制、Transformer模型等方法是一个值得探索的方向[15,16]。

除了需要设计更强大的特征提取能力的模型，心电信号分析领域还存在很严重的数据偏移问题。心电信号的数据偏移体现在两个方面，一是分类类别数严重不均衡，具体体现为训练数据中正常类别数远多于异常类别数，因为正常人远多于心脏疾病患者，而心脏疾病患者大部分时候心拍也都是正常的，只是间歇性异常。这两点都导致我们所收集到的数据中，正常心拍数据远多于异常心拍数据，这种数据分布非常影响深度学习模型的性能。再者，心电信号在不同个体之间存在极大的差异性，不同个体正常心拍之间的差异甚至可能比同一个体正常心拍和异常心拍之间的差异还要大，这一点也严重地影响了深度学习模型的性能。数据类别不均衡可以描述为 $P(y)$ 的差异，而个体间的差异可以描述为 $P(x|y)$ 的差异。如何采用合理的策略缓解这两方面数据偏移的问题也值得探究。下文将重点以案例的形式介绍利用深度学习方法进行心拍信号识别的全流程，以及设计适合心电数据的特征提取模型和解决数据偏移问题的研究。

（二）数据预处理

通常先将心电信号转化为一维信号，进而将其转化为一维归一化后的向量，其数据结构通常可以表示为（通道数/导联数，时间）。这种方式在诸多研究中被广泛地使用。对于较为复杂的心脏疾病，不同导联的信号可提供诊断的不同视角信息。

对于心拍分类任务来说，无论是在线测试还是离线训练阶段，我们都需要先从长片段的心电信号中分割出一个个心拍信号，而心拍信号分割的关键在于ECG中峰值（R点）的确定。对于许多公开数据集（如MIT-BIH心律不齐数据集[17]），会有R点的标注信息。而当不存在R点标注信息或在线测试场景中，也有大量现成的R点检测算法可以用来准确地从心电信号中实时检测出R点。以MIT-BIH心律不齐数据集中的100号个体为例，图5-4展示了获取R点后心拍分割的流程。

扫码见彩图

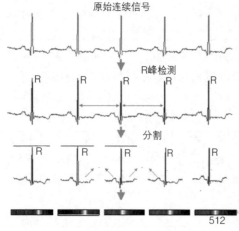

原始连续信号

R峰检测

分割

512

图5-4　心拍分割流程

图 5-4 所示方法基于 pre-RR 间隔(当前心拍的 R 点和前一个心拍的 R 点之间的距离)和 post-RR 间隔(当前心拍的 R 点和后一个心拍的 R 点之间的距离)来产生一维的心拍信号。由于每个心拍信号的 pre-RR 间隔和 post-RR 间隔不同,得到的心拍的采样点数也不一样,为了满足深度学习对于输入数据的一致性要求,我们通常设定一个统一的心拍长度(如 512),将每个心拍的 R 点置于 256 处,前后超过设定长度的部分被截断丢弃,不足部分则填充 0,另一种更直接的做法是直接使用重采样方法将长度不一致的心拍信号统一成 512。另外,也有一部分工作不采用基于 RR 间隔的方式动态分割心拍,而是在获取 R 点位置后直接通过预设定的参数取 R 点前若干固定数量的采样点和 R 点后若干数量的采样点构成固定长度的心拍信号。

在分割出固定长度的心拍信号后,可以选择性地对信号进行滤波,因为心电信号的采集过程会受到环境噪声、肌电及脑电等其他电信号的干扰,但是我们也通过相关实验证明,对于基于深度学习方法识别心电信号来说,滤波并不是必要操作,基本不会影响模型的性能。一是因为心电信号的幅值强度足够大,并不像肌电或脑电信号那么微弱;二是深度学习模型本身就具备对简单噪声的鲁棒性。然而,真正重要的是,我们需要对心电信号进行归一化操作,如 Z 分数归一化和标准化,目的是使心电信号归一化到基本相同的数值区间,避免数据偏移造成深度学习模型性能下降。

(三) 特征提取

我们提出 MTDL-Net 模型[18],其输入是分割好的心拍信号,输出的是神经网络所预测的该心拍所属的类别。MTDL-Net 模型只以 Transformer 网络为骨架构建,而不引入任何 CNN 和 RNN 的架构。该模型使用两种机制/模块分别用于增强模型对心拍形态学特征和时序特征的提取能力。这对于心拍分类任务来说至关重要。MTDL-Net 的全局框架如图 5-5 所示,Transformer 结构为编码器。此外,通过掩码注意力嵌入(masked attention embedding,MAE)模块,利用心拍的固有结构先验信息增强形态学特征的提取;通过时间特征增强机制(temporal feature enhanced mechanism,TFEM)模块,使用一个简单的自监督任务来增强 Transformer 网络的时序信息建模能力。整个模型框架是端到端的。在 MIT-BIH 数据集①上进行的个体特异

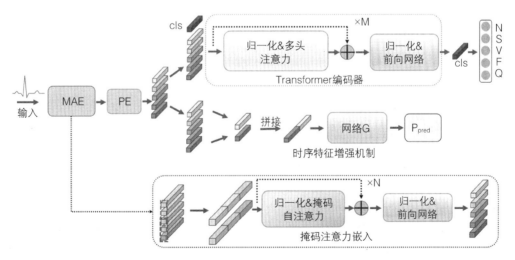

扫码见彩图

图 5-5　MTDL-Net 整体框架

---

① MIT-BIH 心律不齐数据集包含了来自 47 名不同患者的 48 个记录,每个记录持续 30 分钟,采样频率为 360 Hz,总共包括 109 446 个心拍样本,并将其划分为 N、S、V、F、Q 这 5 个超类。——编者注(如无特别说明,本书注释均为编者注)

性(patient-specific)实验充分证明了该模型提取心拍信号的决策性特征的优越性。

MAE模块主要包括两个步骤：局部信息聚合、区域信息交互。局部信息聚合是指利用滑动窗口聚合相邻采样点的信息构成令牌序列，因为对于心电信号来说，单个的采样点并不具备任何语义信息。聚合相邻采样点一方面可以缩减序列长度减少计算量，另一方面可以增强模型对局部信息的关注程度。区域信息交互是根据心拍信号的结构信息，将其划分为三个不同的段，P波段，QRS波群和T波段，然后局部信息聚合得到的令牌序列在各自所在的区域进行信息交互(利用自注意力机制实现)。不在同一个区域的令牌序列则不会进行信息交互，具体来说，为了保证不同区域的信息不会相互干扰，在自注意机制中引入了如下的令牌序列矩阵：

$$M(i,j)=\begin{cases}1, & 0<=i,j<=L_1\\ & L_1<=i,j<=L_2\\ & L_2<=i,j<=L_s\\ 0, & 其他\end{cases}\tag{5.1}$$

消融实验证明了MAE对于提升模型准确度的有效性，同时可以加速收敛。

原始的Transformer结构本质上不具备位置信息的提取能力，即无法建模时间序列令牌之间的时序性特征，因此一般会在Tansformer中引入位置编码操作使得模型能够提取到时序信息，原始的Transformer工作中使用的是绝对的正余弦位置编码，目前也有大量的研究工作探究多种得到位置编码的方式对Transformer性能的影响，如可学习位置编码、相对位置编码、旋转位置编码等，希望在不同的任务上实现较好的性能。而MTDL-Net在位置编码之外，进一步引入了一个简单的自监督任务：随机选取两个令牌向量(i和j)，预测它们之间的相对位置关系，i和j的实际位置关系归一化真值后可以表示为：

$$P_{ij}=\frac{(i-j)+(l-1)}{2\times(l-1)},P_{ij}\in[0,1]\tag{5.2}$$

通过将选取的两个向量拼接在一起作为输入，再通过一个简单的神经网络G来预测两者的相对位置关系使其和上述的归一化真值尽可能接近：

$$\begin{cases}P_{pred}=\mathrm{sigmoid}(G(\mathrm{Concant}(x_i,x_j))),P_{pred}\in[0,1]\\ L_{tfel}=\mathbb{E}_{(x_i,x_j)\sim T_y}[\parallel(P_{ij})-(P_{pred})\parallel]\end{cases}\tag{5.3}$$

实验结果证明，这样的自监督任务的引入，一方面增强了模型对令牌间位置关系的敏感性，在位置编码的基础上进一步增加了Transformer模型的时序感知能力；一方面也能加速模型收敛。

（四）应对数据偏移

搜集到的心电数据的心拍之间的类别不均衡问题，在大量研究工作中被忽视，但也有部分研究注意到了这一点，在数据预处理阶段使用均衡采样策略，如欠采样多数类别、过采样少数类别，使得同一批次输入神经网络的心拍样本相对均衡。或者在数据预处理阶段对少数类别样本进行简单的数据扩增，如使用SMOTE算法生成更多的少数类别数据使得训练样本相对均衡。然而，这种在预处理阶段人为采样或数据扩增的方式存在明显的缺陷，前者会影响训练数据的多样性从而导致模型过拟合，而后者很难保证合成的新数据的质量足够好。

Sellami等[19]根据每一批次每个类别的出现情况，提出了一个新的动态计算损失权重的公式，用来减少心拍类别分布不均衡的问题。具体来说，在通常使用的交叉熵分类损失函数的基础

上,使每一类别项都乘以一个权重项:

$$
\begin{cases}
cw_{i,\,\text{class}_k} = 1 - \dfrac{\displaystyle\sum_{j=1}^{M} I_{y_{i,\,j}=\text{class }s_k}}{M} + \varepsilon \\[4mm]
L_i = -\displaystyle\sum_{j=1}^{M} cw_i \cdot y_{i,\,j}\log\hat{y}_{i,\,j} + \lambda\,\|W\|_2^2
\end{cases}
\tag{5.4}
$$

其中 M 是一个小批量(batch)内的样本数量,$\lambda\,\|W\|_2^2$ 是正则化项。具体来说,每一类的权重与其在当前小批量内所占比例成反比,从而动态调节每一类的影响而不添加任何额外的数据,取得了较好的效果。

而对于另一种数据偏移——个体间差异——许多研究者很早就注意到并提出了两种评价模型的数据划分方式:患者特异性和独立于患者。前者会提供测试个体的一部分数据参与训练。而后者中,训练个体和测试个体完全不同,因此在训练集上训练的模型性能会在测试集上急剧下降。近年来,也有很多工作专注于提升独立于患者的深度学习模型识别心电信号的表现,但是大部分工作都仅提出一个全局的模型架构,并未解释清楚到底是其中哪一部分对提升独立于患者结果起到了关键性作用。

Wang 等[20]详细阐述了个体间差异并可视化了数据分布(图 5 - 6),不同的颜色代表不同域的数据(可以理解为独立于患者设定下的训练集和测试集),不同形状代表不同的类别。可以看

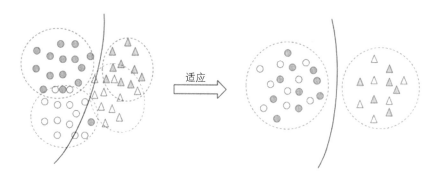

适应

图 5 - 6 数据偏移和领域适应模式

出,在不采取任何策略调整数据分布时,原始的心拍信号在训练集和测试集上存在极大的差异,造成在训练集上得到的决策边界在测试集上失效。Wang 等提出了一种无监督域自适应方法——DAEAC 来对齐训练集和测试集上的分布差异。DAEAC 采用两阶段的训练策略:在预训练阶段,使用有标注信息的训练集数据训练模型;在适应阶段,首先利用预训练的模型预测出测试集上的样本类别,选取预测置信度较高的样本的预测类别当作其伪标签,然后利用对齐损失函数对齐训练集和测试集上相同类别样本的类中心(图 5 - 6B)。其中,对齐损失函数可以描述为:

$$
L_{\text{align}} = \sum_{i=1}^{K} D\big(\mathbb{E}[F(X_i^s)],\ \mathbb{E}[F(X_i^t)]\big)
\tag{5.5}
$$

X_i^s 和 X_i^t 分别是源域和目标域的样本。在利用对齐减少域偏移的同时,应尽可能保留目标域的结构信息和区分度。为了达到这个目的,DAEAC 利用了一个额外的正则化聚类损失:

$$L_{main} = L_{sep} + L_{comp}$$

$$= \sum_{j \neq i}^{K} \sum_{i=1}^{K} \max(0, \mathscr{T}_m - D(\mathbb{E}[F(X_i)], \mathbb{E}[F(X_j)])) + \sum_{k=1}^{K} \sum_{j=1}^{n_k} D(X_{k,j}, \mathbb{E}[X_k]) \quad (5.6)$$

同时增加类间距和减少类内样本间距。

二、帕金森病震颤检测、评估与抑制

(一) 背景

帕金森病（Parkinson disease，PD）是一种常见的神经系统退行性功能障碍，造成该病的主要原因是中脑黑质多巴胺能神经元的丧失，表现为震颤、运动迟缓、肌强直、面部冻结等。PD影响了全球数百万患者的生活质量，使他们无法正常进行日常活动。

震颤是PD最典型的运动症状之一，通常表现为四肢、颈部或头部的节律性抖动。根据震颤的发作特征，可将其分为静息性震颤、姿势性震颤、运动性震颤。静息性震颤是当患者静止或具有相当狭窄的运动范围时发生的震颤，一般频率为4～6 Hz；姿势性震颤是最常见的类型，指患者需要抵抗重力影响维持某种特定姿势（如手臂伸直）时发生的震颤，比静息性震颤快，频率为8～12 Hz；运动性震颤是患者有意识地运动（如写字、抓握物体等）时发生的震颤，随动作持续而增强。根据震颤的发作原因，又可将其分为PD震颤、生理性震颤和原发性震颤等，其中PD震颤和原发性震颤是最常见的震颤类型，20%～30%的病例会因混淆两者造成误诊，PD震颤通常表现为拮抗肌对的交替性爆发，而原发性震颤通常表现为同步爆发。

目前，临床上对于震颤的诊断和量化主要依赖于其表现，并借助运动障碍量表，如TETRAS、UPDRS、MDS－UPDRS等将震颤分为 5 个等级（0～4），分别对应正常（normal）、轻微（slight）、不严重（mild）、中等（moderate）及严重（severe）。其中，TETRAS量表要求患者手绘直线和螺旋线，由专业医师观察并打分（图 5－7）。

虽然这些量表提供了定量的评分指南，并在受过培训的评分者之间进行了内部可靠性测试，但评估结果仍然依赖于患者的自我报告和医生评价，存在一定的主观性。此外，这些量表只包括五个级别，可能限制了监测

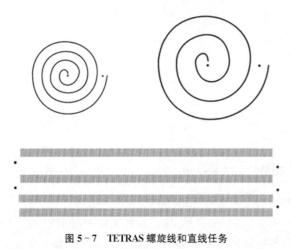

图 5－7　TETRAS 螺旋线和直线任务

运动症状随时间或对治疗反应的细微变化的能力。与之相对，传感信号如表面肌电信号（sEMG）和惯性测量单元（IMU）提供了一种客观的依据，可以用于对 PD 震颤进行检测与评估。这些传感信号可以呈现运动特征的实时数据且是客观的，克服了量表的分辨率及主观性限制，提供更准确的诊断结果。图 5－8 展示了健康人和 PD 患者腕部的 IMU 数据。

通常采用药物和手术治疗 PD 震颤。药物可以使症状性震颤缓解数小时，但存在药物副作用且只有约 50% 的患者受益。手术治疗包括深部脑刺激（deep brain stimulation，DBS）和磁共振成像引导下的聚焦超声（MRI gFUS）丘脑切开手术，但手术治疗伴随更大的侵入风险和更昂贵的

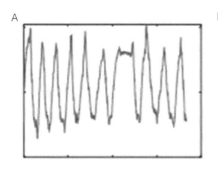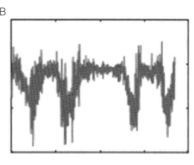

图 5-8　健康和 PD 患者的腕部 IMU 数据对比。A. 健康人;B. PD 患者

费用。最近的神经生理学研究表明,外周神经电刺激能够有效抑制震颤,对于药物治疗无效以及不符合手术干预条件的患者,可以作为一种更安全、副作用更小的治疗手段。下面将介绍 PD 震颤的检测、评估和抑制的研究现状,以便更好地理解和管理 PD 震颤。

(二)帕金森病震颤检测与评估

PD 震颤的症状多样,不仅在不同患者之间存在差异,在同一患者中也可能发生变化。由于这种多样性和波动性,对 PD 震颤的检测往往具有挑战性。

1. 检测

PD 震颤通常发生在手部或腕部,患者静息性震颤发作时常表现为拇指和食指呈"搓丸状",传感技术的快速发展为应对这一挑战提供了新的可能性。传感器可以捕捉患者的生物电信号、运动特征和行为模式,从而提供更多客观的数据,有助于区分不同类型的震颤,帮助医生进行更准确的诊断。用于 PD 震颤监测的传感器信号主要包括 sEMG 和 IMU,我们将着重探讨这两种信号的应用,并分为基于 sEMG 的检测算法、基于 IMU 的检测算法分别进行介绍。

(1)基于表面肌电信号的检测算法:在震颤发作时,激动肌和拮抗肌通常表现为同步或不同步的激活模式,有独特的震颤频率、幅度等特征。大量研究表明,肌电信号在区分 PD 震颤中发挥了关键作用。一些最新的研究成果进一步强调了 sEMG 在区分 PD 震颤与原发性震颤的重要性。例如,Farhani 等[21]采用双向长短时记忆(BiLSTM)算法,成功地区分了帕金森患者的震颤和正常运动,实现了 88% 的震颤检测率。此外,Sushkova 等[22]探索了 PD 震颤和原发性震颤信号的相位差异,他们发现拮抗肌的肌电信号在两种震颤类型中具有一些方向相反的规律,这一发现为以高精度区分 PD 和 ET 提供了新的诊断方法。

(2)基于惯性测量单元的检测算法:相比于肌电传感器,惯性传感器具有小巧、轻便、易于穿戴的特点,因此已经成为 PD 震颤检测的主要工具,相关的研究涵盖了多个方面。首先,一些研究聚焦于使用机器学习算法区分 PD 患者与健康个体,常见的机器学习算法,如支持向量机(support vector machine,SVM)、K 近邻(K-nearest neighbor,KNN)等,能实现高达 90% 以上的识别准确率。这些研究已经应用于智能手机和智能手表,以实现便捷的检测。例如,Kostiks 等[23]依据智能手机的加速度和陀螺仪数据,结合机器学习技术,成功地分类了 82% 的 PD 患者和 90% 的健康个体。其次,大量研究致力于区分 PD 震颤和原发性震颤。Locatelli 等[24]开发了一种整合 IMU 的可穿戴设备,提取了 IMU 信号功率相关特征,能够有效区分 PD 与 ET。Woods 等通过收集智能手机上的加速度数据,使用支持向量机进行分类,在区分 PD 与 ET 上准确率高达 96％。此外,一些研究关注到震颤和运动迟缓的区分。例如,Channa 等[25] 开发了一款 A‐WAER 手环,其中整合了惯性传感器,他们用 K 近邻算法对手环采集到的数据进行分类,对运动迟缓和 PD 震颤的分类准确率达到 91.7％。

2. 评估

传感技术不仅限于震颤的检测,还可以用于震颤的评估,传感器测量数据可以与 UPDRS 量表相关联,这对于 PD 震颤的管理具有重要意义。例如,Kim[26] 提出一种基于 CNN 的震颤评估系统,旨在通过惯性传感器数据评估震颤严重程度。在这项研究中,以神经科医生 UPDRS 量表评估的结果作为金标准,取得了 85％的分类准确率。同时,传感器测量数据分辨率更高,可提供震颤信号的功率、幅度、频率①等特征,从而还可以更精准地评估震颤抑制效果。

总体而言,尽管传统的临床评估方法,如 UDPRS 量表等,仍然是 PD 震颤诊断和评估的基石,但现代传感技术的兴起为我们提供了更全面、客观和实时的数据,它们结合机器学习算法可以更准确地诊断和评估 PD 患者的震颤。目前,PD 检测和评估的算法已较为成熟,可基于智能手表、手机的 IMU 数据实现较高精度的检测,然而该领域仍然存在着一些挑战。首先,大部分PD 检测算法仅针对单一症状进行二元诊断,缺乏统一的检测算法,这主要是因为缺乏 PD 震颤的基准数据集。其次,PD 震颤症状高度异质化,结合多模态传感信号的研究较少。此外,在 PD 量化上,缺乏统一的标准。总之,PD 震颤检测与评估领域正处于快速发展的阶段,尽管仍面临挑战,但前景令人鼓舞。通过不断的研究和技术创新,我们有望提高 PD 患者的生活质量,并为早期干预和更有效的治疗提供更好的工具和方法。

(三) 帕金森病震颤抑制

虽然 PD 震颤的确切病因尚不明确,但研究表明其可能与大脑中负责运动控制的区域有关。有研究[27] 提出,通过外周神经激活的传入纤维可能到达大脑中的震颤源,并影响震颤活动。外周神经电刺激(peripheral electrical stimulation, PES)是一种物理疗法,通过电刺激外周神经来影响神经系统的活动,在这个过程中,传感信号通常被用作校准信号或反馈信号,发挥着刺激调节或反馈控制的作用。

应用于震颤抑制的 PES 可分为两种:传出通路刺激和传入通路刺激。传出通路刺激又称为功能性电刺激(functional electrical stimulation, FES),最早于 1992 年[28] 被提出用于病理性震颤抑制。该方法采用强度高于运动阈值的电流刺激震颤和(或)相拮抗的肌肉,常用的刺激位点包括桡侧腕屈肌(flexor carpi radialis, FCR)、桡侧腕伸肌(extensor carpi radialis, ECR)、尺侧腕屈肌(flexor carpi ulnaris, FCU)和尺侧腕伸肌(extensor carpi ulnaris, ECU),旨在减轻腕部或肘部的震颤。通过诱导肌肉收缩,以有效减少震颤引起的运动。传入通路刺激又称为感觉性电刺激(sensory electrical stimulation, SES),采用强度低于运动阈值的电流刺激传入神经,不会引起肌肉收缩。该方法最早于 2015[29] 年被提出,常用的刺激位点包括正中神经和桡神经。目前关于SES 的潜在神经机制尚不明晰。

在 PES 中,通常存在三种刺激模式:开环、闭环和校准模式。在开环模式下,刺激不受任何震颤数据调控;而闭环模式下,刺激的频率、幅度和相位等受实时的震颤数据调控。最新的 Cala 手环[27] 中采用了校准模式,在刺激前先测量震颤特征,然后在刺激过程中根据这些特征固定刺激参数。

---

① 震颤信号的频率定义为其幅度最大时对应的频率。

1. 校准模式

在校准模式下,传感信号作为一种校准信号,在震颤特征测量中发挥着关键作用。主要的传感信号包括腕部或手部的 IMU 信号,以及震颤肌肉的肌电信号。这些信号提供了关于震颤的丰富信息,有助于准确测量和分析震颤特征。首先,IMU 信号能够捕捉到手部或腕部的运动信息,包括方向、速度和加速度等,这些数据对于确定震颤的频率和幅度至关重要。通过分析 IMU 信号,可以精确地计算出震颤的周期和频率,从而量化震颤的运动特征。其次,震颤肌电信号提供了有关震颤肌肉活动的重要信息。这些信号反映了肌肉的电活动,可以用于评估震颤的强度和持续时间。通过分析肌电信号的幅度和频率,可以了解震颤在肌肉水平上的表现,进一步完善对震颤特征的测量和分析。具体来说,让佩戴 Cala 手环[27]的患者执行 20 秒的校准动作,其间计算其中 12 秒内手环测得的 IMU 信号的震颤功率。系统会将 4~12 Hz 频段内震颤功率最大处的频率作为震颤频率。接着,在以震颤频率为中心的 1.2 Hz(震颤频率±1.2 Hz)频段窗口内进行功率谱密度(power spectral density,PSD)的积分,以此得到震颤幅度。震颤功率表示为震颤幅度和震颤频率的乘积。Cala 手环会将震颤频率作为电刺激的频率。在校准环节,IMU 信号和肌电信号在计算震颤特征方面并无本质区别,但二者各有优缺点。IMU 信号的测量更加方便,具有更好的可穿戴性,但它所测量的是关节的位移而非实际的肌肉震颤频率;而肌电信号虽然更加准确,但容易受外部干扰,且相较于 IMU 信号,其佩戴和使用也更为复杂。

2. 闭环模式

很多研究[30,31]发现,不同的电刺激参数抑制震颤的效果不同,由此引发了闭环控制的需求。闭环系统能够根据个体特征和治疗过程中的变化动态调整电刺激参数,以实现更加精准的治疗效果。传感信号作为闭环反馈信号发挥着关键作用,其被传送至闭环系统,用于实时调整电刺激参数。一方面,传感信号的及时反馈被证实能够提高治疗的有效性;另一方面,这些反馈信号还可以用于监测治疗过程中的副作用或不良反应,以便于医生及时调整治疗方案,保障患者的安全和舒适。

Zhang 等[32]首次提出在 FES 中引入 sEMG 作为反馈。他们通过刺激肱二头肌和肱三头肌来抑制震颤,由于 FES 会引起肌肉收缩,干扰肌肉的自主运动,而使用 sEMG 作为反馈信号时可将这一影响降至最低。但是,这种方法存在两个关键问题:① 当肌电信号作为反馈信号时,同时进行电刺激会引入伪影,影响肌电信号的采集;② 在刺激干预时,患者可能会进行自主运动,如何将震颤信号和自主运动信号进行解耦是抑制震颤的关键问题。他们通过两级滤波解决了这两个问题。第一级滤波器去除了被 FES 污染的原始 EMG 信号中的伪影,第二级滤波器将高频震颤 EMG 与低频自主运动信号分开。

在电刺激闭环模式下,除了反馈信号来源,刺激参数的调控也是一个被广泛研究的问题。相位是一种常见的控制参数,部分研究[29,33]指出异相刺激(out-of-phase)是一种有效的刺激方式,异相刺激指的是对拮抗肌对的刺激相位相反,从而产生相反的力来减轻震颤。在震颤过程中,一对拮抗肌肉活动之间的相位差变化很大且迅速,这意味着连续异相控制需要精确估计震颤拮抗肌肉对的相位差。Gonthicha 等[33]提出通过实时锁相估计对震颤进行异相抑制。该锁相系统的反馈信号来源于屈肌和伸肌的高密度表面肌电。为了应对刺激伪影的影响,研究人员通过阈值去除这些干扰信号,其中阈值定义为刺激前 2 秒记录中伪影的平均峰值的 95%。震颤相位由锁相环系统跟踪,在相位差达到 63°时,电刺激被激活。

Dosen 等[29]通过记录腕部屈肌和伸肌的肌电图,同样实现了对震颤的异相抑制。为了避免刺激伪影带来的干扰,他们采用了记录和刺激窗口顺序交替的策略。在记录窗口内,他们对肌电数据进行处理以确定是否存在震颤并预测震颤爆发中心,为了估计震颤参数,他们采用了基于迭代希尔伯特变换的震颤解调方法,以分离自主运动、检测震颤爆发中心,并根据当前记录窗口内的震颤平均脉冲间隔预测震颤爆发中心;而在刺激窗口内,则依据预测的震颤爆发中心进行刺激传递。

目前提出的闭环系统往往只考虑到相位的控制,并且受到震颤预测精度的限制,几十毫秒的震颤相位预测误差可能会导致刺激的不同步,甚至引发同相刺激。此外,这些闭环系统并没有考虑震颤幅度的预测,无法实时对震颤幅度进行调制。PASCUAL 等[34]提出了使用 LSTM 对震颤信号进行预测,能够预测完整的震颤波形,包括震颤相位和振幅,相比于传统预测方法,相位延迟较低。

不同的刺激模式下闭环控制的实现难易程度不同。因 FES 的刺激强度较大,能够引起肌肉收缩,抑制震颤的生理机制清晰,能够通过肌电等反馈信号实现闭环控制,但容易引起患者肌肉疲劳和不适,目前研究者更关注 SES 对震颤的抑制。有研究显示,短时间的 SES 刺激能够实现对震颤的急性抑制,这意味着闭环控制在外周神经电刺激中具有巨大的潜力,然而,目前并没有较为成熟的闭环系统用于 SES 震颤管理。在这一领域的研究和发展中,需要解决多个挑战:第一,目前 SES 抑制震颤的生理机制尚不明晰,仅提出了假设来解释震颤减少的结果,机制的明确对于闭环控制系统的设计至关重要;第二,刺激参数的影响存在不一致的结果,且在受试者之间高度变异,这意味着针对不同个体的刺激参数需要进行个性化的调整,解决这一问题的关键在于深入研究刺激参数与治疗效果之间的关系,开发智能化的闭环系统,能够实时调整刺激参数以适应患者的需求和变化;第三,闭环反馈信号的质量,对震颤肌肉的精确控制需要识别单个肌肉而不是肢体运动的震颤相位,这意味着 IMU 并不是一种好的反馈方式,而肌电信号存在伪影和自主运动分量的问题,目前并没有一种成熟的伪影去除方法,潜在的解决策略是利用深度学习技术分解出肌电信号中的伪影和自主运动分量;第四,反馈环路存在生理上的延时,这意味着闭环系统需要精确预测未来的震颤信号以便及时调整刺激参数。深度学习在时间序列预测和模式识别方面表现出色,可以通过对大量的震颤数据进行训练,构建准确的预测模型。

三、麻醉状态监测和评估

麻醉是一种使患者在手术或其他可产生疼痛的操作中不感到痛苦和不适的医学技术,根据其作用范围,可以分为全身麻醉和局部麻醉。麻醉需要由专业的麻醉团队进行评估、规划和管理,以确保患者的安全和舒适。麻醉过程中,麻醉师会使用各种仪器和药物,来监测和调整患者的生命体征和麻醉状态。麻醉过程可以分为诱导、维持和苏醒三个阶段,每个阶段都有不同的注意事项和风险[35]。诱导是指让患者进入全身或局部无痛状态的过程。在诱导过程中,患者可能会感到眩晕、恶心、喉咙不适等不良反应,但这些反应通常都是暂时性的,并不会对患者造成严重的危害。在诱导完成后,就进入了维持阶段。维持阶段是指在手术或治疗过程中使患者处于稳定和舒适的状态的阶段。在维持阶段中,麻醉师会根据患者的生命体征和 EEG 等,不断地调整麻醉药物的剂量和种类,以保持患者在手术或治疗过程中的稳定和舒适。麻醉师会密切关注患者的心率、血压、呼吸、氧合和麻醉深度等,以及手术或治疗的进展情况,以及时发现并处理任何可能出现的并发症或危险情况。在维持阶段结束时,麻醉师会逐渐减少麻醉药物的使用,让患者开始恢复意识和感觉,这个过程被称为苏醒。在苏醒阶段,患者会被送入恢复室进行观察和监测,直到麻醉效果完全消失且患者恢复清醒、状况稳定。在麻醉过程中,EEG 可以帮助麻醉师更好地了解和控制患者的情况。EEG 可以反映患者的意识状态、对麻醉药物的反应及神经系统功能,可以用于评估患者的麻醉深度和神经传导,以帮助麻醉师进行麻醉深度管理和患者安全的评估。此外,血压也是麻醉过程中的一个重要指标,可以此评估患者的血液循环状况,保证患者在手术或治疗过程中的循环稳定和器官灌注。麻醉师需要及时发现和处理高血压或低血压的情况,并采取相应的措施,如调整麻醉药物、给予液体或药物等[36]。麻醉过程中也要监测 ECG 的变化,以确保患者在麻醉过程中的心功能稳定[37]。ECG 可以提供以下信息:① 心律;② 心率;③ 心电信号。ECG 中不同区域的改变有不同的含义,如 ST 段上抬或下降,表示患者可能存在缺血或缺氧[38]。

(一) 脑电信号用于麻醉评估

麻醉深度不足,会导致患者术中仍有意识,可能对患者造成严重的心理影响;过量麻醉可能会延长麻醉的恢复时间,甚至会对患者造成不可逆损伤。因此,医生需要评估患者的麻醉深度(depth of anaesthesia,DOA)来判断患者在手术中是否处于安全的环境。由于麻醉药物主要作用于中枢神经系统,所以使用脑电信号(如 EEG)评估患者的麻醉深度更加准确、快捷。

双频指数(bispectral index,BIS)是最早将 EEG 信号用于监测麻醉深度的指标。BIS 监护仪用于补充 Guedel 的分类系统(一种通过肌肉运动对麻醉深度进行分类的方法),以确定麻醉深度。在成人(和 1 岁以上儿童)全身麻醉过程中,将麻醉剂滴定至特定的脑电 BIS,使麻醉师能够根据患者的需要调整麻醉剂的用量,从而使患者更快地从麻醉中苏醒,同时减少麻醉期间术中恢复意识的发生率。BIS 由 Aspect Medical Systems 公司于 1994 年推出,作为一种新颖的意识水平测量方法,通过算法分析全身麻醉期间患者的脑电图,同时与其他生理监测(如肌电图)结合使用来估计麻醉深度,以尽量减少术中存在意识的可能性。由于开发该指数的公司尚未披露用于创建 BIS 指数的算法的具体细节,因此很多研究利用各种算法处理 EEG 信号以替代。

Peker 等于 2015 年提出一种名为 ReliefF+RF 方法,用于对 EEG 数据进行分类[37]。他们首先根据 BIS 指标(0~100)将 EEG 数据分为 6 类,包括:有意识麻醉状态(BIS 80~100,等级 1)、轻度麻醉状态(BIS 60~80,等级 2)、中度麻醉状态(BIS 50~60,等级 3;BIS 40~50,等级 4)、重度麻醉状态(BIS 25~40,等级 5;BIS 0~25,等级 6)。然后,通过脑电信号的特征提取、特征选择和分类三个阶段进行麻醉状态的分类。在特征提取阶段获得均值、斜率、谱熵(spectral entropy)、置换熵(permutation entropy)等 41 个特征参数后,通过顺序前向选择消除冗余属性。再利用传统分类模型,如随机森林、前馈神经网络、C4.5 决策树算法、支持向量机、朴素贝叶斯,以及径向基函数神经网络进行分类。实验发现,当同时使用 ReliefF 算法获得的属性和 RF 分类器时,可以获得比其他分类器更好的结果。Benzy 等[36]及 Jasmin[39]则不约而同地采用离散小波变换(discrete wavelet transform,DWT)对脑电信号进行处理。从小波系数向量的分布中提取关键特征,降低了 EEG 信号特征的维数,并将提取的特征作为输入,采用人工神经网络(artificial neural network,ANN)(图 5-9)进行分类。不同的是,Benzy 等采用 5 分类法(表 5-1),Jasmin 等采用 4 分类法。类似的工作还包括,Mercedeh 等[40]通过相对功率谱变化(relative power spectral change)、近似熵(approximate entropy)、去趋势波动分析(detrended fluctuation analysis)等特征提取方式对 10 秒的脑电数据进行特征值的提取,并采用了多输出最小二乘支持向量回归模型(multi-output least-squares support vector regression,MLS-SVR)对输入的特征进行拟合。

从上面的研究可以看出,早期的研究主要采用信号特征提取的方式对 EEG 信号进行特征提取,然后采用传统分类算法对特征进行分类。需要注意的是,由于 BIS 指标并没有针对麻醉状态提出一个统一规范的分类标准,所以不同的研究者对麻醉状态的分类以及区分标准也不一样。

表 5 - 1　麻醉状态区分标准

组别	组 I	组 II	组 III	组 IV	组 V
BIS	80～100	60～80	40～60	20～40	<20
麻醉状态	清醒状态	浅度麻醉	中度麻醉	深度麻醉	极深度麻醉

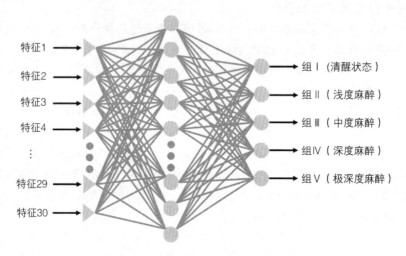

图 5 - 9　麻醉状态人工神经网络分类器

2019 年,科研人员首次将 CNN 应用于麻醉领域。在提取原始脑电图的光谱图像作为 CNN 的输入后,采用改进的短时傅里叶变换来表示时频信息。然后设计并训练 CNN 模型,在不需要人为提取特征的情况下,从脑电图频谱中预测 DOA 水平,提出了一种高效、可靠的直观映射过程。同时采用了一系列 CNN 进行训练,最高达到了 93.5% 的准确率。虽然目前只进行了 DOA 评估的定性分析,尚未能定量分析麻醉过浅、麻醉适度和麻醉过深三种麻醉水平,但是证明了深度学习在该领域的巨大潜力。通过这种方式,麻醉师可以采取一些措施防止在麻醉手术中因药物和患者个体差异可能产生的危害,给予患者更安全的手术环境[49]。

除了利用脑电数据对 BIS 指标进行分类,Sara 等[35] 利用一种新的组合深度学习结构(包括 CNN、双向长短期记忆和注意层),根据 EEG 信号直接预测出 BIS 的数据,并取得了均方根误差 5.59 ± 1.04,平均绝对误差 4.3 ± 0.87 的结果。

BIS 指标虽然在临床中应用比较广泛,但是仍然存在一些问题,如临床观察和设备监测指标之间的状态不一致,在意识和无意识之间的切换点不敏感,以及在部分患者中不准确。此外,当信号质量指数(signal quality index, SQI)较低时,这些实时监测系统在临床应用中的性能较差。为了解决这个问题,Huang 等[57] 提出 N_{DOA} 指数。具体来讲,使用小波去噪方法的阈值对原始脑电信号数据进行预处理,在提取并筛选过特征后,将五个特征作为高斯过程回归模型的输入,以分类不同的麻醉状态。通过比较与 BIS 指数的相关性和一致性,以及麻醉师的记录,发现在信号质量较差期间,N_{DOA} 指数与麻醉师的观察结果具有更高的相关性。Iman 等[58]提出了一个鲁棒的智能模型,从单通道 EEG 信号预测 DOA,其采用了一种基于滑动窗口的分割技术,同时采用分层色散熵(hierarchical dispersion entropy)从每个 EEG 片段中提取一组特征。然后,利用社区图检测方法(community graph detection approach)研究提取出的特征,选择最相关的特征来跟踪 DOA。结果发现在信号质量较差的情况下,当患者的状态从深度麻醉转向中度麻醉时,该模型的反应早于 BIS 指数。另外,Ravichandra 等[41]也关注到了 SQI 的问题,并采用经验模式分解(empirical mode decomposition)和集成经验模式分解(ensemble empirical mode decomposition)对 EEG 信号进行处理,并使用 CNN 分类,获得了更稳定的分类效果。

在临床中,除了 BIS 指标,还存在多种方法可对麻醉状态进行分类,如里士满躁动镇静量表(Richmond Agitation-Sedation Scale, RASS)、Ramsay 镇静评分(Ramsay Sedation Scale, RSS)、专家评判、熵指数等[38, 41-49],大量的研究也在通过 EEG 信号对不同的评价体系进行拟合。Wang 等[46]提出 Anes-MetaNet 模型,利用 CNN 提取功率谱特征,基于 LSTM 网络模型捕捉时间依赖性,由元学习框架训练而成。通过多阶段训练范式来提高性能,并对 RASS 指标进行了拟合。Konstantinos 等[45]通过 3D CNN 对 128 通道或 256 通道的脑电数据进行分类,拟合 RSS。

(二)多模态生理信号用于麻醉评估

除了 EEG 信号,其他生理信号也可以反映患者的意识水平和神经活动,如光学体积描记术、心电图、肌电图等,它们可以与 EEG 信号结合或单独使用,以提高麻醉深度监测的可靠性和灵敏性。下面将介绍使用其他生理信号分析麻醉深度的方法和创新。

光学体积描记术是一种光学检测技术,用于检测组织中微血管床血流量的变化。这种技术主要基于光吸收或散射的原理,当光穿过含有血液的组织时,血液量的变化将导致光强度发生变化,该变化可以被探测器捕捉并转化为电信号,其常包含脉搏血氧饱和仪给出的信号,携带着有关心肺系统的信息。Ahmad 等[50]利用光学体积描记图确定手术中患者的麻醉水平。他们采用时频分析法进行系统识别,得到相应的数学模型,结果与标准方法(HIS 指数)存在高度相关性(95.27%)。Khalid 等[51]则以光学体积描记图的总面积、上升时间、宽度比例等作为特征,使用 KNN 区分麻醉和清醒状态,也取得了较好的结果。Chowdhury 等[52]则通过生成 512 Hz 的 ECG 和 128 Hz 的光学体积描记图数据的热力图,作为 CNN 的输入,最终达到了 86% 的最佳精度。这项研究使用易得的信号、最小的数据重建、最小的内存和时序约束,取得了相当高的准确性,因此即使是小型医院也可以使用。

ECG、EMG 信号也同样受到关注。Shalbaf 等[53]结合 EEG 测量和血流动力学变量来监测麻醉深度。他们认为,仅依靠 EEG 可能无法全面反映患者状态,因此将 EEG 数据与心率、血压等生理参数结合,以提高对麻醉深度监测的精度。而 Zhan 等[54]则通过对 ECG 信号进行处理,并提取包含心率变异性信息(heart rate variability, HRV)的高频功率、低频功率、高低频功率比、样本熵特征作为输入,通过深度学习模型进行分类。该方法能够准确地区分不同的麻醉状态,优于传统的逻辑回归、支持向量机和决策树模型,还为基于 EEG 特征的麻醉深度评估提供了有用的参考,并有望帮助麻醉师准确评估麻醉深度。Bahador 等[55]通过联合 EEG 和 ECG 信息来跟踪不同麻醉状态之间的过渡。他们采集了单 ECG 和 10 个 EEG 通道,并采用基于垂直堆叠的二维图和基于垂直叠加原始时域序列的二维图作为 RNN 模型的输入,取得了良好的结果。Nsugbe 等[56]则结合 ECG、EMG 和 EEG 信号,对麻醉状态进行了区分。

第三节　脑机接口和人机交互

一、运动想象范式下的脑电图-脑机接口算法研究

(一) 背景

脑机接口(brain-computer interface，BCI)是一种特殊的信息交换系统，它使大脑能够直接与外部环境互动，而不依赖于外周神经系统和人体的运动系统。对于思维正常但患有神经系统疾病或严重残疾的患者，BCI 可使他们可以进行运动康复或重新获得与环境沟通的能力，提高生活质量。对于健康人群，BCI 可提供前所未有的感官体验并帮助他们提高注意力。最近，BCI 技术已变得越来越成熟，该技术在医疗、康复、娱乐、教育、军事等领域获得了更多关注和认可。现有的 BCI 系统主要基于三种范式：运动想象(motor imagery，MI)，事件相关电位(event-related potential，ERP)和稳态视觉诱发电位(steady-state visual evoked potential，SSVEP)[59]。在这三种范式中，用于 BCI 系统的 MI 获得了更多的关注，因为它允许用户在没有外部刺激的情况下在运动皮层区域的特定频带中产生振荡神经活动的抑制。MI 的神经生理模式起源于肢体运动的感觉运动皮层的脑区活动的改变[50]。此外，最近的一项研究表明，以 MI 为基础的 BCI 是瘫痪患者(如脑卒中后患者)运动康复的辅助工具[56]。然而，由于脑电信号本身的低信噪比和个体差异性，以及脑电信号受限的实验环境，传统的脑电信号识别方法不能够满足当下 BCI 大规模商业应用的需求。因此，如何更有效地利用脑电数据，建立高效的脑电信号识别模型也就成了一个重要课题。

(二) 数据

目前有大量 MI-EEG-BCI 系统可用的公开和私有数据集。对于一个 MI-EEG 数据集，EEG 信号通常包含若干受试者的数据，而每个受试者包含多个会话(session)，一个会话又会包含多次试验(trial)，一次试验就是一个完整的 MI 样本。目前常用的公开基准数据集有 BCIC Ⅳ 2a 数据集、SMR-BCI 数据集和 OpenBMI 数据集。其中，BCI Ⅳ 2a 数据集包含了 9 名健康受试者进行左手、右手、脚及舌头运动想象的数据。该数据集中的脑电数据使用了 22 通道的 Ag/AgCl 电极以 250 Hz 的采样频率进行采集，共记录了 288 个时间窗的脑电数据。SMR-BCI 数据集包含 15 个通道的来自二分类运动想象任务的数据，采集自 14 个健康受试者，采样频率为 512 Hz，共 160 个时间窗的数据。OpenBMI 数据集一共采集了 54 名受试者进行左手和右手运动想象的脑电数据。采集的脑电数据通道数为 62，采样频率为 1 000 Hz。OpenBMI 数据集是目前最大的 EEG-BCI 公开数据集，其不止包含 ERP、SSVEP 和 MI 这三种范式的 EEG 数据，也包含一些任务无关的参数，如静息状态下的脑电信号、双臂的肌电信号。运动想象数据的大致流程见图 5-10。

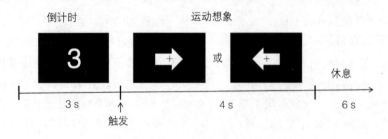

图 5-10　运动想象数据采集流程

深度学习模型中脑电信号的输入形式可以分为四类[52]：原始 EEG 信号、提取的特征、频谱图和拓扑结构，输入形式的选择在很大程度上取决于深度学习模型的结构。原始 EEG 信号是指时域中的原始脑电信号，即时间点×通道数的矩阵，由于深度学习模型能够从大量的数据中学习复杂的特性，因此不需要额外的预处理和手工提取特征，使得端到端地输入原始数据也能有很好的效果。在将提取的特征作为网络输入的范式下，MI 分类过程被分为两个步骤：① 利用传统的特征提取方法将原始的脑电信号转换成向量形式；② 将特征向量输入深度学习模型中获得分类结果。频谱图一般是指利用短时傅里叶变换（short-time fourier transform，STFT）和离散小波变换转化原始时序信号得到的二维时频图，可由 CNN 等图像处理领域广泛使用的深度学习模型进行处理。拓扑图是基于脑电电极的空间拓扑结构，利用时域或频域的脑电信号构建的二维或三维图像。

（三）挑战

1. 低信噪比

要求识别算法具有抵抗噪声的能力。脑电波是极微弱的生物电信号，其强度为微伏级。当前的脑电采集硬件，即使在环境干扰较少的实验室环境下，采集到的脑电数据也存在大量噪声。如果使用一般的机器学习算法进行识别，则模型往往因受噪声干扰而无法有效在实际环境中使用。

2. 脑电数据的采集较困难

不同于计算机视觉和自然语言处理领域中存在的大规模标注数据集，生物电信号数据集的规模通常较小，特别是脑电信号，采集过程中一般需要受试者佩戴具有多个电极的脑电帽，步骤烦琐、采集时间长，造成了可用训练数据的不足。然而，深度学习模型往往需要大量训练数据来获得优异性能，因此处理脑电数据的深度学习模型的性能十分受限，同时很容易导致过拟合。

3. 跨个体泛化困难

在不同的个体中采集到的脑电数据分布差异巨大。如果将不同个体中采集到的数据作为整体用于训练数据，则模型很难学习到准确的知识。而如果使用单个个体的数据来训练模型，虽然识别的准确度提高了，但是每名用户在使用模型前都必须单独采集数据进行训练，失去了模型在不同个体间的迁移性，难以推广使用。因此亟须在保持模型识别精度的同时，提升模型的泛化能力。另外，脑电信号的时间变异性很大，即同一个体在不同时刻的脑电信号可能差异很大，这导致已经在某个个体上训练好的 BCI 模型之后可能出现识别准确率大幅下降的情况，需要用户反复训练 BCI 系统，非常影响用户的使用体验。

（四）脑电图-运动想象识别算法

由于 EEG 数据的固有属性和 MI 任务的神经生理学先验，EEG－MI 识别算法的设计不同于其他生理电信号。对于 EEG－MI 深度学习模型，先前的大量研究工作证明了多频带信息和多个 EEG 电极之间空间信息的提取等步骤至关重要。目前来说，EEG－MI 深度识别的最经典的网络结构是 EEG－Net[53]，后续绝大多数 EEG－MI 的深度学习模型都在结构上借鉴了 EEG－Net 的结构设计思想。EEG－Net 是一个非常轻量的针对 EEG 信号设计的神经网络，仅由几个卷积层组成，分为两个模块（block）。模块 1 主要包括两个卷积层，其中第一个卷积的长度为采样频率的一半（根据采样定理，频率分辨率为 2 Hz）；有 F1 个滤波器；含 D 个大小为通道数的深度可分离（depthwise）卷积（避免频带之间互相干扰）在这 F1 个滤波空间进行通道间空间滤波。模块 2 本质上是一个可分离卷积，由一个深度可分离卷积和一个点可分离（pointwise）卷积组成，其特征提取能力相当于一个正常的卷积层。但是可分离卷积的主要优势在于节省参数量、解耦特征图内和特征图之间的关系,其对 EEG 信号特别有用,因为不同的特征图可以表示不同时间尺度的信息的数据。基于 EEG - Net 的结构,最近很多研究进一步地改进取得了更高的识别准确率。例如,EEG - TCNet[60]引入了时序卷积,增强了时序信息捕捉能力;EEG - ITNet[56]引入了多分支(Inception)结构,来提取多尺度的信息;LMDA - Net[61]引入了两种轻量级的注意力机制,增强了模型对空间和通道维度的信息提取能力。

除了上述提到的以 EEG - Net 为代表的一系列卷积神经网络,以 Transformer 为骨架的特征提取网络也被设计出来以完成 EEG - MI 任务。Xie 等[62]提出了五种基于 Transformer 的模型,分别为空间 - Transformer、时间 - Transformer、空间 - CNN + Transformer、时间 - CNN + Transformer,以及融合-CNN+Transformer,大量的对比实验充分证明了基于 Transformer 的模型能够在 EEG - MI 任务上达到略超过 EEG - Net 的表现。值得注意的是,Song 等[63]借鉴了 EEG - Net 的网络设计原理,在 Transformer 前引入时间卷积、空间卷积、平均池化操作(和 EEG - Net 的模块 1 的操作基本相同),又进一步提高了识别准确率。

(五) 小样本研究

正如上文中介绍的,虽然有大量 EEG - MI 任务相关的可获取的公开数据集,但是受限于 EEG 信号采集的难度和受试者的耐受程度,通常只能获取一个个体的几百个试验样本数据,而一个数据集通常只包括几个(至多几十个)受试者的数据,这严重阻碍了深度学习模型发挥其强大的特征提取能力。在规模这么小的数据集上,一旦网络较为复杂,很容易导致模型过拟合。小样本的数据集也会使模型学习到的信息受限。

因此,一部分研究者致力于设计轻量化的网络结构,想要在保证模型特征提取能力的同时减少参数量。轻量化的 EEG 模型既有利于在可穿戴式设备上进行在线测试,也可以隐式地缓解训练数据过少引起的过拟合问题。Miao 等[64]提出了一种新颖的正则化方法,来减少全连接分类器参数过多引起的过拟合问题。Miao 认为,处理 EEG - MI 分类任务的模型的最后一层全连接分类器是一种密集连接,因此提出了一种权重冻结(weight freezing)的正则化训练手段,使其在训练阶段变成稀疏连接(图 5 - 11)。理论上来说,权重冻结可以作为一种通用的全连接层正则化手段,应用于任意的 EEG - MI 的识别网络中。Miao 将权重冻结与 ConvNet、EEG - Net 和 LMDA - Net 结合,发现可以显著提升模型的识别性能。

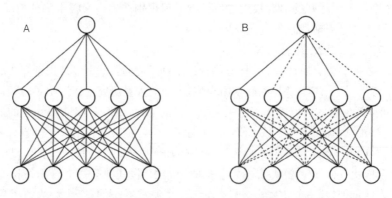

图 5 - 11　全连接和权重冻结的比较。A. 全连接;B. 权重冻结

解决小样本数据问题的另一种思路是,增加可获取的训练样本数据。因此,迁移学习等方法被引入脑电信号解码中,以缓解模型对训练数据量的需求。PEREZ - VELASCO[65]等提出的

EEGSym 利用两阶段的训练方法,以迁移学习的思想扩增了训练数据的规模。对于待测试的目标数据上的目标个体,先选取多个其他 EEG - MI 数据集上所有个体的数据进行第一阶段的预训练,然后第二阶段利用目标数据集中的训练数据(测试个体以外的其他个体的数据)进行微调。由于在预训练阶段引入了多个其他数据集的样本训练,增加训练数据多样性的同时缓解了模型过拟合的风险。但是,值得注意的是,EEGSym 在使用其他数据集进行预训练时,需要选取各个预训练数据集和目标数据集共有的脑电信号通道数。图 5 - 12 描述了 EEGSym 的两阶段训练过程的数据集划分。

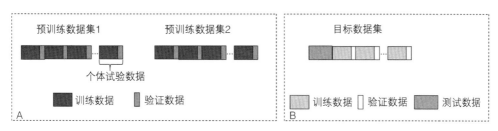

图 5 - 12　EEGSym。 A. 预训练;B. 微调

而 Gu 等[66] 从数据集聚合的角度切入,进一步完善利用多个异质(主要是指多个数据集的 EEG 通道不一致)数据集来解决 EEG - MI 中训练数据不足的问题。不同于 EEGSym 中只选取多个数据集的公共通道的做法,Gu 探索出一个统一的框架,以利用不同数据集的所有通道信息。已经有研究证明虽然选择不同数据集的公共通道可能是一种实用的解决方案,但这可能会无法获取这些数据集特有通道中有用的信息。因此,需要相应的解决方案来更有效地处理输入维度的异质性。具体来讲,为了同时处理在数据集水平和个体水平上的数据异质性问题,这篇论文提出了一个由两个分支网络组成的框架。一个分支使用固定的网络结构,接受多个数据集之间公共通道的输入,用来处理个体间的数据异质性。另一个分支使用动态网络结构接受每个数据集样本的所有通道作为输入,用来处理跨数据集之间的数据异质性。联合这两个网络,进一步提出了一个在线知识共蒸馏策略,使每个网络分支能学习到对方的信息。结果发现使用多个数据集的大量数据可以增加模型的泛化能力,也证明了利用异质数据集全部信息的模型比只使用公共通道信息的 EEGSym 方法更具优越性。

(六) 泛化研究

在 BCI 领域,比起端到端的监督训练模型,跨个体和跨时间泛化问题的探索获得更广泛的关注。Wu 等[67] 总结了基于 MI 的 BCI 任务中迁移学习的一般流程,其中大量实验证明在预处理阶段引入数据对齐操作[欧几里得对齐(Euclidean alignment)或者预对齐(pre-alignment)]可以非常显著地提升后续机器学习或深度学习模型的泛化性能。而在深度学习领域,迁移学习(特别是领域自适应)是目前最主流的解决方案,它旨在利用来自现有个体(源域)的知识来减少对新个体(目标域)的校准工作。

Zhao 等[68] 提出了一种新的端到端的领域自适应方法,通过考虑来自多个个体(源域)的有用信息来提高单个个体(目标域)的分类性能。该方法优化了三个模块:特征提取器、域鉴别器和分类器。特征提取器通过将原始 EEG 信号映射到深度表示空间中来学习判别潜在特征。域鉴别器通过对抗学习策略匹配源域和目标域之间的特征分布偏移。基于两个域的一致深度特征,分类器能够利用源域的信息并在测试时准确预测目标域中的标签。该方法提供了一种以特征空间自适应为特点的新思路,通过对抗学习策略匹配源和目标域之间的特征分布偏移来提高分类性能。

Zhang[69]基于 Transformer 结构独有的注意力机制,提出了一种名为 MI-CAT 的新颖架构。该架构创新性地利用 Transformer 的自注意力和交叉注意力机制来交互特征以解决不同领域之间的差异分布。具体来说,MI-CAT 将提取的源和目标特征划分为多个图像块(patch)。然后,通过堆叠多个交叉 Transformer 块(cross-Transformer block,CTB)全面关注域内和域间特征,可以自适应地进行域之间的双向知识转移和信息交换。此外,还利用两个非共享域的注意块来有效地捕获域相关信息,优化从源域和目标域中提取的特征来辅助特征对齐。其中源域和目标域的自注意力及相互之间的交叉注意力可以表示为:

$$
\begin{cases}
\mathrm{selfattn}(\boldsymbol{Q}_S,\boldsymbol{K}_S,\boldsymbol{V}_S)=\mathrm{softmax}\left(\dfrac{\boldsymbol{Q}_S\boldsymbol{K}_S^T}{\sqrt{d_k}}\right)\boldsymbol{V}_S \\
\mathrm{selfattn}(\boldsymbol{Q}_T,\boldsymbol{K}_T,\boldsymbol{V}_T)=\mathrm{softmax}\left(\dfrac{\boldsymbol{Q}_T\boldsymbol{K}_T^T}{\sqrt{d_k}}\right)\boldsymbol{V}_T \\
\mathrm{crossattn}(\boldsymbol{Q}_S,\boldsymbol{K}_T,\boldsymbol{V}_S)=\mathrm{softmax}\left(\dfrac{\boldsymbol{Q}_S\boldsymbol{K}_T^T}{\sqrt{d_k}}\right)\boldsymbol{V}_S \\
\mathrm{crossattn}(\boldsymbol{Q}_T,\boldsymbol{K}_S,\boldsymbol{V}_T)=\mathrm{softmax}\left(\dfrac{\boldsymbol{Q}_T\boldsymbol{K}_S^T}{\sqrt{d_k}}\right)\boldsymbol{V}_T
\end{cases}
\tag{5.7}
$$

二、sEMG 手势识别

近年来,手势识别技术在人机交互中显现出越来越重要的意义,已被广泛应用于移动交互、外骨骼控制、手语识别等众多领域。这一技术的发展引领了人机交互界面的革新,为用户提供了更自然、更直观的互动方式——只需要简单的手势,就能实现轻松地浏览网页、调整音量等;通过将上肢功能障碍者的运动意图转换为外骨骼的控制指令,帮助他们恢复行动自主性等。

其中,sEMG 因为可无创、便捷采集备受关注,成为手势识别的一种重要依据。sEMG 源于皮肤表面的生物电信号,能够准确反映与运动意图相关的肌肉活动。通过对这些肌电信号进行解码,能够有效识别出精细的手势动作。基于 sEMG 的手势识别技术将人体的运动意图转换为计算机可理解的指令,为人机交互带来了新的维度。

(一)原理

基于 sEMG 的手势识别是一项复杂而充满挑战的任务,典型的算法流程通常包括预处理、特征提取和分类(图 5-13)。其中预处理和特征提取在一些算法中不需要,算法又大致分为基于传统的机器学习的方法和基于深度学习的方法。

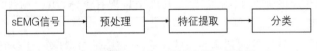

图 5-13 基于 sEMG 手势识别的一般步骤

在预处理阶段,通常需要对肌电信号进行去噪、归一化和分割,以使肌电信号更适用于后续分析和应用。肌电信号在采集和传输过程中常常受到多种干扰和噪声的影响,这些噪声主要包括工频干扰、运动伪影、基线漂移和环境噪声等。为了提高 sEMG 信号的信噪比,滤波、小波变换、自适应滤波等去噪方法被应用在预处理阶段。在这些方法中,带通滤波器的频带通常设置为 5～500 Hz、10～450 Hz 或 10～500 Hz,以保留主要的肌肉活动成分,并排除噪声。而针对工频干扰,则采用 50/60 Hz 的陷波滤波。值得注意的是,在基于深度学习的方法中,去噪通常不是必要的,因为神经网络能够充分捕捉原始肌电信号中的有用信息;相反,在传统的机器学习方法中,原始肌电信号的低信噪比、随机性和非平稳性,通常被认为无法用于解码手势。去噪后,通常还需要对信号进行归一化,这是因为肌电在不同个体、场景和采集设备间存在较大的差异,归一化能确保信号具有一致的幅度范围,常用的归一化方法有 min-max 归一化和 z 分数标准化:

$$
\begin{cases}
x' = \dfrac{x - x_{\min}}{x_{\max} - x_{\min}} \\[2mm]
x' = \dfrac{x - \mu}{\sigma}
\end{cases}
\tag{5.8}
$$

其中,μ 和 σ 分别代表 x 的均值和方差,经过 z 分数标准化处理后的数据符合标准正态分布。

　　直接处理连续的较长时间内的肌电信号是不现实的,常用的方法是使用滑动窗口将长时间的信号划分为较小的时间段,以降低计算复杂性,图 5-14 展示了滑动窗口切割连续肌电数据的示意图。其中,滑动窗口的大小和步长对后续分类和应用十分关键,需要考虑到分类精度、计算复杂性和时间延迟等问题,在许多研究中,滑动窗口 W 的长度被设置为 200 ms。

　　肌电信号的特征提取是信号处理流程中至关重要的一步,它旨在从原始信号中提取出与肌肉活动相关的有用信息,用于后续的分类任务。有两大类主流的特征提取的方法:① 采用人工提取特征的方法,提取到的多组特征被输入分类器中;② 采用端到端的方法,以 sEMG 的形式输入深度神经网络中。此外,部分研究利用肌电信号的多通道特性,将一维的时间信号转换为二维的图像信号,充分利用肌电信号中隐含的时空特征。

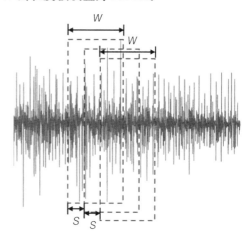

图 5-14　滑动窗口法示意图(窗长为 W,步长为 S)

　　在传统的机器学习方法中,需要人工选择和提取特征,包括时域、频域和时频域特征(图 5-15)。时域特征直接从原始肌肉电信号中提取,包括均方根值(RMS)、时域幅度差分(MAV)、过零率(ZC)、波形长度(WL)及斜率符号变化(SSC)等,前四个特征的表达式为:

$$
\mathrm{RMS} = \sqrt{\frac{1}{N}\sum_{i=1}^{N} x_i^2}
\tag{5.9}
$$

$$
\mathrm{MAV} = \frac{1}{N}\sum_{i=1}^{N} x_i
\tag{5.10}
$$

$$
\mathrm{ZC} = \frac{1}{N} sgn(x_i x_{i+1})
\tag{5.11}
$$

$$
\mathrm{WL} = \sum_{i=1}^{N} |x_{i+1} - x_i|
\tag{5.12}
$$

其中，N 为时间窗内数据点的数量，x_i 为当前窗内第 i 个数据点。因其计算复杂度低，得到了广泛的应用。频域特征关注信号在频域上的变化，包括功率谱密度（PSD）、中值频率（MDF）、频率比（FR）等。小波变化（WT）和短时傅里叶变换（STFT）能够综合时域和频域的信息，提供更全面的分析，常见的时频域特征是离散小波变化系数（DWPTC）。一些研究综合利用了这些特征，如经典的 Hudgin 特征集[70] 和 Phinyomark 特征集[71]。Kuzborskij 等[72] 对 Ninapro DB1 数据集上 27 名受试者进行手势识别。他们提取了 RMS、WT、STFT 等多种信号特征，并使用多种机器学习算法，如 SVM、多层感知器（MLP）、K 近邻（KNN）等进行分析，对 52 种手势的分类准确率接近 80%。尽管这些传统的机器学习算法复杂度低，但它们的识别性能很依赖启发式人为提取的特征，在深度学习技术的迅猛发展之时，已不再是手势识别研究的主流趋势。

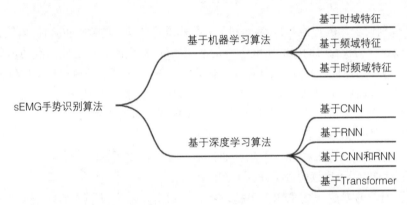

图 5-15　sEMG 手势识别算法分类。CNN，卷积神经网络；RNN，循环神经网络

深层神经网络能够自动提取肌电信号中的抽象特征，将特征提取和分类整合到统一的、端到端的识别框架中，同时带来了性能上的提升。CNN 最早被 Park 和 Lee[73] 用于手势分类中，在分类准确率和用户适应性上都超过了 SVM 的表现。随后，研究者们提出更复杂的 CNN 模型，进一步提高了手势识别的性能。Wei 等[74] 提出多流 CNN，通过学习单块肌肉与特定手势之间的相关性和"分而治之"的策略来提高手势识别的精度，他们将 sEMG 转换为图像输入模型，在 NinaPro 数据集上实现对 52 个手势高达 85.0% 的分类准确率。然而，该模型具有大量的参数，计算复杂度高。为减少模型中的参数量，Chen 等[75] 提出紧凑的 CNN，即 EMGNet。他们的结果表明，该模型不仅降低了计算的复杂度，还提高了分类精度。值得注意的是，EMGNet 中引入了长短时记忆递归神经网络（LSTM）来捕捉肌电信号中的时间信息。LSTM 是一种常见的 RNN 结构，这种融合 CNN 和 RNN 的模型结构是处理肌电信号时非常自然的想法，因为 CNN 架构有助于理解手势活动的空间特征，而 LSTM 能够捕捉时序信号的时间特征，这种融合在多项研究中得到了实践验证，Hu 等[76] 还在 CNN-RNN 结构中引入注意力机制，以对 sEMG 图像进行分类。EMGHandNet[77] 结合了 CNN 和双向 LSTM（图 5-16），以更好地编码 sEMG 信号的通道间依赖性和时间依赖性特征，在多个基准数据集上获得了当时最高的性能。

相比于 CNN 的局部感受野和 RNN 的顺序计算，Transformer 引入了自注意力机制，使得其能够捕捉序列中长距离依赖性且可以并行计算，提高了计算效率。已有研究开始应用 Transformer 模型来进行手势识别。例如，Rahimian[78] 提出了一种新的基于视觉的 Transformer 模型 TEMGNet

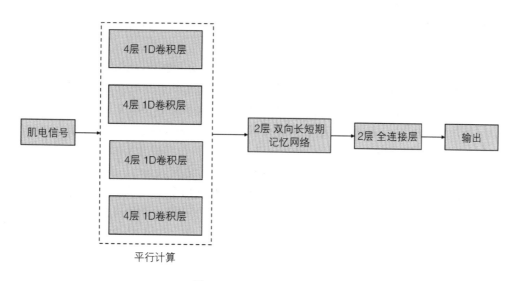

图 5 - 16　**EMGHandNet** 结构

（图 5 - 17），在 Ninapro DB2 数据集中 17 个手势的分类上取得了 82% 的识别准确率，同时大幅减少了训练参数。Montazerin 等[79]也采用了该结构，实现了对来自 HD - sEMG 信号的手势分类。此外，Zhang 等提出的 LST - EMG - Net[80]考虑到不同手势所需的肌电信号长度的差异，结合了长短期编码器和特征交叉注意模块，在稀疏肌电信号和高密度肌电信号数据集上均实现了很高的手势识别准确率（在 Ninapro DB2E2、DB5E3 及 CapgMyo DB - c 数据集上的准确率分别达到了 81.47%、88.24% 和 98.95%）。Li 等[81]在 Swin Transformer 架构的基础上引入多视图融合的思想，以丰富稀疏肌电信号的特征信息，他们提出的多视角学习框架在减小个体差异和增强通道特征信息方面取得了显著效果。

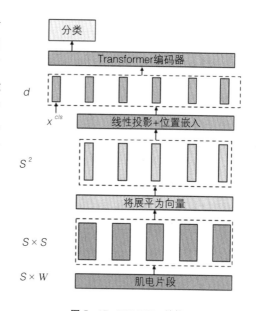

图 5 - 17　**TEMGNet** 结构

（二）挑战

深度学习算法通常建立在独立同分布假设的基础上，即假设训练数据和测试数据具有相同的分布。实验室中，肌电数据采集遵循严格的范式。而在现实场景中，采集到的肌电信号会受到多种非随机因素的影响。以实验室中采集的理想数据集训练出的模型往往难以完全匹配实际情况，导致模型的实际性能下降。

1. 未知运动干扰

现有的手势识别系统大多局限于闭集场景，即训练集和测试集共享相同的标签空间，这意味着手势识别系统只能识别一组预先定义的已知类别。然而，现实场景中存在着未知运动的干扰，这些闭集系统在动态和不断变化的现实世界中缺乏鲁棒性和可靠性。在实际交互场景中，限制用户仅仅执行预定的一组手势相当困难，此外，用户无意识的肌肉收缩也可能引入干扰因素。在面临这些未知干扰时，闭集手势识别系统可能会将其误分类为已知的动作，从而产生错误的交互信号,降低了系统的可靠性和用户体验。因此,去除未知运动对于构建鲁棒的手势识别系统至关重要。

Liu 等[82]最先关注到这类问题,他们将未知运动干扰定义为非目标模式,并提出了一种基于支持向量数据描述(support vector data description,SVDD)的单类滤波方案。该方法采用一种先拒判再分类的策略,使得只有目标肌电信号被送入分类器。随后,Scheme 等[83]提出了一种基于置信度拒判的方式[置信度来源于线性判别分析(linear discriminant analysis,LDA)的输出]。此后提出的方法大多沿用了这种事后拒判(post-hoc)的思路,拒判的决策通常依赖于置信度阈值的选取,并不涉及识别系统的训练(图5-18)。Ding 等[84]考虑到模型的在线学习能力,提出了一种新的分类器 AIHC——先使用 SVDD 进行异常识别,再利用多类 LDA 进行分类,结合自适应更新和增量更新两种方案,将拒绝的类作为新的目标类,使其识别能力能够在线增强。

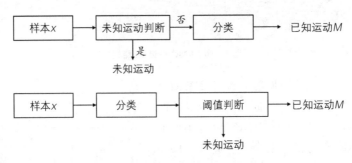

图5-18 未知运动拒判的两种策略

最近,一些基于深度学习方法的手势拒判算法被提出。Wu 等[85]利用卷积原型网络构建已知类的多个原型,基于匹配的方法来识别已知和未知样本。尽管这些方法实现了较高的拒判率,但他们忽略了保持闭集分类准确率的重要性。引入拒判后,对已知手势的识别精度经常会受到影响。基于原型学习的方法有望解决未知干扰的问题,因为原型学习构建了一个紧凑的闭集特征空间和封闭的分类边界,为未知类别留下了开放空间(图5-19B)。

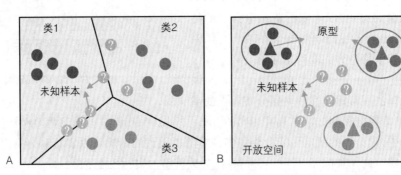

图5-19 紧凑特征空间示例。A. 经典闭集分类;B. 基于原型学习的分类

2. 跨个体/时间差异

跨个体/时间差异是基于 sEMG 进行手势识别的算法经常面临的问题。sEMG 信号本质上是随机且非平稳的,还具有高度的个体依赖性。此外,生理原因(如肌肉疲劳、皮肤出汗)及物理原因(如环境湿度、电极位置)等都可能导致不同时间在同一个体中收集到的肌电信号出现显著

差异。

深度迁移学习(deep transfer learning)被广泛应用于解决跨个体/时间差异的挑战,在基于 sEMG 进行手势识别的任务中,源域通常指在受控环境中采集的肌电信号数据,这些数据是已知的且具有标签,通常用于模型的训练和开发;与之相对,目标域是指实际应用中采集的肌电信号数据,是未知的或不带标签的。深度迁移学习的目标是使从源域学到的知识与目标域的数据分布相适应,以提高模型在目标域上的性能,在跨个体/时间场景中则是解决源域和目标域之间的协变量漂移,很容易想到的方法是使用目标域数据微调(fine-tuning)源域学习到的模型。一些研究采用了这种策略,但发现可能会面临模型灾难性遗忘的问题。另有很多研究尝试使用域适应 (domain adaptation, DA)解决这类问题。DA 的中心思想是对齐源域和目标域之间的数据分布,但这通常需要目标域的先验知识,在一些场景下会受到限制。因此,域泛化(domain generation, DG)的方法被提出,旨在学习通用的特征,避免在训练过程中使用目标域数据。MAT - DGA[86] 将 DG 和无监督域适应(unsupervised domain adaptation,UDA)整合到一个统一的框架中,其中 DG 通过对抗学习突出源域中的用户通用信息,UDA 使用来自新用户的未标记数据进一步提高模型性能。尽管大量研究探索了各种迁移学习方法来提高跨个体/时间场景中的应用性能,但很难同时在这两个场景中保持鲁棒性。Shi 等[87]提出了一种基于 CNN 的多任务双流监督域自适应(MDSDA)网络,具备长期可靠性和用户适应性。

3. 非理想情况

很多非理想情况,如电极变化、肢体位置漂移、肌肉疲劳等都可能导致系统性能急剧下降。电极脱落、接触不良等也会导致采集的数据通道缺失。此外,肌电信号的振幅和功率谱会受到肌肉疲劳的影响。

迁移学习方法也被广泛应用于解决这类挑战。由于电极分布的特殊性,一些研究者认为电极移位问题符合线性假设。例如,Prahm 等[88]提出,基于肌电采集设备具有 8 个均匀分布的通道的先验知识,可以利用线性变换矩阵。Li 等[89]引入激活角的概念,用于在极坐标系统中定位电极的位置,并采用自适应变换来矫正电极移位后的 sEMG 信号。对于肢体位置漂移问题,一种潜在的策略是收集更多的数据以涵盖不同肢体位置。研究人员建议数据收集协议中应包括至少 6 个位置的示例。然而,对非理想情况的研究较少,主要是因为缺乏可用的数据集。Zhu 等[90]提供了一种非理想条件下的 sEMG 数据集 SeNic,该数据集考虑到了电极移位、个体差异、肌肉疲劳、时间差异、手臂姿势五种情况,为研究和开发在非理想情况下的鲁棒手势识别系统提供了一个有用的基准。

(三) 发展方向

1. 增强鲁棒性和可靠性

增强鲁棒性和可靠性仍然是基于 sEMG 进行手势识别领域的一个重要课题,目前仍然缺乏一个统一的框架来应对这些问题,未来可以利用基准数据集探索构建一个统一的手势识别系统的可能性。另一方面,当前的迁移学习方法通常需要多次训练和利用额外的数据,实际应用时会带来负担,未来应集中于开发出更轻量级、高效的迁移学习方法。

2. 开放集手势识别

目前的研究在拒绝未知干扰时忽略了保持闭集分类准确率的重要性,引入开放集识别可以有效解决这一问题。与传统的闭集手势识别不同,开放集手势识别面临更复杂的挑战,旨在找到一个识别函数 f^*,以最小化已知样本的经验分类风险和未知样本上的开放空间风险[91]:

$$f^* = \underset{f}{\arg\min}\{R\varepsilon(f, D_c) + \lambda R_O(f, D_u)\} \tag{5.13}$$

其中，D_c 和 D_u 分别表示已知分类样本和未知分类样本。这意味着在开放集中，识别系统必须能够拒判未知手势，同时保持对已知手势的分类准确率，要求系统具备更强的泛化能力。

3. 多模态融合

由于肌电信号容易受到影响，多模态融合是提高手势识别系统准确性和稳定性的可行策略。例如，结合 IMU 可以提供关于肢体姿势和动态的信息，这对于理解手势的含义非常重要；与视觉数据融合，可以更准确地捕捉手势的位置和动作。

4. 实时性和低延迟

在实际应用中，实时性和低延迟是关键。尽管相关算法已经在各种场景下取得了较高的精度，但仍难以实际部署。因为开发出的模型通常参数量很大，对计算要求很高，因此未来应使模型在保持原有精度的基础上更轻量化，将注重研究如何降低系统的计算复杂性，以确保在实时交互中能够快速响应用户的手势动作。

（韩灿　刘陈　杨阳　钱大宏）

第六章
人工智能在内镜中的应用

内镜是一种用于观察人体内某些器官状况的医疗仪器，由图像传感器、光学透镜、光源和机械装置等组成（图6-1）。内镜检查主要用于癌症（膀胱癌、胃癌、结直肠癌、食管癌及鼻咽癌等）的早期筛查、进行常规的腔体内部检查，以及支持微创手术操作等。相比于CT、PET、MRI等体外成像方式，内镜可以直接实时地观察到体内器官的情况及相应的病变，并通过视频图像确定病变的位置、范围和病理性质等，还能保存这些视频和图像。

不同部位的内镜下图像具有某些相似性，但也具有各自的特点。对于患者来说，内镜检查具有侵入性，往往会让他们感到不适，尤其是在消化内镜检查中，许多患者难以忍受痛苦的检查过程。对医生而言，内镜检查视频帧与帧，以及不同病例之间的相似性很高（图6-2），在观察视频的过程中容易出现疲劳并可能会漏诊一些易混淆的病变。人工智能算法在内镜领域的不断创新和应用有望解决这些问题。消化内镜的应用最广泛，相关的人工智能算法研究也最深入。虽然不同类型的内镜设备通常采用不同的算法，但它们之间存在很多共性。因此，本章将主要介绍人工智能在消化内镜中的应用，重点介绍三个主流研究方向：检查、随访治疗和导航。

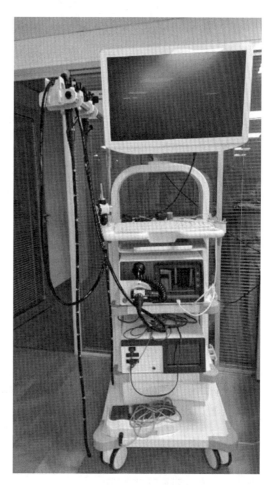

图6-1 电子内镜

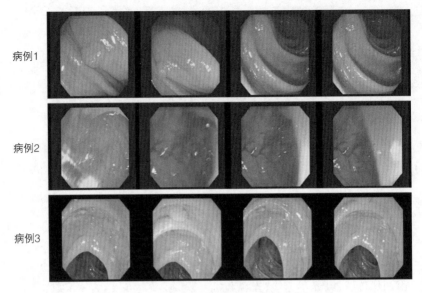

图 6-2　内镜视频帧与帧间、患者间高度的场景相似性

第一节　人工智能在消化内镜检查中的应用

内镜检查与病理活体组织检查(简称活检)是多种消化道疾病早期筛查和诊断的首选检查手段,主要为胃镜和结肠镜检查。内镜检查的整体流程如图 6-3 所示。以肠镜为例,一般来说,医生通过内镜检查视频发现病灶,然后在内镜下对病灶的病理性质进行初步的判断,之后对于需要切除的息肉行内镜下切除术或活检,最后通过组织病理学图像做出最终的病理学诊断。

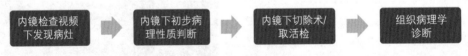

图 6-3　内镜检查流程

实际上,内镜检查面临着一些重要问题。首先是病灶漏检,即医生在复杂的内镜视频场景中容易遗漏病灶,可能导致病情发展、恶化,延误治疗时机。其次是内镜下病理性质的误判,如果将低风险病灶误判为高风险,可能导致不必要的切除或活检,增加黏膜损伤和医疗经济负担;反之则可能延误治疗时机。最后是解剖结构的识别,对息肉的准确定位与识别非常重要,但是肠区相似度较大,识别难度非常高。针对上述三个问题,已有相应的人工智能解决方案,下面将以案例进行介绍。

一、结直肠息肉检测

(一) 背景

结直肠癌是起源于结直肠黏膜上皮的恶性肿瘤[1]。据统计,结直肠癌是中国致死率第三高的癌症[2],是美国致死率第二高的癌症[1]。近80%的结直肠癌由结直肠息肉发展而来。结直肠息肉是结直肠内壁表面的赘生物,最易发展为癌症的类型是腺瘤。有证据表明,从息肉发展到癌一般需要5～10年,腺瘤检出率(adenoma detection rate,ADR)每增加1.0%,结直肠癌的风险将会降低3.0%[3]。

结肠镜下息肉检出率的高低很大程度上取决于肠道准备的质量及医生的经验,故存在较强的主观性。以前,在内镜检查视频中寻找息肉只有肉眼筛查一种方式,既耗时又不准确。据统计,在美国,尽管每年有超过1400万例的结肠镜检查[4],但息肉漏诊率仍可能高达6%～27%[5],其中直径小于5 mm的小息肉、扁平型息肉和左结肠息肉更容易被漏诊。结肠镜检查中息肉漏诊一般有两个原因:① 息肉从未出现在视野中;② 息肉出现在视野中但是未被医生发现。针对第一个问题,已制定出一些检查标准(如现在国际上规定结肠镜检查的退镜时间应不低于6分钟[6]),设计出新的硬件(更大的相机视场角或多个摄像头,以获得更大的检查视野)[7]。相对而言,第二个问题更难解决。一些研究表明,增加内镜显示器可能会使息肉检出率增加14%[8]。因此,设计一个自动息肉检测CAD系统,对于实时辅助医生进行病灶检测具有非常重要的临床意义。

2003年,Karkanis等[9]首次设计出内镜CAD系统,用于检测结肠镜静态图像中的息肉,该CAD系统的息肉检出率超过了90%。2018年,Misawa等[7]基于深度学习的方法开发了一个可以实时检测息肉的系统,息肉检出率达到了94%。同年,Urban等[10]使用了8 641张人为标注的结肠镜图像和20个结肠镜视频设计并训练了一个基于CNN的息肉检测模型,准确率高达99.1%。同样在2018年,四川省人民医院、哈佛医学院贝斯以色列女执事医疗中心和Wision A. I.公司[11]在 *Nature Biomedical Engineering* 期刊中展示了他们开发的基于深度学习的结肠镜实时息肉检测系统,灵敏度达到了91.64%,该研究结合临床进行了前瞻性验证,证明了息肉检测CAD系统在临床中的可行性。

(二) 技术发展

1. 传统机器学习算法

病灶检测属于计算机视觉领域中的目标检测任务,若存在病灶则输出病灶坐标并使用框提示病灶位置(图6-4)。在早期的研究中,一般从内镜图像中提取人为规定的特征,包括颜色特

扫码见彩图

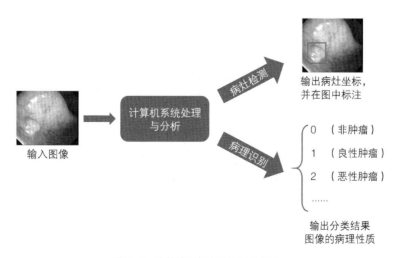

图6-4 病灶检测与病理识别任务定义

征、小波变换特征、纹理特征、形状特征、局部二值模式（local binary pattern，LBP）或上述特征的组合等，并使用它们来检测病灶或对病灶的性质进行分类。

基于传统特征提取方法的病灶检测一般分为三个步骤：区域分割、区域描述和区域分类。首先，通过滑动窗口或基于分水岭的分割方法将图像划分为子图像块。再进行特征提取和描述。最后，通过分类器，如支持向量机、多层感知机、随机森林，来判断每个子图像块是否属于病灶区域。

2007 年，Kodogiannis 等[12]利用 RGB 和 HSV 颜色通道来提取颜色纹理信息，包括各通道的标准差、方差、偏差等一阶统计量，以及基于二阶直方图的纹理谱特征，最后使用了多层感知机进行子图像块的分类。同年，Hwang 等[13]通过椭圆拟合的方式来确定息肉区域：首先使用分水岭算法对图像进行分割，再采用椭圆拟合的方法生成一个椭圆，最后通过匹配曲线方向、曲率、半径和强度来找出息肉区域。2011 年，Figueiredo 等[14]假设息肉具有凸起的特征，通过计算图像的曲率来定位息肉的位置，将曲率较高的位置作为潜在的息肉候选区域。2012 年，Bernal 等[15]提出利用山谷深度信息作为特征描述符，并改进了基于分水岭的子图像块划分方式。2013 年，Silva 等[16]进一步改进了感兴趣子图像块的提取方法和特征提取方法，利用几何特征通过霍夫变换提取感兴趣区域，再利用灰度共生矩阵提取纹理信息，最后使用 Cascade Adaboost 分类器[17]找出息肉区域。

2. 深度神经网络

近年来，基于深度神经网络的方法已经被广泛应用于图像分类、检测、分割等。深度神经网络有更强的自动提取隐藏特征的能力，并且可以自适应地学习图像的特征，然后使用分类器或检测器来检测和识别病灶。传统的基于滑动窗口的方法不适合大数据。人们提出基于目标提议（object proposal）的方法，即利用快速简洁的推断方案来判断一个采样窗口是否包含潜在的目标，再将输出的目标提议传递给更复杂的检测器以确定它们属于背景区域还是特定的对象类。最经典的基于目标提议的 CNN 检测器是区域卷积神经网络（region-based CNN，R - CNN），其先选择性搜索提取出可能包含目标的提议区域，然后调整这些区域至一个固定的大小（227×227）并使用预训练的 CNN 提取特征，最后采用 SVM 分类器和线性回归模型来判断该提议区域的类别并对候选区域的位置进行微调。

但是 R - CNN 需要分别对每个提议区域进行特征提取，计算量仍然较大。为了解决这个问题，一些研究提出在特征提取中共享计算。He 等[18]在 R - CNN 的基础上提出了空间金字塔池化网络（spatial pyramid pooling network，SPPNet），引入了一个 SPP 层使输入图像不需要固定的尺寸。不同于 R - CNN，SPPNet 只需对整幅图像进行一次特征映射提取，然后在特征图上截取候选窗口，最终得到一个固定长度的特征映射。但是，SPPNet 的训练需要多个步骤，无法联合训练 CNN 特征提取器和 SVM 分类器。因此，Girshick 设计出 Fast R - CNN[19]，通过使用端到端的训练方式改进 SPPNet。Fast R - CNN 去除了 R - CNN 中的 SVM 分类器和线性回归器，改用神经网络来实现分类和边框回归的任务，所有网络层都可以进行端到端的训练和参数更新，简化了学习过程，提升了检测精度。随后，Ren 等提出了 Faster R - CNN[20]，引入了区域提议网络（region proposal network，RPN）来代替选择性搜索生成目标区域提议，实现了实时区域生成与检测一体化，使检测过程更高效。此外，RPN 可以自动学习生成更精确的候选区域，从而减少冗余提议，进一步提高了目标检测的速度和准确性。Mo 等[21]和 Sornapudi 等[22]也证明了通过微调预训练的 Faster R - CNN 和 Mask R - CNN 网络可以在息肉检测中取得理想的效果。另外，Jia

等[23]结合了 Faster R-CNN 和特征金字塔网络(feature pyramid net,FPN)[24]进行多尺度特征共享,发现其有利于指导网络的学习过程并提高了识别的准确率。但是,这些基于多阶段检测器的方法的检测速度较慢,不能满足临床需要。

单阶段检测器对输入数据执行单次传递,并结合锚框来实现多目标检测,可实现实时目标检测。其中,Liu 等提出的 SSD[25]和 Redmon 等提出的 YOLO[26]可以直接预测类标签。SSD 将物体边界框的输出空间离散化为一组先验框(prior box),不同尺度特征图的每个位置设置不同比例的先验框,网络通过 softmax 函数预测先验框是否包含目标,并通过边界框回归获取目标的精确位置。YOLO 将目标检测作为一个回归问题,网络执行单阶段的特征提取和参数传递,直接从原始图像中预测物体边界框的坐标和类别概率。Urban 等和 Zhang 等[27]使用了 YOLO 实时识别出结肠镜图像中的息肉区域,Zhang 等[28]和 Qadir 等[29]则利用了 SSD 实现了息肉的实时检测。

最近,无锚框(anchor-free)检测器,如 CornerNet 和 CenterNet,受到了越来越多的关注。无锚框检测器从特征图中生成热点图来显示目标角点或中心点的潜在位置,进而通过角点或中心点来定位目标。相比于基于锚框的方法,无锚框检测器避免了对锚框的设计和调整,减少了模型的复杂性,并提升了计算效率。这种方法对小目标和密集目标的检测性能尤为出色,因此在移动端和实时检测等场景中推广迅速。随着算法的不断优化,无锚框方法的检测精度已逐步逼近甚至超越锚框方法,未来有望成为目标检测领域的主流。

3. 任务特点

相比于自然图像中的目标检测问题,内镜图像中的息肉自动检测存在一些难点,如训练数据较少、息肉和其相似结构特征差异较小、语义信息不充足等,导致目标检测网络在息肉检测中表现欠佳,灵敏度较低且假阳性率较高。

息肉的类内差异性较大,不同的息肉在形态和大小等方面具有很大的差异。由于缺乏有标签的内镜图像数据,在训练数据有限的情况下,现有深度神经网络模型的特征提取和表示能力有限,无法精确地表征复杂多变的结肠黏膜表面息肉病变,使得息肉自动检测的灵敏度仍然无法令人满意。

在结直肠中有许多具有强边缘的息肉样结构,包括肠壁褶皱、血管、反光区域、气泡等,这是息肉自动检测任务中的主要挑战之一。当训练深度神经网络模型从背景中检测息肉时,通常使用包围息肉边缘的矩形框作为真值标注,它具有非常强的边缘特征。在训练过程中,边界框会引导模型学习边缘,将边缘信息作为区分息肉的最主要的特征之一。因此,针对这些结构,往往会产生许多假阳性结果,造成较高的假阳性率。为了降低息肉自动检测的假阳性率,提出了标注或收集与息肉相似的样本并输入网络进行学习的方案,以使得网络能够更好地区分息肉和这些相似结构。Ali 等[30]人为标注了 8 类息肉相似物,包括反光区域、过曝区域、欠曝区域、伪影、模糊、气泡、手术器械、出血点。Yu 等[31]和 Shin 等[32]利用正常结肠镜视频序列来生成假阳性样本,并加入训练集中重新进行训练。

另一方面,在视频的分析与处理中,应考虑视频的时序信息。Yu 等[31]提出利用 3D 网络来学习更具代表性的时空特征,输入连续的 16 帧的帧序列,以学习更多的上下文信息。但是,这种方法包含大量的参数和计算,无法达到实时性的要求。Zhang 等[27]在二维目标检测网络之后引入了一个目标跟踪器来提高息肉检测的灵敏度。目标跟踪器通过分析视频流帧之间的时间和空间信息,将帧之间的同一目标关联起来,并在后续帧中进行跟踪检测。

二、息肉病理性质识别

（一）背景

通常情况下,医生通过内镜检查来发现腔道或器官中的潜在病灶,然后执行内镜下切除术或取活检,最终依赖组织病理学图像进行最终的病理学诊断。然而,频繁的内镜下切除术或对小型非肿瘤性病变的活检可能导致不必要的黏膜损伤,增加医疗经济负担。与此同时,错过肿瘤性病变又将延误治疗,导致病情的进一步恶化。因此,利用内镜评估病灶的病理性质,也被称为实时组织学(real-time histology, RTH)或光学活检,正受到越来越多的关注。研究表明,RTH 可以改善癌症筛查的成本效益,同时最大限度地减少额外的风险[33]。

然而,内镜下病灶的形态和表面特征变化多样,图像质量差异巨大,医生之间的经验和主观判断存在差异。因此,目前内镜下的病理诊断难以达到令人满意的效果,可能导致错过病变,尤其是早期病变,这些病变的黏膜变化微小,难以通过内镜图像发现和判断。根据《中国结直肠癌癌前病变和癌前状态处理策略专家共识》,专家们普遍认为人工智能辅助识别技术有助于提高结直肠癌癌前病变检出率,尤其适用于基层单位和缺乏经验的医师(99.6%的共识水平)。考虑到我国内镜医师数量不足(不超过 3 万人),供需缺口巨大,故开发计算机辅助诊断系统具有重要意义。

（二）技术发展

1. 传统机器学习算法

早期基于人为提取特征＋机器学习分类器进行内镜下病理识别,大致流程如下:① 获取病灶的图像或视频,在进行特征提取之前,通常需要对图像进行预处理,包括去除噪声、图像平滑、对比度增强等,以确保图像质量和一致性;② 特征提取,包括颜色、纹理、形状、边缘、灰度级别等;③ 特征选择,以减少特征的维度和冗余性、提高分类器的性能、减少计算成本;④ 特征标记,即为每个样本分配一个类别标签,通常由医生手动标记,将其归类为正常组织、良性病变或恶性病变等。

早在 2008 年,Kwitt 等[34] 就突破性地利用颜色特征和小波变换,运用 K 近邻(K-nearest neighbor, KNN)分类器,对结肠镜图像中的腺管开口进行了形态分类,为计算机辅助内镜下病理识别领域奠定了重要基础。随后,在 2009 年,Hafner 等[35] 改进了一种名为 LBP 算子的特征提取方法,用于提取结肠镜图像的特征,并运用最近邻(1 - nearest neighbor, 1 - NN)分类器对结肠镜图像中的腺管开口进行形态分类,提高了特征提取的准确性和效率。2012 年,Riaz 等[36] 提出了一种新的特征提取方法,即旋转不变 Gabor 纹理描绘子,用于提取胃镜图像的特征。这一方法被成功应用于胃镜窄带成像(narrow band imaging, NBI)图像的分类任务。2013 年,Tamaki 等[37] 提出一种基于局部特征的识别方法,即视觉词袋(bag-of-visual-word, BoVW),用于结直肠 NBI 图像的微血管结构分类。他们建立了 BoVW 模型来表征局部特征,并使用 SVM 分类器进行分类,获得较高的识别率(96%和 93%)。此外,Ali 等在 2017 年[38] 和 2018 年[39] 相继提出使用 Gabor 小波描绘子和基于 Gabor 的灰度共生矩阵来描述胃部染色内镜图像的特征,并运用多种分类器,如 SVM、朴素贝叶斯、KNN 和集成树等,将图像分为正常(正常黏膜)和异常(化生、非典型性增生)两类,提升了胃部病变检测精度,对早期筛查具有重要价值。

2. 深度神经网络

近年来,主要使用基于深度学习的方法,其流程的主要区别在于特征提取部分,与传统方法不同,深度学习模型能够自动学习特征表示,因而具有较高的灵活性和潜力,可以适应不同类型的病理识别任务。

2018 年,Chen 及其团队[40]使用 Inception V3 模型(Inception 系列,关于 Inception 详见本节"内镜下病理识别的多视角问题"),成功地将放大 NBI 图像分为肿瘤性息肉和增生性息肉,并将其与内镜医生的临床诊断进行了比对,人工智能算法的诊断速度超过所有医生,诊断精度也超越了新手医生,与专家医生相近。Li 等[41]在同一年采用全卷积神经网络,实现了对鼻咽镜图像中恶性肿瘤和良性病变的精确分类和分割。2019 年,Inception 模型区分肿瘤性息肉和增生性息肉的能力由 Byrne 等[42]再次证实。2020 年,Yang 及其团队[43]收集了大量结直肠病变图像数据,运用 Inception - ResNet v2 和 ResNet152 模型将这些图像分成了七个不同类别,包括 T1 期、T2 期、T3 期、T4 期结直肠癌,以及高级别异型增生、管状腺瘤和非肿瘤性病变。此外,Fukuda 等[44]利用 SSD 网络,对食管的放大 NBI 和蓝激光图像进行了精确的分类。2021 年,Rodriguez - Diaz 等[45]提出了一种先分割结肠镜放大 NBI 图像中的息肉区域,随后对分割出的息肉区域进行肿瘤性息肉和非肿瘤性息肉分类的方法,以及一个直观的预测模型。这些研究充分展示了深度学习方法对病理识别领域的贡献。

（三）任务特点

相较于一般自然图像,内镜图像有两个显著的特点:多模态(图 6 - 5)与多视角(图 6 - 6)。在过去的 10～20 年中,内镜成像技术迅速发展,出现了高清内镜、光学放大内镜、窄带成像内镜、染色内镜、自体荧光内镜、显微内镜、光谱学内镜等[46],提供了多模态的信息。内镜图像通常包括对同一病灶的多视角观察数据。然而,这可能引入一定的干扰,因为不同视角下的图像可能存在差异。在设计深度学习模型时,需要考虑如何处理这些多视角信息,以提高分类性能。接下来,将举例说明多模态和多视角对内镜图像病理分类的影响,并探讨如何应对这些挑战。

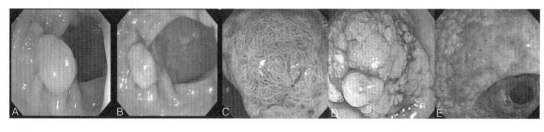

扫码见彩图

图 6 - 5　不同的内镜成像技术。A. 白光内镜;B. NBI 内镜;C. 放大内镜;D. 染色内镜;E. 自体荧光内镜

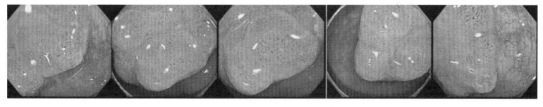

扫码见彩图

图 6 - 6　同一个息肉不同视角的图像

1. 内镜下病理识别的多模态问题

白光内镜和窄带成像内镜是识别病理性质时最常用的两种模态。其中,白光内镜应用最广泛,然而白光下很难准确判断早期病变的性质。根据临床研究,使用白光内镜识别鼻咽癌的敏感

性和特异性分别为 85.2% 和 51.3%[47],白光结肠镜腺瘤性病变诊断的敏感性和特异性分别为 81.08% 和 67.74%[48],表明在白光下,医生更容易高估病灶的危险程度,特别是在癌症或肿瘤的识别方面。随着窄带成像技术的引入,NBI 已成为 RTH 研究中使用最广泛的内镜之一。NBI 通过在普通内镜的白光光源前添加窄带光(通常选择 415 nm 和 540 nm)滤光片来实现(在不使用窄带光滤光片的情况下,系统可以切换回白光图像)。415 nm 的蓝光波长较短,有助于穿透黏膜表层,血红蛋白对这个波长的光有较强的吸收,因此 NBI 有助于显示黏膜表面的腺管开口和毛细血管。540 nm 的绿光具有较强的穿透力,有助于显示黏膜下层的血管,因此 NBI 能够更好地显示黏膜表面的微小结构和黏膜下的血管系统。较大的黏膜下血管通常吸收蓝光并显示为蓝绿色,而微血管则吸收蓝绿光并显示为棕色,这增强了微结构和微血管的对比度。多项研究已证明了 NBI 在 RTH 中的可行性。例如,使用 NBI 鼻咽镜,医生能够显著提高鉴别鼻咽癌的能力,并且可以提高早期浅表性鼻咽癌的检出率。

(1) 多模态融合:白光图像能很好地描述息肉的边缘信息,NBI 能显示黏膜表面的微小结构和黏膜下的血管系统。在深度学习模型中结合这两种特征可以获得更好的诊断结果。为了实现这一目标,Xu 等[49]提出了一种创新的深度神经网络框架用于诊断鼻咽癌,被称为孪生深度神经网络(siamese deep neural network, S-DNN)。如图 6-7 所示,S-DNN 的输入是同一病例的 NBI 和白光图像。这两种输入由两个独立但结构相同的编码器进行特征提取,得到相应的特征图,然后在通道维度拼接、融合这两个特征图,得到一个融合的特征图。这个融合的特征图同时包含了 NBI 图像和白光图像的特征信息。最后,通过全局平均池化、全连接层和 softmax 函数得到最终的预测概率(阳性概率 P1,阴性概率 P2)。相对于任意单一模态模型,S-DNN 获取的融合模态预测结果有显著提升。为了深入了解不同模态的贡献,研究人员分别查看了两种模态的类激活图,发现对于 NBI 图像,深度神经网络更关注病灶中血管密集的区域,而对于白光图像,则更注重病灶的整体形状轮廓。这些发现与此前的临床研究结果非常吻合,即在白光模式下,医生通常根据病变的整体形态进行病理预测,如突出、表面不平坦、花椰菜状或溃疡型的病变通常被认为是恶性的;而在 NBI 模式下,鼻咽癌病变的表面通常表现出微血管扩张、延伸和扭曲蛇形的特征,这些特征可以为医生进行鼻咽癌的诊断提供有力依据。

扫码见彩图

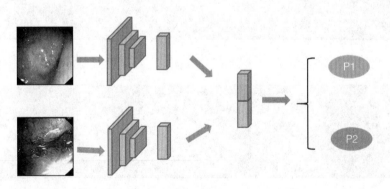

图 6-7　多模态融合模型

(2) 跨模态增强:除了将多种模态的信息融合,一些研究尝试将 NBI 模态中更丰富的信息传递给白光模态[49-51],通常采用知识蒸馏或对抗生成网络(generative adversarial network, GAN)的方法来实现。Wang 等[49]设计了一个师生网络,以实现从白光图像到 NBI 图像的特征对齐。首先,使用 NBI 图像训练了一个教师网络,该网络能够从 NBI 图像中提取丰富的特征,然后固定教师网络以确保其输出的 NBI 特征可用于后续的特征对齐,再通过 GAN 实现学生网络的白光图像特征向教师网络的 NBI 特征对齐。

GAN 由生成器和判别器两部分组成。生成器接受白光图像特征的输入,并试图生成对应的 NBI 图像特征。生成器使用卷积神经网络(convolutional neural network,CNN)构建,其输出应尽可能接近真实的 NBI 图像特征。判别器的输入为真实的 NBI 图像和生成的 NBI 图像,并试图区分它们。判别器也是一个 CNN,用于评估输入图像的真实性。在训练过程中,生成器和判别器交替训练。生成器的目标是欺骗判别器,使生成的 NBI 图像特征更接近真实的 NBI 图像。判别器的目标是正确分类输入图像,将真实 NBI 图像与生成的 NBI 图像区分开。经过对抗训练,可以使生成的 NBI 图像特征更接近真实的 NBI 图像中提取出的特征。

2. 内镜下病理识别的多视角问题

在内镜检查中,病变的检测通常需要分析一系列连续帧图像,这些图像来自镜头远处到近处的不同视角。不同视角下的同一个息肉表现出不同的特征,面对这一问题,研究人员借鉴了多视角深度学习的概念。多视角深度学习旨在提取视角不变的特征,这意味着无论观察角度如何变化,模型都能够捕捉到关键的病理信息。在解决方法上,一方面,内镜下多视角主要是远近导致的,可以通过多尺度特征提取来应对。另一方面,可以通过引入注意力机制,强化深度学习模型的特征提取能力,直接提取不同视角的共同特征,缓解视角差异问题。

(1)多尺度特征提取:在内镜下的病理识别中,Inception 系列模型已经在多尺度特征提取方面取得了显著的成功。Inception 模型采用了一种被称为 Inception 模块的结构,该模块的关键在于同时使用多个不同大小的卷积核来处理输入图像,这种并行处理的方式能够有效捕获不同尺度的特征信息(图 6-8)。例如,1×1 卷积核用于捕获像素级别的信息,3×3 卷积核和 5×5 卷积核能捕获更大范围的特征。此外,Inception 模块还包括池化层,用于减小特征图的维度,同时保留关键信息。上述操作可得到特征向量,该向量可以提供输入图像不同尺度的信息,有助于提高病理识别性能。Xception 是 Inception 的进化版本,引入了深度可分离卷积的概念,进一步提高了多尺度信息的获取和处理效率。深度可分离卷积将卷积操作分为两步:① 深度卷积;② 逐点卷积。这种结构可以显著减少网络参数数量,同时有效地捕获不同尺度的特征,提高了模型的性能和泛化能力。

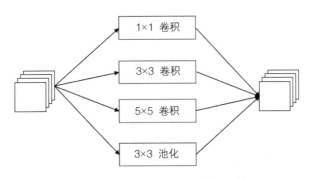

图 6-8　模型中的多尺度特征提取设计

(2)注意力机制:除了使用多尺度特征提取解决不同尺度的问题,也有很多研究[49]尝试利用注意力机制解决不同视角之间的特征差异,带来了如下优势:① 允许模型在处理多视角图片分类任务时更关注重要的特征或区域,从而提高了模型对不同视角的适应性;② 模型可以学会在每个视角中关注最具区分性、信息最丰富的区域,意味着模型会动态调整关注的区域以捕获关键特征,从而提高分类性能;③ 通过调整关注区域和权重,注意力机制也可以提高模型的鲁棒性;④ 允许模型根据任务和输入数据的不同部分有选择地提取信息,提高了特征提取的效率和准确性。该方法大致包括以下步骤:① 输入数据经过一个特征映射或编码器转换为更高级的特征表示;② 设计适用于特定任务的注意力机制,可以是硬注意力(hard attention)或软注意力(soft attention)[①];③ 使用注意力机制计算每个特征的权重(可以根据任务需求动态调整)或重要性,通常通过计算注意力分数来实现,分数越高表示特征越重要;④ 根据计算出的注意力权重,对特征进行加权和汇总,得到最终的特征表示。

一个典型的例子是,Muruganantham 等[49] 提出的病灶注意感知卷积神经网络(lesion attention aware convolutional neural network)。该方法使用本地注意力模块提取低级别语义注意力,使用全局注意力模块提取高级别概念注意力。这两种软注意力都与原始内镜图像融合,能够增强内镜图像,尤其是其中息肉病变区域的特征提取。通过这种方法,最终的分类效果相较于基础模型有了显著的提升。

三、解剖结构识别

(一)背景

肠镜可观察回盲部、升结肠、横结肠、降结肠和肛门等部位的黏膜。对于内镜检查视频,我们希望能够知道视频中片段对应的解剖结构类别,这对于医生二次定位息肉,以及一些下游任务(如分肠段进行的波士顿评分计算)都有很大的帮助。然而,目前人工判别方法费时费力,深度学习技术的方法提供了很好的助力。

(二)技术发展

解剖结构识别任务在深度学习中一般被转化成图片分类任务。具体来说,内镜检查视频被按帧分成图片,根据所属的解剖结构给每个图片一个类别标签,然后使用人工智能算法对图片进行分类,最后再应用到视频中。这样就可以得到一段视频每个时间点的解剖结构信息。这个任务目前仍是一个较新的研究,之前的方法主要参考自然图像处理的方案,使用自然图像领域的经典分类网络实现图片的分类。Taghiakbari 等尝试了 Inception V3 模型[52],Jheng 等尝试了 VGG16[53],Harzig 等使用了 DenseNet121[54]。这些方法在一定程度上取得了效果,但仍会出现大量错误识别帧的情况。例如,对于升结肠片段,尽管大部分帧被正确分类为升结肠,但仍有部分帧被误分类为其他解剖结构。因此,后来的研究人员引入了后处理技术来减少错误识别。后处理的核心基于解剖结构的连贯性,即相邻视频帧通常属于同一解剖结构类别。因此,后处理方法通常在图片分类结果的基础上进一步处理。Che 等[55] 提出了一种窗口分析法作为后处理方法,使用包含当前帧及其前后各四帧的窗口数据。当这个八帧窗口中有三帧或以上被归类为包含特定解剖结构时,则无论模型对当前帧的预测如何,该帧也会被视为属于该解剖结构的帧,这样可以解决一些离散的误差。Kim 等[56] 使用利用噪声的基于密度的空间聚类算法(density-based spatial clustering of applications with noise, DBSCAN)基于视频帧的聚类结果识别解剖结

---

① 硬注意力通常基于离散决策,模型选择关注特定位置或特征;而软注意力基于连续的权重分布,为不同的特征或位置分配权重。

构。DBSCAN算法通过定义邻域半径和最小点数,同时使用分类模型输出的特征的欧式距离作为两张图片的距离。对于每一帧,检查其周围帧(距离小于邻域半径的帧)的数量,若超过最小点数则将其视为核心帧并扩展形成肠道特定区域的簇(如阑尾口或肝曲)。如果帧数不足,则将其标记为噪声点。最终获得多个基于密度的解剖区域簇和未归类的噪声帧,再根据可视化进一步归类。这个方法也极大地减少了未分类的帧数。

(三)任务特点

如前文所述,同一个人不同肠段之间的差异很小,不同的人同一肠段的差异又很大(图6-9),导致常规的图片分类模型很难在肠段识别任务中取得很好的效果。医生在进行判断的时候会利用先验信息,即回盲部、升结肠、横结肠、降结肠和肛门必须连续出现,即时序信息。而现有的模型主要依赖于提取的帧,没有充分利用时序信息。如何充分利用时序信息是做好肠段识别任务的关键。

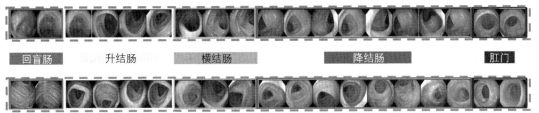

扫码见彩图

图6-9 下消化道肠段分类数据集样本。 展示了不同肠段的多样性,以及不同肠段之间的高度相似性

同时利用时空信息的模型能更好地完成任务,首先使用空间特征提取模块直接从输入的内镜检查帧中提取空间特征,再用时间特征提取模块提取时序特征,最后结合时空特征来进行分析(图6-10)。

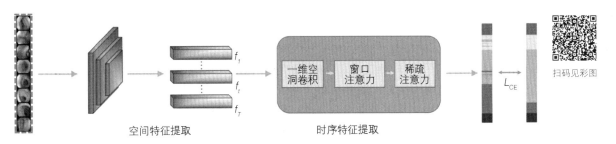

扫码见彩图

图6-10 同时使用到空间信息和时序信息的肠段识别模型

由于内镜图片相似性较高,所以在提取空间特征时可以引入一些细粒度方法,如度量学习。而在提取时间特征时,时间卷积网络(temporal convolutional network, TCN)被广泛应用以捕获序列中帧之间的时间关系[57]。最近也有人尝试改进原始TCN模型,通过引入基于自注意力的窗口来引用注意力机制[58]。计算全局注意力需要大量资源,而窗口型注意力可以通过将整个序列分成更小的窗口、计算每个窗口的注意力再将它们相加来实现,可以节省计算资源。为了确保依然能够捕获全局的时序信息,研究者还引入了稀疏注意力机制[59]。稀疏注意力在保留关键全局信息的同时,不计算每个序列元素之间的全连接关系,而是有选择性地计算一些关键点之间的注意力。这种方法不仅能够降低计算成本,还能在更大范围内捕获序列的全局上下文信息。因

此,稀疏注意力结合窗口型注意力,可以高效处理长序列数据,既捕捉到局部细节,又确保全局信息不丢失。

四、病灶重识别

(一) 背景

在第一节中我们提到,部分息肉无法直接在检查过程中切除,如较大的息肉需要进行内镜下黏膜剥离术(endoscopic submucosal dissection,ESD)去除,而该手术通常无法在初次检查中进行。故需择期进行再次结肠镜检查,此时将面临重新查找病灶的挑战。为了应对上述挑战,提出了处理病灶重识别任务的人工智能模型,以辅助医生在第二次检查中快速找到病灶,以有效减少患者因检查带来的痛苦,对于预防和治疗结直肠癌具有十分重要的临床意义和应用价值[60]。

(二) 技术发展

1. 全监督环境下的重识别

病灶重识别即检索与给定查询片段在语义上相似的片段,给定查询片段一般为第一次检查的视频,第一次检查的诊断报告(包含了息肉的位置描述)也可以作为查询片段。属于视频重识别(video re-localization)和视频检索(video retrieval)任务,是视频理解的基本任务之一。可以简单理解为利用一些句子、视频片段或者两者结合,在一段新视频中找到对应的片段。以往的研究[61-64]主要集中于在全监督的环境下重识别最相关的视频时刻。例如,Gao 等[62]通过滑动窗口采样候选时刻,并进行粗略融合以估计查询片段和候选时刻在多模态空间中的相关性。Chen 等[61]提出一种交互器时序网络,利用逐帧交互来评价候选时刻。Zhang 等[64]提出跨模态交互网络,采用多头自注意力机制来捕捉视频中的长距离依赖关系,采用句法图卷积神经网络获取细粒度表征。Wang 等[63]提出了一种基于循环神经网络的强化学习模型,选择性地观察序列帧,并以基于匹配的方式将给定的句子与视频内容关联起来。

2. 弱监督环境下的重识别

全监督环境下的方法需要收集大量人为标注时间信息的数据。近年来,提出弱监督环境下的方法[65-70]。Bojanowski 等[67]提出的方法考虑将视频与一组按时间顺序排列的句子对齐,其中时间顺序可作为额外的约束和监督。Duan 等[66]提出了一种基于弱监督的视频密集事件描述的方法,旨在处理缺乏精准的时间戳注释和大规模视频描述的数据集,通过帧级别的标注数据进行非严格的监督,从而利用大规模未标记的视频数据进行密集事件描述。这种方法不需要明确的时间戳边界信息,而是采用基于流形学习的方法,在大量未标记数据中寻找事件实例并为其分配相应的文本描述。Lin 等[68]提出了一种新的弱监督检索框架,设计了一个提案生成模块来聚合上下文信息,以便在一次传递中生成所有候选提案并进行评分,再通过语义补全模块测量所选方案与查询之间的语义相似性,计算奖励并向提案生成模块提供反馈,用于评分细化。Qian 等[69]提出一种自监督对比视频表示的学习方法,结合时间一致的空间增强方法,在保持帧与帧间时间一致性的同时,对每帧施加强大的空间增强;结合基于采样的时间增强方法,避免了时间距离较远的片段产生过度一致性。Han 等[70]提出了一种自监督联合训练方案,利用来自同一数据源的RGB流和光流的互补信息改善主流的基于实例的信息噪声对比损失 InfoNCE[71]。

(三) 基于自监督对比学习的病灶重识别模型 Colo - SCRL

Chen 等设计出 Colo - SCRL 专门用于处理息肉重识别问题[72]。面对结肠镜下病灶重识别任务中正样本对标注数据昂贵且稀少的挑战,Colo - SCRL 从大量无标记视频中利用对比损失学习时空视觉表征,并通过一种针对结肠镜检查视频的增强方法,使来自同一视频片段的两个增强片段在嵌入空间中靠近、来自不同视频的片段被拉远,从而实现有效的视频对比表征学习。

Colo-SCRL 的训练过程可以分为两个阶段(图 6-11):① 在预训练阶段,Colo-SCRL 采用视频掩码自编码器 Colo-MAE 和高掩码比例的管道掩码策略降低视频重建过程中随时间变化的信息的泄漏风险(因为相邻帧之间有内在的对应关系),再通过掩码和重建任务提取通用的结肠镜知识,并将预训练得到的编码器迁移到下游任务;② 在对比表征学习阶段,采用实例判别策略以无监督的方式微调预训练的编码器,引入动量对比学习策略,构建大型一致性字典,增强模型的判别能力。其中,Colo-MAE 是适用于结肠镜视频的视频掩码自动编码器,是为了适应缓慢的结肠镜检查视频数据中显著的时间冗余和时间相关特性,在自编码器的基础上修改的。Colo-MAE 以下采样帧作为输入,使用立方体向量获得视频特征标记。然后,Colo-SCRL 采用了一种高掩码比例的管道掩码策略,并使用非对称的编码器和解码器网络结构来进行结肠镜视频预训练。此外,使用了联合时空注意力的 ViT 作为骨干网络,以满足视频掩码自动编码器的需求。

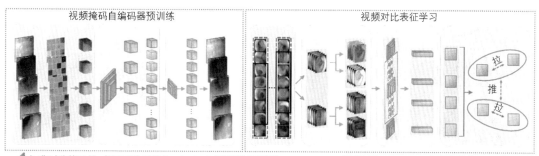

扫码见彩图

图 6-11　基于自监督对比学习的病灶重识别模型 Colo-SCRL 框架

对比学习(contrastive learning[73])作为一种无监督学习方法在计算机视觉等领域中得到了广泛应用。对比学习和视频重识别都与相似性有关:对比学习通过学习样本之间的相似度来提高模型表现,视频重识别则是在视频序列中寻找感兴趣的物体或场景,并将其准确地定位到另一个序列中。对于视频重识别来说,相似性的度量通常需要结合多个维度的特征进行,如基于视觉、深度学习的特征,以更好地实现精确定位。因此,Colo-SCRL 在结肠镜视频自监督学习中引入基于动量更新的对比学习(momentum contrast,MoCo)策略[74]。MoCo 策略中了建立一个动态维护并更新动量的字典,将对比学习任务转化为字典查询任务。该字典由一个队列、一个编码器和一个动量编码器组成(图 6-12)。由于队列中的样本不需要梯度回传,因此队列中可以存储很多负样本,从而构建出一个大型字典。使用动量编码器并设置较大的动量参数,可以使不同样本获得特征的编码表示(尽管样本特征由不同的参数 θ_k 编码,但这些 θ_k 之间的差异很小)。

近几年来,已有一些研究[75-77]使用 GAN 进行数据增强,但这些方法中每个翻译任务都需训练一个新模型,且不能精细控制所需特征。Colo-SCRL 采用了一种基于 GAN 反演的数据增强方法,通过修改图像的潜在表示来编辑真实结肠镜图像的特定属性,使用编辑后的图像进行数据增强,单个模型即可执行各种数据的增强任务。该方法的流程大致如下(图 6-13):首先,通过编码器将图像转换为潜在表示;然后,潜在表示被编辑并输入生成器,以产生与原始图像不同的

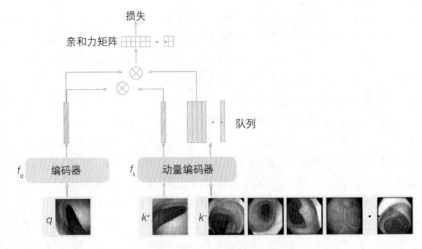

图 6 - 12　基于动量更新的对比学习

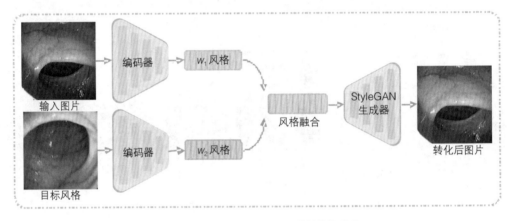

图 6 - 13　基于对抗生成网络反演的数据增强

混合样式特征的输出图像。这种方法有效缓解了 Colo - Pair 数据集中有大量未配对无息肉结肠镜场景的困境,通过模拟同一患者的两次检查,生成更大的训练数据集用于视频重识别任务。

(四) VT - ReID 训练及 DCM 动态聚类机制

为了增加病灶重识别模型的泛化能力,Xiang 等提出了一种简单但有效的训练方法 VT - ReID[78](图 6 - 14)。该方法通过交换高级语义信息,丰富了视频的表征。此外,还引入了一种名为 DCM 的动态聚类机制,利用对比学习促进不同类别更好地分离。

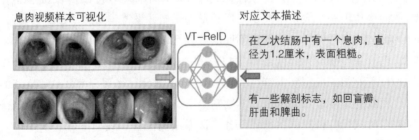

图 6 - 14　VT - ReID 应用

VT-ReID 采用视觉转换器进行视频表征提取,使用带有对比学习的支持聚类方法(主干为深度卷积神经网络)进行文本表征提取(图 6-15)。然后,在推理阶段将视觉和文本特征相结合,用于下游的图像检索任务。

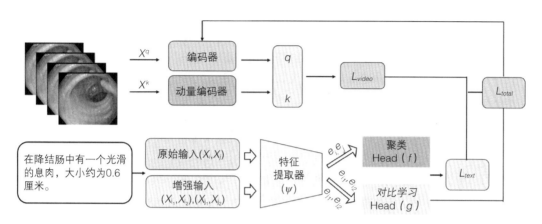

扫码见彩图

图 6-15　VT-ReID 框架。视觉特征主干由视觉转换器构成,而纹理特征主干则由深度卷积神经网络组成

VT-ReID 采用一个队列来存储和采样负样本,同时利用队列来存储最近使用的多个批次的特征向量以进行训练。队列不断更新,以减少存储消耗。该流程大致为,对于一个编码后的查询(query, Q)和一组编码后的样本 $\{k_0, k_1, k_2, \cdots\}$[同时也是字典的键(key, K)],假设字典中有一个单键(可表示为 $k+$)与 q 匹配,当 q 与其正键 $k+$ 相似且与其他所有键均不相似时,对比损失函数的值较小。

VT-ReID 使用了一种基于动态对比学习的聚类机制 DCM,以无监督的方式显著增强文本数据的聚类性能。动态聚类机制包含三个部分:特征提取层、聚类头和实例对比学习头(图 6-16)。在优化过程中,使用对比损失来使来自同一实例的增强样本在表征空间中相互接近,来自不同实例的增强样本在表征空间中相互远离。这种约束可以使不同簇之间更好地分离,即使在簇内样本之间距离较小的情况下也能有不错的效果。

第二节　人工智能在消化内镜导航中的应用

内镜导航是指利用传感器获取内镜的内部和外部参数,通过算法帮助医生在进行内镜检查或手术时准确定位目标位置[79]。近年来,随着影像学、多传感器融合及深度学习技术的不断发展,内镜导航变得更加重要,可以提升内镜检查和手术的准确性、安全性和效率,减轻医生的工作负担并为医学教育和培训提供更好的工具和平台。内镜导航的整体流程如图 6-16 所示,内镜导航系统首先通过深度估计获取场景的基本深度信息,进而获取自身的位姿和定位,结合两者进

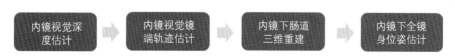

图 6-16　内镜导航流程

行场景的恢复和重建,最终基于其他传感器获取内镜的全镜身位姿。

一、深度估计

(一) 背景

内镜深度估计任务是所有导航和场景感知任务的基础。该任务的目标是获取某一点与相机平面的距离。由于视频采集设备返回的视频帧只能反应某个时刻的二维场景信息,而无法对场景距离相机的深度进行直接的描述,因此需要先获取场景相对于相机成像面的维度信息,并结合相机的投影模型恢复场景的三维结构。深度估计是后续位姿导航和三维重建的基础,而三维重建任务可以帮助医生直观立体地观察患者的组织和病灶信息,从而进行更精确的诊断和手术规划。

内镜头部的视频采集系统是内镜的重要组成部分。由于内镜尺寸和在消化道中工作空间的限制,内镜头部无法安装额外的传感器(如深度传感器、红外传感器等)来帮助医生进行内镜工作腔道的环境感知。因此,大多数的深度估计方法都基于内镜自带的图像采集系统开发算法。传统的主动单目深度估计方法往往采用激光、结构光和物体表面其他光反射等[80, 81]来获取深度点云,然而这些方法通常需要高额的计算成本和人力成本,且消化道内有限的工作空间也限制了其应用。因此,研究人员开始尝试用纯视觉的方法来解决深度估计的问题,即利用二维图像恢复像素点的三维坐标。一般而言,基于视觉的深度估计方法包括从阴影恢复形状(shape from shading)[82]、从运动恢复结构(structure from motion)[83]等,然而由于人体组织会变形、反光,以及具有低纹理等特性,这些方法的精度和鲁棒性十分有限。深度学习技术的出现改变了这种情况。基于深度学习的单目深度估计方法依训练方法可以分为有监督深度估计和自监督的深度估计。其中,自监督深度估计和相机姿态估计往往是一体的,可以同步估计相机的姿态和所处环境的深度,但与此同时,估计的精度低于有监督的深度估计。

(二) 技术发展

1. 有监督深度估计

有监督深度估计离不开深度真值标签的参与,受限于内镜的工作空间,在内镜头部安装 RGB-D 相机逐像素获取深度真值是不现实的。因此,研究者提出了各式各样无须深度传感器即可获取内镜图像深度真值的方法。2019 年,A Rau 等[84]通过手动分割和网格化的方法根据人体的 CT 数据生成了合成肠道数据,并利用游戏引擎 Unity 对模拟图像和对应的深度数据进行渲染,得到了九个有不同光照条件和材料特性的数据集。在 Unity 中,带有附加光源的虚拟相机可以沿着既定的路径穿过虚拟肠道模型,进而获取模拟肠道 RGB 图像和对应的深度真值。获取的模拟图像和深度真值被用于训练一个条件对抗生成网络(conditional generative adversarial network, cGAN),以学习图片的结构信息到深度的映射,来避免真实图片中纹理、反光对深度估计的影响。因此,训练出的网络可以直接在临床真实数据上进行深度估计。此外,也有部分研究[85]将真实图像的纹理映射到合成图像中进行模型训练,这样就可以直接将真实肠道图片输入网络中进行深度估计,而无须先将其进行风格迁移转为模拟图像。总之,虽然目前有监督的深度估计方法可以获取较为精确、稠密的深度图,但是会引入和累积误差,且这些方法对训练时间和硬件的要求很高,无法满足临床应用的需求。

2. 自监督深度估计

自监督深度估计的基础是光度一致性假设(illumination consistency),即在理想的情况下,相机拍摄的相邻两帧之间同一个点的光度值几乎不会有变化。在此假设下,对于给定的相邻两帧

内镜图像 I_t 和 I_{t+1},对于 I_t 上的像素点 p_t,若已知 I_t 的预测视差图 $\hat{D}_t(p_t)$ 及相机的内参 K,则可以根据相机的投影公式将 t 时刻的像素平面坐标 p_t 转为世界坐标系下的坐标 p_w:

$$\hat{p}_w = \hat{D}_t(p_t)^{-1}K^{-1}p_t \tag{6.1}$$

其中,$p_t = [x, y, 1]^T$,$x \in [1, 2\cdots H]$,$y \in [1, 2\cdots W]$ 是 I_t 中的齐次像素坐标;$p_w = [x, y, z]^T$,$x, y, z \in R$ 是像素平面坐标点 p_t 对应的世界坐标系下的三维坐标。

若将相机从 t 到 $t+1$ 时刻的运动 $\hat{T}_{t\to t+1}$ 记为 $[\hat{R} \mid \hat{t}]$,则可以将 p_t 重新投影到 I_{t+1} 平面上,即:

$$\hat{p}_{t+1} = K(\hat{R}p_w + \hat{T}) \tag{6.2}$$

其中,$\hat{R}$ 是相机的旋转矩阵 $\hat{R} \in SO(3)$,$\hat{t}$ 是相机的平移向量 $\hat{t} \in \mathbf{R}^3$。$\hat{T} \in SE(3)$,$\hat{T} = \begin{bmatrix} \hat{R} & \hat{t} \\ 0^T & 1 \end{bmatrix}$。因此,根据上述相机投影公式,可以从 I_t 生成新的下一帧 $\hat{I}_{t+1}$。由于像素坐标是离散的,所以根据上述投影公式获取的新的坐标 $\hat{p}_{t+1}$ 不一定是齐次整数坐标,因此还需要对其进行如图 6-17 所示的四邻域双线性插值(bilinear interpolation)来获取该坐标对应的光度值。即:

$$\hat{I}_{t+1}(p_t) = \sum_{i=1}^{4} w_i I_{t+1}(p_{t+1}^i) \tag{6.3}$$

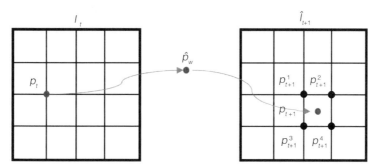

图 6-17 **图像重投影流程**。将 t 时刻的像素点利用相机投影矩阵投影到 $t+1$ 时刻的像素平面时,可能会出现重投影坐标不是整数因而没有对应光度值的情况,此时需要利用四邻域双线性插值计算该点的光度值

在网络训练的过程中最小化光度误差函数 $\left(L = \dfrac{1}{Z}\sum_{p \in \Omega_t} \| I_t(p) - \hat{I}_{t+1}(p) \|^2\right)$ 即可通过自监督的方式同时获取图像的视差(深度图的倒数),以及相邻两帧之间的相机运动参数。基于此原理,2019 年,Ma 等[86]使用基于光度一致性的递归神经网络(recurrent neural network,RNN)对肠道图片的深度进行预测。Ozyoruk 等[87]同时考虑到消化内镜特殊的工作环境,提出了 Endo-SfMLearner,使用带有亮度变化感知的函数来修正光度一致性损失,从而使得自监督学习范式在光度变化的内镜场景中同样适用;该网络还引入了空间注意力机制,从而使得网络可以专注于易区分和高度纹理化的组织区域。为了进一步解决肠镜检查中亮度波动对自监督学习范式的干扰,Shao 等[88]提出了一个两步的训练策略:① 第一步先使用一个网络学习相邻帧之间的亮度变化范式,即外观流(appearance flow);② 在第二步的自监督学习中,使用外观流信息对输入帧进行光度矫正后再进行图像重投影,显著提升了自监督算法的精度和鲁棒性。Liu 等在光度一致性损失的基础上额外添加了多尺度网络的结构相似性损失(MS-SSIM)来保留图片中的高

频信息,以及亮度和颜色的不变性。他们在网络结构中添加了位置-通道的对偶注意力机制来利用图像中的全局特征。

总之,由于缺乏深度真值,和有监督的方法相比,这些自监督方法生成的深度往往是不准确的。此外,由于自监督学习建立在光度一致性假设上,会面对诸如反射、变形和非信息帧干扰(图6-18)等挑战,导致深度估计失败。

扫码见彩图

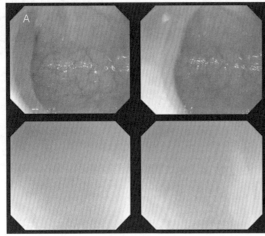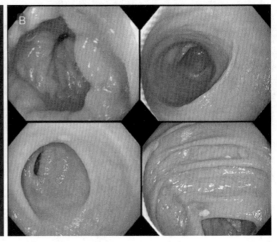

图 6-18 肠镜图像。 A. 肠镜中容易出现的非信息帧,包含模糊、伪影、过曝等影响深度估计和后续任务的情况。B. 高质量肠镜图片

(三) 小结

深度估计是内镜导航工作及后续三维重建工作的基础。现阶段的大多数有监督和自监督深度估计方法都可以提供较为合理的胃肠道深度图,但是如何让深度图在反映更加清晰的边界的同时保证其他区域深度估计的连续性,仍然是一个尚未被很好解决的问题。与此同时,内镜的深度估计任务还要兼顾内镜工作场景的复杂性,解决普遍存在的反光、遮挡和变形等问题。为了让深度估计任务更好地应用于临床诊断及下游的导航任务,需要开发实时、高鲁棒性、低计算成本的深度估计算法。

二、镜端轨迹估计

(一) 背景

在计算机视觉与机器人领域,镜端轨迹估计是实现环境三维重建和自主导航的核心任务。通过精确重建传感器的运动轨迹,研究者能够提升系统在动态环境中的定位与导航能力。激光里程计和电磁导航等技术均可以用于内镜自定位,视觉里程计(visual odometry, VO)是当前常用的镜端轨迹估计方法,与这些传统的定位技术相比,VO 有低成本、高鲁棒性等优点,逐渐成为内镜导航任务的研究热点。VO 可以获取相邻帧之间的六自由度相对运动矩阵。当初始帧的世界坐标已知的情况下,可利用帧之间的相对运动矩阵从整个视频片段中恢复相机的运动轨迹,从而实现对相机的定位。

基于深度学习的 VO 在机器人和自动驾驶领域有广泛的应用,是场景理解、增强现实等技术的基础。基于经典几何的 VO 算法包括两种——特征法[89]和直接法[90],需要复杂的数学建模且

高度依赖人为设计的低级特征,因此在内镜场景下缺少鲁棒性,很难得到理想的结果。相较而言,基于深度学习的 VO 算法可以从大规模的数据集中自主学习到更加有效且更鲁棒的特征表示,无须人为设计特征且对所学特征的整合和理解能力更强,因而有广泛的应用前景。

(二) 技术发展

1. 基于有监督学习的视觉里程计

有监督的学习方式极大地促进了深度学习技术和 VO 的结合。2018 年,Mehmet 等[91]首次将有监督训练的方法迁移到肠镜图片的 VO 任务中,提出了 Deep EndoVO。该方法基于 Deep VO 的框架,将输入肠道图片分别通过三个 Inception 层和两个 LSTM 层,输出相邻帧的相对位姿。其中,输入不仅包括 RGB 图像,还又从基于阴影的形状恢复方法中生成的深度图像。虽然该研究最终得到的结果不理想而且数据标签难以获取,但展示了深度学习在 VO 领域应用的可行性。

2. 基于自监督学习的视觉里程计

由于基于有监督学习的 VO 需要采集内镜位姿的真实值,而这种标签在现实应用场景中很难获取,所以基于自监督学习的 VO 开始快速发展。自监督 VO 和自监督深度估计的工作原理一致,利用两个网络分支在光度一致性损失的基础上进行训练,分别生成图像的深度图及相邻帧的相机位姿变化矩阵(图 6 - 19)。

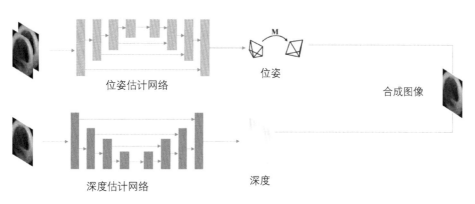

扫码见彩图

图 6 - 19 自监督视觉里程计结构。包含两个分支,分别对图片的深度和相邻帧的位姿进行估计,然后在光度一致性损失的约束下同时进行训练

Yao 等[92]率先使用非信息帧分类网络对真实场景下的肠道图片进行处理,筛除了会对 VO 产生影响的帧;在自监督学习网络中,增加了一个分支对场景中的反光区域进行预测,自动生成掩码去除反光区域;引入肠道解剖结构分类任务验证重建的相机轨迹。

3. 视觉多样性

与用于一般视觉任务的大规模 KITTI 数据集相比,内镜数据的采集受到仪器和场景自由度的限制,导致数据的视觉多样性不足。针对该问题,Yue 等提出了一种三元一致性学习(triplet consistent learning,TCL)框架,用于提升内镜图像三元组(目标帧及其前后两帧)的视觉多样性。他们使用透视视图合成技术生成三元组,并通过深度一致性损失(depth consistent loss)和姿态一致性损失(pose consistent loss)对该过程进行约束,从而充分扩充了数据集的视觉多样性。

4. 泛化

Wu[93]提出了一种高效的风格迁移框架,能够在训练数据量有限的情况下有效提升内镜导航定位的准确率和效率。他们首先使用风格迁移从术前规划中生成逼真的训练数据,随后在测试阶段,采用自适应方法生成随机姿态变化,并将测试图像与这些变化后的图像对齐,从而减轻训练与测试数据集之间的照明条件差异,进而提升模型的泛化能力。

(三)任务特点

目前,内镜端轨迹估计工作大多在公开的仿真或猪器官数据集上进行测试,很少迁移到真实场景中,并且即使对于图像质量较高的内镜公开数据集,VO 任务也难有理想的结果。由于内镜场景十分复杂,如反光、光照变化、缺少纹理等,基于自监督的内镜轨迹估计经常会失效,导致该技术达不到在真实内镜场景下应用的标准。除此之外,内镜容易出现抖动等运动,运动模式复杂,而内镜视频的视觉丰富性无法支撑现有的算法对这种复杂的运动模式建模。因此,如何从小样本的内镜训练数据中恢复其复杂的运动轨迹仍需更多研究。

三、三维重建

(一)背景

同时获取场景的深度信息及相机的姿态信息即可进行场景的三维重建。三维重建在内镜检查中十分有应用价值,如可以反映肠道内息肉的三维信息、提供息肉大小的参照、提示漏诊信息,以及帮助医生提升息肉检出率等。除此之外,构建患者肠道的三维视图可以方便医生离线进行全面的评估,而无须多次肠镜检查,可提升医生的诊断效率并有效减少患者的痛苦。对肠道三维重建任务而言,除深度估计和姿态估计两个难点,还面临以下几个问题:① 肠道有许多褶皱和转弯,在进行肠镜检查时难以观察到褶皱的背面;② 肠道中并不存在回环区域,因此无法进行回环检测,会导致常用的视觉 SLAM 技术在三维重建时发生明显的漂移;③ 在对肠道的结构进行重建的同时,也需要对肠道的纹理进行详实的重建,精确的纹理匹配既需要高精度的相机姿态估计,又需要高精度的扫描配准。

(二)技术发展

1. 基于双目图像的三维重建

2020 年,Zhang 等[94]首先使用立体结肠镜图像,结合 CT 中分割出的肠道模型,实现了高精度的三维结构重建。结肠镜图像从开发的结肠镜模拟器中获取,重建过程在模拟退镜中进行。整体框架包括基于立体图像的三维扫描重建、基于 VO 的相机初始化、肠道模型的配准,以及基于重心的纹理渲染(图 6-20)。

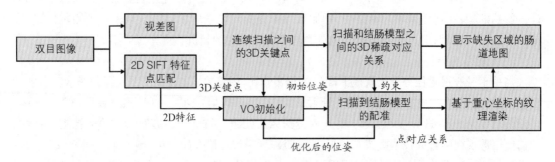

图 6-20　基于双目视觉的肠道重建方法。 在几何和光度一致性的基础上配准三维重建结果和 CT 中的肠道模型

由于在模拟器中可以获取双目图像,因此他们先使用了半全局匹配算法(semi-global

matching algorithm，SGM)[①]对肠道进行初步的重建。利用 t 和 $t+1$ 时的视差图(disparity map)和三维重建初始值，提取两个时刻单目(左侧相机)图像的尺度不变(scale-invariant feature transform，SIFT)特征点并匹配两者；利用样本一致性算法(random sample consensus，RANSAC)去除二维 SIFT 离群特征点。之后，通过追踪二维特征点在三维重建中的像素坐标，将二维特征迁移到三维空间中，并获得两次扫描之间的三维关键点(3D key point)信息。最终，将二维特征和三维关键点输入 VO 模块，根据透视三点法(perspective-three-point，P3P)进行相机姿态的初始化。理论上，将所有局部的三维重建初始值进行拼接即可获取整个肠道的三维重建结果，但是由于 VO 的误差会随着时间不断累积，且基于几何一致性的拼接也会导致纹理在全局上不连贯，故需要在几何和光度一致性的基础上将三维重建结果与从 CT 中得到的肠道模型进行配准。在此过程中，相机姿态可以被不断地迭代优化。最终，将三维点云的 RGB 纹理信息通过基于重心的纹理映射技术映射到重建的肠道模型中，完成重建。

虽然该方法可以较为精确且鲁棒地对肠道进行三维重建，但是其需要术前的结肠模型作为三维重建的模板且无法解决肠道变形对三维重建任务的影响。此外，双目结肠镜较少应用于常规的内镜检查。

2. 基于单目肠镜的三维重建任务

Frahm 等[95]利用真实单目肠镜视频提出了自监督深度学习框架 ColDE，结合特征一致性损失、深度与表面法线的几何一致性损失进行鲁棒的深度估计，然后直接对肠道视频片段进行三维重建(无须其他后处理操作)。不过，该方法仍无法处理临床肠镜检查时的低纹理及变形等情况，而且只能对相机运动模式简单的肠区进行重建。针对肠道三维重建任务中的变形问题，可尝试上文 Zhang 等[94]在基于双目图像的三维重建中使用的非刚性配准算法，以 CT 扫描分割出的肠道模型为基准，将从视频中重建出的肠道模型利用基于非刚性配准的嵌入变形图(embedded deformation graph)进行配准。也有研究[96, 97]将语义信息引入三维重建任务，提升了系统在有手术器械和变形、低纹理等情况下的工作性能。

(三) 小结

三维重建任务是深度估计和相机姿态估计任务的延伸。三维重建任务性能的提升离不开对上述两个分支任务性能的提升。目前大多数方法可以对部分形态结构简单的肠区进行三维重建，但对弯曲明显的肠区的重建结果不理想。

四、镜身位姿估计

(一) 背景

内镜是非刚性系统，其镜身柔软，可改变形状进入体内腔道，因此仅进行轨迹追踪和三维环境重建还不能提供全部所需信息，还应该对整个镜体在体内工作时的完整形状进行重建，以作为后续闭环控制、路径规划、人机交互等任务的基础。根据使用的传感器类型，可以将镜身位姿估计方法分为基于电磁传感器、光纤布拉格光栅，以及惯性传感器的位姿估计技术。

(二) 技术发展

1. 电磁传感器

电磁传感器是一种较早且较广泛地用于内镜形状感知任务的传感器，并已经被成功地集成

---

① SGM 的工作原理是：利用上下文信息重建双目图像的视差图，从而对图像坐标系中的像素点进行三维重建。

到几种商业产品中。需要一个外部磁场发生器和一个固定在内镜上的电磁接收器,后者在磁场不同的位置和方向上输出的信号都不同,通过处理电磁传感器返回的信号可以直接获取该传感器的位置和方向。Song 等[98]利用三阶贝塞尔曲线对电磁传感器的方向和位置进行整合,进而重建出整个内镜的形状。Dore 等[99]提出了一种基于卡尔曼滤波的数据融合框架,同时处理多个电磁传感器的数据以重建形状。电磁传感器较易集成在内镜系统中,但它的工作受到以下限制:① 临床工作场景中常见的 CT、MRI 及金属器械会产生各式电磁干扰,容易导致测量误差,特别是在动态的临床场景下,跟踪精度会受到较大影响;② 电磁跟踪系统需要额外的外部设备,在临床内镜检查的有限空间下,电磁追踪设备的部署会受到限制。

2. 光纤布拉格光栅传感器

光纤布拉格光栅是一种柔性传感器,它基于布拉格光栅技术,通过监测光纤中微弱的波长变化来实现各种参数的测量,可以灵敏地反映测量点处温度和应变的变化情况。由于光纤布拉格光栅(fiber Bragg grating, FBG)传感器的柔性结构、多点分布式测量、抗电磁干扰等特性,十分适用于内镜形状重建任务。FBG 传感器重建内镜形状的工作原理如下:传感器受力后折射的光线会发生变化,从接收器中解调出光栅折射率的周期性变化后即可获取对应点的弯曲度,进而根据曲线模型和运动学模型重新拟合出内镜的形状。考虑到环境噪声及周围温度的波动对传感器精度的影响,FBG 传感器一般沿径向均匀分布在内镜圆形切面上,如图 6-21 所示。尽管 FBG 传感器在内镜形状感知上有一些优势,但也存在局限性:① 测量范围通常受到光纤长度和光栅的物理特性的限制,且对某些形变的灵敏度较低;② 成本较高。

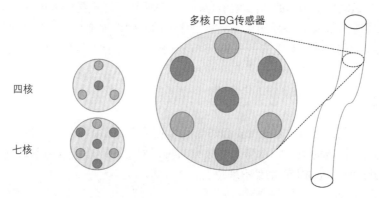

图 6-21 **FBG 传感器**。FBG 多核传感器可为四核或七核,包含一个中芯和均匀分布在中芯周围的 FBG 传感器

为了缓解噪声对形状重建精度的影响,研究人员提出了许多方案。Lu 等[100]引入了基于模型的滤波方式对多核 FBG 信号进行迭代计算,然而精确的模型计算很复杂,限制了其的应用。因此,近些年提出了基于深度学习的方法,使用神经网络对复杂的非线性模型建模,避免前期需人为提取特征和设置参数。例如,Sefati 等[101]提出了一种基于数据驱动的 FBG 形状感知方法,将深度神经网络和时间神经网络引入形状估计任务中,首先估计镜端位置,通过求解关节角度优化问题从镜端位置推断整个软镜的形状。因其涉及运动学的优化问题,较难推广到多自由度机器人,因此 Ha 等[102]提出直接建模测量 FBG 波长偏移与弯曲平面的曲率和角度的关系,不考虑光纤的特性参数,提升了模型的应用范围。总之,即使一些深度学习技术已被应用于形状感知领域,但是还没有模型可以建模复杂的形变情况。

（三）小结

当前镜身位姿估计面临的挑战主要包括两个方面。对于电磁传感器，临床工作场景中常见的 CT、MRI 等设备会产生电磁干扰，导致系统容易产生测量误差，跟踪精度受到影响。此外，在内镜检查的有限空间下，电磁追踪设备的部署受到限制。对于光纤布拉格光栅传感器，其易受到环境噪声和周围温度波动的干扰，影响传感器的精度和稳定性。因此，如何克服这些挑战，提高内镜导航系统的精度、稳定性和可靠性，仍然是研究的重点。

（张正杰　杜思嘉　徐健玮　陈庆忠　向孙程　Crystal Cai　钱大宏）

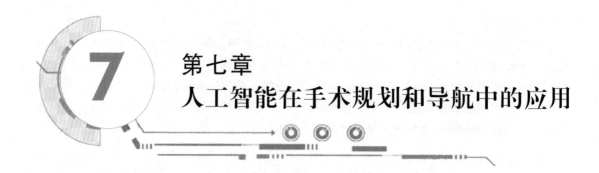

第七章
人工智能在手术规划和导航中的应用

第一节 手术重建、规划及导航概述

　　手术重建、规划和导航是现代外科手术中相互关联的关键技术,它们共同构成了从术前准备到术中执行的完整流程。手术重建是通过三维影像技术将患者的解剖结构进行精确重构,提供个性化的解剖信息;手术规划则是在重建的基础上设计最佳的手术路径和策略,确保手术的高效和安全;手术导航利用实时影像和定位系统,指导医生在手术中精确执行规划好的路径。三者协同作用,使得外科医生能够在术前充分准备并在术中获得精准引导,显著提高了复杂手术的精确性、减少手术时间和并发症风险,同时提升了接受手术患者的预后。近年来,随着人工智能技术的发展,计算机辅助手术系统已成为现代外科的重要支撑,推动了手术的个性化与智能化发展。

一、手术重建

(一) 背景

　　医学影像在现代临床中为疾病的诊断和治疗提供了至关重要的指导。医学图像重建是医学成像最重要的组成部分之一,其主要目标是以最小的成本和风险获得高质量的医疗图像用于临床使用。在传统的外科手术中,医生主要依赖于二维影像和术中解剖观察,这种方式往往无法全面展现手术区域的复杂结构,增加了操作难度和误伤风险。为了更好地理解手术区域的解剖结构,特别是在神经外科、胸外科、骨科等对精度要求极高的领域,三维手术重建逐渐成为研究热点。随着医学影像技术的进步,尤其是 CT、MRI 和超声成像的分辨率和精确度不断提升,利用这些影像数据进行三维重建已成为可能。基于影像的三维重建技术不仅可以直观展示复杂的解剖结构,还能够结合个体患者特征生成个性化的模型,从而帮助医生在术前进行深入分析。

(二) 研究进展

　　图像重建建模技术的发展可以归纳为三个阶段。

1. 手工建模的模型

　　模型的设计是基于数学特征理想恢复的图像。例如,一个"好"图像应该属于理想函数空间,图像应该具有理想的局部或全局几何性质,或通过某些设计良好的基函数达到稀疏逼近等。成功的手工模型包括全变分模型[1]、Perona‐Malik 扩散[2]、冲击滤波器[3]、非局部方法[4]、小波[5]、小波框架[6]、BM3D[7]、WNNM[7]等。这些模型大多具有坚实的理论基础和较高的可解释性。它们在实践中相当有效,其中一些仍然是某些任务的最新方法。

2. 手工＋数据驱动的模型

大约从 1999 年开始,将数据驱动或学习与手工建模相结合的模型开始出现。这些模型依赖于人为设计的一些通用数学或统计框架。然而,模型的具体形式是由给定的图像数据或数据集决定的。与纯手工制作的模型相比,这些模型可以更好地利用可用的数据,并优于它们相应的无数据分割的对应模型。同时,模型的手工框架为其提供了一定的可解释性和理论基础。成功的例子包括最优方向方法[8]、K‐SVD[9]、基于学习的 PDE 设计[10]、数据驱动的紧框架[11]、Ada 框架[12]、低秩模型[13]、分段平滑图像模型[14]和统计模型[15]等。

3. 深度学习模型

人工智能技术的发展进一步加速了手术重建的自动化进程,通过深度学习和图像分割算法,重建过程可以实现自动且高效地处理大量数据,为医生提供可靠的辅助支持。2012 年是计算机视觉中深度学习兴起的一年,引入了一种名为 AlexNet[16]的卷积神经网络(convolutional neural network,CNN)用于图像分类。然后,各种类型的 CNN,如 ResNet[17]和对抗生成网络(generative adversarial network,GAN)[18]被引入并应用于图像重建。我们将把这些模型称为深度学习模型。大多数深度学习模型都有数百万到数十亿个参数。这些参数通过并行计算[如在图形处理单元(graphics processing unit,GPU)上]在大数据集上进行训练(优化)。深度学习模型极大地推进了许多图像重建任务新技术的开发,并改变了计算机视觉的总体研究格局。

二、手术规划

(一) 背景

手术规划旨在满足微创手术和复杂手术对精确性和安全性的高要求。传统手术主要依赖医生的经验和二维影像资料,这无法充分考虑到手术区域的实际情况,增加了手术的复杂性和风险。近年来,随着医学影像技术、三维重建、人工智能和计算机辅助手术(computer-aided surgery,CAS)系统的迅速发展,手术规划得以更加精细化、个性化。现代手术规划不仅可以提供精确的术前分析,还能通过多模态影像融合、深度学习算法和虚拟现实技术对手术过程进行模拟,帮助医生设计最佳手术路径,从而提高手术精确性和患者预后,减少术中并发症和术后恢复时间。这一发展为手术技术的革新带来了广阔的前景,并逐步成为现代外科不可或缺的重要环节。

(二) 研究进展

手术规划分为传统的手术计划和虚拟手术计划。传统的手术计划是在临床记录、二维(2D)放射影像、照片和模型手术的基础上进行的。然而,在传统的手术计划中观察到明显的局限性,如术前准备的复杂性,这可能会导致错误。近年来,随着计算机辅助设计/计算机辅助制造(CAD/CAM)、三维(3D)计算机辅助设计系统、深度学习等新兴技术的快速发展,虚拟手术计划迅速兴起,包括以下几种。

1. 基于模型的预测方法

通过使用基于物理科学的数学建模来求解最优预测,预测形状变化,无论是否具有尺寸缩放。这些基于模型的异速生长方法通常将解剖结构离散化为元素。每个元素的变化都是单独预测的，然后结合起来进行整体预测。例如，有限元法、概率有限元法[19]、质点弹簧模型、质量张量模型[20]等。

2. 基于数据的预测建模

不需要数学模型来预测手术的结果。预测仅使用来自先前实例的数据的约束。统计预测模型将输入解剖结构和其他治疗变量映射到输出解剖结构。然后使用回归近似输入-输出关系。可以使用许多类型的回归，如主最小二乘法、梯度增强法和随机森林法。回归模型的选择取决于给定数据集所需的准确性。机器学习方法也可以用来代替回归，其关键优势为在一个步骤中执行多个任务的能力。然而，在适应了许多其他参数后，人工智能方法已被证明优于简单回归。不过，这些人工智能方法，特别是那些使用监督学习算法的方法，需要大数据集和适当的数据标签。最近，机器学习已被用于面部手术结果的诊断和预测[21]。

3. 混合预测方法

基于模型和基于数据的方法都有其固有的优缺点。为了克服这些缺陷，可以结合使用基于模型和基于数据的技术。此前，Zolfaghanasab 等[22]创建了一个混合预测模型来预测乳房矫正手术后的乳房形状。通过训练一个基于数据的模型来模拟基于模型的预测方法的结果，克服了纯基于模型预测的缓慢速度。此外，通过使用基于模型的预测方法进行精确模拟，克服了纯数据建模数据不可用的问题。Liao 和 Köttig[23]讨论了系统工程中故障预测的可能混合组合，其中混合模型被广泛使用。

三、手术导航

（一）背景

手术导航系统延伸了外科医生和介入科医生的视觉范围，可以实时获取手术工具与病灶之间的位置关系，因此有着巨大的应用需求和市场前景[24-27]。目前，德国和美国在手术导航的研究中处于领先地位。美国 Medtronic 公司的 Stealth Station 系统[28]、德国 Stryker 公司的 Stryker Navigation System 系统[29]、德国 BrainLAB 公司的 Vector Vision 系统[30]等，占据了手术导航系统的大部分市场份额。随后是瑞士的 Medvision 系统[31]、法国的 Bone Morphing 系统[32]等，也占领了一部分市场。国内对手术导航系统的研究起步较晚，目前很多核心技术仍未自主掌握。安科公司在 1999 年推出了第一台国产手术导航系统[33]，现在包括 ASA‑610V 神经外科手术导航系统、ASA‑630V 骨科手术导航系统也在逐步推向市场。

目前，国外研究手术导航系统的机构主要有斯坦福大学、麻省理工学院、哈佛医学院等[34]，国内的有上海交通大学、北京航空航天大学、哈尔滨工业大学等，并已经取得了一系列研究成果。胡磊、于兵等[35]研究出脊柱椎板切除手术导航系统，设计了安全实用的人机交互界面，并进行了体模实验和临床试验；王成焘、钱理为等[36]设计了基于 C 形臂 X 射线机的手术导航系统，应用于椎弓根螺钉的植入，并进行了临床试验；陈国栋、贾培发等[37]设计出基于光学定位仪的脑外科机器人系统，并对其中涉及的配准算法进行了深入的研究；陈艳梅等[38]运用激光跟踪仪对手术导航电磁定位系统进行校准，并提出空间多姿态法的穿刺针标定方法；林钦永等[39]构建了肝癌消融手术导航系统，对光学定位仪进行了设计和开发，并对定位算法进行了深入研究；此外，很多高校和研究机构也发表了各自的研究成果[40-44]。

（二）研究进展

1. 光学导航系统

光学导航系统（optical navigation system，ONS）通过在手术工具或患者身体上安装光学标记物，利用红外摄像头或光学传感器实时捕捉这些标记物的位置和姿态，并通过计算系统分析这些数据，从而实现对手术器械或设备的精确定位和导航。光学导航技术近年来也取得了显著的技术进展，并逐渐在微创手术和影像引导的介入手术中获得广泛应用。

（1）计算机视觉和深度学习结合：光学导航系统在实时跟踪和定位中的精度依赖于计算机视觉技术的进步。通过使用深度学习模型，光学系统可以更准确地从复杂背景中识别出光学标记物，减少环境干扰的影响，提高了手术过程中工具位置的准确性和响应速度。

（2）多模态传感器融合：光学导航系统现在经常结合其他传感技术，如电磁传感、超声或惯性测量单元，以提供更全面的导航信息。通过多传感器数据融合技术，系统可以在光学跟踪不理想的情况下（如视线被遮挡）继续进行精确定位。这种融合使得光学导航系统在复杂的手术环境中更具鲁棒性和实用性。

（3）增强现实结合手术导航：增强现实（augmented reality，AR）在光学导航中的应用为手术医生提供了更加直观的引导方式。医生通过佩戴 AR 头显设备，可以实时看到患者解剖结构的三维图像叠加在实际场景中，从而能更精确地定位病灶和引导手术工具。AR 技术的发展使光学导航的可视化效果得到了显著增强，极大地改善了医生的操作体验。

（4）实时手术规划和动态更新：随着深度学习算法和硬件计算能力的提升，现代光学导航系统能够实时更新手术规划。基于实时获取的光学数据，导航系统可以动态调整手术路径，并在手术中提供即时反馈，帮助医生更好地应对术中突发状况。

2. 磁导航

在远程磁导航中，磁场是由一个磁导航系统（magnetic navigation system，MNS）产生的，该系统由位于患者身体周围的磁铁组成。它们或是强永磁体，被旋转或平移来调节产生的磁场；或是电磁磁体，通过导电绕组的电流调制，使用电磁磁体的 MNS 被称为电磁导航系统（electromagnetic navigation system，eMNS）。基于永磁体的系统可以以较低的成本在较小的规模上制造，磁场建模更直接，患者访问更容易；eMNS 可以产生更大的场强，允许独立控制磁性梯度，并且与永磁体相比，可以"关闭"。

eMNS 通常由两个主要部分组成：电磁感知器件和计算单元。电磁感知器件安放在患者身上或手术区域。计算单元负责处理感知器件传输的数据，计算实时位置并提供导航信息。为了确定位置和提供导航，eMNS 使用复杂的导航算法，包括磁定位算法、多传感器融合算法、信号处理算法等。近年来，随着人工智能技术的发展，在 eMNS 中，人工智能算法已可以用于优化位置估计、实时定位和决策支持等。

（1）深度学习：深度学习算法，特别是 CNN 和循环神经网络等，可以用于处理和分析从电磁感知器件获取的大规模数据。深度学习在图像识别、信号处理等方面具有出色的性能，可以用于提取特征、分类和预测位置信息。

（2）强化学习：强化学习算法可以用于在系统操作中进行决策优化。通过奖励和惩罚机制，系统可以学习在不同情境下做出的决策，以优化实时定位和导航。

（3）支持向量机：支持向量机（support vector machine，SVM）是一种监督学习算法，可用于分类和回归问题。在 eMNS 中，可以用于处理和分类感知器件数据，从而更准确地确定手术工具或设备的位置。

（4）粒子滤波：粒子滤波是一种贝叶斯过滤技术，可用于在非线性和非高斯环境中估计状态。在 eMNS 中，粒子滤波可以用于融合多个传感器的信息，提高位置估计的准确性。

第二节 人工智能在肺部手术中的应用

肺部疾病可严重影响人类健康。经皮肺穿刺是预测肺癌、肺部感染和其他肺部疾病的重要检测方式之一。然而，肺部穿刺手术涉及复杂的解剖结构和微妙的生理过程，需要高度的精确性和专业技能。人工智能在医疗领域的应用正在迅速发展，为患者提供更精确、更安全的医疗护理。其中，基于人工智能的肺部穿刺手术导航技术备受关注，为肺部穿刺手术提供了新思路。本节将探讨基于人工智能的肺部穿刺手术导航的研究意义和现状，并介绍具体的应用实例。

一、研究意义

肺部病变诊断的金标准是病理诊断。取肺活体组织检查（以下简称活检）的方法包括：手术、纤维支气管镜和经皮肺穿刺[45]。这三种方法各有利弊：手术活检需要全身麻醉，对患者有较大的创伤[46,47]；纤维支气管镜从人体自然腔道进入，对人体损伤小，但可获取的活体组织也较少，假阴性率较高[48-50]；经皮肺穿刺需要用穿刺工具穿透肺部组织到达病灶部位，对人体有一定的损伤，但不受病灶位置的影响，可取得的活体组织也较多[51,52]。目前，经皮肺穿刺活检术的应用更广泛。

1883 年，Leyden 对 3 位肺炎患者进行了经皮肺穿刺活检术并取得了成功，1886 年，Menetion 使用该方法进行了第一例肺癌的诊断工作[53]。20 世纪 70 年代，Haage 首次实施了 CT 图像引导的肺穿刺手术[54]。近几年，医学成像设备的发展越来越快，应用也越来越普遍。二维 CT 图像引导的肺穿刺活检术在临床上得到较多应用，已成为判断肺部肿瘤良恶性的最常见的方法[55]。

人体胸部的解剖结构十分复杂，包括很多重要的组织和器官，为精准入针，需要借助医学影像的引导，包括超声引导、X 线引导及 CT 引导。超声引导无辐射，可以实时操作，但是由于肺部充满大量的空气，导致超声成像效果较差甚至无法成像[56,57]。X 线引导也可以实时操作，成像效果较好，但是对患者和医生的放射性伤害较大[58]。目前，最常用的是 CT 引导[54,59]，为了方便获取患者的 CT 图像，手术一般都在 CT 室直接进行，如图 7-1 所示。

扫码见彩图

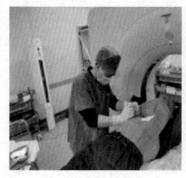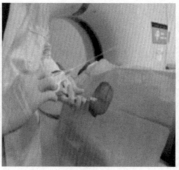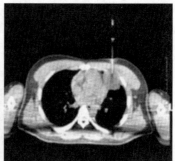

图 7-1 经皮肺穿刺手术

作为微创介入手术,基于 CT 引导的肺穿刺活检术具有许多传统外科手术所没有的优点,如减少组织损伤和患者疼痛,患者在手术后无须过多的时间恢复[60]。但是,常规 CT 引导下的肺穿刺活检术仍然依赖医生的经验,手术操作过程比较复杂:首先,需获取患者胸部的 CT 影像,扫描时要在患者身上放置定位铅格;然后,医生根据 CT 影像上铅格与病灶的相对位置关系估计病灶位置和深度,依照经验选取穿刺目标点及入针点。由于基于 CT 引导的该术式中不能实时观察入针状况,为了不伤及重要组织器官,需先行较浅入针并多次进行 CT 扫描,以确认入针方向的准确性。若穿刺针与病灶的位置有偏差,则需要重新选择入针点和入针方向,对穿刺针进行调整,再重复上述过程,直到穿刺针到达选定的目标点,最后进行取材[61, 62]。手术中平均入针次数及 CT 扫描的次数达 6～8 次,且耗时较长,使患者反复接受穿刺和放射性辐射(国际辐射防护委员会认为,X 射线辐射剂量每增加 1 mSv,恶性肿瘤的发病率将增加 0.5‰[63]),并发症的发生率较高[64-66],包括肺内出血和气胸,发生率分别为 26%～33%、9%～44%。一些患者在手术后也可能出现咳血[67, 68]。并发症的发生与操作人员的熟练程度和进针次数等因素有关[63]。人工智能在基于 CT 引导的肺穿刺活检中具有巨大的潜力和意义。通过深度学习算法分析大量的影像数据,可以精准地定位病灶和计算最佳入针路径,减少手术过程中的反复穿刺次数和 CT 扫描次数。这不仅能够缩短手术时间,降低患者接受的放射性辐射剂量,还能够减少并发症的发生率,提高手术的安全性和成功率。因此,人工智能在优化和改进基于 CT 引导的肺穿刺活检术中具有重要的应用前景,有望为临床实践带来显著的益处和进步。

二、技术背景与发展

在医学的发展中,自 MYCIN 系统开发以来,人工智能已在支持临床决策方面发挥了重要作用[69]。人工智能现在越来越多地用于风险分层、基因组学、成像和诊断、精准医学和药物发现。人工智能在手术中,基于成像用于导航。专注于特征检测和计算机辅助干预的人工智能,也用于术前规划和术中指导。多年来,已经开发出监督算法,如主动形状模型、基于图谱的方法和统计分类器[70]。深度卷积神经网络最近的突破,如 AlexNet[71],使自动学习的数据驱动描述符能够用于图像理解,与人为提取特征相比,其鲁棒性和可推广性有很大提高。

人工智能在肺部穿刺手术中的应用基于肺的三维重建,以及肺部复杂气管、血管结构的分割。准确地进行这些步骤能够增加导航系统的精准度,下面将介绍这些技术的研究背景和进展。

三、肺的三维重建

(一) 背景

在观察二维 CT 影像时,很难对各部分的相对位置关系形成直观的感受,需要依赖医生丰富的临床经验和空间位置想象能力,这不仅不便于在术前确定肺结节等目标的具体位置,也不利于规划最合理的手术路径,因此会在一定程度上增加手术的复杂性、增大患者的风险。所以,需要根据原始 CT 数据进行肺的三维重建,再进行手术规划,可以让医生在手术前就可以确定病灶位置及其与周围组织的相对位置关系,以规划出风险更小的手术路径。

(二) 技术发展

肺的三维重建模型可以使用半自动化工具(如 Mimics®、OsiriX 和 3D Slicer)完成,这些工具可以模拟解剖结构,明确肺段的分布,并确定病变位置。然而,传统模型有较高专业技能要求、需要人为标注且耗时长,可能会限制这些系统在临床实践中的广泛应用。近年来,三维重建技术取得了显著进展,尤其是基于深度学习的自动化重建技术,其能够利用 CT、MRI 等原始影像数据迅速生成高精度的三维模型,避免了传统模型中人为标注的烦琐过程,极大地提高了操作的效率和精度。现代三维重建工具不仅在肺部应用广泛,还扩展至心脏、肝等复杂器官,增强了各器官相关手术规划的精确性。此外,硬件计算能力的提升使得实时三维重建逐渐成为可能,医生可以更直观地进行手术规划和导航,提高了临床应用的可操作性和诊疗效率。

四、肺部支气管分割

(一)背景

由于支气管系统结构复杂及其与肺部其他解剖结构联系密切,精准的支气管分割变得至关重要。以前,由资深的外科医生依赖个人经验,将二维影像中的信息在脑海中重建为三维结构,以确保在手术过程中能够正确识别关键解剖结构。然而,这种方法高度依赖于医生的经验,难以标准化且存在局限性。随着人工智能技术的发展,三维重建模型大大简化了这一过程,使外科医生能够在更小的技术要求下获得准确的术前解剖信息。研究表明,基于人工智能的术前自动化、支气管树分割重建模型能够提供全面的解剖学信息,为肺部疾病的诊断和治疗提供更有力的支持,并促进个性化医疗的发展。

(二)技术发展

张祥宁等提出 CDTRISeg 模型,用于气道的交互式分割(图7-2)。为了最小化用户交互的次数,利用了一个两阶段的框架。在第一阶段,粗分割网络(C-Net)自动生成初始分割。考虑到气道结构的复杂性,通常需要在将自动分割用于临床实践之前进行校正。在第二阶段,用户检查初始分割并在错误分割的区域进行标注。这些交互通过组合距离变换转换成前景和背景距离图。细分割网络(F-Net)通过将原始图像、初始分割和两个距离图作为输入来优化分割。用户可以通过 F-Net 重复这个交互过程,直到获得令人满意的分割结果。C-Net 和 F-Net 使用基于 Transformer 的结构,可以有效捕捉全局上下文信息并建立长期依赖关系,两者仅输入维度不同(结构相同)。

扫码见彩图

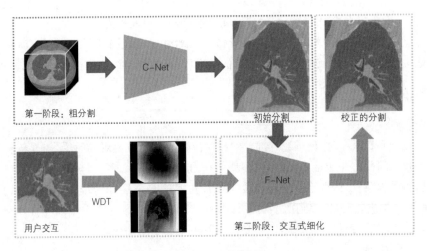

图7-2 两阶段的框架

1. C-Net

C-Net 基于 UNETR[72] 改进以适应气道分割任务(图7-3)。其使用组归一化[73]而不是传统的批归一化[74]来解决气道数据集小的问题,使归一化不依赖于批的大小;使用 Leaky ReLU 层[75]代替 ReLU 层[76]解决 ReLU 在输入为负时可能出现的神经元死亡的问题,Leaky ReLU 的定义如下:

$$\text{Leaky ReLU} = \begin{cases} x, & x \geqslant 0 \\ \alpha x, & x < 0 \end{cases} \tag{7.1}$$

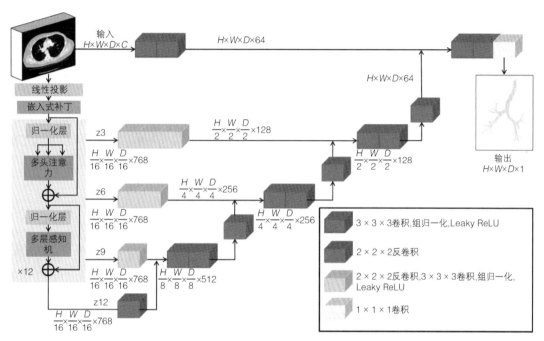

扫码见彩图

图 7-3　基于 Transformer 的网络架构

编码器的多分辨率特征与解码器相结合,从 Transformer 块中提取大小为 $\dfrac{H \times W \times D}{P^3} \times K$ 的序列表示 $z_i (i \in \{3, 6, 9, 12\})$,并将其重塑为 $\dfrac{H}{P} \times \dfrac{W}{P} \times \dfrac{D}{P} \times K$ 张量,之后被嵌入空间中。此外,在每个分辨率下,C-Net 使用连续的 $3 \times 3 \times 3$ 卷积层;然后是归一化层,它将嵌入在空间中的重构张量投影到输入空间中。

在编码器的瓶颈处(即 Transformer 最后一层的输出),将反卷积层应用于变换后的特征图,使其分辨率提高两倍。然后,将大小调整过的特征图与以前的 Transformer 块输出(如 z_9)连接起来,并将它们输入连续的 $3 \times 3 \times 3$ 卷积层中,输出使用反卷积层进行上采样。这个过程在其他后续层中重复进行,直到达到原始输入的分辨率,最终的输出通过一个带有 softmax 激活函数的 $1 \times 1 \times 1$ 卷积层,生成逐体素的语义预测。所有上采样模块都由 2 倍的上采样算子、$3 \times 3 \times 3$ 的卷积层、组一化层,以及 Leaky ReLU 激活函数层组成。

2. 用户交互

用户通过标注校正由 C-Net 获得的初始自动分割结果。用户将一组像素标记为前景或背景,具有相同标签的交互会被转换成距离图,通过一种新的管状结构距离变换,与测地距离变换结合，分别对前景和背景标注进行编码。假设 Q_f 和 Q_b 分别表示属于前景标注和背景标注的像素集。设 i 是图像 I 中的一个像素，那么从 i 到标注集 $Q(Q \in Q_b)$ 的无符号测地线距离 (G) 为：

$$G(i, Q, I) = \min_{j \in Q} D_{Geo}(i, j, I) \tag{7.2}$$

$$D_{Geo}(i, j, I) = \min_{p \in P_{i,j}} \int_0^1 \| \nabla I(p(s)) \cdot u(s) \| \tag{7.3}$$

其中，$P_{i,j}$ 是像素 i 和 j 之间所有路径的集合。$p(s)$ 是一个可行的路径，它由 $s \in [0, 1]$ 参数化。$u(s)$ 是作为路径的相切方向的一个单位向量。假设 C_i 为用户前景标注表面上的像素集，可定义为：

$$C_i = \{i \mid q_i = 1, \exists u \in N(i), q_u = 0\} \tag{7.4}$$

其中，$N(i)$ 和 q 分别代表 i 的 6 个邻域像素和像素值。然后，通过对图像 I 进行距离变换，计算出距离图 D：

$$D_i = \begin{cases} \min_{u \in C_i} \| i - u \|_2, & q_i = 0 \\ 0, & q_i = 1 \end{cases} \tag{7.5}$$

对于每个像素 i，距离变换给其分配一个距离变换值，即从 i 到管状结构表面最近的 C_i 的距离。这里我们使用欧几里得距离，因为欧几里得距离图中的骨架对旋转是具有鲁棒性的[77]。

图 7-4 展示了用于用户交互的组合距离变换的一个实例。前景标注转换为管状结构距离图，背景标注转换为测地距离图。结合的距离图和初始自动分割与原始图像 I 大小相同，它们与 I 的原始通道连接，从而获得以 $C_I + 3$ 通道作为 F-Net 输入的图像。

扫码见彩图

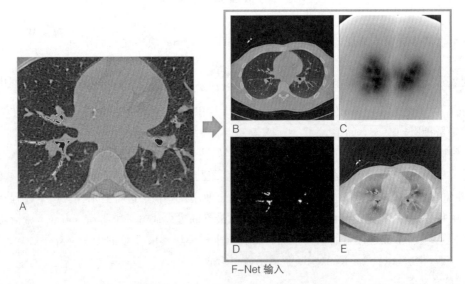

F-Net 输入

图 7-4　气道交互式分割第二阶段 F-Net 的输入。A. 用户提供标注来纠正初始自动分割上的前景(红色)和背景(青色)；B. 原始图像；C 和 E. 分别是基于前景和背景交互作用的管状结构距离图和测地线距离图；D. 初始自动分割。将原始图像、初始自动分割、管状结构距离图和测地线距离图相结合，作为 F-Net 的输入

（3）F‑Net：F‑Net 也使用基于 Transformer 的架构，可以有效地捕获全局上下文信息并建立长期依赖关系。除了输入维度不同，其与 C‑Net 的结构相同。

五、肺部血管分割

（一）背景

在过去的几十年里，对 CT 影像中肺血管以及动脉与静脉的分割一直得到广泛关注[78-82]。早期的方法依赖于人工分割，耗时且容易出错。随着计算机辅助诊断和机器学习算法的出现，自动分割技术已经得到了发展，可以在 CT 影像中准确、有效地分割肺血管、动脉与静脉。增强 CT 中的血管更明显（图7‑5），因此分割非增强 CT 影像中的肺血管存在一些挑战。主要的挑战是信噪比较差，因为肺血管与周围肺组织之间的对比度较低。此外，非增强 CT 影像中还可能包含伪影（扫描期间患者运动、金属植入物或其他成像伪影），使分割过程更加复杂。另一个挑战是肺

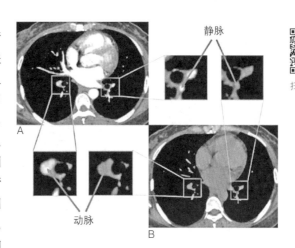

扫码见彩图

图 7‑5　肺部 CT 影像。A. 增强 CT；B. 非增强 CT。红色箭头指示动脉，蓝色箭头指示静脉

动脉和肺静脉的区分，它们可能具有相似的强度和纹理特征，以及类似的空间关系。

（二）技术发展

为了克服上述挑战，已经开发了先进的图像处理技术和机器学习算法，然而尚无完美的结果。下面将介绍由吴亚楠等[83] 提出的基于 Transformer 的肺血管分割方法。

（1）基于 Transformer 的网络：具有通道增强注意力模块，用于探索 CT 影像中的上下文和空间信息（图 7‑6）。该网络在编码器和解码器部分使用了三维上下文转换器模块，并在跳跃连接中使用了双重注意力机制，以有效地进行高质量的血管分割和动、静脉分离。

−1 000 HU～600 HU 体素强度的 CT 影像，再归一化 CT 值[0～1]，然后进行肺区域分割。最后，在训练和验证阶段，分别裁剪 CT 影像中的感兴趣区域和相应的标签。

（2）双注意力机制模块：为了获取特征 A、B 和 V，将三个卷积层应用于输入特征 X。如有需要，则执行 softmax 归一化。输出结果 Z 是通过两次矩阵乘法得到的。为了通过逐元素加法将输出 Z 编码回输入 X，在网络的末端加入了额外的卷积层，从而增加了信道的数量。双注意力机制可表达为：

$$Z = \left[\varphi(X; W_\varphi)\operatorname{softmax}\left[\theta(X; W_\theta)\right]^T\right]\operatorname{softmax}\left[\rho(X; W_\rho)\right] \tag{7.6}$$

其中，W_φ、W_θ、W_ρ 为训练参数。双注意力机制使模型能够选择性地关注空间和通道维度上的相关特征。通过使用 B 中的注意图对 A 和 V 中的特征图进行自适应加权，该模型可以关注输入特征阵列的不同区域，从而获得优越的特征表示，并提高在不同任务上的性能。

（3）Transformer 模块：他们引入了一个新的三维 CoT 块来处理三维数据（图 7‑6B）。首先，利用学习到的嵌入矩阵 W_k、W_q、W_v，将输入的三维特征图 $X \in R^{H\times W\times D\times C}$ 的分辨率（H, W, D）和通道数 C 分别转换为键（key，K）、查询（query，Q）和值（value，V）。接下来，通过在所有相

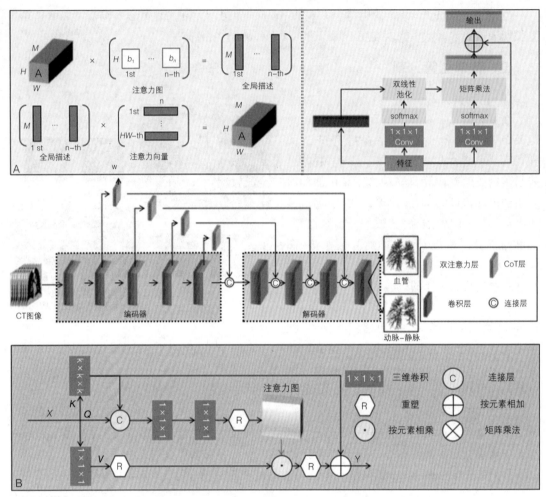

图 7-6　基于 Transformer 的肺血管分割方法[83]。A. 连接编码器和解码器的

双注意力块。B. 3D 上下文 Transformer 块（CoT）

邻键应用 $k \times k \times k$ 卷积来对每个键表示进行上下文化，从而获得输入 X 的上下文信息 $K^1 \in R^{H \times W \times D \times C}$。然后，将 K^1 和 Q 组合。得到的矩阵通过两个连续的 $1 \times 1 \times 1$ 卷积生成注意矩阵 A：

$$A = [K^1, Q] W_\theta W_\varphi \tag{7.7}$$

其中，W_θ 和 W_φ 为学习到的参数。随后，使用特征映射 K^2 和 V 的乘法来获得动态上下文表示 $K^2 = V \times A$。CoT 块最终输出静态上下文特征映射 K^1 和动态上下文特征映射 K^2 的融合结果。

（4）骰子丢失和焦点损失：由于 CT 影像中的相关血管通常只在每层中占据很小的空间，因此需要解决类别不平衡的问题。为了克服这一问题，使用骰子丢失[84,85]和焦点损失[86]的组合来训练网络。模型训练的损失函数如下：

$$总损失 = D_{loss} + F_{loss} = 1 - \frac{2 \times \sum_{i=1}^{N} p_i l_i}{\sum_{i=1}^{N}(p_i + l_i)} - \alpha(1 - p_i)^\gamma \log p_i \tag{7.8}$$

其中,二元血管预测表示为 p_i , l_i 表示气道标记。易于分类的像素的类权重和降权重程度分别由 α 和 γ 控制。他们使用了 $\alpha=0.25$ 和 $\gamma=2$ 。

第三节　人工智能在正畸-正颌联合治疗中的应用

一、概述

基于人工智能的正畸-正颌联合治疗是指通过人工智能对患者口腔 CT 影像进行分析,自动检测口腔颌骨异常,根据患者具体情况和需求给出最佳治疗方案,同时模拟预测患者术后效果,帮助医生在术前设计最佳治疗计划(图 7-7)。本章将介绍深度学习在颅颌面三维关键点检测中的应用、深度学习在术前规划及虚拟手术的应用、基于 CT 影像的颅颌面全分割,以及正畸-正颌联合治疗后的面貌预测。

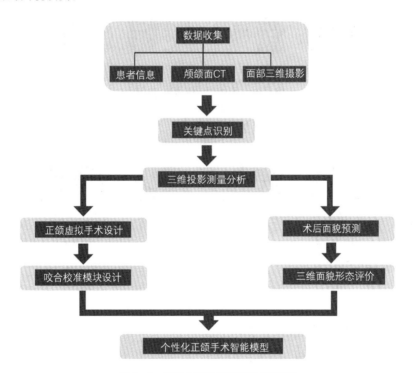

图 7-7　基于人工智能的正颌治疗流程

牙颌面畸形(dento-maxillofacial deformity),又称骨性错颌畸形,是一种由遗传和环境因素引起的常见疾病(图 7-8)。患者会出现上下颌畸形、咬合能力下降、咀嚼困难等,严重时面部会出现不对称,对患者的日常生活和身心健康造成影响,需要正畸-正颌联合治疗。正颌手术(orthognathic surgery)通过手术的方式修复上下颌骨之间及其与颅面其他骨骼之间的异常关系。术后(有时术前也)需联合正畸治疗调整错位的牙齿使其排列整齐,恢复正常的咀嚼功能或减少错𬌗对面部的影响(图 7-9)。由于个体颌面情况复杂多样,想要实现理想的治疗效果需要探究个性化方案。基于深度学习的模型可以分析牙颌面畸形患者的异构多模态数据,并深入探究这些数据与治疗决策之间的深层关系,最终实现个性化正颌手术设计。

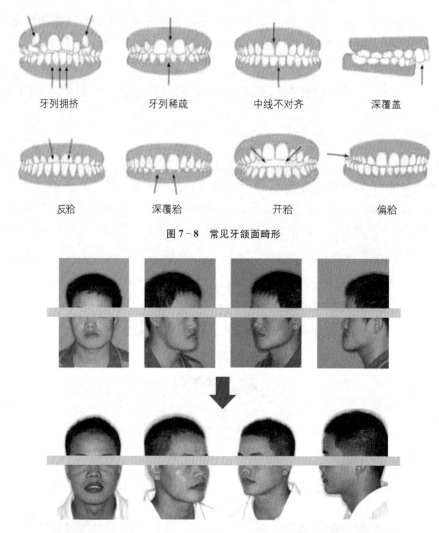

牙列拥挤　　　　牙列稀疏　　　　中线不对齐　　　　深覆盖

反𬌗　　　　深覆𬌗　　　　开𬌗　　　　偏𬌗

图 7-8　常见牙颌面畸形

图 7-9　正畸-正颌联合治疗前后对比。上，治疗前；下，治疗后

二、人工智能用于三维关键点预测

在正畸-正颌联合治疗中，精确的头颅测量分析起着至关重要的作用。临床上，常通过分析头颅侧位片中解剖标志的角度、线距等反映牙齿、颌骨的大小、形态，以及它们的相对位置关系，从而提示三维空间（垂直向、矢状向、水平向）中颌骨、牙齿的异常。与头颅侧位片（通常为 X 线片）相比，利用 CT 图像进行头颅测量分析可提供更多信息，因为此时可重建三维头颅模型[87]。然而，由于利用 CT 数据人为标记关键解剖标志准确率低、可重复性差且耗时过长；且与正常人相比，牙颌面畸形患者的关键点检测更加困难，很难推广使用。

基于深度学习的三维关键点检测为我们应对三维头颅测量分析的挑战提供了新的解决方案，并已在基于 X 线片的二维头影测量分析中展示了巨大的潜力[88-91]。例如，在三维头颅测量中，基于深度学习的三维关键点检测可以自动定位头部的关键解剖点，如鼻根、颧骨突点、下颌角等，这些关键点的准确检测对于头颅结构的分析至关重要。借助深度学习模型，如 CNN 和基于图神经网络的算法,可以在 CT 或 MRI 影像中准确地提取这些三维关键点,显著提高了分析的精度与效率。近年来,基于 CT 或锥形束 CT(CBCT)的自动三维头颅测量分析越来越受欢迎。由于处理三维图像需要占用大量内存,而临床又需要较高的检测精度,因此研究者们尝试将原始图像划分为多个子区域。2022 年,G. Dot 等通过定义 5 个感兴趣区域(regions of interest,ROI)作为粗略预测的地标定位[92]。同年,Lang 等提出了一个从粗到细的三阶段框架,并成功地将平均绝对误差(mean absolute error,MAE)的预测误差降低到(1.38±0.95) mm[93]。也有研究采用 3D U - Net[94]或 V - Net[95]等轻量级网络,以减少图形内存。2021 年,Liu 等采用 3D U - Net 进行地标检测,但 3D U - Net 无法处理原点图像,他们不得不降低 CT 影像的分辨率以维持训练过程[96]。

Tao 等开发了一种两阶段的关键点检测模型[97],旨在占用较少内存的情况下完成自动、准确的三维头颅测量分析,特别是针对牙颌面畸形患者。他们采用了 3D UX - Net——一种轻量级的分割网络,还设计了一种新的区域划分模式,以完成颅颌面关键点检测任务。为了保证该方法的实用性,他们将骨骼、牙齿和面部软组织上的 77 个关键点,包括 13 个面部软组织地标、28 个骨骼地标和 36 个牙齿地标纳入了检测任务(图 7 - 10)。所有 CT 影像中的 77 个地标均由两名初

扫码见彩图

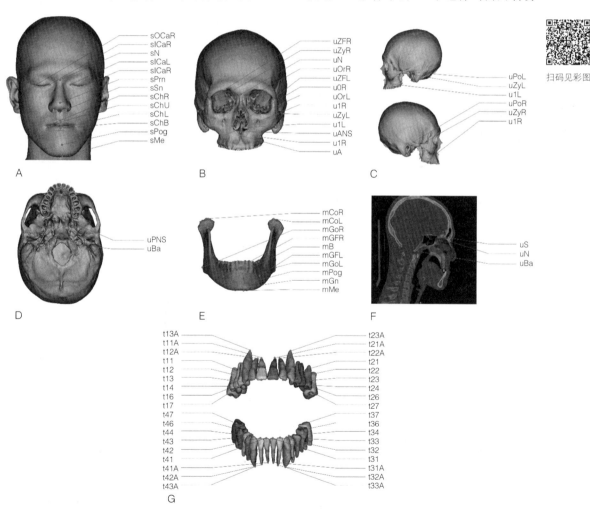

图 7 - 10 77 个颅颌面地标的名称和位置。A. 13 个面部软组织地标;B～F. 28 个骨骼地标;G. 36 个牙齿地标

级颅颌面外科医生标注,并由一名高级颅颌面外科医生使用 Mimics 软件审核、修改。

(一) 两阶段神经网络

如图 7-11 所示,在第一阶段,根据设计的区域划分模式,利用区域划分神经网络将原始 CT 影像划分为 9 个子区域;在第二阶段,构建关键点检测神经网络,根据第一阶段获得的子区域提出每个关键点的可能位置。

1. 第一阶段中的区域划分模式

通过使用经典的分割神经网络 V-Net,头骨被分割成 9 个解剖区域(图 7-11),这样可以保留原始图像的分辨率,而不是直接压缩图像以减少内存占用。因此,地标检测神经网络能够识别更多的图形信息,从而获得更准确的地标检测结果。

2. 第二阶段的关键点检测网络

以 3D UX-Net 为骨干网络。3D UX-Net 的基本网络结构由大核投影层、编码器和解码器组成。同时,为避免信息丢失和梯度消失,设置了跳过连接。输入数据被大核投影层分割成小块数据,提取小块特征作为编码器的输入。编码器包含四个 3D UX-Net 块和四个下采样块。3D UX-Net 块包含大卷积核($7 \times 7 \times 7$)和小卷积核($1 \times 1 \times 1$),以扩大全局感受野和补充额外的上下文信息。四个下采样块对图像进行了 16 倍压缩,以减少计算量并保留足够的语义特征。解码器通过重块和长跳接恢复图像分辨率。应用 softmax 函数得到关键点热图,并将每个地标热图中概率值最高的体素作为最终预测关键点。

扫码见彩图

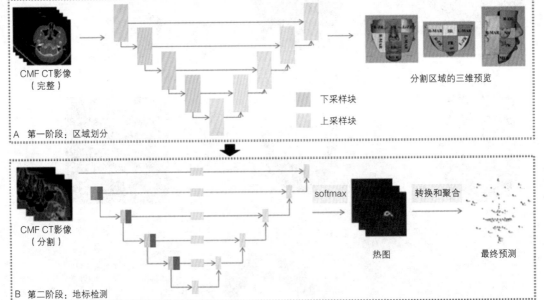

图 7-11 从 CT 影像中检测 77 个关键点的两阶段模型。 A. 第一阶段,使用 V-Net 将原始 CT 影像分成 9 个区域; B. 第二阶段,使用 3D UX-Net 检测关键点。CMF,颅颌面;R-ZR,右颧骨区;L-ZR,左颧骨区;FR,额区; NR,鼻腔;TR,牙齿区域;MER,下颌区;R-MAR,右下颌区;L-MAR,左下颌区;SR,蝶骨区

(二) 模型训练

为了训练该模型,他们收集了大量牙颌面畸形患者的 CT 影像,并标注了关键点的确切位置,利用这些数据训练、验证模型,且评估了模型在关键点检测方面的准确性和性能。结果显示,

该模型在牙颌面畸形患者的 CT 影像中实现了准确的关键点检测和识别，整体平均误差为（1.84±0.91）mm，有 74.03% 的关键点检测误差在 2 mm 内（表 7-1）。

表 7-1　4 种不同方法下的预测误差

	分区	R-ZR	L-ZR	FR	NR	TR	MER	R-MAR	L-MAR	SR	总计
V-Net											2.49±1.13
V-Net	√	1.83±0.90	1.97±0.93	1.66±0.86	2.03±0.97	1.98±1.01	2.04±0.97	2.20±0.96	2.13±1.01	1.28±0.62	1.95±0.97
3D UX-Net											2.37±1.05
3D UX-Net	√	1.88±0.92	2.13±1.10	1.58±0.84	2.04±0.94	1.73±0.84	2.17±1.18	2.05±1.01	2.23±1.02	1.25±0.53	1.84±0.91

注：√代表是否使用分区。R-ZR，右颧骨区；L-ZR，左颧骨区；FR，额区；NR，鼻腔；TR，牙齿区域；MER，下颌区；R-MAR，右下颌区；L-MAR，左下颌区；SR，蝶骨区。

与传统的手动检测方法相比，该模型在准确性和效率方面表现出明显的优势。总体而言，该模型是一个有效的自动检测颅颌面标志的深度学习模型，且初步证明了它在实际应用中的有效性。随着技术的发展和应用进一步的推广，可以期待深度学习在头颅三维关键点检测领域的突破。

三、手术设计与术后预测

（一）虚拟手术设计

对于正颌手术，需要根据牙颌面畸形的具体分类来确定合适的手术方式。同时，还需精确计算颌骨移动的量，包括移动的距离和方向等参数，以确保手术达到最佳矫正效果。这些步骤有助于实现面部轮廓的平衡和功能的改善，为患者提供更自然的外观和更稳定的咬合功能。有学者通过构建人工神经网络（artificial neural networks，ANN）模型，以患者部分头影测量指标作为输入，较好地预测了正畸治疗中的拔牙及支抗模式[98-100]，但还不能量化牙列、颌骨段的移动。Cheng 等提出了一种回归神经网络，即虚拟手术计划 Transformer（VSP-Transformer）[101]，用来预测正颌手术计划。为了达到临床适用的预测准确性，他们首先使用三维头影测量分析对患者的颅颌面结构特征（包括软组织轮廓）进行量化，这样正颌手术的计划就被量化为基于地标的再定位向量。此外，他们还使用排列重要性（permutation importance，PI）方法分析了模型中每个输入特征的贡献，为临床医生提供了可解释的信息。下面将详细介绍上述 VSP-Transformer 模型。

1. 选择三维头影测量指标

他们设计了一个定制的头影测量模板来量化和标准化所有样本的测量值，规定了眶耳平面（Ohr-Augen-Ebene，常被称为 FH）、水平面（horizontal plane，HP）、矢状面（sagittal plane，SP）、冠状面（coronal plane，CP）四个参考平面，并建立三维坐标系（图 7-7）。值得注意的是，SP 需调整为与面部中线一致，后者是通过临床上患者保持自然头位确定的。此外，选定了 12 个关键的头影测量变量来代表牙列、下颌骨和面部软组织的形态学特征（表 7-2），由 4 名经验丰富的颅颌面外科医生手动标注。

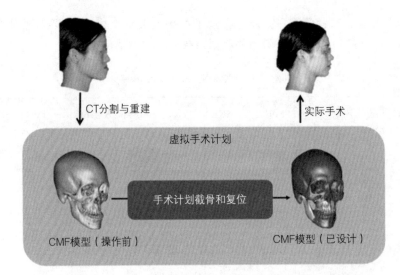

图7-12 **VSP-Transformer** 用于正畸-正颌联合治疗规划流程概览。术前,收集患者的 CT 数据,重建个体颅颌面模型。通过对颌骨截骨和重新定位骨段,可以设计个性化的正常颅颌面模型。确定的颌骨的位置和咬合可以通过手术引导转移到实际的手术中。CMF,颅颌面

手术计划被定义为基于地标的再定位向量,即上牙槽座点(A)、上中切牙点(UI)、下中切牙点(LI)、下牙槽座点(B)和颏前点(Pog)的矢状向和垂直向运动(图7-13)。之所以选择这五个地标,是因为它们对面部外观的变化至关重要,而且更经常被作为标准面部美学评估指标被提及。本模型中,输入特征为 12 个关键的头影测量变量和性别,输出变量为两个方向上 5 个关键点的重定位向量。

表7-2 头影测量分析指标的定义

SNA	标志点 S、N 和 A 之间的角度
SNB	标志点 S、N 和 B 之间的角度
ANB	标志点 A、N 和 B 之间的角度
UI-SN	上中切牙长轴与通过 S,N 并垂直于 SP 之间的角度
IMPA	下中切牙长轴与下颌平面(MP)之间的角度
OP-FH	上颌殆平面(OP)与眶耳平面(FH)之间的角度
Overjet	UI 和 LI 点之间的矢状距离
Overbite	UI 和 LI 点之间的垂直距离
UI-Z	UI 与零度子午线之间的矢状距离
Sn-Z	鼻下点(Sn 点)与零度子午线之间的矢状距离
sPog-Z	sPog 点(颏部软组织的最前点)与零度子午线之间的矢状距离
LFH/TFH	下面部高度(ANS-Me)与全面部高度(N-Me)的比值

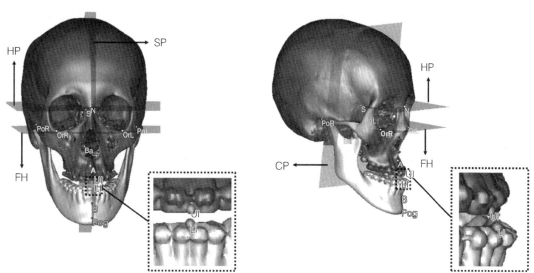

图 7 - 13　四个参考平面和五个关键点的正视图及侧视图。眶耳平面(FH)被定义为通过两侧轨道点(OrR、OrL)和双侧孔点中点(PoR、PoL)的平面。水平面(HP)被定义为平行于 FH 并通过鼻根点(N)的平面。矢状面(SP)被定义为垂直于 FH 并通过 N 点和颅底点(Ba)的平面。冠状面(CP)被定义为通过蝶鞍点(S)的、垂直于 SP 和 FH 的平面。五个关键标志包括上牙槽座点(A)、上中切牙点(UI)、下中切牙点(LI)、下牙槽座点(B)和颏前点(Pog)

2. 网络架构

VSP - Transformer 的架构如图 7 - 14 所示。由于有 10 个输出是连续的数值变量,因此需要一个回归模型来建立自变量 X 和观测变量 Y,即 3D 头影测量指标与上下颌五个关键点移动向量之间的映射关系[102]。采用 Transformer 作为模型框架的骨干。利用不同频率的正弦和余弦函数对输入数据的位置信息进行编码,以避免缺失特征,然后对相应位置的向量求和。接下来,

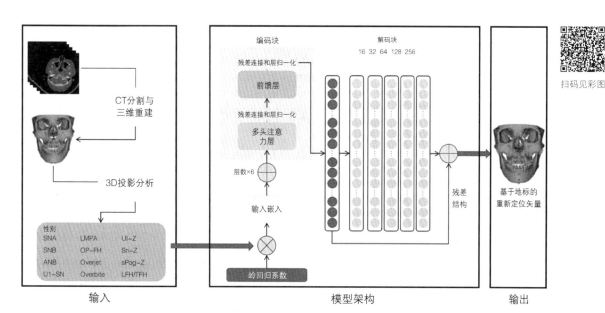

图 7 - 14　预测颌骨关键点的 VSP - Transformer 架构

它们被输入编码器块中(含 6 个编码器的堆栈)。每个编码器由 2 个多头注意力、前馈网络组成。包含残差结构的多层感知器为解码器,共包含 5 个隐藏层,并以递增的方式设置节点数的大小。选择 ReLU 作为隐藏层之间的激活函数。在解码器中,添加了一个输入层和输出层之间的残差结构,以防止模型的退化,并动态调整模型的复杂度。

3. 模型训练

使用正颌外科手术前的头颅 CT 影像数据,从中提取出了各种重要的头颅测量参数,如颌骨角度、颌骨长度等。然后,他们使用这些参数作为输入,训练了一个深度学习模型来预测手术计划。模型的输出是预测的术中颌骨移动距离和方向,以及患者术后的预期面部外观。最后,使用均方误差(mean squared error, MSE)、MAE 和确定值系数(R^2 评分)来量化其预测性能,它们的计算公式如下:

$$MAE = \frac{1}{n} \sum_{i=1}^{n} | y_i - \hat{y}_i | \qquad (7.9)$$

$$MSE = \frac{1}{n} \sum_{i=1}^{n} (y_i - \hat{y}_i)^2 \qquad (7.10)$$

$$R^2 = 1 - \frac{\sum_{i=1}^{n} (y_i - \hat{y}_i)^2}{\sum_{i=1}^{n} (y_i - \bar{y}_i)^2} \qquad (7.11)$$

该模型的预测结果与临床知识和经验高度一致,在预测手术计划方面表现出了很好的准确性,比传统的手动测量和计划方法更准确、有效(表 7 - 3)。

表 7 - 3　不同模型预测性能比较

模　型	Validation set			Clinical test set		
	R^2 评分	MSE	MAE(mm)	R^2 评分	MSE	MAE(mm)
随机森林	0.485 9	0.013 8	1.732 2	0.456 4	0.008 3	1.000 0
KNN	0.459 9	0.015 4	1.920 0	0.433 7	0.008 8	1.497 8
岭回归	0.659 2	0.009 4	1.356 8	0.439 0	0.008 4	1.374 1
ANN	0.546 7	0.014 4	1.672 2	0.491 4	0.008 0	1.361 4
VSP - Transformer	0.660 2	0.007 8	1.413 7	0.515 9	0.007 5	1.344 0

注:KNN,K 近邻;ANN,人工神经网络。

(二) 颌骨及牙齿分割

不同组织图像的分割是正颌术前规划的关键步骤,为每位患者高效、准确地分割和提取颅颌面下部结构、牙齿可大大提高术前规划流程的效率。虽然由经验丰富的临床医生进行手动分割是金标准,但这一过程相当耗时且容易出错,不同临床医生的分割效果也不尽相同。在目前的临床应用中,基于阈值、区域生长或模板拟合的半自动方法,如 GrowCut、Canny Segmentation 和

Robust Statistics Segmenter 算法已被应用到数字规划软件中,减轻了临床医生的工作量。然而,因为准确性不够,它们在临床使用中仍需要人为调整。因此,为颅颌面手术建立自动化、高精度的分割系统具有重要的临床意义。

受深度学习技术的启发,许多研究开发并评估了针对颅颌面结构和牙齿分割的特定算法。在临床需求的推动下,一些研究团队探索了基于深度学习的牙颌面三维影像处理方法(大多针对 CT 或 CBCT 数据)。Shen 等开发了一种基于深度学习的人工智能系统,可从口腔科 CBCT 影像中全自动分割牙齿和牙槽骨,对异常牙列及含金属伪影的影像也具有很好的分割效能。CNN 和基于 U－Net 的 CNN 也广泛应用于该领域。例如,Liu 等提出了一种从粗到细的多级 SkullEngine 框架[96],以分割 CBCT 的中面部和下颌骨。SkullEngine 包含两个连续的阶段:粗加工和精加工。在粗加工阶段,包含一个可扩展的詹森-香农散度(Jensen-Shannon divergence,JSD)模型[103],其基于 3D U－Net 的分割和地标检测模型的组合,得到粗分割掩模和全局地标。在细化阶段,根据前一阶段的结果,从原始 CBCT 影像中剪切出 ROI,以进一步细化分割和检测牙齿地标。在临床应用中,通过从原始 CBCT 影像中提取 ROI,可以显著减少数据处理的复杂性,提高关键牙齿解剖结构的分割和检测精度。目前,人工智能技术的快速发展使得自动化 ROI 提取和牙齿地标检测成为可能,大大提升了工作效率和准确性。未来,这一技术在辅助正畸诊断、种植规划等方面具有广阔的应用前景,有望实现全自动化的三维牙齿分析系统,进一步推动个性化医疗的发展。

(三) 术后面貌预测

预测正颌外科术后面部外观的变化时,以前常采用生物力学建模进行模拟,耗时且昂贵。仅对患者术前异构多模态数据进行建模分析,那么对手术方案的预测能力只能无限接近于正颌专家,而如果能基于规划的手术方案重建术后面貌,再基于重建结果优化原手术方案,即可实现决策优化[103]。准确预判颌骨移动对面部软组织的影响是正颌手术设计的一大难点,目前缺少准确的可视化面貌预测方法,无法有效指导手术设计,因此可能造成医患沟通不畅。

临床医师一直在探索牙列或骨的移动与软组织改变的关系,试图寻找其中的规律以辅助诊疗。很多研究通过临床测量患者软、硬组织标志点的移动量,经统计分析拟合线性函数关系。但面部软组织是非均质、各向异性的弹性材料,形变条件复杂,上述方法得到的数学关系可靠性低。也有研究基于质子张量弹簧模型(mass tensor model,MTM)对软组织进行物理建模以预测三维面部形变[104]。物理建模分析法适用场景广,但计算量大。然而,目前面部软组织的物理建模也未考虑其非均质特性,又缺乏真实生物力学参数,因此限制了预测性能。Ter Horst 等利用 Tensor Flow 框架[105],选取正颌手术中前移下颌骨的患者,根据下颌骨前移距离及旋转角度预测术后唇、颏部软组织形变量,并利用术前面部三维立体摄影进行术后面貌重建,与前述 MTM 物理建模方法相比,该研究获得了较好的预测结果。但该模型只以下颌骨移动的单一向量预测面貌改变,存在对面中线附近软组织预测较精确,而对其余部位预测精度差的问题,且泛化能力存疑。

Lei 等设计了一个基于深度学习的面部形状变化预测网络——FSC－Net——来学习从骨骼形状变化到面部形状变化的非线性映射[106],通过几何深度学习有效地预测术后面部外观。下面将详细介绍 FSC－Net 模型。

1. 模型架构

FSC－Net 首先估计患者术前骨骼的点位移模型,并将其转化为相应的术后骨模拟模型。然后将术前骨骼点云及其对应的点位移和术前面部点云反馈至 FSC－Net,该网络将依次输出使得术前面部模型变形的点位移,从而预测术后面部模型。FSC - Net 由四个主要部分组成:① 用于聚集骨骼形状变化的全局特征的骨骼变化编码器;② 用于学习输入面部形状的逐点特征的面部形状编码器-解码器;③ 用于增强面部点之间的相关性以更好地预测面部形状的点云自关注模块;④ 用于预测面部形状变化的多层感知器。FSC - Net 采用距离引导的形状损失来提高颌骨区域的形状预测精度,利用局部点约束损失来防止大的、异常的局部面部点位移,并保持网格拓扑。

2. 损失函数

在训练 FSC - Net 时,使用了一种新的距离引导形状损失,以提高模型在面部畸形通常发生的颏部的预测性能。在颌骨区域的面部模型上选择一个地标,如颏顶点(Gn)(图 7 - 15),并根据面部每个点与地标之间的距离计算权重。下颌区域外的点的权重高于区域内的点。

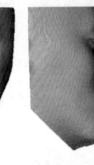

图 7 - 15　面部模型上的关键点 Gn

面部点 x 的权重计算方法如下:

$$w_x = \begin{cases} 1, & d(x, l_{Gn}) \leqslant d_t \\ \dfrac{d_t}{d(x, l_{Gn})}, & d(x, l_{Gn}) \geqslant d_t \end{cases} \quad (7.12)$$

其中,$d(x, l_{Gn})$ 是点 x 和 Gn 之间的欧氏距离。d_t 是定义的距离阈值,设置为 50 mm。通过将预先确定的点权重应用于倒角距离来定义 $P'_{F\text{-}post}$ 和 $P_{F\text{-}post}$ 之间的距离引导形状损失,计算方法如下:

$$L_s = \frac{1}{N}\Big[\sum_{x \in P_{F\text{-}post}} w_x \min_{y \in P'_{F\text{-}post}} D(x-y) + \sum_{y \in P'_{F\text{-}post}} w_y \min_{x \in P_{F\text{-}post}} D(x-y)\Big] \quad (7.13)$$

其中,w_x 和 w_y 分别是点 x 和 y 的点权重。$D(x-y)$ 表示点 x 和 y 之间的平方欧几里得距离。N 是 $P'_{F\text{-}post}$ 和 $P_{F\text{-}post}$ 中的点数。

除了形状损失,他们还在 $P'_{F\text{-}post}$ 和 $P_{F\text{-}post}$ 之间计算了点密度损失 L_d。为了保持网格拓扑,采用局部点约束(local point constraints, LPC),以防止点相对于变换后的相邻点发生过大的位移。L_{LPC} 定义为:

$$L_{LPC} = \frac{1}{NK} \sum_{\substack{x \in P_{F\text{-}post} \\ y \in P'_{F\text{-}post}}} \sum_{i=1}^{k} | d[x, z_i(x; P'_{F\text{-}pre})] - d[x', z'_i(x; P'_{F\text{-}pre})] | \quad (7.14)$$

其中,$P'_{F\text{-}pre}$ 中的点 x 是从 $P_{F\text{-}pre}$ 中的 x 转换而来的。$z'_i(x; P'_{F\text{-}pre})$ 是 $P_{F\text{-}pre}$ 中 x 的第 i 个最近点,被转换为 $P'_{F\text{-}post}$ 中的 $z'_i(x; P'_{F\text{-}pre})$。FSC - Net 的整体损失函数为:

$$L_{overall} = L_s + \mu L_d + \gamma L_{LPC} \quad (7.15)$$

其中,μ 和 γ 是与 L_d 和 L_{LPC} 对应的权重系数。

3. 智能正颌手术规划优化与未来发展

为了更好地进行视觉比较,将预测的术后面部模型(绿色)叠加在各自的真实术后面部模型(红色)上,并与 FEM - RLSE 深度学习模型进行对比。FEM - RLSE(有限元方法-残差损失表面估计)是一种基于有限元分析的深度学习模型,主要用于面部形变预测并广泛应用于正颌手术规划中。FEM‐RLSE 提供了一个可靠的基准,可以帮助评估 FSC‐Net 在术后面部模型预测精度和效率上的优势。通过这种比较,我们能够更好地理解 FSC‐Net 的表现和潜在的改进方向(图 7‐16)。FSC‐Net 完成模拟的时间不超过 2 分钟,FEM‐RLSE 需要 30 分钟。由于外科医生通常需要对单个患者进行多次模拟来优化手术计划,因此快速、高效的预测模型可以提高正颌手术规划的效率。此外,从预测精度上来说,我们观察到 FSC‐Net 在捕捉术后面部形态变化方面表现出更高的准确性。相比之下,FEM‐RLSE 模型在某些特定区域(如颏部)出现了明显的偏差,显示出其在处理复杂形状时的局限性。总体而言,FSC‐Net 在预测术后面部模型的准确性和可靠性上优于 FEM‐RLSE,建议在未来的研究中进一步优化 FSC‐Net 以提升模型性能。

扫码见彩图

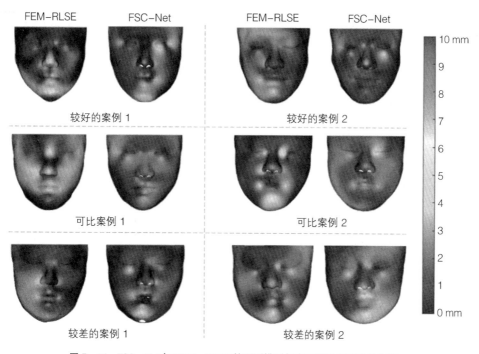

图 7‐16 FSC‐Net 与 FEM‐RLSE 的预测模型与真实模型的误差的比较

(四) 小结

虚拟手术设计是外科学发展中的重要一步,体现了个体化、精准化外科治疗的发展目标。在数字化正颌外科流程中,三维数据的加工处理贯穿始终,包括分割、配准、关键点标注等基本操作,这些环节目前仍需要人工完成,然而它们不仅耗费临床医师大量时间,其中累积的人工误差也会影响手术效果。

虚拟手术设计中的医疗决策部分,即确定患者诊断、术式及牙列和骨段移动向量的确定,是最复杂、最具价值的关键步骤,体现着临床医生的经验和能力。基于点云的几何形状深度学习模型具有良好的分类能力,可以预测术式和诊断,而多层感知机具有优秀的回归预测能力,其与 Transformer 结构的结合使模型具有更好的可解释性。但目前术式与牙列和骨段移动向量的预测仍是通过不同模型实现的。在未来的研究中,应考虑将模型融合,实现端对端的正颌手术智能设计。

在术后面貌预测中,基于真实生物力学参数的面部软组织物理模型具有广泛的应用场景,结合形变算法,可模拟穿刺、切割这类小范围的软组织形变,形变效果真实且具有实时性,但在大范围形变计算时无法收敛,要进一步实现正颌术后面部软组织形变预测,结合深度学习加快形变计算速度或许是一条可行之路。

此外,未来的深度学习算法研究还必须从全栈全谱的角度将所有算法组合起来,实现多模态影像、多任务处理,这样才利于所有的深度学习工具标准化、模块化,能够进行组合,快速开发新的产品,真正应用于临床,实现数字化正颌外科全流程的自动化、智能化。

(张祥宁　张旭　钱大宏)

第八章
人工智能在康复中的应用

第一节 概 述

一、简介

康复——rehabilitation——源于拉丁语 habilitas,意思是"重获能力"或"重新适应",表明康复是帮助患者重新恢复受损功能的过程,最终帮助他们重新适应日常生活与社会活动。

康复这一概念的雏形可以追溯至很久以前。在古埃及、古希腊和古罗马,已有记录表明人们会使用简单的康复方法(如按摩等)。然而,这些方法主要是基于经验,而非科学研究。事故、工伤等意外事件数量的增加客观上增加了康复的需求,医学的高速发展为康复提供了理论支撑,现代康复医学逐渐形成。后来,为了帮助在战争中受伤或因伤致残的士兵尽快回归社会,各国新建了大量康复中心或康复科室。20 世纪中后期,随着现代医学不断细化,康复医学逐渐成为一门独立的学科,它所涵盖的内容也不断丰富,经典的康复方法包括以下几条。

(1)手法治疗:它是最传统、应用最广泛的康复方法。理疗师通过推拿、按摩、关节牵引等手法对患者直接进行操作,以达到缓解疼痛、恢复关节活动度、增加肌肉力量等目的。

(2)热疗与冷疗:最常见的物理治疗手段之一,通过向身体局部提供或减少热量的方式(如热敷或者冷敷),达到止痛、消肿或消除炎症的目的。

(3)功能性电刺激:使用电刺激的方式实现功能性康复,如最常见的经皮电刺激,可以实现缓解疼痛或增强肌力的康复目的。此外,功能性电刺激也可以诱发感官系统的功能,实现感官的康复,而这一类型的康复常常容易被患者忽略。

(4)超声治疗:利用声波的机械振动来为身体的某些部位提供深部加热和微按摩,主要用于缓解身体的疼痛、增加组织的血流、促进组织的修复和增加组织的伸展性。

(5)神经调控技术:也属于电刺激的一种,但通过刺激神经,实现对一些功能的抑制与重塑。例如,使用脑深部电刺激抑制帕金森震颤,使用经颅磁刺激促进脑卒中康复等。

康复的核心概念可以从主体、目的及手段三个尺度展开阐述。首先,康复主体是患者本人,而医生、治疗师、辅具、治疗技术仅是为配合患者实现康复目标的客体。康复治疗非常强调患者的主动参与,因为康复是个十分漫长的过程,缺乏主观能动性非常容易造成患者前功尽弃;并且现代医学表明患者的主动性更有助于其机能的重塑。康复训练是一个目标导向明确的过程,这意味着患者与治疗团队需要根据实际情况明确康复目标,制定非常详尽的治疗与康复计划。此外,现代康复医学强调不仅需要恢复患者的身体机能,也要恢复患者的心理状况与社会功能等。至于康复手段,传统康复方法主要依赖治疗师一对一的物理训练,通过不断地刺激受损机体来达到康复的目的;而现代康复手段更多元,生物技术、人工智能技术、机器人技术等都被广泛应用于康复治疗中。

二、人工智能与康复

人工智能作为一种高效的辅助手段,已在康复医学中发挥着重要作用(表 8-1)并使其进入了一个新的发展阶段。根据功能可将人工智能在康复中的应用归纳为三个大类:检测、评估与辅助。总体而言,人工智能旨在使康复过程更加智能、高效和个性化,从而为患者提供更好的康复体验和结果。图 8-1 展示了人工智能技术在面向运动功能障碍患者时的典型应用方式,患者使用模拟现实的人机交互系统,进行手部运动功能康复。其中,摄像机、脑电与肌电传感器、惯性传感器用于检测患者的运动、神经与关节活动等核心数据,这些数据既可以作为患者康复效果评估与预测的依据,也可以作为整个虚拟现实系统的交互界面,进而作为智能系统的输入驱动电刺激与外骨骼等辅助器具,助力手部运动功能障碍患者完成既定康复动作。这个典型的康复场景几乎囊括了人工智能的核心子领域或技术,包括:① 机器学习与深度学习——人工智能技术的基石;② 计算机视觉,使计算机能够从图像或视频中提取信息并进行解释,如利用脑功能图像进行诊断,捕捉患者运动数据用于人机交互;③ 机器人学,结合了机械工程、计算机科学、生物力学和医学领域的知识,为患者提供个性化的康复辅助;④ 自然语言处理,使计算机能够理解、解释和生成人类语言;⑤ 规划与优化,协助治疗师监督患者的康复状态,从而制订个性化的康复方案。

表 8-1 人工智能在不同康复场景中的应用

应用场景	具 体 描 述
智能假肢与外骨骼辅助	对于有运动功能障碍的患者,利用人工智能技术识别患者的运动意图,实现人与机器的自然交互,让患者自然驱动智能假肢或外骨骼进行辅助运动
虚拟现实与增强现实	通过人工智能技术建立模拟环境或增强真实环境。人工智能识别患者的状态,使其与虚拟环境自然交互,从而提升患者康复体验与效果,以及主动康复的积极性
多模态数据检测	使用多模态信号传感器,如动作传感器、生物电传感器和力传感器,捕捉患者的生理和运动数据。利用人工智能的手段可以更精准地识别这些信息,如机器视觉技术捕捉运动信息、人工智能滤波技术去除信号噪声等,从而更精准地获取患者康复数据,这也是后续康复分析的基础
康复评估与预测	利用人工智能算法结合大数据模型分析患者多模态数据,可以通过对患者历史数据进行分析,借助人工智能模型评估康复效果,预测患者康复结果及可能的复发风险,也可指导并改进患者后续方案,以达到最优的康复效果。此外,通过分析大量的数据,人工智能可以帮助医生和治疗师针对每位患者制订个性化康复计划
闭环反馈	传统的康复疗法多为开环治疗方案,可以通过多模态信号检测收集环境信息,再利用电刺激等方式诱发患者自然感知反馈(如电刺激诱发触觉模拟压力),实现整个智能系统的闭环控制
语言与认知康复	对于患有言语与认知功能障碍的患者,人工智能可以在语言和认知康复中用于患者的康复辅助或直接改善患者的功能。例如,语音识别技术可以帮助失语症患者进行沟通,智能游戏可以帮助患者改善认知功能

应用场景	具 体 描 述
智能家居	人工智能技术可以整合到日常家居中,帮助有功能障碍的患者完成日常活动,适配居家环境以满足患者的特殊需求
远程医疗	通过使用远程医疗技术,患者可以在家中进行康复训练,而医生可以远程监控患者康复数据,并根据需要进行远程指导
情感支持	患者在功能损伤后更需要心理上的支撑,基于人工智能技术的情感计算可以通过分析患者的语音、面部表情和生理反应判断其情绪状态

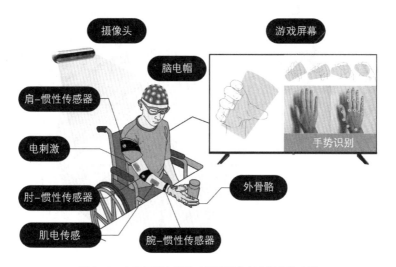

扫码见彩图

图 8-1　人工智能在运动功能障碍患者康复中的应用

　　人工智能在骨科、神经内科与外科、心血管科、儿科、老年科等中都有着十分广泛的应用,所涵盖的主要疾病包括脑卒中、癫痫、帕金森、骨折、关节置换、脑瘫、痴呆、认知衰退、失语、运动损伤等。下面将以人工智能技术在骨科术后康复与神经康复中的应用为例进行详细介绍。

第二节　人工智能在骨科术后康复中的应用

　　人体姿态估计是利用各种类型的传感器来记录人体的运动数据,并利用这些数据来实现对人体姿态的检测、估计和三维重建。在时间维度上连续估计人体姿态,并对时序检测结果进行整合与串联,从而表征人体在真实世界中的运动的技术,被称为人体运动重建。与人体姿态估计一样,人体运动重建也是计算机视觉领域以人为中心的重要技术,可以广泛应用于人体运动分析、动作识别,以及人-机交互、康复评估指导等领域[1-3]。目前,用于人体姿态估计和人体运动重建任务的传感器数据来源复杂、格式多样。主要的数据来源为拍摄包括目标人体在内的视频或图像,这样的视频与图像数据较易获取。

　　在运动康复指导与评估的医疗场景中,一般需要专业的康复师定期对患者进行培训和指导,然而规范的康复师职业培训在我国,特别是二三线城市,远不足够,导致大量的患者在接受关节手术等后,无法得到及时和系统的康复指导,肌肉与运动系统的恢复缓慢,较严重者甚至会终生瘫痪。将人体姿态估计和人体运动重建应用于运动康复的智能指导与评估中,能够重建出较为准确的康复动作的姿势,得到时序上较为稳定的运动数据,如骨骼夹角、动作速率甚至关节受力情况,这些结果可以辅助经验不足的康复医生获取患者的运动康复状态,进而设计出更合理的康复计划。通过将智能康复设备推广到患者并配合"互联网+医疗"的技术和系统,可使患者即便足不出户也能得到医生的远程观察和指导。这种居家康复模式在未来尤为重要,也是以人为中心的"互联网+医疗"的一大愿景。图8-2展示了通过人体运动重建技术来测量和指导患者直立抬腿这一康复动作的案例。

扫码见彩图

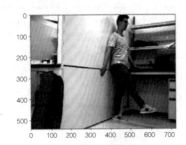 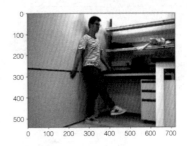

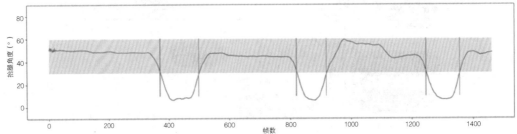

图8-2 人体运动重建用于测量和指导患者直立抬腿。在双目相机下,测量三维人体姿态,计算并绘制抬腿角度曲线、进出合理角度区间(30°~60°)的时间点(红色竖线为离开合理区间的时间节点,绿色为进入的时间节点)

一、人体姿态估计

(一) 二维人体姿态估计

二维人体姿态估计可被视为图像中的关键点检测任务,即检测人体骨架中的特定关节点在图像中的像素坐标。近年来,随着卷积神经网络(convolutional neural network,CNN)的飞速发展带来的人工智能技术的变革,图像处理领域的学者告别了以往的人为设计特征描述子(如SIFT等),转而使用在大型图像数据集(如 ImageNet 等)之上预训练 CNN 对图像进行特征提取,结合为特定任务设计的损失函数,完成对图像中精细特征点的定位。

2016 年,卷积姿态机(convolutional pose machine,CPM)[4] 被提出,后续的很多算法也都会基于 CPN 所得到的结果做进一步优化。Xiao 等[5] 于 2018 年提出 Simple Baseline——一种简单但是有效的二维人体姿态估计追踪方法,在 COCO 等多人姿态估计数据集上获取了当时的领域内最好(state-of-the-art,SOTA)结果。2019 年,Sun 等提出 HRNet[6] 替代 CPN 成为新的二维姿态估计模型的骨干网络。二维姿态估计任务的最后一个步骤是人体关节点的回归,这一步骤经历了从直接回归到提取关节点附近的热力图进行回归的转变。关节热力图的出现和应用使得二维姿态估计目标从精细的像素回归简化为图像区域的定位,从而极大地降低了模型的训练难度和收敛速度,也提升了最终的估计精度。此外,对关节热力图进行加权积分求取"质心"作为最终的关节坐标,可以避免只回归关节的像素坐标带来的量化误差,即由于像素离散化导致的系统误差。

(二) 三维人体姿态重建

三维人体姿态重建任务以二维人体姿态即图像中的骨架关节点的坐标为基础,重建人体骨架关节点在真实世界坐标系或者相机坐标系下的三维坐标。由于相机成像的过程本身是对三维世界的信息压缩与投影,即真实世界中的一条射线上的信息,都汇聚到图像中的一个点,因此从二维图像中重新恢复三维世界的全部信息,本身是一个内在歧义且极为困难的问题。目前,从二维人体姿态估计结果重建出三维人体姿态的方法大致可分为两类:单目直接回归与多目重建。

1. 单目直接回归

包括单帧输入与多帧时序输入两种。使用单帧输入的方法,Martinez 等[7]直接以二维人体姿态作为输入,通过训练 CNN 直接回归三维人体姿态,但精度不够理想。多帧时序输入的方法希望通过整合多帧的二维人体姿态,学习到人体运动的连续性和合理性,从而回归出更加准确的三维人体姿态。Pavllo 等[8]训练了一个时序卷积网络对多帧二维人体姿态进行整合,预测时间窗的中间帧的三维人体姿态结果,创造出时序姿态估计的方法。

2. 多目重建

从多个视角拍摄人体,并使用 CPN 和 HRNet 等骨干网络获取二维人体姿态,再使用三角化的方法结合相机的内、外参数重建最优的三维人体姿态。Iskakov 等[9]开创性地同时提出了线性三角化和体积三角化两种多目重建算法,在 Human3.6M 数据集上达到了 SOTA 的结果。

(三) 操作方法

人体在三维空间中的姿态通常以三维人体骨架或参数化人体运动数据来表征。人体关节点是三维人体骨架中的若干端点,端点之间的连接线则表示人体的骨骼。在计算机视觉领域,对三维世界中的物体建模大多都在欧几里得空间中完成,三维人体姿态建模也不例外,三维人体点线骨架以"火柴人"的形式表示人体[1-3]。人体骨架上的若干关节点被表示为三维世界中的坐标点集合 $P = \{p_1, \cdots, p_n\}$,第 j 个关节点的坐标为 $p_j = (x_j, y_j, z_j)^T$。从解剖学的角度来看,关节点集合将人体全身最具表征能力的特征点整合起来,从而期望能够尽可能重建三维空间中人体的整体位置和状态。对于不同的点线骨架,主要区别在于选取的关节点位置和数量。如何设置集合 P,很大程度上取决于三维人体数据集的采集和数据处理方式,也会受到运动捕捉系统的输出数据格式或人为标注时的金标准设定的影响。

仅使用关节点集合 P 来表征三维人体,忽略了人体关节点之间存在的密切联系。因此,还需要建立集合 P 中点与点之间的连接关系,即关节点之间的骨骼在三维世界中的向量集合 $B = \{b_1, \cdots, b_m\}$,其中对第 i 个骨骼向量的计算方式为:

$$b_i = p_i - p_{pa(i)} \tag{8.1}$$

其中,i 和 $pa(i)$ 分别为骨骼的子关节点与其对应的父关节点的索引,如右手肘与右手腕。至此,点线骨架的数学表示为集合 $\{P, B\}$,组成了一个树状的人体骨架连接刚体。对于某一特定时刻下的三维人体姿态,以这种点线模型建立的刚体骨架可以近似表示人体在三维空间中的位置,在时间维度上将连续时刻的三维人体姿态整合为序列,即可以表征三维空间中的人体运动。然而,这种局部定位模式下的点线骨架并不符合人体真实的骨架模型,且直接回归关节点的三维坐标会引发一些问题：① 估计出的关节点可能出现在三维空间中的很多位置，会导致人体骨架中的骨骼长度并不固定（显然与真实情况不符）；② 人体的骨骼在运动中有可能会出现自身绕轴旋转，这种运动下的关节位置并不会产生变化，因此无法被识别。

还有一种参数化人体骨架运动数据的方法，具体来说，为上述人体刚体骨架的关节或骨骼赋予一系列局部坐标系，并为不同局部坐标系定义特定的上下级关系，从而使人体骨架成为一个树状图，其局部坐标系的平移和旋转能够驱动骨架的复杂运动，如图 8-3C 所示。这种方法还可以应用于人体表面重建(human mesh recovery)[10]、人体运动重构(human motion retargetting)[11]，以及人体模型的动力学控制[12, 13]等。比较著名的参数化人体骨架表征格式为 SMPL 模型[14]（图 8-3B）。

扫码见彩图

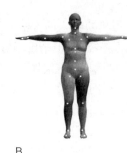
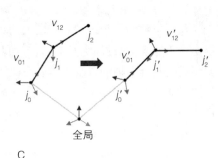

图 8-3　参数化三维人体姿态。A. 参数化人体骨架；B. SMPL 人体表面模型；C. 人体运动学驱动的运动

在一个运动链中，驱动刚体的位置变化的因素，除了该刚体直接附着的关节的旋转，还包括所有上游关节的旋转。末端肢体的运动可以参数化为刚体坐标系 B 的旋转，而这一旋转实际上耦合了运动学链上游两个关节点的旋转。需要注意的是，坐标系 B 的初始位置一般与世界坐标系 S 对齐（或已知它们之间的变换关系）。对运动链上的旋转进行参数化实际上是一项较为复杂的工作，因为耦合后的关节旋转处于一个非欧式群中，即具有一定的周期性与不唯一性。我们将整理、比对几种不同的对三维坐标系之间的旋转关系进行参数化的方法，以完成最合理的人体运动参数化表征。

1. 旋转矩阵

如上文所述，人体运动可由一个运动链上刚体或关节的坐标系的旋转来整体表示。旋转矩阵是表示这种坐标系变换最常用的方式，一个旋转矩阵 $\boldsymbol{R}_{3\times3} \in SO(3)$ 且为一个正交矩阵，行列式为 1。对于一个三维世界坐标系中的一组相互正交的基底 (x_b, y_b, z_b) 张成的局部坐标系，该坐标系中的向量 v_s 在世界坐标系中的表示可通过旋转矩阵计算获得：

$$v_s = \boldsymbol{R}_{sb} v_b \tag{8.2}$$

其中旋转矩阵的构建方式为：

$$\boldsymbol{R}_{sb} = (x_b, y_b, z_b) \tag{8.3}$$

对于人体关节系统，关节坐标系只有旋转自由度，关节的伸缩可以忽略不计，因此关节坐标系之间的平移同样可以忽略。式 8.2 表示了同一个向量在两个坐标系下的坐标变换方式，也可以表示两个坐标系之间的变换关系。对于参数化的人体姿态表示，在两个重要的下游应用中，会将重点放在坐标系之间的变换关系上，即帧间的人体运动表征和人体运动学推导的过程。

旋转矩阵可以与矩阵乘法较好兼容，但是通过旋转矩阵来表征旋转通常难以求解。这是因为三维旋转只有 3 个自由度而旋转矩阵中有 6 个量,冗余的表达的背后是旋转矩阵的自身约束性,即必须是正交矩阵且行列式为 1。

2. 欧拉角

另一种表征两个坐标系之间的旋转变换的方式是欧拉角。从世界坐标系 S 出发,分别绕着其三个轴分别旋转三个特定的角度,即可得到刚体坐标系 B 的当前位置。存在多种不同的绕轴旋转顺序,最常用的是"ZYX"方式。若绕 x,y,z 三个轴的旋转角度分别为 α,β,γ,则旋转矩阵 $\boldsymbol{R}$ 可以通过下式求出:

$$\boldsymbol{R}_{sb} = \begin{bmatrix} 1 & 0 & 0 \\ 0 & \cos(\alpha) & -\sin(\alpha) \\ 0 & \sin(\alpha) & \cos(\alpha) \end{bmatrix} \begin{bmatrix} \cos(\beta) & 0 & \sin(\beta) \\ 0 & 1 & 0 \\ -\sin(\beta) & 0 & \cos(\beta) \end{bmatrix} \begin{bmatrix} \cos(\gamma) & -\sin(\gamma) & 0 \\ \sin(\gamma) & \cos(\gamma) & 0 \\ 0 & 0 & 1 \end{bmatrix} \tag{8.4}$$

以欧拉角表征的旋转非常易于计算,但是其存在一个广为人知的缺点:万向锁问题。即当某次旋转的角度为 $\pm 90°$时,另两次旋转将使用同一个轴,这使得三维的旋转自由度由 3 坍缩为 2。这一问题在其他通过 3 个实数来表征三维旋转的方法中同样存在。

3. 四元数

既然使用 3 个实数来表征三维旋转必然存在歧义性,Hamilton 通过拓展到复数空间构建四元数,完成了对三维旋转紧凑而无歧义性的表征。一个四元数含有一个实部与三个虚部,即:

$$q = q_w + q_x i + q_y j + q_z \tag{8.5}$$

其中,三个虚部 i,j,k 满足几个关系式:

$$\begin{cases} i^2 = j^2 = k^2 = 1 \\ ij = k,\ ji = -k \\ jk = i,\ kj = -i \\ ik = j,\ ki = -j \end{cases} \tag{8.6}$$

有时,也会使用以下两种方式来表示四元数:

$$q = [s,\ v] \text{ 或 } q = \left[\cos\left(\frac{\theta}{2}\right),\ \omega \sin\left(\frac{\theta}{2}\right)\right] \tag{8.7}$$

其中,s 和 v 分别为四元数的实部与虚部,而式(8.7)中的 ω 与 θ 则分别是该四元数对应的轴角表示的旋转轴与旋转角度。

四元数通过将含有三个自由度的三维旋转提升到四维复数空间,完成了紧凑且无奇异性的建模,且衍生了一些方便的三维旋转空间的运算规则,这对于链式结构的人体骨架建模较为友好。然而,在优化的时候,一般需要对四元数完成归一化后得到单位四元数,这一限制又减弱了四元数参数空间与旋转的唯一对应性。同时,四元数还存在"二义性"问题,进一步限制了四元数的广泛应用。

4. 轴角

对于人体骨架的参数化建模,有时需要指定关节坐标系的旋转轴与人体骨骼和解剖系统紧密相关。因此,由四元数拓展而来的轴角表示可以较为直观地建模人体骨架的运动。通过一个旋转轴 $\omega \in \mathbb{R}^3$ 及坐标系,或者刚体绕该轴旋转的角度 θ 组成的轴角(表示为 $\theta\omega$),较四元数减少了一个参数,同时也没有万向锁等问题,是表示人体参数化姿态的首选表征方法。

轴角又被称为旋转向量,其与旋转矩阵之间的转换通过罗德里格斯公式(Rodrigues' formula)来完成,转换关系可通过下式得出:

$$\boldsymbol{R} = \cos\theta I + (1-\cos\theta)\boldsymbol{\omega}\boldsymbol{\omega}^T + \sin\theta\hat{\boldsymbol{\omega}} \tag{8.8}$$

其中,$\hat{\boldsymbol{\omega}}$ 为向量 $\boldsymbol{\omega}$ 对应的反对称矩阵。

无论是轴角、旋转矩阵、欧拉角还是四元数,它们都可以用来描述同一个旋转并相互转换,因此人体骨架的参数化建模实际上可以选用任一表示,只是计算和推导的效率不同。然而,近年来,基于深度学习的三维人体姿态估计方法发展迅速,这些人体姿态的参数化表示方式,有一些并不具有连续性,因此与 CNN 的训练和拟合不兼容,进而发展出了另一种更加适合网络训练的三位旋转表征:6D 表征。之后,越来越多的方法以端到端的方式对点线姿态或参数化姿态直接回归。Kanazawa 等[15] 提出了初代 HMR 模型来重建 SMPL 表征的人体参数化姿态。Shi 等[16] 则训练 CNN 直接从数据中预测关节局部坐标系的旋转角。这一类直接回归的方法需要依赖对抗损失函数来约束预测的姿态参数分布于真实姿态集合的高维流形上,否则无法得到正确的结果。近年来,也有方法尝试从其他角度获取参数化的人体姿态结果,即逆向运动学(inverse kinematics)。Li 等[17] 首先预测 SMPL 骨架的点线姿态,再通过逆向运动学转换成关节角的姿态的参数,从而重建 SMPL 的参数化姿态结果。尽管参数化人体姿态的重建相较于点线姿态更为困难,但其是更符合人体真实运动的数据格式。另外,惯性传感器记录的也是其局部坐标系的加速度与旋转角数据,与参数化人体姿态可以很好地对应,为视觉-惯性传感器融合的方法奠定了基础。

(四)局限性与解决方案

基于视觉传感器的人体姿态估计算法的精度随着 CNN 模型的不断迭代和发展而不断提升,然而该精度依然受到很多因素的限制,如图像中光照的变化,人体所在场景的多样化,以及遮挡与自遮挡等(图 8-4)。近年来,许多方法尝试从不同角度解决这些问题,如使用多目相机从多个

扫码见彩图

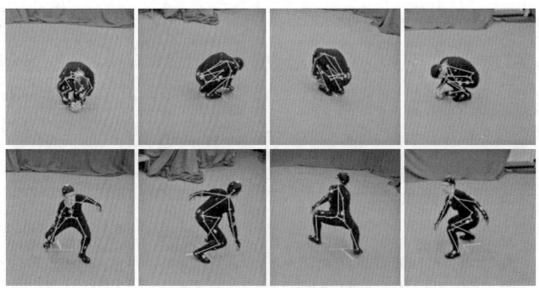

图 8-4 自遮挡造成的视觉信息丢失

角度拍摄,或者加入 RGB 深度相机,但是这些传感器都无法解决由遮挡和自遮挡导致的视觉信息缺失。因此,迫切需要引入新的不受遮挡影响的传感器数据,如惯性传感器惯性测量单元(inertial measurement unit,IMU)。

与视觉传感器不同,惯性传感器记录的人体姿态和运动数据更加稀疏,记录的数据模态与视频或图像也很不相同,这就导致了两个非常重要的问题:一是如何同步并融合视觉与惯性传感器的数据,二是如何充分发挥惯性传感器的价值从而有效补偿视觉传感器用于人体姿态估计与运动评估的缺陷。下面以 IMU 为例,介绍视觉与 IMU 融合的研究的发展历程。

2016 年,德国马克斯普朗克研究所的 Pons‐Moll 等在 *IEEE Transactions on Pattern Analysis and Machine Intelligence* 上发表了一篇利用视频和 IMU 数据估计人体姿态的文章[18],正式拉开了该领域研究的序幕。Pons‐Moll 等通过 IMU 自身测量得到的重力方向与地磁场的北向确立 IMU 自身运动的局部坐标系,在固定的姿态下测量 IMU 与人体骨骼的局部坐标系的偏移,并在已知的世界坐标系下测量特定方位下 IMU 的数据,从而标定骨骼在世界坐标系下的旋转。视频与 IMU 数据在时间上的同步,通过对齐视频采集初始的踩脚动作(得到一个软同步的时间戳)和 IMU 中的脉冲信号实现。

IMU 通过加速度计和陀螺仪测量线加速度与角加速度,经过二次积分可以获取自身的位置和姿态角。不同精度的 IMU 可以被应用于不同领域。高精度的 IMU 可以帮助航天飞行器校准自身姿态,从而保持飞行的稳态;中精度的 IMU 可以应用于智能机器人的即时定位与地图构建中,为机器人的视觉里程计提供额外的参考信息,也可以应用于自动驾驶任务中,提供精度高于GPS 的姿态测量信息;低精度的 IMU 被广泛应用于可穿戴设备和智能手机等便携终端,成本较低且小巧便捷,在人体姿态估计和运动评估领域的前景良好。

利用二维图像重建三维人体姿态的一个重要挑战是遮挡和自遮挡会导致关节信息的缺失,这种自遮挡在单视角拍摄的视频和图像中是无法避免的,而 IMU 可以提供不受遮挡影响的高频且高精度的人体运动数据,也较多目相机等设备更便宜和便捷(图 8‐5)。

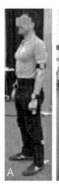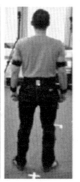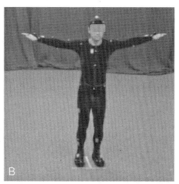

扫码见彩图

图 8‐5　**IMU 在三维人体姿态重建中的应用示例。**A. 身绑 IMU 套装的姿态重建案例一;B. 身绑 IMU 套装的姿态重建案例二

将 IMU 数据与视觉数据融合存在很多挑战与难点。第一,IMU 的数据,特别是姿态角数据是经过二次积分获取的,即便经过了卡尔曼滤波等后处理,积分带来的零漂误差是无法避免的。第二,IMU 的测量精度易受磁场影响,因此在室内含有高磁场设备的环境中采集的数据会有一定程度的失真。第三,IMU 测量的是其自身的相对运动数据,而人体姿态在世界坐标系中是三

维绝对位置,如何将 IMU 数据以合适方式转换到世界坐标系同样是一个具有挑战性的难题。第四,IMU 数据与视频或者图像数据的采集不一定是同步的,各自数据所处的坐标系同样不同,因此需要在时间上对齐各自的时间戳,在空间上标定 IMU、相机坐标系、人体关节局部坐标及世界坐标系等。

为了解决这些挑战,在不到十年的发展中,衍生出一些有价值的公开数据集供算法的训练和测试。其中,被最广泛使用和用于测试的数据集为英国萨里大学的视觉、演讲和信号处理中心(Centre for Vision, Speech and Signal Processing, CVSSP)团队于 2017 年发布的 Total Capture 数据集[19],包含等距离分布的八个摄像头同步拍摄的视频数据和同步并标定的 13 个 IMU 数据。5 位受试者进行了 4 种类型的长时间运动,并使用 Vicon 动作捕捉系统获取三维人体姿态的真值。同时包含视频和 IMU 数据的公开数据集还有德国莱布尼茨大学于 2016 年发布的 TNT15 数据集[20]等。

2019 年以来,随着深度学习的发展,越来越多的方法尝试使用 CNN 对视频和 IMU 数据进行特征层面的融合。Gilbert 等[21]首先从多视角视频图像中提取人体关节的占有概率图,结合相机的成像内参和外参反投影回三维空间,形成概率视觉壳(probability visual hull, PVH)。PVH 与 IMU 测量信号分别被送入两个 CNN 的分支,并分别经过两个 LSTM 模块形成视觉和 IMU 的特征向量,将二者拼接后输入姿态回归层,从而获得最终的三维人体姿态结果。该方法同样设计了拟合数据与姿态先验的混合损失函数,使训练的深度学习模型能学习到数据中的姿态观测,并预测合理和自然的人体姿态。

2020 年,Huang 等[22]提出 DeepFuse,也通过双分支的 CNN 来融合视觉和 IMU 的深度特征,但是有两点不同。其一,多目图像的整合方式并非通过反投影和 PVH 等方式,而是直接输入 CNN,通过端到端训练来整合多目信息。其二,IMU 的信息并非直接输入 CNN 而是先转化成骨骼向量,用于在三维空间中生成含有骨骼方向信息的体素网格,作为特征被输入较靠后的卷积网络层进行多传感器数据融合。Zhang 等[23]于 2020 年的国际计算机视觉与模式识别会议(Conference on Computer Vision and Pattern Recognition, CVPR)上提出了一种新的视觉数据和 IMU 数据融合的几何方法,大幅度提升了 Total Capture 数据集的 SOTA 结果。他们从多目图像中使用以 ResNet 为骨干网络的深度学习模型检测人体关节点在图像中的热力图,再通过 PSM 算法[24-26]获取关节点在三维空间中的后验概率,有效融合了多目图像的信息并利用了 IMU 信息对不同关节的热力图进行了互相校准,得到较高精度的二维和三维人体姿态估计结果。

近两年,只使用 IMU 数据来预测人体参数化姿态的方法也被开创性地提出并被应用到很多场景,如医疗康复、运动评估和外骨骼机器人等中。其中,最具有代表性的是 2021 年 Yi 等[27]提出的 TransPose。TransPose 利用绑在人体腰部、头部、双手手腕与双腿小腿上的六个 IMU 得到的数据重建出 SMPL 格式的参数化人体姿态。同时,该方法还探索了受试者与环境之间的交互,即人体与地面之间的接触。通过预测接触概率,可以帮助优化人体运动的物理学与生理学合理性。这种从环境交互和运动合理性的角度出发对人体姿态估计和运动重建进行优化的研究方法,体现了三维人体运动评估的价值。

二、人体运动重建

三维人体姿态估计的最终目的是服务于一些连续监测的应用场景,需在时序上整合人体姿态,形成人体运动数据,实现对人体运动的分析和评估(以人为中心的计算机视觉领域的核心问题之一)。无论是通过量化评估的方式对运动方式进行反馈和指导,还是通过数据分析对人体运动重建进行合理性优化,其本质都是人体运动数据与人体真实运动之间的联系和交互。算法理解人体的最佳方式是将人体建模成为一个连接刚体系统,从而应用机械控制与计算机图像学相关的技术重建人体运动。将人体视为连接刚体系统,则人体运动的分析和评估可以分为两个方面:人体运动学与人体动力学。下面将介绍这两方面的相关研究进展。

（一）人体运动学重建和评估

人体运动学的基础为参数化的三维人体姿态,有两大特点:① 人体运动学树这一刚体系统上的所有关节都是转动关节(除了根节点),因此人体运动学树的运动模式较单一;② 人体运动的驱动主要由人体自身肌肉和关节系统完成,外界的驱动力则包括重力或地面反作用力。

三维人体运动学评估的发展与人体姿态的表示方式息息相关。特别是 SMPL 模型出现前后,关于参数化人体姿态的研究推动了对于人体运动学分析和评估的探索。2016 年,Zhou 等[28]提出使用 CNN 从图像中获取人体运动参数的三种方式:① 先回归出关节位置,再使用逆向运动算出一个在设定的人体骨架模型下最佳的人体参数化姿态,从而获取每一帧的人体运动参数;② 直接从图像中预测运动参数并使用运动参数的损失函数直接监督;③ 先预测运动参数,再通过正向动力学转换成关节位置再进行监督,其效果最好,得到的运动参数符合人体运动学规律。2020 年,Shi 等[16]从多帧图像中提取的二维姿态出发,使用两个 CNN 分支分别预测运动参数与人体骨骼长度,运动参数的预测不仅受到真值的监督,同时还被送入一个判别器来约束得到的运动参数符合真实世界的姿态合理性分布。最后,骨骼长度被用于构建 T-Pose,通过对 T-Pose运用人体运动参数,即可获取时序上运动学合理的三维人体运动。

（二）人体动力学分析与应用

人体动力学的基础为刚体动力学[29,30]。刚体动力学有三大要素:刚体系统模型、运动方程、正向与逆向动力学。其中,刚体系统模型确立了刚体之间的连接关系,关节的转动与平动自由度,以及各个刚体的质量分布等。运动方程描述了刚体运动与系统受力之间的关系,由刚体运动推测系统受力被称为逆向动力学,而由系统受力计算刚体运动则称为正向动力学。刚体动力学的应用非常广泛,与人体运动相关的主要有两方面。其一,根据观测到的人体运动数据,在物理仿真系统中模拟人体的运动,从而构建真实世界人体的数字孪生,并在物理仿真系统中获取人体运动时的受力情况。这种基于仿真的方式在计算机图形学中较为常见,近年来被引入人体运动的动力学优化,并证明了刚体动力学在人体运动优化中的价值。其二,根据各种方式获得人体运动受力情况,利用正向动力学来推测人体运动变化,从而在时序上优化人体运动,使得其受到环境和外界力的约束,并在物理学和动力学上更合理。这种基于正向动力学优化人体运动的模式为人体运动分析和评估提供了较为新颖的研究角度,也是应该重点关注的方向之一。

人体动力学分析和评估的起步较晚,研究方法主要分为两类:① 隐式的人体运动动力学;② 人体运动动力学的显示建模和优化。隐式的人体运动动力学源于 2019 年由 Kanazawa 等[31]提出的 HMMR,通过 CNN 直接学习人体运动的残差。首先利用 CON 等骨干网络将多帧图像的深度特征提取出来,并输入后续的动力学框架中,输出为中间帧的 SMPL 参数化人体姿态,以及其与相邻帧的 SMPL 参数的偏移。需要注意的是,该方法输出的 SMPL 参数同样需要使用判别模型来约束,使其在真实姿态的先验分布中。由于 HMMR 直接从多帧图像特征中隐式建模人体运动的残差,网络是如何模拟物理学和人体刚体动力学模型的运动方程等都是黑箱问题,因此后续的方法希望能学习更多的人体运动动力学的显式物理学特征,如驱动力与力矩等。2021年,Rempe 等[32]提出 HuMoR,一个从次优的初始姿态序列中学习人体运动动力学的先验的方法。HuMoR 的整体框架以一个条件变分自编码器(conditional variational auto-encoder,CVAE)为基础,输入为当前帧与上一帧的初始人体姿态,输出为更新的当前帧姿态。该 CVAE 编码得到的隐变量受一个从大量数据中学习的先验分布的约束。编码器以上一帧输出为条件,编码符合观测的系统受力的隐向量;解码器则可以看成是对正向动力学的隐式物理学模拟,从系统受力预测运动残差,同时更新当前帧的姿态,使其符合物理学和动力学运动规律。相较于 HMMR,HuMoR 虽然也是对人体运动动力学的隐式建模,却更深入地探索了动力学模型的条件先验,并在不同类型的姿态输入情况下都可以获得较鲁棒的优化结果。

人体运动动力学的显示建模和优化比隐式建模更复杂,但是也更加直观、更具可解释性和可控性。相关的研究方法可分为两类。

(1)通过构建真实世界和人体的物理模型,对人体运动进行仿真建模。尽管建模复杂且优化求解物理量的过程非常耗时,但是这种显式建模非常直观,且可以结合一些动画任务生成虚拟的运动数据集。2020 年,Shimada 等[12]首先提出 PhysCap,结合机器人控制相关的物理仿真框架,对人体运动进行仿真和优化。PhysCap 分为三个阶段从图片中推理人体参数化姿态。第一个阶段输出初始的人体姿态参数,第二个阶段预测人体脚部与地面的接触概率,第三个阶段结合脚-地接触和初始的人体姿态参数进行动力学优化。其中,第三个阶段的动力学优化部分具有较强的创新性和开创性。该优化框架将控制原理中的比例微分控制器引入人体运动的控制中,在刚体动力学模型内对人体运动进行了逐帧的追踪和优化,最终得到的人体与地面之间的接触符合真实世界的规律,没有出现穿模和滑动等情况,同时人体运动也更加平滑合理。2021 年,Yuan 等[33]提出 SimPoE,一种以视频为输入,输出仿真系统中生成的人体骨架和运动的方法。SimPoE 同样引入了比例微分控制器对人体运动进行动力学控制并进行了迭代优化,使得生成的姿态序列同时满足二维观测和动力学约束,其在当时获得了 Human3.6M 数据集[34]上动力学方法的 SOTA 结果。2022 年,清华大学的 Yi 等[35]提出 PIP,直接从 6 个 IMU 采集的人体运动数据中重建 SMPL 姿态作为动力学优化的初始结果,同样在仿真系统中引入比例微分控制器对关节力矩和地面反作用力等进行动力学控制和优化。由于 PIP 的输入仅包含 6 个 IMU 采集的数据,其难度之大前所未有,相较于"视频+IMU"而言,6 个 IMU 的套装非常便捷,模型也更加轻量,运行速度可以达到 60 Hz,因此 PIP 成为一个新的人体姿态估计范式。

(2)另一种人体运动动力学优化的方式为直接通过 CNN 学习和预测相关的物理量,如关节力矩、地面反作用力和重力等。尽管由于缺乏对应的物理量的真值,这一类方法的训练较为困难,训练好的模型的泛化性和鲁棒性都较欠缺,但是运行速度非常快,也具有更高的部署和应用价值。同时,由于 CNN 在人体运动动力学领域并未充分发挥作用,未来这一类直接预测的方法的研究潜力也非常大。2021 年,Shimada 等[13]在 PhysCap 的基础上提出 Neural_PhysCap,脱离了物理仿真模型的约束,直接从观察到的视频特征出发,构建多个 MLP 网络分别预测人体运动动力学框架中的相关物理量,如比例微分控制器的增益参数、关节旋转的控制力矩、脚底接触概率与地面反作用力等。这些物理量在一个包含正向动力学计算的迭代优化的框架中,不断优化初始姿态序列,从而使得输出的人体运动同时满足了环境物理约束,人体运动动力学先验约束等。2022 年,Li 等[36]提出 D&D,一个从移动的相机中重建符合动力学特点的人体运动的框架。D&D 的动力学框架与 Neural_PhysCap 最大的不同在于正向动力学的部分。由于输入视频中的相机在不断移动,因此人体运动的物理环境在相机视角里是不断变化的,这就导致直接预测物理量的难度增大;同时,正向动力学中的系统受力需要加入相机运动带来的惯性力的分量。因此,D&D框架中的创新设计更多,模型也更难训练,但是其获得的 SOTA 结果展示出有效性,并为未来的动力学直接预测方法的研究提供了巨大的可能性。

综上所述,人体运动的动力学控制可以在优化的学习框架内完善人体运动的物理学合理性,更重要的是,在进行动力学控制的过程中,通过获取如关节力矩(图 8-6B 中的重建人体的红色和绿色区域,红色表示力矩较大,绿色表示力矩较小)和地面反作用力(图 8-6B 中的红线所示)等难以通过传感器测量的人体运动的物理特性,开拓了人体姿态估计与运动评估的应用前景。在康复场景中,患者的康复动作是否标准有效,不仅需要观察运动学特征,如姿态角和运动速度等,还需要医生衡量其肌肉和关节的发力情况,以判断预后情况。通过动力学分析获取患者运动时的关节力矩(图 8-6)情况,将丰富医学康复场景的想象空间,拓展应用市场。

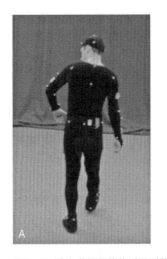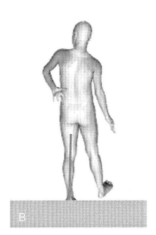

图 8-6 动力学控制优化时预测的力和力矩。 A. 待重建的人体;B. 重建的三维人体,包括三维人体姿态与人体表面结果,红绿色区域示关节力矩,红线示地面反作用力

第三节　神　经　康　复

一、概述

神经康复旨在帮助神经系统损伤的患者恢复功能、减少症状并提高生活质量,包括对以大脑、脊髓为代表的高级神经中枢的康复,以及对肌肉神经、躯体运动神经等为代表的周围神经系统的康复。最常见的神经康复对象为大脑、脊髓和肌肉。

脑功能康复训练主要有认知康复、神经调控。其中,代表性的认知康复包括针对注意力、记忆、执行力等认知能力的训练;而神经调控是通过对大脑施加某种刺激(如声、光、电、磁等)改善某一特定脑功能。代表性的脊髓康复包括物理疗法、脊髓电刺激,主要内容有对患者进行步态重建、肌肉强度训练和平衡训练,以及通过刺激脊髓神经缓解疼痛或恢复运动能力等;代表性的肌肉康复包括物理疗法、经皮电刺激等，主要内容有通过锻炼提高肌力或关节灵活性，以及通过体表电刺激缓解疼痛或增强肌力等。人工智能技术结合已有的神经康复疗法可为患者提供更精准、更高效的医疗服务。表8-2按照神经疾病种类，对人工智能技术近年来在该领域的应用进行了梳理。

表8-2　神经康复的三大任务

任　　务	相　关　疾　病	人工智能应用角度
脑功能康复	卒中	康复运动定量评估
		基于脑电解码的主动康复训练
		脑卒中患者预后预测
	多发性硬化症	多发性硬化症的病程监测和预测
		步态训练虚拟交互系统
		跌倒风险分类与评估
	帕金森病	帕金森病运动症状评估
		脑深部电刺激的自适应闭环调控
脊髓康复	腰痛	腰痛病程预测
		远程康复进展评估
	脊髓损伤	脊髓损伤预后预测建模
		脊髓电刺激的参数优化策略
肌肉康复	杜氏肌营养不良症	康复外骨骼控制接口
		杜氏肌营养不良症步态分析
	肌萎缩侧索硬化症	疾病严重程度的客观测量
		基于人工智能的脑机接口

二、神经康复信号检测

(一) 信号处理

肌电和脑电等神经信号的滤波可分为时序滤波和空间滤波。其中时序滤波最常用的方法是巴特沃斯滤波器，以低通滤波为例，其频率响应为：$G(\omega)=\dfrac{1}{\sqrt{1+\omega^{2n}}}$。使用巴特沃斯滤波器，可将神经信号中的工频干扰（50 Hz信号成分及其倍频谐波信号）和高频背景噪声（如对于肌电，500 Hz以上的频谱通常含有极少有效信息，可视为噪声）从信号中滤除。而空间滤波器[37]是利用多通道神经信号的空间关联性滤除噪声或修复损坏的通道。以高密度肌电信号为例，由于相邻通道的信号波形相似度极高，故肌电特性在空间上是高度连续且渐变的。利用此先验信息，可识别极低信噪比的损坏通道，并利用相邻的完好通道，使用插值或其他机器学习方法修复损坏通道的信息。

(二) 特征提取

由于基于神经信号的康复机器人有较高的实时性要求，因此，通常会采用滑动窗对神经信号进行切割，并对每个较短的时间窗内的信号进行特征提取，再输入机器学习模型进行决策。我们将单个时间窗内的信号命名为 x，其长度为 N，第 i 个采样点为 x_i。x 的功率谱密度定义为 P，P 在各频率段 $f_j(j=1, 2, \cdots, M)$ 的功率定义为 P_j。神经信号中常见的时频域特征见表 8-3。在实际应用中，通常会采集多通道神经信号，各通道信号的特征组合可进一步从空间域描述信息。除上述人为设计的特征外，近年来，基于深度神经网络的特征学习为神经信号特征提取提供了新的思路。将人对特定模态的知识提前融入特征的设计中，可以在数据量较小的情况下，提高机器学习基于神经信号的决策学习效率。然而，人们对神经信号的理解可能是非常片面且有偏差的。因此，在数据规模很大的情况下，通过神经网络自动学习并提取特征（即神经网络的输入为原始信号），可能会获得高度抽象的、人类无法理解的，但非常有价值的特征。这种"让数据自己说话"的自动特征学习，为神经信号模式识别打开了新的思路。

表 8-3　神经信号常用特征

特　征	公式/文字描述	脑电	肌电	脊髓电
均方根	$\sqrt{\dfrac{1}{N}\sum\limits_{i=1}^{N}x_i^2}$	$\checkmark$	$\checkmark$	
平均绝对值	$\dfrac{1}{N}\sum\limits_{i=1}^{N}\mid x_i \mid$	$\checkmark$	$\checkmark$	
方差	$\dfrac{1}{N-1}\sum\limits_{i=1}^{N}x_i^2$	$\checkmark$	$\checkmark$	
波形长度	$\sum\limits_{i=1}^{N-1}\mid x_{i+1}-x_i \mid$	$\checkmark$	$\checkmark$	
过零率	$\sum\limits_{i=1}^{N-1}[x_i \times x_{i+1} < 0]$	$\checkmark$	$\checkmark$	
斜率变化率	$\sum\limits_{i=1}^{N-1}[(x_i-x_{i-1})\times(x_i-x_{i+1})>0]$	$\checkmark$	$\checkmark$	
偏度	$\dfrac{\sum\limits_{i=1}^{N}(x_i-\bar{x})^3}{\left(\sum\limits_{i=1}^{N}(x_i-\bar{x})^2\right)^{\frac{3}{2}}}$	$\checkmark$	$\checkmark$	
峰度	$\dfrac{\dfrac{1}{N}\sum\limits_{i=1}^{N}(x_i-\bar{x})^4}{\left(\dfrac{1}{N}\sum\limits_{i=1}^{N}(x_i-\bar{x})^2\right)^2}-3$	$\checkmark$	$\checkmark$	

特 征	公式/文字描述	脑电	肌电	脊髓电
自回归参数	$x_i = \sum_{p=1}^{P} a_p x_{i-p} + w_i$	√	√	
平均频率	$\dfrac{\sum_{j=1}^{M} f_j P_j}{\sum_{j=1}^{M} P_j}$	√	√	
中位数频率	$\mathrm{argmin}_F \left(\left\| \sum_{j=1}^{F} P_j - \sum_{j=F}^{M} P_j \right\| \right)$	√	√	
峰值频率	$\max(P_j)$	√	√	
平均功率	$\dfrac{\sum_{j=1}^{M} (P_j)}{M}$	√	√	
V 特征	$\left(\dfrac{1}{N} \sum_{i=1}^{N} x_i^v \right)^{\frac{1}{v}}$		√	
对数检测	$e^{\frac{1}{N} \sum_{i=1}^{N} \log(\|x_i\|)}$		√	
放电幅度	时间窗内放电脉冲最大幅度			√
放电频率	单位时间内放电脉冲发放次数			√

（三）数据增强

神经信号不同于文本和图像信号，其数据采集和标注成本更高，因此数据规模通常较小。数据增强是一种通过对已有真实数据进行一系列处理和变换，生成新的数据的方法，可以增大训练数据量，进而提高机器学习训练效果。用于生成新数据的处理和变换通常会模拟引入实际应用时可能会出现的因素，以提高生成数据的可靠性。另一种方案是通过对已有数据的分布进行建模，找到其在高维数据空间内的分布流形（manifold），进而根据数据分布的统计信息，生成更真实的新数据。目前被广泛使用的神经信号数据增强方法如下。

1. 引入噪声干扰

一种最常用的数据增强方法是在原始神经信号中人为添加噪声（如高斯白噪声、工频干扰等实际应用中广泛存在的噪声），从而生成新的人为设计数据。通过此方法生成的新训练数据集可以模拟噪声干扰下的数据采集，提高机器学习模型抵抗噪声的鲁棒性。

2. 引入电极偏移

另一种针对多通道神经信号的数据增强方法，是按特定方向平移或旋转原始的通道排布，从而生成新的数据。使用该方法生成的人为设计数据模拟了真实数据采集场景中电极位置的偏移，增加了数据多样性，从而提高了模型对电极偏移因素的鲁棒性。

3. 数据混合

通过对同一类别标签的多个数据样本以不同比例进行叠加混合（通常在特征空间进行），或者将其特定部位的通道进行交换,进而生成新的数据。

4.生成式模型

使用生成式模型(如对抗生成网络、扩散模型等),先对已有训练数据的分布进行建模,再根据数据分布统计信息,生成新的数据。

(四)特征优化

对于多通道神经信号(如多通道脑电或高密度肌电信号),大量的数据通道及每个通道内大量特征的组合会导致极高的特征空间维度,降低了对机器学习模型训练和测试的效率,在数据量小时甚至可能导致"过拟合"。而在高维特征空间内,很多维度的信息对机器学习任务并没有很大帮助,可视为噪声信息,此时如何优化提取的原始特征(即降低特征维度),可能会在很大程度上对模型性能产生影响。常用的特征维度下降方法包括:主成分分析、线性判别分析、多线性主成分分析等。这些方法试图找到线性投影,将高维特征空间投影至低维特征子空间。假设在 m 维特征空间中,一个第 i 类的第 j 个样本记为 $x_j^i \in \mathbb{R}^m$,其中 $1 \leqslant i \leqslant K$,且 $1 \leqslant j \leqslant n_i$,$K$ 是总的类别数,n_i 是第 i 类的样本数,所有类别样本数 $N = n_1 + n_2 + \cdots + n_K$,$x_j$ 表示所有数据中的第 j 个样本(不限定类别),各投影方法的计算过程如下。

1.主成分分析

这是一种无监督降低特征维度的方法,试图寻找一个正交投影矩阵 $\boldsymbol{M}_{PCA} \in \mathbb{R}^{m \times p}$,使得 $y_{ij} = \boldsymbol{M}_{PCA}^T x_{ij}$ 是一个 p 维($p < m$)向量,且最大限度保留投影后数据的方差信息。μ 表示所有样本的均值,构建散布矩阵 $\boldsymbol{S} = \sum_{j=1}^{N} (x_j - \mu)(x_j - \mu)^T$,其行列式表征了数据集的方差信息,该信息需最大限度地保留。利用投影矩阵 $\boldsymbol{M}_{PCA}$,投影子空间内的上述散布矩阵可表示为 $\boldsymbol{M}_{PCA}^T \boldsymbol{S} \boldsymbol{M}_{PCA}$,最优投影矩阵 $\boldsymbol{M}_{PCA}$ 可由下式求得:

$$\boldsymbol{M}_{PCA} = \mathrm{argmax}_{\boldsymbol{M}_{PCA}} \mid \boldsymbol{M}_{PCA}^T \boldsymbol{S} \boldsymbol{M}_{PCA} \mid = [m_1 m_2 \cdots m_p] \tag{8.9}$$

通常情况下,将原始神经信号按其协方差矩阵中较大的特征值对应的特征向量投影后能保留最多的有效样本信息,而向较小的特征值对应的特征向量投影后获得的一般是样本的噪声。因此,主成分分析不仅可以降低原始信号的特征维度、保留有效信息,还能达到去噪的效果。

2.线性判别分析

这是一种有监督降低特征维度的方法,其目标是最小化类内距离并最大化类间距离。先定义第 i 类样本的散布矩阵 $\boldsymbol{S}_i = \sum_{j=1}^{n_i} (x_{ij} - \mu_i)(x_{ij} - \mu_i)^T$。基于每个类别的散布矩阵,定义类内散布矩阵 $\boldsymbol{S}_W = \sum_{i=1}^{K} \boldsymbol{S}_i$ 和类间散布矩阵 $\boldsymbol{S}_B = \sum_{i=1}^{K} n_i (\mu_i - \mu)(\mu_i - \mu)^T$。线性判别分析的投影矩阵 $\boldsymbol{M}_{LDA}$ 可由下式求得:

$$\boldsymbol{M}_{LDA} = \mathrm{argmax}_{\boldsymbol{M}_{LDA}} \frac{\mid \boldsymbol{M}_{LDA} \boldsymbol{S}_B \boldsymbol{M}_{LDA} \mid}{\mid \boldsymbol{M}_{LDA} \boldsymbol{S}_W \boldsymbol{M}_{LDA} \mid} = [m_1 m_2 \cdots m_p] \tag{8.10}$$

经典的线性判别式只能将原始数据从 m 维降低到 $m-1$ 维,但一些改进算法可以将其降低至任意维度。由于线性判别分析是一种有监督的分类模型,因此,使用线性判别分析不仅可以完成数据特征层面的降维,也可以对数据进行分类训练。

3. 多线性主成分分析

多线性主成分分析中,需要被降维的不再是一个向量,而是一个多阶张量,在张量的各阶维度上分别进行主成分分析投影,最终得到低维特征子空间,主要应用于因原始特征维度过高而难以向量化的情况,或张量可以更有序地保存不同域的信息的情况(如时频空三个维度的信息可储存于一个三阶张量中)。多线性主成分分析的具体操作可参考文献[38]中的张量运算定义和降维推导方法。

4. 独立成分分析

这是一种从混合信号中分离出不相关信号成分的统计技术,其目标是将信号分解为各个成分,并使这些成分在统计上互相独立。假设我们观测到的样本 X 由多个独立成分 $s_i(i=1, 2, \cdots, n)$ 混合而成,则观测信号 X 可表示为:

$$X=AS, \ S=(s_1, \ s_2, \ \cdots, \ s_n) \tag{8.11}$$

独立成分分析算法通过最大对数似然函数 $L(W)=\sum_{i=1}^{m}(\ln \| W \| + \sum_{j=1}^{n}(\ln p_{s_j}(w_j x_i)))$ 求解 $W=A^{-1}$,从而求解独立成分。在脑电信号的处理中,独立成分分析常用于去除脑电信号中携带的眼动信号、肌电信号等干扰信号,这些干扰信号就是需要被分离出来的独立源,参考文献[39]中展示了多种独立成分分析方法在该应用中的效果。在肌电信号的处理中,使用独立成分分析分解出来的单个独立源通常为一个神经元释放的电脉冲信号,具体的分解算法和分解出的信号见参考文献[40]。

三、人工智能模型

神经康复效果评估中的人工智能模型主要用于针对各神经生理信号对患者的康复程度进行监测、评估及预测。常用的机器学习分类模型包括:支持向量机、线性判别式、随机森林及 K 近邻模型。常用的回归模型包括:最小二乘多项式模型、最小绝对收缩和选择算子(Lasso)模型。除了已介绍的线性判别式,下面将介绍其他常用的模型。

(一) 分类模型

分类模型主要处理输出为离散标签的场景,如康复等级评估、步态分阶评估、脑疾病发作监测或预测(如癫痫发作)等。

1. 支持向量机

对于训练数据 $x_i \in \mathbb{R}^p(i=1, \cdots, n)$ 及二分类数据标签 $y \in \{1, -1\}^n$,支持向量机的目标是找到 $\Theta \in \mathbb{R}^p$ 及 $b \in \mathbb{R}$,使得模型预测 $\hat{y}_i$ 与真值 y_i 尽可能相同,$\hat{y}_i = \text{sign}[\Theta^T \phi(x_i)+b]$。支持向量机通过求解能使得下列函数数值最小的最优模型参数 θ,获得最优分类边界:

$$\min_{\Theta} \frac{1}{2} \| \Theta \|_2^2 + C \sum_{i=Q+1}^{N} | \xi_i |$$
$$s.t. \ |\hat{y}_i - y_i| < \varepsilon + | \xi_i | \tag{8.12}$$

其中,ξ 表示松弛变量,其作用是允许部分样本的预测误差超出误差边界。在目标函数中也需要加入 $C \sum_{i=Q+1}^{N} | \xi_i |$ 以控制松弛变量大小。支持向量机是针对二分类问题而设计的。对于多分类问题,可通过训练多个二分类模型来解决。

2. 随机森林

一种集成学习方法。每个随机森林由若干决策树构成。每个决策树模型通过优化各分支节点的信息增益来纯化样本标签。最常用的信息增益是基尼系数，即基尼系数 $=\sum_{k=1}^{K}p_k(1-p_k)=1-\sum_{k=1}^{K}p_k^2$，其中 K 是类别数目，而 p_k 表示某个决策树节点内属于类别 k 的样本概率。基尼系数越低，则该节点内的样本越趋同，反之，则该节点内样本标签分布越均匀。随机森林通过随机选择样本和特征来训练不同的决策树，使得不同决策树的决策准则有所不同，这样不同的决策树就可以相互补充，通过投票等机制共同得出最终的分类结果。

3. K 近邻

是一种最简单但有效的机器学习模型，其决策准则是找到距离目标最近的 K 个训练样本，并将这 K 个近邻样本中出现最多的标签真值，设定为目标分类样本的预测标签。

（二）回归模型

回归模型主要处理输出为连续标签的场景，如神经假肢/外骨骼的力矩控制、关节运动捕捉、电刺激闭环调控等。

1. 最小二乘法

对于回归问题 $Y=X\Theta$，其中 $X\in\mathbb{R}^{n\times d}$ 表示 n 个 d 维训练样本构成的数据矩阵，$Y=[y_1,y_2,\cdots,y_n]^T\in\mathbb{R}^n$ 是 n 个训练样本的标签，$\Theta\in\mathbb{R}^d$ 是模型参数。最小二乘法估计的目标是最小化模型估计 $\hat{Y}$ 与真值 Y 的误差的 L_2 模长平方（即 $\|\hat{Y}-Y\|_2^2$），$\hat{Y}=[\hat{y_1},\hat{y_2},\cdots,\hat{y_n}]$。最小二乘法先求得矩阵 X 的伪逆矩阵 $X^+=V_1S_1^{-1}U_1^*$，最优参数 $\Theta=X^+\cdot Y$。

2. 最小绝对收缩和选择算子模型

在 Lasso 模型中，上述模型参数 Θ 根据相似的目标（最小化估计值与真值误差的 L_2 模长平方）进行估计，但同时将模型参数 Θ 的 L_1 模长作为正则化项。因此，Lasso 模型的总体优化目标为：$\min_{\Theta}\frac{1}{2n}\|X\Theta-Y\|_2^2+\alpha\|\Theta\|_1$，其中 α 是调节正则化影响的参数。

除上述经典分类及回归模型，深度神经网络已被越来越广泛地应用于康复评估或辅助任务中。通过改变某些网络层，神经网络既可以完成分类任务也可以完成回归任务。深度神经网络通过每一层的神经元对输入信号进行非线性变换，并通过增加层数（深度）对前一层非线性变换所抽取的信息进一步提炼，随着层数的累积，可以从数据中提炼出越来越简洁而有效的信息用于后续的分类和回归任务。深度神经网络可以逼近任何输入输出的映射，而训练神经网络的过程就是寻找一个输入到输出的最佳映射函数的过程。相比于传统机器学习模型，深度神经网络的另一手势是自动抽取特征的能力，其得益于神经网络极高的映射函数逼近和搜索功能。然而，训练神经网络通常需要更大的数据规模，这也给神经网络在神经康复中的相关应用带来了很多困难与挑战。随着深度学习的不断发展，设计出多种神经网络的模型，最经典的 CNN 架构如图 8-7 所示，这也是迄今为止在神经康复评估或辅助神经康复中应用最广泛的模型架构。由于神经信号通常是一段时序信号且有若干信号通道，假设模型输入信号的维度是 $N\times m$，N 表示时间序列的长度，m 表示通道数。信号输入网络后首先经过若干卷积层及池化层（卷积层与池化层的个数视任务复杂程度与样本数量而定，模型任务越复杂、样本越多则层数越多），这些卷积层与池化层主要用于提取信号的特征。获得的特征图经展平（flatten）成为一维向量，再通过若干全连接层后,最终由 softmax 层输出。这个网络架构中,卷积层与池化层用于提取神经信号特征,全连接层与 softmax 层可适应具体任务。

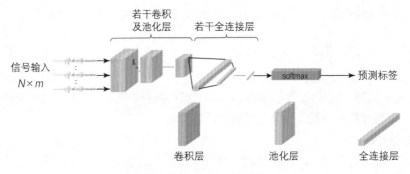

图 8-7 经典卷积神经网络架构

四、应用案例

(一) 脑功能康复中的应用

1. 脑卒中

脑卒中的康复目标是防止患者机体功能恶化,帮助患者重新学习和获得日常生活技能。目前,常规的康复手段包括物理治疗和语言治疗。物理治疗时,先由治疗师进行评估以发现患者的运动和平衡问题,再根据评估结果给患者安排锻炼计划,加强其行走和站立的肌肉功能;同时,也要帮助卒中患者学习管理日常活动的策略,如进食、洗澡、穿衣。语言治疗时,通常由治疗师帮助卒中患者学习克服吞咽和语言缺陷的策略,帮助其重新学会说话[41]。人工智能在脑卒中患者的康复中的应用主要包括以下几方面。

(1) 康复运动定量评估:使用可穿戴传感器和人工智能算法监测患者的康复运动,对其运动情况进行准确、客观的评估。一方面,准确的康复运动评估算法可以帮助治疗师确定对康复有利的最佳运动量[42,43];另一方面,基于传感器的评估算法可以替代人类治疗师的部分功能,使面向卒中患者的远程康复系统成为可能[44]。而定量评估康复运动的关键在于量化患者运动和明确运动模式的差异,一种面向实时捕获的数据流的评估指标是 k 加权角相似度(kWAS)[45],其计算方法如下:

$$\Psi(Q, P) = \frac{1}{2} \sum_{i=1}^{k} \left((\sigma_i / \sum_{j=1}^{n} \sigma_j + \lambda_i / \sum_{j=1}^{n} \lambda_j) \mid u_i \cdot v_i \mid \right) \tag{8.13}$$

其中,Q 和 P 分别表示当前待评估的动作和目标动作。假设 Q 和 P 相关的数据矩阵分别为 U 和 V,维度通常为时间×通道,数据矩阵中的不同通道则用来表征不同的肌电信息或者动作捕捉标记点坐标信息。σ_i 和 λ_i 是 Q 和 P 数据矩阵的特征值,对应的特征向量为 u_i 和 v_i。$k(1 < k < n)$ 代表纳入计算的特征向量组的数量,类似于主成分分析中的主成分数量。上述公式求得的角相似度指标 $\Psi(Q, P)$ 取值范围为 0~1,其值越大表明待评估动作和目标动作的相似度越高。利用该指标和其他评估指标的结合,基于支持向量机等机器学习方法,可以实现对脑卒中患者92.82%的识别准确率[46]。

(2) 基于脑电信号的主动康复训练:卒中患者的运动功能恢复依赖于针对性的运动训练。

为了辅助患者进行主动康复训练，一种方法是使用深度学习等方法识别患者的脑电信号[47,48]。使用识别结果控制康复设备，辅助患者同步训练意识和四肢，提高康复质量。由于存在神经振荡，脑电图（electroencephalogram，EEG）信号中的频谱特征是用来解码患者意图的重要依据。提取 EEG 频谱通常使用短时傅里叶变换（short-time fourier transformer，STFT），计算方法如下：

$$F(\tau, \omega) = \int f(t)w(t-\tau)e^{-j\omega t}dt \tag{8.14}$$

其中，$F(\tau, \omega)$表示在 τ 时刻下信号 f 在 ω 频率上的能量大小。而 $w(t-\tau)$ 代表给时域信号加窗，即对信号进行分段傅里叶变换。相比于普通的傅里叶变换，STFT 更适合处理非平稳的脑电时间序列信号。基于处理过的脑电频谱数据，就可以应用包含三个卷积层的 CNN 解码运动想象的信息。该方案在公开数据集上可以获得 91.63% 的识别准确率[49]。

（3）预测脑卒中患者的预后：人工智能算法的优势之一在于对数据的拟合预测能力。通过收集脑卒中患者的几百项数据，如人口统计学数据、入院状态、化验结果、磁共振影像、治疗手段、并发症、病史和出院状态等数据，可以较准确地预测几个月后患者的运动和功能结局指标[50]，以帮助医生选择最合适的康复方案。有研究基于哥伦比亚大学脑出血数据库（ICHOP, Columbia University IRB - AAAD4775），最终设计出了针对脑卒中患者治疗后 12 个月时康复效果的预测指标 $ICHOP_{12}$，其公式如下：

$$ICHOP_{12} = 3 \times GCS + NIHSS + 2 \times APACHE\ II_{Phys} + 4 \times mRS \tag{8.15}$$

为了获得上述公式，研究人员首先使用随机森林算法建模了各种入院数据对于几个月后患者神经功能恢复情况的预测能力[51]。这些入院数据包含了量表评分、CT 影像信息、既往病史等。通过随机森林中各影响因素的权重大小，研究人员筛选出对结局指标具有较强预测能力的指标。这些强预测能力指标均为入院时的各项量表评分，包括 Glasgow 昏迷评分量表（GCS）、美国国立卫生研究院卒中量表（NIHSS）、急性生理学和慢性健康评价问卷节选（APACHE IIphys）和入院时的 Rankin 量表（mRS）。为了简化模型，研究人员删去了除此之外的其他指标，并使用最小二乘线性法重新构建了对几个月后患者康复效果的预测指标。通过对该指标的预测效果进行 AUC 分析得到的结果为 0.89，表明该指标具有良好的预测性能。

2. 多发性硬化症

多发性硬化症是一种慢性自身免疫性疾病，主要影响中枢神经系统。其被认为是由免疫系统攻击神经细胞轴突髓鞘导致的。多发性硬化症的康复目标是通过综合性治疗方法，提高患者的生活质量，维持心肺效率和改善整体健康[52]。其中，包括缓解疼痛、疲劳和步态受损等症状，改善身体机能、肌肉力量和耐力，管理残疾并改善功能状态。常规的康复手段主要是物理疗法，即通过个性化的康复训练内容增强肌肉力量，使肌张力正常化；改善协调和平衡能力；预防尿失禁；增加或维持关节的运动范围，防止肌肉萎缩并抵消日常活动减少的影响。康复训练内容将包括平衡和协调练习，呼吸、伸展和放松，有氧训练，以及空载、增强特定肌肉群和改善本体感觉的练习等。人工智能在多发性硬化症患者的康复中的应用包括以下几方面。

（1）多发性硬化症的病程监测和预测：多发性硬化症的病程变化在人群之间具有异质性，多种因素都会微妙地影响病程。小型传感器（如惯性传感器等）可将这些因素收集起来，结合患者的磁共振影像和电子健康记录信息，就可以应用人工智能的方法实现对多发性硬化症患者病程变化的预测。从而帮助医生及时干预,根据个体的特征和缺陷仔细调整治疗方案,促进临床决策[53, 54]。常见的用于处理磁共振等影像数据的人工智能方法是 CNN。由于磁共振数据包含了人体三个方向上不同截面的数据,因而数据通常以张量为单位进行存取,处理这种三维张量数据的常用网络结构是三维卷积层。三维卷积层的计算方法如下:

$$Y_{i, k, x, y, z} = \sum_{c=0}^{C-1} \sum_{t=0}^{T-1} \sum_{r=0}^{R-1} \sum_{s=0}^{S-1} I_{i, c, x+t, y+r, z+s} F_{k, t, r, s, c} \tag{8.16}$$

其中,$Y_{i, k, x, y, z}$ 表示经过了三维卷积层的计算结果,其中 x, y, z 代表输出图像的空间维度,k 代表输出的数据通道,i 代表第 i 个输入数据。$I_{i, c, x+t, y+r, z+s}$ 表示张量坐标为 $(x+t, y+r, z+s)$ 且通道序号为 c 的输入数据。而 $F_{k, t, r, s, c}$ 代表输出通道序号为 k 且作用于第 c 个输入数据通道的一个三维卷积核[55]。应用包含三个三维卷积层的 CNN,可以实现对多发性硬化症患者临床表现和认知水平恶化的预测,准确率达到 85.7%[56]。

(2)步态训练虚拟交互系统:该系统利用基于人工智能的手势识别、情感识别和图像处理能力,捕捉和监测患者的实时状态。而患者可以操作虚拟化身与虚拟世界中的物体进行交互[57]。从而提供个性化且丰富的训练引导。交互的过程也可以使用机器人来辅助步态训练。基于机器人介导的可重复的、高强度的和激励的锻炼,与丰富的虚拟环境相结合,可以改善运动质量,并且在平衡和对称条件下获得正确、可重复的步态模式。

(3)跌倒风险分类与评估:跌倒是多发性硬化症患者的一个常见和严重的问题,可能进一步导致受伤、失去知觉甚至需要住院治疗。在常规的医疗系统中并不会对跌倒风险进行细致评估,而这一风险评估对于护理人员和家庭成员来说又是非常重要的。通过收集小样本的步态数据[58],以及患者和医生提供的基础数据,就可以应用人工智能算法实现对跌倒风险的分类和评估,帮助降低患者的跌倒损伤[59]。有研究使用梯度提升决策树来预测多发性硬化症患者的跌倒风险[60],具体包括:在未来几个月中是否会跌倒、是否因跌倒而受伤、受伤程度如何。梯度提升决策树是一种集成学习的方法,其核心思想在于通过计算特定损失函数的梯度,来指导生成下一颗决策树。最终通过求多个决策树结果的和来做出最终预测[61]。梯度提升决策树方法的损失函数如下:

$$\sum_{j=1}^{L} \left\{ \sum_{i \in \text{leaf}_j} l(\hat{y}_i + w_j, y_i) \right\} + \lambda \Re(w) \tag{8.17}$$

在式(8.17)中,前 $j-1$ 颗决策树已经确定,该式用来生成第 j 颗决策树,即确定第 j 颗决策树当中每一个叶节点的数值 w_j。其中 $\hat{y}_i$ 表示前 $j-1$ 颗决策树的集成预测结果,而 y_i 表示真实的数据标签。$\Re(w)$ 表示正则化损失,用于阻止模型过拟合。通过最小化公式,结合梯度下降等优化方法就可以逐步确定下一颗决策树。使用该方法可以预测多发性硬化症患者的跌倒风险,在不同的预测任务中,平均准确率可以达到 $87.45\% \sim 92.08\%$[60]。

3. 帕金森病

帕金森病是世界上第二大神经系统退行性疾病,通常由大脑中多巴胺能神经元受损导致,引起震颤、肌肉僵硬、冻结步态和姿势不稳等症状,并且随着时间的推移,这些症状会影响患者日常生活的自主性[62]。康复是重要的辅助治疗手段。帕金森病康复的主要目标是最大限度地提高各项身体机能,改善生活质量,并尽量减少继发性并发症。为达到这一目标有两大常规康复方案:物理疗法和神经调控疗法。其中,物理疗法指的是包括伸展训练、肌肉强化、平衡和姿势锻炼在内的身体训练和日常生活技能训练。而神经调控疗法指的是一种通过植入电极或装置来调节大脑中异常活动的康复疗法,该方法旨在于丘脑底核等核团施加脑深部电刺激来减轻患者的运动症状。人工智能在帕金森病康复中的应用主要包括以下几个方面。

（1）运动症状评估：随着可穿戴传感器的发展,对患者肢体运动的实时记录成为可能。基于帕金森病患者的步态的运动信息就可以训练人工智能模型,实时识别冻结步态、运动迟缓、启动困难问题[63, 64]。从而揭示患者运动神经系统的状态,为患者的康复方案调整提供参考。与传统的由医生或康复师进行判断的方式相比,基于人工智能的长期监测和评估方案更适合临床外的广泛康复场景,具有更好的普适性和便捷性[64]。有研究基于患者手腕的传感器收集的陀螺仪和加速度数据,应用 CNN 来识别帕金森病患者的冻结步态症状。这种用于分类的 CNN 的常见训练目标是最小化 KL 散度,计算方法如下:

$$D_{\text{KL}}(p \parallel q) = \sum_{j=1}^{m} p(x_j) \log p(x_j) - \sum_{j=1}^{m} p(x_j) \log q(x_j) \tag{8.18}$$
$$= -H(p(x)) + H(p, q)$$

其衡量的是训练数据标签分布 p 和预测结果分布 q 之间的差距。$D_{\text{KL}}(p \parallel q)$ 越大表明 p 分布和 q 分布越接近,即预测越准确。在该公式中 j 表示分类的类别,而 $q(x_j)$ 表示模型预测该样本为类别 j 的概率。由于 $-H(p(x))$ 与模型无关,因此通常也仅用 $H(p, q)$ 作为最小化的训练目标,$H(p, q)$ 也被称为交叉熵。使用交叉熵作为最小化的目标函数训练的 CNN,在帕金森患者的冻结步态症状检测任务中,可以达到 86% 的灵敏度[65]。

（2）脑深部电刺激的自适应闭环调控：脑深部电刺激的参数包含触点组合、频率、幅值、脉宽等,这些参数很大程度上影响了神经调控的效果,通常需要不断调节它们以达到最优效果。结合人工智能技术的自适应闭环调控方法可以通过实时监测患者的电生理状态智能优化刺激参数,直接响应患者的电生理状态,实现闭环控制[66-68]。这一闭环控制的机制与能够自动调节刺激参数的算法相关联,以保持需要的或预定义的目标状态,而无须人工交互。这样就可以实现实时给予患者最优的刺激参数,以达到更优的刺激效果。强化学习是常见的获取最优控制策略的算法,其核心在于建立一个虚拟环境,让智能体在其中查询状态、使用策略、做出行动、获得奖赏再以此更新策略,最后找到最优的控制策略。这一过程可以描述为:

$$\pi^* = \underset{\pi}{\text{argmax}}\, \mathbb{E}_{s_t \in \mathcal{S},\, u_t \sim \pi(s_t),\, r_t \sim R}[G_1] \tag{8.19}$$

其中,π^* 指智能体获取的最优策略,s_t 表示在每一个阶段中从有限状态集合 $\mathcal{S}$ 中选取的状态,u_t 表示由当前策略 π 和当前状态 s_t 所决定的智能体的行动。而 r_t 表示由累积回报 G_1 和奖赏函数 R 定义的当前时刻的奖赏。强化学习的训练目标就是使得从初始阶段开始的期望累计收益 $\mathbb{E}$ 最大。使用基于强化学习策略的闭环脑深部电刺激可以比普通的刺激方式减少 70% 的能量消耗,同时更好地缓解帕金森病的部分症状[69]。

（二）脊髓康复中的应用

1. 腰痛

腰痛和脊髓损伤是常见的脊髓中枢神经系统疾病。世界上 80% 的人会在生命的某个阶段经历腰痛[70],在众多可能导致腰痛的原因当中,腰椎间盘突出和神经根受压等神经损伤是导致腰痛的重要因素[71]。腰痛康复的主要目标是控制疼痛、恢复功能、确保未来不会发生功能缺陷、维持工作和生活能力,以及防止急性腰痛转变为慢性腰痛。常规的康复手段是物理治疗,主要包括反复的腰椎屈曲、伸展和旋转,有规律的有氧运动、背部护理等[72、73]。此外,还有定制矫形器、冷热疗法和认知行为疗法等康复手段。人工智能在腰痛康复中的应用主要包括以下几方面。

(1)腰痛病程预测:和众多临床疾病类似,各类患者临床数据都可以作为候选的预测因子,可使用的数据包含患者的病史、运动学指标、脊柱影像等。通过应用人工智能的方法,可以为腰痛患者开发准确的预测模型[74、75],从而指导医生对患者康复效果的预期,并且帮助医生将不同的腰痛临床表型和特定的康复措施匹配,实现精准有效的康复方案设计。有研究基于包含影像的多模态数据,利用线性支持向量回归,对腰痛患者的临床疼痛等级进行预测。线性支持向量回归类似于支持向量机,但在结构上使用了较为简单的线性模型,可以预测连续变量而不是离散变量。线性支持向量回归通过优化下列函数来获取线性模型参数:

$$\begin{cases} \min_{\beta} \dfrac{1}{2}\beta'\beta + C\sum_{n=1}^{N} \mid \xi_i \mid \\ s.t. \mid x'_n\beta + b - y_i \mid < \varepsilon + \mid \xi_i \mid \end{cases} \tag{8.20}$$

在上述公式中,$x'_n\beta + b$ 是待求的线性模型,y_i 是患者的疼痛强度;ξ 是松弛变量,用来解释模型的预测误差。使用该模型可以实现对腰痛患者临床疼痛强度的预测,均方根误差为 16.69[76]。

(2)远程康复进展评估:腰痛患者的康复时间较长,在医院医疗资源有限的情况下,建立远程的康复监测和评估系统很有必要性。而实现这一目标首先需要对医院外身体活动进行客观地连续监测,特别是腰椎和骨盆的运动[77]。利用可穿戴设备,通过结合深度学习等人工智能的方法来进行监测[78、79],可允许康复师、临床医生进行远程监控,并可根据患者的实时反馈进行调整。患者可以通过共同决策参与其计划的制订,并在方便的地点开展活动。常用的便携监测设备是惯性测量单元,其可以输出多个方向的加速度计和陀螺仪数据。对于这类时间序列数据,可采用注意力机制。注意力机制发展至今已有诸多变种,其最核心的公式如下[80]:

$$\mathrm{Attention}(\boldsymbol{Q},\boldsymbol{K},\boldsymbol{V}) = \mathrm{softmax}\left(\frac{\boldsymbol{Q}\boldsymbol{K}^{\mathrm{T}}}{\sqrt{d_k}}\right)\boldsymbol{V} \tag{8.21}$$

其中,$\mathrm{softmax}(\boldsymbol{Q}\boldsymbol{K}^{\mathrm{T}}/\sqrt{d_k})$ 指的是注意力分布,而 $\boldsymbol{Q}$、$\boldsymbol{K}$、$\boldsymbol{V}$ 都是输入数据 X 的线性组合,即 $X\boldsymbol{W}$。$\boldsymbol{W}$ 指模型中可被训练的权重矩阵。这一公式实际上计算的是模型对全局数据的注意力加权结果。这使得模型可以更好地处理长距离依赖的数据,克服由于数据输入增加导致的模型性能下降[81]。基于惯性测量单元的数据,使用具有全局时间注意力机制的 CNN 和长短期记忆网络的组合,对患者腰椎和骨盆运动进行检测,准确率可达 85.81%[77]。

2. 脊髓损伤

脊髓损伤是指脊髓遭受外力作用而导致功能障碍或丧失的疾病,可能的致病因素包括交通事故、跌落、运动伤害、暴力行为等。损伤情况因损伤部位和程度而异,可能导致不同程度的功能丧失,如肢体运动功能障碍、瘫痪[82]或肌肉无力等。这些损伤的治疗和康复过程漫长、昂贵且耗费精力[83]。脊髓损伤康复的目标是提供针对特定症状的护理,优化生活质量,提高患者的生活独立性并帮助患者重新融入社会。常规的康复方案主要是设备辅助下的行走步态训练和心理治疗[84]。一些新兴的康复方式,如侵入式和非侵入式的脊髓刺激,也正在研究和验证中。人工智能在脊髓损伤康复中的应用主要包括以下几方面。

（1）脊髓损伤预后预测：在急性的脊髓损伤当中，患者病理学和生理学的变化可能导致继发性的神经系统异常，如神经胶质瘢痕形成[85]。需要强大的临床预后预测模型来对患者的康复方案的效果做出准确预测，帮助医生确定康复方案，管理患者期望和预测病程。而人工智能模型恰恰可以结合患者的人口统计学和神经系统信息，综合各类影像数据，对患者的预后效果做出准确预测[86]。利用多模态数据预测患者预后的模型有很多，其中一种简化的方式是将患者的预后状态划分为 0-1 型数据，即"能行走（1）"和"不能行走（0）"。而 logistic 回归是预测 0-1 型数据的常见模型，计算公式如下：

$$P(Y=1) = \frac{\exp(\beta_0 + \beta_1 X)}{1 + \exp(\beta_0 + \beta_1 X)} \tag{8.22}$$

其中，$Y=1$ 代表患者预后表现为"能行走"，而 X 代表对预后表现有预测效果的自变量向量。β_0 和 β_1 代表回归模型的参数向量，这些参数通常使用极大似然估计的方法得到。使用 logistic 回归可以较准确地根据患者入院时的各项数据预测治疗后是否能够行走，F1 分数达到 0.87[87]。

（2）脊髓电刺激的参数优化：脊髓电刺激的康复方法可以分为非侵入式的经皮脊髓电刺激和侵入式的脊髓电刺激。对侵入式的脊髓电刺激，可根据电极插入的位置进一步划分，如电极植入在硬膜外的脊髓硬膜外电刺激、在硬膜内的电刺激，以及在脊髓背根神经节的电刺激等。通过有选择性地个体化地激活神经背根，唤起有节奏的下肢运动，可使患者再次独立行走[88,89]。在刺激过程中需要定义一组参数，如肌肉刺激的开启和关闭时间，以及刺激频率和幅度。在临床上，这些参数通常由操作者根据预定义值或通过不断试错设置[90]，具有较强主观性且难以达到最优。而借助人工智能的方法可以通过闭环控制策略实现自动参数选择，自动进行刺激幅度和频率的参数优化，以达到预定义的下肢运动学目标[91,92]、更快找到最优刺激参数、大大提高康复结果。为了尽可能减少参数调试的时间，很多研究集中在使用仿真模拟的方式求解最优的脊髓电刺激参数。电场仿真模型可以模拟不同电极刺激参数下，脊髓附近组织内的电场分布情况，结合一系列人工智能的优化方法就可以求解最优的刺激参数。这一过程可以描述为：

$$\begin{cases} \text{maximize: } \max_S[\mathcal{F}_1(\boldsymbol{X}, \boldsymbol{\alpha}), \beta], \ \boldsymbol{X} \in I_i \\ s.t. \quad g_i = \max_S[\mathcal{F}_i(\boldsymbol{X}, \boldsymbol{\alpha}), \beta] - \varepsilon_i \leqslant 0 \\ \qquad \boldsymbol{X} \in I_i \text{ 或 } A_i \end{cases} \tag{8.23}$$

其中，$\mathcal{F}_1(\boldsymbol{X}, \boldsymbol{\alpha})$ 指的是由各个电极触点 α_i 产生的电场的叠加，β 是一个缩放参数，用来控制场强阈值附近的过渡。$\max_S$ 表示在目标区域的最大场强。I_i 表示第 i 块刺激目标区域，A_i 表示第 i 块与副作用相关的回避区域。上述约束的含义在于最大化电极组合在目标区域的最大电场强度，同时使得不感兴趣的区域最大场强限制在 ε_i 以内。通过上述多目标约束优化框架，可以获得脊髓电刺激的最优参数组合[93]。

（三）肌肉功能康复中的应用

1. 杜氏肌营养不良症

杜氏肌营养不良症是一种遗传性的进行性神经肌肉疾病，可导致肌纤维变性，引起肌肉萎缩和肌无力，极大地影响患者的日常活动，增大了他们自我护理的难度，缩短了患者预期寿命[94]。该疾病的康复目标是维持个体的功能，抑制畸形，延长独立行走时间并最大限度地提高个体功能[95]。为了达成这一目标，需要早期诊断和制订康复计划。常规的康复手段是物理训练，针对不同的症状有不同的方案,如针对虚弱和疲劳症状,通常需要进行动态重量训练等阻力运动[96]。人工智能在杜氏肌营养不良症康复中的应用主要为以下几方面。

(1)康复外骨骼控制接口:对杜氏肌营养不良症患者而言,日常活动的各项任务可能都因为缺少足够的肌力而难以完成。此时就可以通过康复外骨骼来支撑上肢,提高其独立性,从而提高患者的生活质量[97]。这种外骨骼可以防止肌肉组织萎缩[98]。而康复外骨骼的控制需要采集并识别人体电生理信号。通过结合各类深度学习等人工智能算法,就能够通过识别人体意图,创造人体和外骨骼交互的接口[99],从而在肌肉康复锻炼期间提供帮助和支持,确保安全有效的辅助。基于正常人和杜氏肌不良症患者前臂的表面肌电图信号,使用线性判别分析(linear discriminant analysis,LDA),可以识别七种不同的手势动作[100]。LDA模型基于一个朴素的认知,即标签相同的一类数据的类内差异应该小于类与类之间的差异。基于此,通过线性空间的变化,就能够找到使类内差异和类间差异区别最大的变化矩阵,以此完成分类任务。LDA模型的优化目标为[101]:

$$\begin{cases} \max_{\boldsymbol{w}} J(\boldsymbol{w}) = \dfrac{\boldsymbol{w}^T S_b \boldsymbol{w}}{\boldsymbol{w}^T S_w \boldsymbol{w}} \\ S_w = \sum_{i=1}^{N} \sigma_i, \ S_b = \dfrac{1}{N} BB^T \end{cases} \tag{8.24}$$

其中,$\boldsymbol{w}$为从原始数据空间到更易分类的空间的线性变换矩阵;S_w表示类内差异,是N类标签内部数据协方差矩阵σ_i的和;而S_b表示类间差异;$B=[\mu_1-\mu, \mu_2-\mu, \cdots, \mu_N-\mu]$,$\mu_n$表示第$n$类标签数据的中心(均值),$\mu$表示所有数据的中心。通过最大化上述目标,就可以使类间方差和类内方差的比最大化,在不同类之间绘制决策区域来提供类可分离性。使用LDA模型可在杜氏肌营养不良症患者身上实现81.6%的手势识别准确率[100]。

(2)步态分析:人体步态是下肢的周期性运动,对该运动的分析称为步态分析。人工智能可识别和分析肌肉萎缩症患者的运动模式,如因腿部无力行走时出现的两侧骨盆下垂[102]。通过处理来自运动传感器或视频的数据,人工智能算法可以识别异常运动模式并评估肌肉功能[103],以帮助制订个性化的康复计划和监测康复措施的有效性[104]。基于腰部佩戴的单传感器加速度计,提取受试者的步态时空特征,包括速度、步长、步频等,再使用高斯朴素贝叶斯的方法,可区分正常人和杜氏肌营养不良症患者[105]。高斯朴素贝叶斯也是一种常用的分类算法,可用下面的公式表示:

$$\hat{y} = \operatorname*{argmax}_{k \in 1, \cdots, K} \frac{p(C_k) \prod_{i=1}^{n} p(x_i \mid C_k)}{\sum_k p(C_k) p(\boldsymbol{x} \mid C_k)} \tag{8.25}$$

其中,$\hat{y}$表示分类结果,C_k表示分类的类别标签。x_i表示第i个用于预测的特征,在高斯朴素贝叶斯框架下被视为一个服从高斯分布的随机变量。上式实际上是经典的贝叶斯公式的特殊化,分母是步态特征随机变量的密度函数$p(\boldsymbol{x})$,分子是步态特征x_k和标签C_k的联合分布$p(\boldsymbol{x}, C_k)=p(C_k)p(\boldsymbol{x} \mid C_k)$。上式最后得到的是已知步态特征条件下,样本为某类别的条件概率。使用高斯朴素贝叶斯的方法可以在各种步态环境下达到80%~90%的杜氏肌营养不良症患者识别准确率[105]。未来可用于继续监测疾病的进展和量化治疗方案有效性。

2.肌萎缩侧索硬化症

肌萎缩侧索硬化症是一种异质性神经退行性疾病,俗称"渐冻症",其特征是上运动神经元(即从皮层投射到脑干和脊髓的神经元)和下运动神经元(即从脑干或脊髓投射到肌肉的神经元)退化[106],导致运动和非运动症状。常见症状包括四肢肌无力、言语困难、吞咽困难和认知障碍等,这些症状会随着病程推进而进一步恶化。目前,没有治愈肌萎缩侧索硬化症的方法,因此大多数患者的康复护理是支持性的,以特定症状的缓解和管理为中心,康复目标是帮助人们继续独立、安全地生活,控制症状,最大限度地提高患者的功能和生活质量[107]。肌萎缩侧索硬化症的康复手段经常需要根据疾病状况的变化而不断修改。例如,疾病早期需要进行步态训练和使患者适应轮椅,后期就可能需要针对吞咽困难使用营养支持设备。人工智能在肌萎缩侧索硬化症康复中的应用主要包括以下几方面。

(1)疾病严重程度的客观测量:对肌萎缩侧索硬化症发病和严重程度的医学评估依赖于医生对患者整体功能的主观评估,如使用肌萎缩侧索硬化症功能评定量表[108],量表评估的方式主要依赖医生的主观判断,不同医生的判断可能有一定偏差,且不便于频繁或远程的测量评估。而基于人工智能的方法,可以从患者各类疾病相关信息、传感器和量表评分当中学习判断规律,从而实现对肌萎缩侧索硬化症严重程度的客观测量[109, 110]。从而促进康复计划的及时调整,适应肌萎缩侧索硬化症进展迅速的特点。

(2)基于人工智能的脑机接口:肌萎缩侧索硬化症的病程变化较快,最初为下肢运动障碍,会逐渐进展至上肢甚至口腔肌肉的运动障碍。这使得患者需要康复设备帮助其和外界进行交互。在交互过程中最重要的是识别患者的意图,而基于人工智能的各类方法,人们可以从肌电、脑电图等多个信号源中识别出患者的意图,从而使得患者能够控制轮椅移动[111],或者通过电子设备和外界交流[112, 113]。这极大地改善了患者的生存体验。识别患者脑电,对其运动意图进行分类的第一步通常是进行特征提取,根据脑电信号特点,常通过自回归模型完成。多变量自回归模型的公式如下:

$$X(t) = \sum_{i=1}^{p} \boldsymbol{A}_i X(t-i) + E(t) \tag{8.26}$$

其中,$X(t)$表示输入的脑电时间序列,$\boldsymbol{A}_i$是自回归变量的参数矩阵,$E(t)$是零均值的噪声向量。上式的核心是建立了t时刻数据$X(t)$和前p时刻数据的线性关系,由于回归变量的自变量和因变量为同一数据的不同时刻,故被称为自回归模型。使用6阶的自回归模型参数作为脑电特征之一进行脑电信号分类任务的研究结果表明,与支持向量机相比,该方案的分类准确率提高了8%[114]。

五、其他人工智能技术在神经康复中的作用

(一)长短时记忆网络

长短时记忆(long short-term memory,LSTM)网络是一种改进的循环神经网络,它解决了传统循环神经网络容易遇到的层数加深后的梯度消失和梯度爆炸问题。LSTM网络专门用来处理信息有前后关联的时序信号,它通过特有的单元结构有选择性地将前一时刻的数据输入下一时刻连接的网络中进行计算,主要包含遗忘门、输入门与输出门。其中,遗忘门主要决定哪些信息应该从网络的单元状态中被丢弃(或保留),是否应该输入下一时刻连接的网络中;输入门主要决定新时刻

的信息是否应被添加至网络中；输出门则决定当前时刻哪些信息需要作为网络输出。此外，LSTM 网络也有很多版本，如简化门结构的门控循环单元（gated recurrent unit，GRU）、同时考虑时序前与后两个方向关联性的双向 LSTM（bi-directional LSTM，Bi-LSTM）。脑电信号拥有非常强的时序相关性，因此在很多脑疾病评估中会使用该类网络架构。此外，在实现其他神经信号的时序依赖任务时，如基于肌电信号的步态分阶，LSTM 网络也有很好的表现性。

（二）强化学习

强化学习（reinforcement learning，RL）主要涉及如何让智能体通过与环境的交互来学习最优的行为或策略。强化学习在神经康复领域专门用来处理人机交互的问题，它可以让决策的主体（通常叫作智能体）通过观察环境的变化来选择行为。在智能人机交互中，我们希望赋予人工智能的智能体一般是神经假肢、虚拟现实系统、外骨骼等康复机器人或系统，由于智能人机交互很难获取大量训练数据，强化学习的特性可以有效地弥补这一缺陷。不同于监督学习策略，它使得智能体能够从不带标签的数据集中学习，通过试错来发现哪些行为能够获得最大的累积奖励。因此，强化学习的核心是如何适当地设置奖励，奖励是指智能体在特定条件下做出选择策略后，从环境得到的反馈，是对智能体决策的即时评价。强化学习的学习过程通常需要在智能体尝试新行为和选择已知的最优行为之间进行权衡，从而为人机交互系统找到全局最优的决策方式。

（三）自监督学习

自监督学习（self-supervised learning，SSL）是一种缺乏大量标注数据情况下的有效学习手段。这一技术已在自然语言处理、计算机视觉和语音识别等领域发挥出了巨大的威力。自监督学习的优点在于能够利用未标注的数据来进行预训练，从而在有限的标注数据上实现更好的泛化能力，这在神经康复这一数据稀缺或标注成本高昂的领域尤为重要。自监督学习在神经康复领域最重要的应用是教会人工智能模型如何充分理解并挖掘数据特征，而由于神经生理信号十分复杂，这些特征通常是高度抽象且人类无法理解的。自监督学习算法的核心在于创造一个预测任务，该任务不依赖于外部标注，而可直接从数据本身生成。这些任务通常涉及某种形式输入数据的重构或预测，使模型能够学习到有用的特征和模式。自监督学习通常包含两个重要结构，一个是编码器，用来提取数据的有效特征；另一个是解码器，用来将编码器提取后的特征恢复成初始数据本身。尽管现阶段自监督学习的功能尚未在神经康复领域被充分挖掘，但在不久的将来，它可能是该领域最重要的人工智能技术，可以用其学习大量无标注的神经信号，获得一个能够有效获取神经信息的大网络模型，再根据下游的具体任务，如连接若干全连接层的分类或回归层以完成最终的任务。

（包义明　戴晨贇　钱大宏）

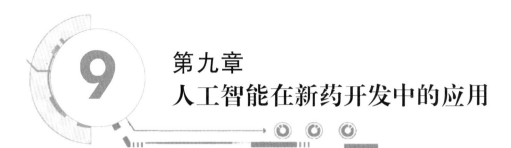

第九章
人工智能在新药开发中的应用

第一节　基于人工智能的药物筛选

随着人们生活水平的不断提高和医疗需求的快速增长,为特定疾病研发特效药物的工作受到了越来越多的关注,但是依靠传统方法开展的药物研发工作目前仍存在着耗时、费力且失败率高的问题。时至今日,世界上仍然有超过 60% 的疾病缺乏有效的治疗药物,因此推动药物研发领域的发展、加速药物研发进程有着极为广泛而重要的社会价值和实践意义。图 9-1 展示了药物研发的主要流程。对于一款新药而言,研发过程一般需要经历临床前研发和临床试验两个阶段。在临床前研发阶段需要经历苗头化合物(hit)发现、先导化合物(lead)优化和药效试验等过程,临床试验又可细分为Ⅰ期、Ⅱ期和Ⅲ期。复杂的新药研发过程使得一个药物分子从研发到成功上市所耗费的平均时间为 10～12 年,每款新药的平均研发成本超过了 26 亿美元,同时在临床试验中的失败率超过了 90%[1],如此巨大的时间和经济成本投入制约了新药研发领域的发展。

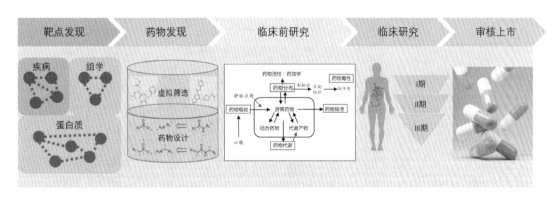

图 9-1　药物研发流程

药物分子治疗疾病的本质是其有效成分在微观上与特定的靶点作用调节生物过程,从而在宏观上实现对特定疾病的治疗,蛋白质则是其中重要的一类作用靶点。药物分子与蛋白质的结合类似于钥匙与锁的结合,因此如何快速有效地找到能够打开相应"蛋白质锁"的"钥匙"成为新药研发过程中面临的关键性问题。目前已知的类药分子数量已经超过万亿,潜在靶点蛋白超过

5 000 个[2, 3]，而在可成药的 10^{60} 数量级的化合物空间中，人类目前合成过和试验过的分子量级只有 10^{10} 左右，在如此海量的分子中准确且快速地找出对目标蛋白质有特定作用的药物分子仍然是一个巨大的挑战。

随着计算机技术的发展，计算机辅助药物研发在加快并改善药物化学的经典设计、合成、测试、分析周期等各个方面都展现出了明显的优势，因此使用基于数据驱动的计算机辅助药物发现的方法受到了人们越来越多的关注[4]，基于计算机技术发展起来的人工智能技术或将成为制药领域革新的有力突破点。深度学习（deep learning）作为人工智能技术的一个重要研究方向，能够通过对现有数据的不断学习将从输入数据中提取的低层次特征转换为高层次的语义特征，进而使其针对未知数据拥有强大的特征提取和泛化预测能力。深度学习方法的应用使得利用多模态、多来源的数据实现精准、高效的药物研发成为可能，随着识别化合物数量的增加，它将极大地推进针对特定疾病和靶点蛋白的药物发现过程，从而进一步加速药物研发领域的变革。目前深度学习方法在蛋白质结构与功能预测、药物代谢动力学性质预测和药物-靶点相互作用（compound protein interaction, CPI）预测等药物研发问题中都展现出了巨大的优势与应用前景[5]。同时，经过多年的研究和实践，药物研发领域已经积累了大量的实验数据，这些实验数据为基于数据驱动的深度学习方法在药物研发领域的应用奠定了坚实的基础。在新药研发的流程中，深度学习方法可以被应用于靶点蛋白质的筛选与预测、分子高通量筛选、分子设计、分子性质预测和分子逆合成预测等场景中。现有的研究结果已经表明，深度学习方法在新药研发领域拥有着巨大的应用潜力。其中，CPI预测和药物属性预测是在药物发现早期进行活性化合物筛选，以及苗头化合物发现的关键步骤，对于降低药物研发成本、缩短药物研发时间和提高药物研发的成功率都具有重要影响。

一、药物分子与蛋白质靶点的表征

对药物分子和蛋白质靶点进行准确有效的表征是使用深度学习方法解决药物筛选问题的前提和基础，图9-2展示了药物分子和蛋白质靶点的常用表征方法。在传统的机器学习方法中，

扫码见彩图

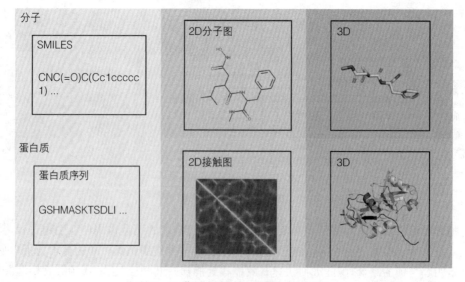

图9-2 药物分子与蛋白质靶点表征示例

药物分子和蛋白质数据一般需要经过特征化处理(特征工程)转换为高维的特征向量,然后使用相应的机器学习模型将输入的特征向量映射到目标空间中以实现模型的预测过程。在此基础上,深度学习方法可以进一步处理更复杂的数据,通过数据驱动的学习方式实现数据特征的自动提取与映射。

(一) 药物分子表征

对于药物分子而言,可以从多个维度对其进行描述和表征,图 9-2 展示了在不同维度上的分子表征方式。利用既定规则将分子直接转化为对应的高维特征的方法多种多样,其中分子指纹是经典的化合物分子特征提取方法。扩展连通性指纹(extend connectivity fingerprints,ECFP)[6]就是一种常用的分子指纹特征,ECFP 向量中的每个元素都是用以表示分子中是否存在某些特定子结构的二进制数。使用基于规则提取的分子指纹特征作为机器学习模型的输入能够实现快速高效的分子表征,同时基于分子指纹特征能够方便地进行分子间相似性的比较,目前在衡量分子相似度中常用的 Tanimoto 相似度即是基于分子的指纹特征进行计算的,计算方法如下:

$$T(A, B) = (A \cap B)/(A + B - A \cap B) \tag{9.1}$$

其中,A 和 B 代表不同分子的指纹特征。然而,直接使用基于规则预定义的分子高维特征向量进行分子表征和药物筛选,往往需要使用精细化的特征工程手段对分子特征进行严格、细致的筛选,将分子高维特征向量中与实际任务相关的特征筛选出来,这限制了基于规则预定义的分子特征在实际药物筛选任务中的应用。

深度学习方法的发展和应用使得从更原始的分子表示中提取有效特征成为可能,简化分子线性输入规范(simplified molecular input line entry system,SMILES)由 Weininger 等在 1988 年提出[7],是目前最常用的化合物分子序列表示方法,利用 SMILES 可以实现对化合物分子结构的符号化表征。考虑到在自然语言处理领域深度学习方法有着成功且广泛的应用,因此在将化合物分子表示为字符序列形式后意味着可以利用自然语言处理领域中的经典深度学习方法对分子的信息进行学习和表征,而在药物发现领域循环神经网络[8]、长短时记忆(long short-term memory,LSTM)[9]和 Transformer[10]等经典的自然语言处理模型目前都已经得到了广泛的应用。相较于分子的 SMILES 表示,图是一种更直观的分子表示方法,化合物分子由原子和连接原子的化学键组成,而这正对应了图结构中的节点和边两种元素。因此,可以将化合物分子表示为图 $G = (V, E)$,其中节点特征矩阵 $V \in R^{N \times C}$ 表示分子中原子节点的集合,邻接矩阵 $E \in R^{N \times N}$ 表示分子中原子之间的化学键连接。将化合物分子表示为图结构数据意味着能够使用图神经网络直接对分子进行特征提取和编码,从而借助图神经网络高效的结构表征能力实现对分子信息的准确描述。在上述分子的各种表征方法中,SMILES 从序列表征的角度出发实现了对分子的一维表征,分子指纹和图从分子结构表征的角度出发实现了对分子的二维表征,从分子的空间结构出发则可以实现对分子的三维表征。通过对分子的三维构象进行精细化的描述(包括分子中各原子的空间坐标、化学键长度和化学键键角等),可以对分子的三维空间结构信息进行描述,在此基础上可以利用分子中存在的几何关系增强深度学习对分子特征的提取和编码能力。

(二) 蛋白质靶点表征

与药物分子表征类似,对于蛋白质靶点而言同样可以从不同维度上对蛋白质信息进行表征,图 9-2 展示了几种典型的蛋白质表征方法。从序列表征角度出发,蛋白质可以使用由氨基酸残基构成的线性序列(protein sequence)进行表征,从而可以使用常用的自然语言处理方法将蛋白质序列映射到高维特征空间,实现对蛋白质靶点信息的高效表征和编码。Rao 等[11]利用数据库中存在的大量无标签蛋白质序列数据对 Bert[12]模型进行预训练,并在此基础上通过多种下游任务验证了基于预训练语言模型产生的特征向量的有效性。传统的蛋白质表征方法通常会基于已有数据库,从蛋白质的同源性和相似性的角度进行蛋白质表征,其中基于多序列匹配技术(multiple sequence alignment,MSA)[13]的隐马尔可夫矩阵(hidden markov model,HMM)和特定位置评分矩阵(position specific scoring matrix,PSSM)是两种常用的表征方法。HMM 和 PSSM 特征能够描述蛋白质在生物进化上的同源性信息,进而反映出蛋白质序列中与蛋白质功能相关的保守序列信息[14]。由于在传统方法中蛋白质的空间结构信息通常难以准确快速地获取,因此研究者们尝试从模型预测的角度对蛋白质的结构信息进行表征和学习。SPIDER3[15]通过结合 HMM/PSSM 特征和 LSTM 模型,对蛋白质的二级结构,如螺旋形状、可及表面积(accessible surface area,ASA)、骨架角度等 14 种结构信息进行了预测;SPOT-Contact[16]从蛋白质序列出发利用残差神经网络(residual convolutional neural network,ResNet)[17]和 LSTM 模型预测对于蛋白质结构具有关键约束作用的氨基酸残基对距离的残基接触图(residue contact map)。2020 年,DeepMind 开发的 AlphaFold 2 模型[18]在当年的蛋白质结构预测竞赛中实现了原子级精度的预测,这意味着可以利用 AlphaFold2 模型在较短时间内从蛋白质序列出发生成对应的高精度蛋白质三维结构,这为蛋白质准确高效的三维结构表征提供了新的突破。2021 年 DeepMind 开源了 AlphaFold2 模型及相关数据集,并在此基础上实现了对人类 98.5％的蛋白质组的全预测[19],极大地推进了现有蛋白质三维结构表征的研究工作。

在基于深度学习方法进行药物筛选的应用中,准确高效的药物分子和蛋白质靶点的表征是成功实现药物筛选的基础。通过在不同层次对分子和蛋白质进行表征,可以对二者的物理化学信息进行全面的描述,进而为下游的预测任务提供充足的信息支撑。

二、基于深度学习的药物-靶点相互作用预测

在药物筛选流程中,当确定了目标疾病所关联的蛋白质靶点后,药物研发人员面临的首要问题就是如何快速找到对该蛋白质具有特异性活性的药物分子。此前,常依赖于药物学家基于经验的药物筛选与实验室中活性测定的组合,但是这种方式耗时长、成本高,而且很难实现对于大规模分子数据库的筛选,而基于深度学习的 CPI 预测方法的发展与应用为解决这一关键性问题提供了新的解决方案,表 9-1 展示了目前在 CPI 任务中常用的数据集及其简要描述,随着相关数据集的不断积累和应用,使得基于数据驱动的深度学习方法在 CPI 预测任务中有了更加广泛的应用空间,利用深度学习方法能够对现有的 CPI 数据进行学习,从而挖掘出隐藏在数据中的药物-靶点结合模式,以进一步提升对于新药物-靶点对的相互作用的预测能力。

表 9-1 常用的药物-靶点相互作用数据集

数据集	描　　述
BindingDB[20]	包含约 200 万的结合亲和力数据,涉及约 100 万个小分子和约 8 000 个蛋白质靶点
PDBbind[21]	提供了超过 17 000 个实验测定的药物-靶点复合物结构及相关的结合亲和力数据

续　表

数据集	描　　述
Davis[22]	记录了 72 种药物分子和 442 个蛋白质靶点之间的结合亲和力数据
DUD-E[23]	由 8 个蛋白质家族的 102 个蛋白质靶点组成。每个靶点平均有 224 个激活物和超 1 万个诱饵分子
DrugBank[24]	包含了详细的药物和药物靶点信息,可以用于药物筛选、药物代谢预测等任务中
PubChem[25]	包含三个子数据库,分别存储来自高通量筛选及文献的生化实验数据、化合物结构信息和化合物原始数据
ChEMBL[26]	一个用于收集药物研发过程中药物化学数据的大型开放药物发现数据库,包含了临床实验药物和批准药物的治疗靶点和适应证

(一) 药物-靶点相互作用预测框架

在基于深度学习的 CPI 预测方法中,Y 型架构是经典的网络架构(图 9-3),即分别使用两个独立的编码结构对分子和蛋白质进行信息提取和编码,然后使用全连接层、注意力机制等结构将编码后的分子与蛋白质特征进行聚合,进而预测分子与蛋白质之间的相互作用。在 Y 型架构的基础上,通过结合不同的分子、蛋白质表征方法,以及不同的特征聚合方式,衍生出了不同的 CPI 预测模型。例如,DeepDTA[27]在分子编码部分以 SMILES 序列作为输入,然后使用连续的一维卷积层对分子进行特征编码;而在蛋白质编码部分使用蛋白质序列作为输入,然后同样使用连续的一维卷积层进行特征编码,最后将分子和蛋白质的嵌入特征进行拼接输入全连接层中实现 CPI 预测。与 DeepDTA 类似,GraphDTA[28]使用连续的一维卷积层对蛋白质序列进行编码,同时使用全连接层对于分子和蛋白质的特征向量进行聚合和 CPI 预测,但与 DeepDTA 不同的是,GraphDTA 使用图神经网络对分子的二维图结构表示进行特征提取,这进一步增加了模型在分子侧的表征能力。具体来说,首先通过图神经网络对分子图 G 进行节点信息更新。

$$m_v^{t+1} = \sum_{w \in N(v)} M_t(h_v^t, h_w^t, e_{vw}) \tag{9.2}$$

$$h_v^{t+1} = U_t(h_v^t, m_v^{t+1}) \tag{9.3}$$

扫码见彩图

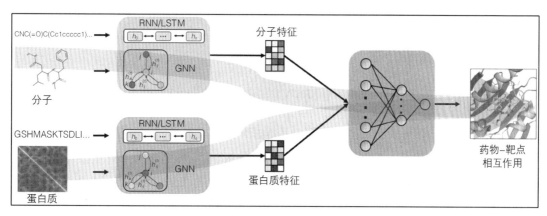

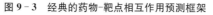

图 9-3　经典的药物-靶点相互作用预测框架

其中，h_v^t 代表在第 t 次迭代时的节点 v 的隐状态，e_{vw} 表示节点 v 和 w 的边信息，$N(v)$ 代表节点 v 的邻居节点集合，M_t 和 U_t 分别代表消息函数和节点更新函数，通过上述消息更新阶段可以实现分子图中各节点信息的交互与迭代更新，在此基础上使用读出函数 R 将分子图 G 中的各节点信息聚合以获得分子图整体的特征表示 h：

$$h = R(\{h_v \mid v \in G\}) \tag{9.4}$$

随着大量无标签或少标签的分子和蛋白质数据库的构建，基于无监督学习的分子和蛋白质表征同样被应用于 CPI 预测任务中。DeepCPI[29] 基于无标签数据使用潜在语义分析和 Word2vec[30] 预训练模型，分别对分子和蛋白质进行特征表示，然后利用多模态 DNN 模型进行特征编码与聚合，实现 CPI 预测。相较而言，DrugVQA[31] 在分子和蛋白质表征方法上做了进一步的探索，在分子侧 DrugVQA 使用带注意力机制的双向 LSTM（bi-directional long short-term memory，Bi-LSTM）对 SMILES 序列进行特征编码，在蛋白质侧则使用动态卷积神经网络（dynamic convolutional neural network，DynCNN）对表示氨基酸残基空间位置关系的残基接触矩阵进行特征编码，最后使用全连接层将拼接后的分子和蛋白质特征向量映射到对应的目标空间。DGraphDTA[32] 均用图结构表示分子和蛋白质，其中蛋白质图的邻接矩阵使用预测的残基接触矩阵表示，而节点特征则使用蛋白质的 PSSM 特征及相应氨基酸的物化性质表示，然后统一使用图神经网络对分子和蛋白质的图结构进行特征编码。GEFA[33] 与 DGraphDTA 类似，将分子和蛋白质表示为图结构并使用图神经网络进行特征编码，不同的是在 GEFA 中引入了早期图融合（graph early fusion）机制，即在图编码阶段对分子图和蛋白质图进行融合以实现分子和蛋白质信息的充分交互，进而提升模型对于 CPI 预测的准确度。

（二）基于注意力机制的药物-靶点相互作用预测方法

除了在经典 Y 型结构模型的基础上提升分子和蛋白质编码器的编码能力外，研究者们也在尝试设计更加有效的分子和蛋白质特征交互结构，从而提升模型对于 CPI 预测的准确度和可解释性。考虑到 Transformer 网络中的注意力机制在自然语言处理任务中的成功应用，研究者们开始尝试将注意力机制引入 CPI 预测任务中，从而使得模型能够更好地模拟分子和蛋白质特征的交互过程，同时进一步提升模型对于 CPI 预测结果的解释能力。其中，较为经典的尝试是 TransformerCPI 模型[34]，该模型首先将蛋白质序列以 n 元语法（n-gram）的方式进行单词划分，然后使用 Word2vec 模型将每个单词转换为相应的特征向量，在此基础上 TransformerCPI 基于 Transformer 中的注意力机制对分子和蛋白质的相互作用信息进行提取。具体来说，蛋白质特征和分子特征会作为 Transformer 解码器的输入，从而利用多头自注意力机制提取分子和蛋白质之间的交互信息，计算过程如下：

$$\text{Attention}(\boldsymbol{Q}, \boldsymbol{K}, \boldsymbol{V}) = \text{softmax}\left(\frac{\boldsymbol{Q}\boldsymbol{K}^T}{\sqrt{d_k}}\right)\boldsymbol{V} \tag{9.5}$$

$$\text{MultiHead}(\boldsymbol{Q}, \boldsymbol{K}, \boldsymbol{V}) = \text{head}_0 \mid\mid \text{head}_1 \mid\mid \cdots \mid\mid \text{head}_n \tag{9.6}$$

式 9.5 和式 9.6 分别代表自注意力和多头机制，$\boldsymbol{Q} = W_Q X$、$\boldsymbol{K} = W_K X$ 和 $\boldsymbol{V} = W_V X$ 表示对输入特征 X 的线性映射，矩阵 $\boldsymbol{K}$ 的维度为 d_k，$\mid\mid$ 表示连接操作。通过上述操作使得模型能够基于获得的交互信息实现准确的 CPI 预测，同时借助注意力机制可以对于分子与蛋白质之间可能的结合位点进行可视化分析，进而为 CPI 预测模型在药物筛选任务中的应用提供更为充分和可靠的信息。DrugBAN[35]中采用了深度双线性注意力网络,通过该注意力网络可以实现对于药物分子与靶点蛋白质之间局部相互作用的建模和学习。基于分子和蛋白质之间的相互作用由化合物中的重要分子亚结构和蛋白质的结合位点之间的相互作用决定这一假设,DrugBAN 使用图卷积网络和卷积神经网络将局部结构编码为分子图和蛋白质序列,然后将编码后的局部表示输入由双线性注意力网络组成的成对交互模型中获得局部联合交互表示,进而由全连接层完成 CPI 预测。其中,双线性注意力图能可视化每个子结构对最终 CPI 预测结果的贡献,从而为分子和蛋白质的相互作用提供生物学层次的解释。

(三)基于三维结构的药物-靶点相互作用预测

在上述方法中,模型主要从序列或二维结构的角度对分子和蛋白质进行信息编码,然后利用相应的模型结构对二者的交互作用进行模拟以实现准确的 CPI 预测。然而,分子与蛋白质的结合从本质上来说是在三维空间结构上发生的,因此,直接从低维信息出发进行 CPI 预测会导致问题的难度显著增加。AtomNet[36]是较早从分子-蛋白质复合物的三维结构出发进行 CPI 预测的深度学习方法,AtomNet 首先将分子-蛋白质复合物离散化为三维网格,然后利用三维卷积神经网络进行特征提取和编码,进而实现基于复合物三维结构的 CPI 预测。相较而言,SIGN[37]对分子-蛋白质复合物的表征则更加精细化,它通过利用原子间的细粒度结构和相互作用信息来学习分子-蛋白质复合物的表征,具体而言,SIGN 利用极坐标启发的图注意力层来整合原子之间的距离和角度信息,以进行复合物的空间结构建模,同时利用成对相互作用池化结构将蛋白质和配体分子之间的远程相互作用纳入模型中,使 SIGN 在相关基准数据集上表现出了良好的性能。类似地,IGN[38]基于物理原理分别设计了独立的分子内和分子间图卷积模块来分别学习分子-蛋白质复合物中的分子内相互作用和分子间相互作用,并将学习到的相互作用信息用于 CPI 预测。在早期的 CPI 预测任务中,如何从蛋白质序列出发准确获取对应的三维空间结构是一大难题,这也使得基于复合物结构的 CPI 预测模型在实际应用中受到了较大的限制,而随着 AlphaFold2[18]等结构预测模型的提出,快速获取蛋白质的三维空间结构成为可能,基于该结构可以构建一个从蛋白质序列到分子-蛋白质复合物再到 CPI 预测的完整技术链。具体来说,首先利用 AlphaFold2、RoseTTAFold[39]等蛋白质结构预测方法,实现从蛋白质序列到蛋白质三维结构的转换,然后基于分子和蛋白质的三维构象预测二者的复合物结构,最终基于预测的分子-蛋白质复合物结构实现准确的 CPI 预测。TANKBind[40]方法通过结合分子与蛋白质的结构信息实现了分子-蛋白质复合物结构和相互作用的预测,该方法在结合分子和蛋白质的结构信息的同时利用了全局三维结构约束,通过将蛋白质分割成不同区域的功能块,以进一步挖掘可能的分子-蛋白质结合位点信息,进而实现了准确的复合物结构预测和 CPI 预测。

(四)难点与发展方向

虽然目前基于深度学习的 CPI 预测模型已经展现出了较好的预测性能和良好的应用前景,但是 CPI 预测任务本身是一个复杂的问题,仍然面临着许多挑战:① 虽然在生物实验已经积累了较多的 CPI 数据,但是考虑到实验标准的差异,以及实验测量过程中存在的各种干扰因素,现有的 CPI 数据往往存在着不同程度的噪声,因此如何从大规模的有噪声数据中获得高质量的 CPI 数据或者如何构建一个抗噪声数据干扰能力强的 CPI 模型,是当前基于深度学习的 CPI 预测方法亟待解决的问题;② 虽然基于分子-蛋白质复合物三维结构的 CPI 预测方法在理论上能够对分子与蛋白质之间的相互作用进行更好的表征,但是由于缺乏大规模的复合物数据集作为支撑,使得现有基于复合物结构的 CPI 预测方法相较于常规方法仍然没有表现出显著的性能增益,因此如何有效利用现有的大规模 CPI 数据构建完整的序列-复合物结构-CPI 的完整预测流程是后续基于复合物结构的 CPI 预测方法需要去进一步研究和解决的问题;③ 在现有的工作中,虽然部分 CPI 预测方法尝试利用注意力机制,在提高模型预测结果准确度的同时增加模型对于预测结果的可解释性,但是这些方法产生的可解释性结果仍然具有较多的不稳定性,同时也缺乏定量的评价指标进行可解释性效果度量,因此如何将注意力机制与分子-蛋白质复合物结构进行整合以实现更加稳健、准确的关于结合位点与作用机制的可解释性预测,也是后续工作中需要进行深入探索的一个方向。

三、基于深度学习的药物属性预测

在药物筛选中,通过活性预测与实验室测量找到针对特定靶点具有良好活性的先导化合物只是整个研发流程的开始。在决定先导化合物最终能否走到临床阶段的众多影响因素中,化合物是否具有良好的物理与化学属性,即化合物本身的成药性,也是关键因素之一。

药物属性预测中主要涉及五大类性质,分别是吸收(absorption)、分布(distribution)、代谢(metabolism)、排泄(excretion)和毒性(toxicity),这五大类性质可简称为 ADMET。ADMET 是衡量化合物成药性的重要参考指标,因此在药物研发的早期阶段对候选化合物进行高效准确的 ADMET 性质预测,可以在有效降低研发成本的同时提高药物研发的成功率。

(一) 通用药物属性预测方法

深度学习方法在 ADMET 性质预测任务中有着广泛的应用。MoleculeNet[41]提供了多个用于 ADMET 性质预测的公共数据集,同时将已有的分子特征化方法和机器学习方法进行了集成,在此基础上利用自定义的评估方法对多种 ADMET 性质预测方法和任务进行了统一的定量评估,从而为 ADMET 性质预测及后续方法的开发提供了一个强大的预测工具和良好的评价基准。在此基础上,ADMETlab[42]提供了一个更为全面的 ADMET 性质预测平台,ADMETlab 对现有的 ADMET 数据进行了较为全面的收集和整理,可预测 31 种 ADMET 性质,实现了对化合物 ADMET 性质的系统而全面的评估。ADMETlab 2.0[43]进一步扩充了支持的 ADMET 性质数量,涉及 17 个基本理化性质、13 个药物化学性质、23 个吸收、分布、代谢和排泄(ADME)性质和76 个毒性性质,ADMETlab 2.0 利用多任务图注意力框架(multi-task grap attention framework, MGA),可从多种 ADMET 数据中学习有效信息,进而实同时对多种 ADMET 性质的分类和回归预测。对于 ADMET 性质预测模型而言,常使用自然语言处理方法和图神经网络方法对药物分子进行特征学习,从而实现 ADMET 性质的预测。目前,基于深度学习的 ADMET 性质预测模型开发的一个重要方向,是如何将与 ADMET 性质相关的药物化学先验知识与模型融合,从而实现更加准确、可信的 ADMET 性质预测。MF-SuP-pK_a[44]提供了一个较好的示例,该方法主要用于预测 ADMET 性质中的酸碱解离常数(pK_a),是用于描述分子电离能力的基本理化参数,计算公式为:

$$\text{Acid:} \quad pK_a^{macro} = -\log\left(\sum_{i=1}^{N} 10 - pK_{a_i}^{micro}\right) \tag{9.7}$$

$$\text{Base:} \quad pK_a^{macro} = \log\left(\sum_{i=1}^{N} 10^{pK_{a_i}^{micro}}\right) \tag{9.8}$$

其中, Acid: pK_a^{macro} 为酸解离常数, Base: pK_a^{macro} 为碱解离常数;pK_a^{macro} 代表分子的宏观 pK_a,而

$pK_{a_i}^{micro}$ 用于衡量分子中特定的解离基团的电离能力。考虑到分子中的特定解离位点和分子的宏观 pK_a 具有较强的相关性,MF‐SuP‐pK_a 中设计了一个知识感知的子图池化结构,利用虚拟节点捕捉分子中的局部和全局信息,并用该虚拟节点表征分子中的各解离位点,最终通过综合各解离位点的微观 pK_a,实现对分子宏观 pK_a 的预测,其预测结果 $\hat{y}$ 的计算方法如下:

$$pK_{a_{S_i}}^{micro} = f(h_{S_i}) \tag{9.9}$$

$$\hat{y} = pK_a^{macro} = \delta_j \sum_{i=1}^{m} 10^{\delta_j \cdot pK_{a_{S_j}}^{micro}} \tag{9.10}$$

其中,h_{S_i} 是表示虚拟节点的特征向量,$f(\cdot)$ 将特征向量映射为解离位点的微观 pK_a,$\delta_j = \{-1, 1\}$ 用于指示酸和碱,MF‐SuP‐pK_a 通过将先验知识融入模型建模过程,从而在相关基准数据集中实现了更好的 pK_a 预测性能。另一个示例是 PharmHGT[45],该方法尝试将官能团信息引入模型中,将分子表示为包含原子、化学键和官能团的异构分子图,并利用注意力机制从原子级、官能团级和节点级对分子进行表征,从而在下游 ADMET 性质预测任务中获得了良好的预测性能。

(二)数据缺乏条件下的药物属性预测

现有的基于深度学习的 ADMET 性质预测方法面临的主要问题是缺乏大规模、高质量的 ADMET 数据,数据的缺乏导致基于数据驱动的深度学习方法无法有效发挥出其强大的表征学习能力,限制了其在实际药物研发流程中的应用。针对这一问题,目前研究者们在方法上主要采用无监督学习和小样本学习方法尝试去缓解数据缺乏对于模型预测性能的不利影响。

1. 无监督学习

在无监督学习方法中,通过利用现有药物化学数据库中存在的大量无标签分子数据构建不同的学习目标使得模型能够捕捉到分子空间中隐藏的化学信息,进而使模型能够利用捕捉到的先验化学知识在下游分子 ADMET 性质预测任务中表现出更好的性能。

(1)基于分子图的无监督学习:属性掩码(attribute masking)和上下文预测(context prediction)[46]是两种较为经典的分子图无监督预训练方法,属性掩码方法试图从分子图中恢复被随机掩盖的节点或边的属性,以进行图神经网络的学习;而上下文预测的主要思想则是利用分子图中节点的邻居信息来预测节点本身的信息,即在分子图中以某一节点为中心,其周围 k 跳(k-hop)范围内构成的子图被定义为其邻居,以 r_1 到 r_2 跳为半径范围内的子图为上下文图,最终可以构建一个预测节点的邻居和上下文图是否来于同一个中心节点的任务,以使模型捕捉到分子图中的上下文信息。通过属性掩码和上下文预测的无监督预训练方法能够对大规模无标签分子数据中的化学信息进行提取与学习,在此基础上使用下游少量的 ADMET 数据集对预训练网络进行微调,最终在 ADMET 基准数据集上表现出了更加准确的预测效果。在此基础上,MGSSL[47]进一步在原子层级和官能团层级上采用了分子自监督学习。在原子层级上,使用随机掩盖原子或化学键种类的方法学习节点间的结构信息。在官能团层级上,通过构建基于化学领域知识的官能团树进行迭代式的官能团生成预测,使预训练网络可以有效捕捉分子图中官能团的结构与语义信息。MGSSL 方法有效提升了图神经网络在下游 ADMET 性质预测任务中的预测性能。

(2)基于对比学习的无监督学习:除了上述基于分子图本身构建无监督学习任务,基于对比学习的无监督学习任务也很重要,其核心思想是通过对数据进行不同形式的扩增来构建同源的正样本和非同源的负样本,然后通过对比正样本和负样本之间的差异来学习样本的表征。在分子对比学习中,通常通过删除部分原子、化学键和分子子图等方式来构建同源样本,MolCLR[48]方法就是这一方式的典型例子。

KCL[49]是一种基于知识增强的分子图对比学习框架,其利用化学元素知识图谱指导分子图的扩增过程,同时利用基于知识感知的消息传递网络对正样本对的一致性和负样本对的差异性构建对比损失,进而在下游 ADMET 性质预测上取得了比其他方法更好的可解释性和预测效果。

2. 小样本学习

研究者们尝试使用元学习(meta-learning)挖掘小样本 ADMET 数据集中的信息以提升预测的准确度。Meta - MGNN[50]以元学习架构为基础通过结合图神经网络(预训练)和任务注意模块对模型进行训练,进而充分利用有限的 ADMET 数据,使得模型能够在不同的 ADMET 性质预测任务中产生良好的迁移能力,并在小数据集上实现了有效的 ADMET 性质预测。在此基础上,PAR[51]利用自适应关系图学习模型,使数据中有限的标签信息在相似的分子之间进行传播,同时结合元学习框架对不同预测任务相关的模型参数进行更新,以解决小样本 ADMET 性质预测问题。

(三)难点与发展方向

ADMET 性质作为早期药物发现,以及先导化合物优化过程中的重要参考指标,实现 ADMET 性质准确高效的预测对于药物研发有着重要的意义,虽然现有研究已经展现出了基于深度学习的 ADMET 性质预测方法的巨大应用潜力,但是受限于现有 ADMET 数据的数量与质量,以及 ADMET 性质预测问题本身的复杂性,实现基于深度学习的 ADMET 性质预测方法在实际药物研发流程中的广泛而有效的应用,仍然有很长的一段路要走。如何进一步提升现有 ADMET 数据的数量和质量,充分利用不同 ADMET 性质数据实现模型学习中的信息共享互促,构建一个稳健、通用和可解释的 ADMET 性质预测模型,是后续在进行新的 ADMET 性质预测模型开发时研究者们需要不断探索和解决的问题。

第二节　基于人工智能的药物设计

发现具有全新结构、良好生物活性及成药性的先导化合物是进行创新药物研发的前提与基础[52],相较于从已有化合物数据库直接进行药物分子筛选,依据靶点蛋白质的结构及性质从头开始设计药物分子能够获得结构更加新颖且极具启发性的先导化合物。在传统的药物研发流程中,通常是先基于已有数据库筛选出对特定靶点具有生物活性的先导化合物,然后再对先导化合物进行多次结构修饰以优化药物分子生物活性和成药性。结合深度学习方法对现有化合物库进行虚拟筛选(virtual screening)可以有效加速这一筛选流程。然而,直接从现有化合物库中进行筛选,意味着可探索的化合物空间受到了限制,降低了找到生物活性和成药性均满足需求的药物分子的可能性。基于深度学习的药物分子生成与优化能够产生全新结构的药物分子,为现有药物筛选与设计流程带来新的突破与可能性。

2019 年,英矽智能和药明康德等机构的研究人员开发出了一种深度生成模型(GENTRL 模型)[53],研究人员利用该模型在 21 天内就设计出了 DDR1 激酶抑制剂的潜在分子结构,并在 46 天内完成了传统新药研发方法需要数月乃至数年才能完成的从靶标选择到纳摩尔级活性的高质量先导化合物发现的药物研发流程。这一里程碑式的药物分子设计应用展示了基于深度学习的全新药物设计方法的巨大应用潜力,同时也为后续基于深度学习的药物设计方法在实际药物研发流程中的广泛应用奠定了良好的基础。

一、基于深度学习的药物分子生成

时至今日,基于深度学习的分子生成领域已经发展出了多种不同的方法,而这些方法在分子生成的形式和方法上各有侧重,因此研究者们构建了一系列的基准数据集与评价指标尝试对现有的分子生成方法进行全面而公平的评价与比较。MOSES[54]是一个用于公平比较通用分子生成方法的基准平台,它提供了一种标准化的基准数据集,并针对通用分子生成方法定义了一组从不同角度评价分子生成效果的指标,其中包括分子有效性、新颖性、骨架相似性和内部多样性等指标。在此基础上,MOSES进一步对已有的几种经典分子生成模型进行了集成和比较。与MOSES相似,GuacaMol[55]也构建了一套标准化的用于评价分子生成效果的框架,除了使用合法性、唯一性和相似性等指标进行评价,还可评价基于目标导向的分子生成方法生成满足特定属性约束分子的效果。PMO[56]则进一步集成了25种分子生成与优化算法,并着重比较了不同算法的优化效率。这些基准框架的搭建为不同分子生成方法的公平比较提供了可能,从而为基于深度学习的分子生成方法的研究和发展奠定了良好的基础。根据模型所处理的分子表征,可将基于深度学习的分子生成方法大致分为基于序列的分子生成方法、基于图的分子生成方法和基于三维结构的分子生成方法。

(一) 基于序列的分子生成方法

以分子序列表征作为输入和输出,利用不同的深度学习生成模型可以实现基于序列的分子生成。考虑到分子序列,尤其是分子的SMILES表示,在形式上与自然语言有较多的相似之处,因此可以参考自然语言处理领域中经典的深度学习方法,实现基于序列的分子生成。CharRNN[57]使用分子序列数据集对RNN模型进行训练和微调,然后利用训练好的RNN模型在给定起始字符的条件下逐字符生成分子的SMILES序列。与之类似的MolGPT[58]模型则是采用Transformer架构进行分子序列生成。

变分自编码器(variational autoencoder,VAE)[59]作为一种常用的生成模型,在基于序列的分子生成方法中也得到了广泛的应用。VAE包含编码器与解码器两部分。在模型训练过程中,编码器负责将模型输入编码到符合一定先验分布的隐空间中;解码器则基于隐空间采样,恢复输入信息。上述过程可用如下公式表示:

$$\hat{y} = f_\theta(z), z = g_\phi(x) \sim N(0, 1) \tag{9.11}$$

其中,x表示输入特征,$g_\phi(\bullet)$和$f_\theta(\bullet)$分别代表编码器和解码器,z表示从标准正态分布中采样的特征向量。通过这种训练模式,模型能够学习到数据集中隐含的数据分布,而在进行数据生成时可以从先验分布中直接采样,并利用解码器生成与实际数据分布相近的数据。ChemicalVAE[60]是较早将VAE框架应用于分子序列生成应用中的模型,该模型首先将分子SMILES映射到隐空间,以捕捉训练集中的样本特征,然后通过隐空间采样生成分子的SMILES序列,但是该方法在实际应用中往往存在着生成无效分子序列的问题。针对这一问题,GrammarVAE[61]从语法角度对分子生成结果进行约束,该方法用解析树对分子SMILES进行描述,同时利用VAE直接生成解析树而不是字符串,从而使得模型能够生成在语法上有效的分子SMILES序列。相较于VAE框架,对抗生成网络(generative adversarial network,GAN)[62]作为另一类经典的生成模型,也被广泛应用于分子生成研究中。GAN 包含生成器和判别器两部分。生成器用于产生与实际数据分布相近的生成数据,以"欺骗"判别器;而判别器用于判断输入样本是来自实际数据还是生成器生成的数据。通过对生成器和判别器的协同训练,使得二者在对抗中达到平衡,最终使生成器能够生成与实际数据分布一致的样本,其学习目标可表示为:

$$\min_G \max_D V(D, G) = E_{x \sim p_{\text{data}}(x)} \big[\log D(x) \big] + E_{z \sim p_z(z)} \big[\log(1 - D(G(z))) \big] \quad (9.12)$$

其中,$V(D, G)$ 表示真实数据 x 和生成数据 z 的差异程度,G 和 D 分别代表生成器和判别器。ORGAN[63] 是最早将 GAN 成功应用于分子生成领域的方法,该方法通过将强化学习中的随机策略与序列生成过程进行结合,并使用 Wasserstein 距离[64] 作为判别器的损失函数,以增强 GAN 在训练过程中的稳定性,最终使得模型能够生成具有样本多样性的分子序列。LatentGAN[65] 则是将 VAE 与 GAN 进行了结合,该方法在训练阶段首先利用 VAE 将分子的 SMILES 序列编码到隐空间,同时以 VAE 产生的隐空间向量作为 GAN 的输入对 GAN 模型进行训练,然后在生成阶段使用 GAN 的生成器生成的隐空间变量作为 VAE 解码器的输入,生成分子 SMILES 序列。上述过程能够在一定程度上缓解由于训练数据集中存在相似结构分子导致的模型过拟合的风险。

(二) 基于图的分子生成方法

虽然目前开发出的多种基于序列的分子生成方法在实验中展现出了一定的分子生成效果,但是由于分子序列本身无法对分子结构进行直接的表示,同时在生成过程中容易生成不符合语法规则的无效分子,因此基于序列的分子生成方法在实际应用中仍然存在着一些限制。相较而言,直接利用分子的图结构表示进行分子生成,能够对分子的生成过程进行精细化的调控和校验,可提高分子生成结果的有效性和可解释性。DGMG[66] 描述了一种通用的、基于图的分子生成框架,该模型通过逐步添加原子和原子之间的化学键生成分子图,同时基于现有的分子数据集进行图分布学习,最终实现有效的分子图生成。与 DGMG 方法类似,GCPN[67] 将分子图的生成过程视为序列决策问题,将图生成过程建模为添加原子节点和化学键边的马尔可夫决策过程,同时结合强化学习框架和领域知识相关的奖励函数与生成规则,对分子生成过程进行学习与约束,保证了生成分子的有效性。与基于序列的分子生成方法类似,VAE、GAN 等生成模型也可应用于基于图的分子生成方法中。GraphVAE[68] 以图卷积神经网络(graph convolutional network,GCN)作为编码器,将分子图编码到隐空间中,然后使用解码器输出受预定义尺寸限制的分子图结构。JTVAE[69] 则从化学语义角度对分子图进行了分解,将分子中的环和官能团结构表示为节点,然后利用 VAE 对分子中的这些亚结构及亚结构之间的连接方式进行学习与建模,最终通过拼装亚结构的方式生成具有化学语义合理性和结构有效性的分子。在此基础上,HierVAE[70] 进一步对分子图进行了从原子层次到子图层次的多分辨率表征,通过编码器将分子从细粒度结构转换为粗粒度结构的隐空间表示,而解码器则将粗粒度结构转换回细粒度结构,编码和解码过程的协同配合进一步提升了生成分子的可解释性和合理性。MolGAN[71] 结合 GCN、GAN 和强化学习方法,实现了生成具有特定性质分子的目标。在 MolGAN 中,生成器会生成分子图及其对应的特征矩阵,而判别器则尝试区分生成的分子图与真实样本,同时针对满足特定属性的生成分子引入奖励模型,通过对 GAN 的渐进式训练实现分子图的完整生成。与之类似,Mol-CycleGAN[72] 是基于 CycleGAN 架构[73] 的分子图生成方法,该方法首先将分子图数据集分为具有不同特征的两个子集,然后训练 GAN 模型使其实现从一个子集到另一子集的转换以完成具有一定可控性的分子生成与优化,同时结合 JTVAE 中的分子图表征方法保证了生成分子的有效性。

（三）基于三维结构的分子生成方法

分子的生物化学性质通常与其三维构象存在密切的联系,但是现有的基于序列和基于图的分子生成方法的输入缺乏空间结构信息,因而无法有效识别出与分子的生物活性和成药性相关的空间异构体、原子间相互作用等信息,而直接基于分子三维构象的分子生成方法则在一定程度上可以解决这些问题。同时,直接生成分子的三维构象对于后续进行分子-蛋白质复合物结构与相互作用预测都具有潜在的优势。EDMNet[74] 使用 GAN 生成原子间的欧式距离矩阵以表征分子的三维结构,而 3DMolNet[75] 则使用 VAE 产生原子之间的成对距离及相应的化学键类型作为分子三维结构的中间表示。除了将 VAE、GAN 等经典的深度生成框架用于 3D 分子生成,近年来发展较为迅猛的扩散生成模型在 3D 分子生成中也得到了较为广泛的应用。DiffSBDD[76] 将基于结构的分子生成过程描述为 3D 条件生成问题,并设计了一个关于平移、旋转、反射和排列等变化的 3D 条件扩散模型,进而可以根据给定的蛋白质结合口袋生成对应的 3D 分子。分层扩散模型（coarse-to-fine）[77] 考虑了逐原子的生成导致模型在生成环等较大的局部结构时效果不佳的问题,首先通过扩散模型生成分子的片段和中心坐标,然后以此为基础通过神经网络精细化地生成全原子与其对应的空间坐标,这种层次式的 3D 分子生成可以在一定程度上避免生成误差的累积,获得高质量的生成分子。随着各种 3D 分子生成方法的提出与完善,直接生成具有三维构象信息的分子受到越来越多研究者的关注,但是现有的 3D 分子生成方法仍然存在一些问题。例如,生成效率。分子三维构象复杂且空间搜索范围较大,相较于基于序列和基于图的分子生成方法,直接生成分子三维构象的生成效率仍需提升。又如分子有效性。考虑到 3D 分子生成的复杂度,现有的基于结构的 3D 分子生成方法生成高质量有效分子的成功率仍然偏低。

二、基于特定需求的分子生成与优化

在药物研发的实际应用流程中,找到具有良好生物活性和成药性的药物分子是增加药物研发成功率的关键,因此在进行分子生成时通常需要将分子针对特定蛋白质靶点的生物活性及分子成药性作为约束条件引入分子的生成过程中,由此在通用分子生成方法的基础上进一步发展出了众多能够满足特定生成需求的分子优化方法。根据约束目标的不同,我们可以将分子优化方法分为单目标分子优化方法和多目标分子优化方法,单目标分子优化主要考虑在单个约束目标下的分子生成,通过将约束条件显式或隐式引入模型的设计与训练中,使得模型能够生成满足约束条件的分子。相较而言,多目标分子优化则需要综合考虑生物活性、成药性和可合成性等多种约束目标,通过在多个约束目标间进行平衡以生成满足条件的最佳分子。

（一）单目标分子生成

基于分子-蛋白质结合口袋的分子生成就是一种典型的单目标分子生成,其目标是通过给定蛋白质靶点的结合位点约束使得模型能够生成对该靶点具有良好生物活性的分子。GEOM-CVAE[78] 是一种基于几何嵌入的分子生成模型,其先将分子的空间结构编码为类 RGB 图像并使用卷积神经网络进行特征提取,同时将蛋白质结构表示为 3D 格点并使用几何图卷积（geometric graph convolution, GGC）模块进行采样和池化,以经过编码的蛋白质结构特征作为 VAE 解码器的约束条件生成分子的 SMILES 序列,通过引入分子和蛋白质的几何特征使模型能生成对特定靶点有效的药物分子。DeepLigBuilder[79] 是一种典型的基于蛋白质结合口袋进行 3D 分子生成优化的模型,该方法将配体网络 (ligand neural network,L‑Net)与蒙特卡罗树搜索 (monte carlo tree search,MCTS)结合以实现基于结构的分子设计,其中 L‑Net 构建了一个结合图池化和旋转协方差等特征的图卷积结构,同时在训练过程中引入了 3D 误差以保证构象生成的质量;而 MCTS 则用于搜索与提供的蛋白质结合口袋具有强结合作用的分子。与之相比,DrugGPS[80] 对蛋白质结合口袋与分子分别进行了更加精细化的表征:将蛋白质结合口袋进一步划分为多个子口袋,并基于相似子口袋可能结合相似分子片段的假设对子口袋原型与分子片段之间的交互作用进行建模,进而实现了蛋白口袋约束条件下的逐片段分子生成。在单目标分子生成优化中,除了考虑分子的生物活性,分子的成药性也是关注的重点之一,因此构建一类通用的分子优化方法以处理不同约束条件下的分子生成问题也是重要的研究方向。REINVENT[81] 中构建了一种较为通用的分子生成优化方法,通过结合基于策略的强化学习和属性相关的打分函数,实现了对于预训练 RNN 分子生成模型的微调,有效生成了满足特定属性的分子。该方法可以在不同的约束条件间快速迁移,其生成性能在生成与参考分子相似的分子、具有多巴胺 D_2 受体活性分子等相关实验中,已经得到了一定程度的验证。LIMO[82] 将 VAE 架构与属性预测模型结合,实现了比强化学习方法生成速率更快和生成效果更好的单目标分子生成方法,先利用 VAE 学习分子的隐空间表征,然后依次使用解码器与分子属性预测模型对隐空间的分子表征进行反向优化,以使生成的分子满足特定属性需求。Modof[83] 则提出了一种基于片段的分子优化方法,该方法通过断开已有分子的连接位点并改变连接片段以更好地模拟分子的化学修饰过程,通过构建结构相似但约束属性存在数值差异的成对分子训练模型实现了基于特定约束条件下的分子优化,在惩罚性辛醇-水分配系数(penalized logP,plogP)、多巴胺 D_2 受体的结合亲和力和定量评估类药性的优化任务上,都表现出了较好的分子生成性能。

(二) 多目标分子生成

相较于单目标分子优化,多目标分子优化在实际应用中受到的关注度更高。在实际的药物研发过程中,一个成功的分子往往需同时满足生物活性、成药性等要求,需要平衡多种属性约束以生成综合性能最佳的分子。

1. 基于 VAE 模型的多目标分子优化方法

MGCVAE[84] 基于分子图并结合条件变分自编码器实现了生成分子的多目标优化,该方法将分子图作为初始矩阵,同时将与分子特性相关的条件向量一并输入 VAE 的编码器,转换为隐空间向量,然后将隐空间向量和条件向量一同输入解码器以生成满足约束条件的分子。RationaleRL[85] 则尝试从分子子结构的角度进行分子生成的多目标优化,不同于通用分子生成方法构建一个通用的子结构片段库,RationleRL 为不同目标的分子属性构建了不同的子结构(rational)库,然后从具有特定性质的子结构出发利用 VAE 和预训练-微调方法进行分子图生成,进而获得满足多目标约束的分子,其在处理具有特定靶点生物活性、定量评估类药性(QED)等约束目标的分子生成问题时表现出了良好的生成性能。

2. 基于搜索的多目标优化方法

MolSearch[86] 是一种基于搜索的多目标优化方法,将分子优化过程描述为从一个起始分子出发,不断进行结构修饰和优化的过程,把生成过程分为修饰分子结构以获得更好的生物活性的 HIT‑MCTS 阶段,以及寻找更好成药性分子的 LEAD‑MCTS 阶段,并在每个阶段使用多目标蒙特卡罗树搜索算法寻找符合约束条件的分子。类似地,MARS[87] 将马尔可夫链蒙特卡罗采样方法和图神经网络结合,在分子图上实现了片段生长和优化,在多目标优化任务中表现出了良好的性能。

　　虽然现有的多目标分子优化方法已经展现出了多目标约束条件下生成优质分子的潜力,但是如何平衡不同目标之间的矛盾及如何精细化地对具有不同重要性的约束目标进行微调,仍然是亟待解决的问题。同时,无论是在单目标优化还是在多目标优化方法中,生成分子是否满足目标约束往往是通过预测模型来判断的,而模型预测结果与实际的实验结果往往存在一定的偏差,因此如何设计出更加可靠和通用的分子优化方法也是在今后的研究中需要考虑和解决的问题。

三、分子逆合成预测

　　基于分子生成与优化的全新药物结构设计不同于传统的基于现有化合物库的药物筛选流程,传统方法筛选出的药物较易合成,而生成全新结构的药物分子常缺乏现成的合成方法。分子逆合成预测正是用于解决在已知目标分子的条件下获取其合成路径的问题。具体来说,分子逆合成是描述通过断键将复杂的目标分子还原为其简单前体的过程,而基于深度学习的逆合成预测通过从大量的合成反应数据中挖掘潜在的化学合成规则,进而实现对于复杂、结构新颖的化合物的高效合成路径预测,故将其集成到现有的药物研发流程中能够有效提升创新药物的研发效率和成功率。基于深度学习的逆合成预测方法可以进一步划分为基于模板的逆合成预测方法和无模板的逆合成预测方法(图9-4)。

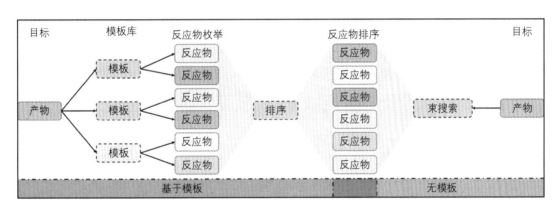

图9-4　逆合成预测方法大致流程

(一)基于模板的逆合成预测方法

　　基于模板的逆合成预测方法是将分子与已有的反应规则进行匹配,以产生一个或多个反应物前体的预测方法。早期的基于模板的逆合成预测方法主要依靠药物学家人为提取反应规则,但是这种方式费时费力,极大地限制了其在实际药物研发中的应用。在此背景下,Waller等[88]尝试使用规则提取算法从收集到的350万例反应数据中自动提取反应规则,相较于手动提取的方法,算法提取反应规则的方法在实验评测中表现出了更好的预测性能。在此基础上,通过进一步结合强化学习方法和蒙特卡罗树搜索算法对1 200万条反应数据进行了拟合,实验结果显示深度学习方法在加速逆合成预测效率与提高预测准确率方面表现出了良好的性能。在逆合成路线设计中,由于大多数分子无法在一步之内实现合成,因此通常的做法是迭代单步预测模型以实现对目标分子的多步逆合成路径规划,具体来说就是首先使用单步预测模型预测目标分子的反应物,然后利用单步预测模型对反应物进行逆合成预测,通过迭代预测获得目标分子的多步合成路

243

径。不过这种方法面临的问题是,基于模板的预测方法在由单步扩展到多步的过程中会面临搜索空间过大和可选择路径过多的问题,为此研究者们尝试使用评分函数对不同的反应模板进行定量评价以指导反应模板的搜索顺序从而提高多步逆合成预测的效率。Retro*[89]是一种基于学习的逆合成路径设计算法,该方法通过学习一个预测分子合成成本的评分函数来引导多步反应预测中的分子搜索偏向更有希望的方向,在实验中该方法使用基于模板的多层感知机(multilayer perceptron,MLP)模型进行单步逆合成预测,并结合评分函数进行多步迭代预测,在基准数据集上表现出了良好的设计效率和预测性能。考虑到 Retro* 仅从成功合成的分子中进行学习而忽略了失败的合成路径中隐含的有效信息,EG - MCTS[90]使用了一种基于蒙特卡罗树搜索的方法来预测目标分子的合成路径,该方法使用蒙特卡罗树搜索算法获得的反应模板及其评分训练了一个经验引导模型,然后使用该模型对反应模板进行评分,选择出针对目标分子最佳的逆合成路径。在基准数据集上,该方法相较于已有方法取得了较为显著的预测性能提升。

(二) 无模板的逆合成预测方法

基于自动提取模板的逆合成预测方法虽然能够缓解人为提取反应规则效率低的问题,但对目标分子进行规则匹配时过大的模板库会引起搜索空间膨胀,同时在进行模板匹配时映射产物与反应物之间的原子位置往往需要较大的计算量的问题,使得基于模板的逆合成预测方法在性能上受到了较多的限制,而无模板的逆合成预测方法则可以有效地避免低效的搜索与匹配过程。其使用端到端的预测模型,实现无反应模板条件下的反应物预测,通过结合深度学习方法以进一步提升模型的预测性能。Seq2seq[91]构建了一种基于目标分子的 SMILES 表征预测其反应物 SMILES 序列的模型,该模型使用 5 万个反应样本对序列预测模型进行训练,实验结果表明相较于传统的基于规则的基准模型,该方法实现了 17 种分子的逆合成路线设计并获得了更好的预测性能。相似地,AutoSynRoute[92]首先使用 Transformer 框架构建了基于序列的单步逆合成反应预测模型,然后通过结合蒙特卡罗树搜索及启发式的打分函数建立了完整的逆合成路线规划方法,该方法成功实现了 4 种分子的逆合成路线设计。G2Gs[93]则通过将逆合成预测问题建模为将目标分子图转换为一组反应物分子图的问题,以实现无模板的逆合成预测,该方法首先使用图神经网络对目标分子进行反应中心识别以分离出合成子,然后基于合成子进行一系列的图变换生成反应物,从而将一对多的图转换问题分解为一对一的转换过程。时至今日,虽然逆合成预测方法的研究及其应用已经有了快速的发展,但是当前的逆合成预测仍然面临着一些挑战。例如,对于逆合成预测而言,高质量的数据是实现准确的逆合成预测的基础,然而目前构建的逆合成数据仍缺乏统一的标准,如缺乏反应条件、产出率等关键信息。此外,对于一些失败的反应也缺乏记录。因此,构建全面、统一的高质量逆合成数据是今后的首要目标。在此基础上,如何通过结合额外的辅助信息实现具有更好应用潜力和泛化能力的分子合成路径预测,或者在进行分子合成路径设计的同时预测相应的反应条件、产出率等信息,即如何构建一个具有良好泛化和全面预测能力的逆合成预测方法,也是在今后的药物研发应用中需要重点关注的问题。

第三节　基于人工智能的药物重定位

从头开始的新药研发周期长、研发流程复杂,同时也伴随着高昂的研发成本与较大的失败风险。相较而言,通过药物重定位(也可称为老药新用)进行药物研发能够显著降低药物研发的时间周期和投入成本。药物重定位的目标是为已有药物寻找新的适应证或扩大药物的适用范围，即针对安全性已经得到一定程度证明的上市或临床在研药物再次研究，通过对已有药物和疾病之间的关联性进行研究以发掘出现有药物治疗新疾病的应用潜力，进而扩大现有药物的治疗范围。调查结果显示，重定位药物的研发成本约为 3 亿美元，进入市场大约需要 6.5 年[94]，开发时间更短、研发成本更低且成功率较高。然而，在传统的药物重定位研究中，成功实现老药新用往往具有一定的偶然性，这也使其很难满足目前药物研发领域存在的巨大研发需求。因此，如何能够系统、快速且有效地实现老药新用是目前药物重定位研究中亟待解决的问题。随着与药物重定位研究相关的各种生物实验数据的不断积累，基于数据驱动的深度学习方法便有了用武之地，利用深度学习方法能够对药物与疾病之间的潜在关联进行快速有效的捕捉。

一、药物重定位中的深度学习方法

在药物重定位研究中，传统的机器学习方法已经有了较为广泛的应用，比较典型的有基于矩阵分解的方法，该方法通过对药物-疾病相互作用矩阵进行分解以预测药物-疾病之间的关联信息，但是总体上来说传统的机器学习方法无法有效地对现有数据进行深层次的信息挖掘。深度学习方法是解决这一问题的新方法。图 9-5 展示了基于深度学习的药物重定位研究的通用流程。基于深度学习的药物重定位方法主要可以分为基于特征的方法和基于网络的方法。

（一）基于特征的方法

基于特征的方法通过研究药物对疾病和与之相关的细胞表达的影响，构建药物与疾病之间的多层次信息表征，从而实现为候选药物寻找新适应证的目的。在药物重定位研究中，一方面可以从疾病对应的蛋白质靶点出发，利用前文所述的 CPI 预测方法为现有药物寻找新的目标靶点，从而扩展药物的治疗范围；另一方面也可以直接从疾病本身出发，直接预测药物对相应疾病的作用。因此基于特征的方法需要整合药物的化学结构信息、疾病信息和药物副作用信息等多层次的特征，然后利用深度学习方法学习特征中存在的隐式关联，从而实现准确的药物-疾病相互作用预测，并在此基础上为药物重定位的研究提供指导。基于特征的方法首先需要考虑的问题是如何对药物分子或疾病进行表征。如前文所述，对分子可以从多个维度进行表征；而对疾病，通

扫码见彩图

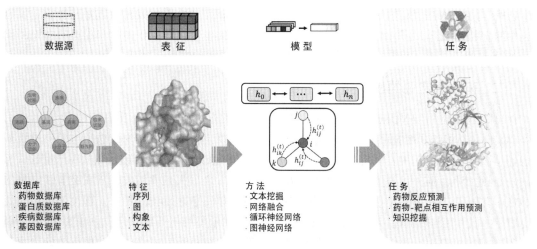

图 9-5　药物重定位研究流程

常可以使用基因表达谱定量表征疾病的微观状态。Sritoa 等[95]通过比较 100 种疾病的基因表达谱和 160 种药物分子引起的基因表达谱变化建立了药物与疾病之间的关联性信息,进而对药物的适应证进行了全面的预测,并通过实验证实了抗溃疡药物西咪替丁(cimetidine)可以作为治疗胰腺癌的候选药物。CDRScan 方法[96]基于药物分子指纹和细胞基因表达谱特征实现了对抗癌药物反应活性的预测,从而发现了对于癌症治疗有较好疗效的候选药物。在此基础上 SWnet[97]提出了一种基于自注意力的基因表达权重网络,实现了更加准确的药物反应活性预测,该方法以分子结构信息和基因表达谱信息作为输入,通过结合将不同药物分子视为不同任务的多任务学习方式和自注意力机制,进一步提升了模型的药物反应活性预测性能。

（二）基于网络的方法

与基于特征的方法相比,基于网络的方法则是从药物与疾病之间存在的相关性出发,进行药物的重定位。首先需要利用已知的药物、疾病和基因表达之间的关系,构建药物分子和疾病之间的关系网络,然后通过对该网络进行相关性分析,为发现已有药物的新适应证提供指导。deepDR[98]对药物-疾病、药物副作用和药物-药物等 10 种相互作用网络的信息进行了整合,通过结合异构网络与深度自编码器对药物进行了高层次的表征,在此基础上进一步使用变分自编码器对提取的药物表征和在临床中获取的药物-疾病信息进行编码和解码,筛选出了针对特定疾病的候选药物。在此基础上,HeDTR[99]进一步对基于网络的方法进行了扩展,该方法将基于网络的方法与基于文本挖掘的方法进行结合,利用药物特征提取模块,将 9 种药物相关网络进行整合,以获取表征药物总体信息的药物特征,同时使用疾病特征提取模块从已有的生物医药文本中挖掘出疾病相关信息,进而将药物与疾病特征结合以获得更加准确的药物-疾病关联性预测。为了处理不同领域的不同网络信息的融合问题,Xu 等[100]提出了一种基于异构信息融合图卷积神经网络的药物重定位模型,该模型首先使用域间和域内特征图卷积特征提取模块从药物-药物相似度、疾病-疾病相似度和药物-疾病相似度关联网络中学习药物和疾病的特征向量,然后将域间和域内的特征向量进行融合,并使用层注意力机制实现更加准确的药物-疾病关联性预测,该方法在快速发现疾病的可重用药物中展现出了良好的应用潜力。知识图谱作为一种异质网络在基于网络的药物重定位方法中也得到广泛的应用,能够有效促进药物重定位的研究,使用知识图谱对现有的异构生物数据进行集成能够获取不同实体间的潜在语义关系,从而可以有效利用现有生物医学数据加速药物重定位的研究。Zeng 等[101]对知识图谱在药物发现尤其是药物重定位研究中的应用进行了较为详细的介绍,并总结了目前已有的生物医学知识图谱和相关的知识图谱嵌入模型,进而探讨了目前在药物发现领域中应用知识图谱的前景与挑战。

二、药物重定位的应用

早期伴有偶然性和随机性的药物重定位研究已经在药物研发中展示出良好的潜力,其中的经典案例包括将沙利度胺用于治疗麻风结节性红斑和多发性骨髓瘤。沙利度胺原本是一种镇静剂,但后来在临床使用中发现,在孕期前三个月对孕妇使用沙利度胺会导致胎儿出现严重的骨骼缺陷,因此沙利度胺一度被监管机构要求退出市场;然而,之后人们偶然发现其在结节性红斑的治疗中有显著疗效,随后又发现它在多发性骨髓瘤中具有较好的治疗效果[102]。深度学习方法能克服一些偶然性与随机性,并提升研发效率。表 9-2 展示了利用药物重定位方法实现"老药新用"的实例。COVID-19 的大流行中,迫切需要人们能够在短时间内快速开发出有效的治疗药物,药物重定位发挥了重要作用。Cov-KEG[103]是一种结合知识图谱和深度学习方法的用于

COVID-19 治疗药物发现的药物重定位方法,该方法基于 PubMed 数据库构建了一个涵盖 39 种类型 1 500 万条连接药物、疾病、蛋白质和基因等信息的知识图谱,最终确定了 41 种用于 COVID-19 的高置信度、可重利用的药物,并通过富集分析 SARS-CoV-2 感染的人类细胞基因表达和蛋白质组数据验证了 Cov-KEG 方法在 COVID-19 治疗药物重定位研究中的良好性能。类似地,Li 等[104]基于已有的药物重定位平台,通过文献挖掘和基于网络的药物重定位方法,从 8 200 种药物中筛选出了 78 种对 COVID-19 有潜在疗效的药物。该方法利用病毒序列相似性分析和高精度的疾病知识图谱找到与疾病相关的基因,并构建了致病的蛋白质相互作用网络,然后预测出与 COVID-19 相关的靶点和相关信号通路,最终通过结合基于深度学习的药物发现方法和相关的药理数据库筛选出了有效的候选药物。

表 9-2　药物重定位应用

适　应　证	药　物　名　称	原作用疾病
肺癌[105]	塞利尼索	复发性多发性骨髓瘤
	霉酚酸	肾移植排斥
	匹伐他汀	高脂血症
皮肤癌[106]	二甲双胍	糖尿病
	普萘洛尔	高血压
哮喘[107]	依那西普	类风湿性关节炎
脱发[107]	非那雄胺	良性前列腺增生
阿尔茨海默病[107]	英非利西单抗	克罗恩病
	培哚普利	高血压
COVID-19[108]	巴瑞替尼	类风湿性关节炎
	氯奎宁和羟氯奎宁	疟疾,炎症性肠病
	地塞米松	炎症(如支气管哮喘,风湿)
	法匹拉韦	流感病毒

药物重定位除了在 COVID-19 治疗药物发现中的应用,在其他疾病的药物发现中也展现出了良好的应用潜力。Wu 等[109]提出了一种高通量的识别和验证重定位的候选药物有效性的方法,并将其成功应用于高血脂和高血压的药物重定位研究中。该方法首先基于目标疾病个体与非目标疾病个体的基因表达差异计算疾病的基因表达特征,然后将疾病基因表达特征和经过药物实验后获得的基因表达特征进行匹配以确定相应的药物重定位候选列表,该方法通过对 21 000 多种化合物进行筛选最终识别出对于高血脂和高血压疾病具有治疗作用的 10 个已被批准的上市药物和 25 个对临床标志物有治疗作用的药物。肾透明细胞癌(clear cell renal cell carcinoma,ccRCC)是最常见的肾癌亚型,与之相关的病例约占肾癌病例的 70%,而目前在临床中使用的药物的治疗效率普遍偏低,且通常在 8~9 个月后患者便会产生耐药性。为开发有效治

疗 ccRCC 的药物，Li 等[110] 开发出一套基于系统生物学的靶基因识别和药物重定位方法。该方法首先基于基因数据库中的 528 个 ccRCC 患者的基因表达谱数据构建了基因共表达网络，然后利用基于随机游走的网络模块识别算法和网络拓扑结构分析方法，识别出 3 个 ccRCC 的潜在靶基因。然后，进一步利用已有的药物重定位数据库，成功筛选出用于 ccRCC 疾病治疗的靶向药物。基于深度学习的药物重定位将为理解疾病的机制和药物的发现提供更加有效、便利的方法，药物重定位也将在更多不同的疾病治疗方法研究中发挥出更加广泛和有效的作用。

第四节　药物研发中的可解释性模型

传统的机器学习方法通过从已有数据中提取出隐含的规则或关键性特征，来实现从输入到输出的映射，在这一预测过程中，使用者能够从规则或特征重要性的角度理解模型预测的结果，同时在一定程度上允许使用者能够根据以往的经验对预测结果的正确性进行判断和修正。而随着深度学习在不同领域内的快速发展与应用，模型的"黑箱"趋势却越发明显。模型缺乏可解释性意味着使用者无法结合领域知识对模型的预测结果进行筛选，难以理解预测结果而只能完全依赖模型本身的性能。模型缺乏可解释性也使药物专家无法使用丰富的领域知识对模型预测过程进行干预和修正。因此，增强模型的可解释性是目前的研究重点。

一、基于图神经网络和注意力机制的可解释性方法

在药物研发领域，由于药物分子可以被表示为图结构数据，因此图神经网络在 CPI 预测、药物属性预测等任务中都有着较为广泛的应用。目前，基于图神经网络的可解释性方法主要可以分为基于梯度或特征的方法、基于扰动的方法、基于分解的方法和基于代理的方法。

1. 基于梯度或特征的方法

其核心思想是利用梯度或模型隐藏层的特征值来近似评估输入数据中各特征的重要性。由于梯度或隐藏层特征与模型参数直接相关，因此可以用于反映模型相关的信息。通常来说，梯度或隐藏层的特征值越大，其对应的输入部分重要性越高。这类方法简单易用，具有良好的通用性。

2. 基于扰动的方法

主要是通过对输入进行不同程度的扰动，来研究输出的变化。该方法假设当输入中重要的信息被保留时，模型的预测结果应该与原始预测结果相近。在图神经网络中，基于扰动的可解释性方法主要利用输入的图数据对应的掩码（mask）来表征重要的输入特征。GNNExplainer[111] 可学习边和特征的掩码来获取对应的重要性信息。

3. 基于分解的方法

通过将原始模型的预测结果分解为若干部分，来衡量输入特征的重要性。LRP[112] 将图神经网络输出的预测得分分解为不同的节点重要性得分，同时提出了基于隐含特征和权重的分数分解规则，从而将目标神经元的得分表示为上一层神经元分数的线性近似。通常，对激活目标神经元贡献更高的神经元相对应地会被赋予更高的分数。

4. 基于代理的方法

其核心思想是使用简单且可解释的代理模型来模拟复杂的深度学习模型。为了获得对输入

数据预测结果的解释,这类方法首先需要对输入数据进行采样,以获取目标数据的相邻区域的关系表示,然后使用相对简单的代理模型来对原始的深度学习模型进行解释。GraphLIME[113]是对深度图模型的 LIME 算法[114]的一种扩展,该方法可以学习图节点分类任务中不同节点特征的重要性分布。具体来说,对输入图中的目标节点,将其 N 阶邻居节点和它的预测作为局部数据,然后使用一个基于核的特征选择算法作为代理模型,通过代理模型选择出的重要特征对图神经网络的预测结果进行解释。

除了上述四类经典方法,研究者们也在尝试结合图结构数据中存在的一些子图模式对图神经网络进行解释。MatchExplainer[115]通过比对目标图与实例结构,尝试解释图神经网络中的关键子结构的作用,该方法通过最小化每对图形的节点距离识别关键的联合子结构,然后将目标图与参考集中的其他图进行配对以寻找潜在的解释子图,同时利用互信息度量方法从候选子图中筛选出最佳子结构,并通过删除原始图中的解释子图、最大化预测差异等方法来优化最终的候选解释。

GAT[116]则利用了注意力机制,首先为图结构数据中的每个节点计算不同的注意力权重,计算方法如下:

$$\alpha_{ij} = \frac{\exp(\text{Leaky ReLU}[a(\boldsymbol{W}h_i \parallel \boldsymbol{W}h_j)])}{\sum_{k \in N_i} \exp(\text{Leaky ReLU}[a(\boldsymbol{W}h_i \parallel \boldsymbol{W}h_k)])} \tag{9.13}$$

其中,h_i 代表节点 i 的特征表示,a 代表单层全连接网络,$\boldsymbol{W}$ 表示权重变换矩阵,N_i 表示节点 i 的邻居节点集合,$\parallel$ 表示连接操作,然后基于计算出的注意力权重进行节点间的信息传递。通过注意力机制,一方面可以使图神经网络能够动态学习节点之间的关系,进而提升模型的预测精度;另一方面,通过注意力机制学习到的权重系数,可以对节点之间的关系进行解释。Transformer 和 Bert 模型在自然语言处理领域的成功应用进一步展现出注意力机制的潜力,TAPE[11]是利用 Transformer 架构进行蛋白质表征的经典方法,而 Salesforce 研究院的研究团队[117]对 TAPE 模型中的注意力机制进行了详细分析,并提出了一系列用于捕获蛋白质序列功能和结构特征的分析方法。不过,正如 Wiegreffe 等[118]所说,注意力机制与模型进行联合分析才有意义;且注意力权重具有较大的灵活性,并不保证提供唯一的解释。因此,使用注意力机制对模型进行解释时也需要结合实际应用场景和目标进行综合性考量,以获得准确、可靠的可解释性结果。

二、可解释性方法在药物研发中的应用

(一) CPI 预测

DeepAffinity[119]是经典的利用注意力机制解释 CPI 预测模型的方法,其将单注意力、联合注意力等多种注意力机制结合并嵌入预测模型中,显著增加了模型的可解释性。

DrugBAN[35]则使用双线性注意力网络对药物与靶点之间的局部交互作用进行建模和学习,基于学习到的交互作用矩阵可以对分子与蛋白质之间的结合区域进行可视化分析,从而提升了模型的可解释性。

MFR - DTA[120]提出了一种新的多功能药物-靶点结合预测方法,该方法使用生物序列特征提取模块帮助模型提取序列元素的个体特征,然后对提取的特征进行整合与细化,最终使模型在提取 CPI 信息的同时预测出两者的结合区域。实验中该方法基于注意力机制得出的权重对部分

预测样本进行了可视化,验证了实际结合位点与基于预测的多尺度相互作用区域之间的位置关系的一致性,表明模型预测结果在生物学角度具有良好的可解释性。

(二)分子属性预测

Rao 等[121]建立了五种与分子属性相关的可解释性基准数据集,从而对常用的可解释性方法与图神经网络的组合进行了系统性的定量评估,并将可解释性方法的预测结构与药物学家的经验知识进行比较,证明了现有的可解释性方法在分子属性预测中能够提供可靠且信息丰富的关键子结构预测,为研究可解释性方法在分子属性预测任务中的应用奠定了良好的实验基础。

SME[122]利用基于子图掩盖的可解释性方法对基于深度学习的分子属性预测模型的决策过程进行了解释,该方法通过掩盖不同的预定义化学子结构来识别影响模型预测结果的关键子结构,在亲水性、心脏毒性和血脑屏障渗透性等预测任务上均证明了该方法的有效性。

目前,在药物研发流程中基于可解释性方法的深度学习模型已经得到了一定程度的应用,药物学家正以此为基础逐渐理解并接受模型的预测结果,这为深度学习方法在药物研发流程中的广泛应用提供了一个良好的开端。但是,可解释性方法在基于深度学习的药物研发中仍然处于初级发展阶段,距离获得具有足够决策透明度、丰富信息量和与先验知识契合的可解释深度学习模型,仍然有很长的路要走,现阶段的可解释方法往往需要针对特定的任务进行特异性的设计,同时难以将领域内的先验知识与可解释性技术相结合,这限制了可解释性方法在新药研发领域中的通用性和可靠性。因此,提取领域内积累的专家知识并应用到深度学习模型的可解释性方法设计中,是今后亟待解决的问题。

(王鹏磊　左兆瑞　钱大宏)

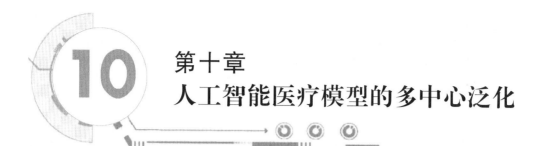

第十章
人工智能医疗模型的多中心泛化

第一节　多中心泛化的现实挑战

医学图像分析(medical image analysis，MedIA)在现代医疗保健中发挥着至关重要的作用，利用该技术可以对各种疾病进行准确的诊断和制订治疗计划。在过去的几十年里，深度学习在各种自动化 MedIA 任务中取得了巨大成功，如在疾病诊断[1]、预后[2]和制订治疗计划[3]中。人工智能模型通过深度学习算法从大量医学图像和文本数据中学习、识别模式，用于自动化解决现实中多种 MedIA 任务。此外，强大的计算资源和网络技术的可用性极大地加快了训练更深、更广、更复杂人工智能模型的过程，并支持其在多个医学中心上的部署和应用。这些算法在控制良好的环境中有着令人印象深刻的性能，通常可以与资深的医疗从业者相媲美。这降低了患者的治疗成本，保障了他们的健康。

然而，现实场景中仍然存在许多挑战。在训练数据与测试数据分布不一致时，模型的可靠性会急剧下降。造成这个结果的原因在于，目前的大多数机器学习算法(包括深度学习)都在数据(训练数据和测试数据)满足独立同分布的假设(independent and identically distributed，I. I. D.)之上发展而来。在实际应用中，这样的假设很难被满足，尤其在多中心医疗场景之下，每个中心都有独特的采集设备和患者人群，采集到的医学图像数据虽然用途相似，但在外观上存在高度异质性。另一方面，由于医学图像的高隐私性和高成本，研究者往往只能用某一个中心并不充足的数据去训练模型，而这样的模型却要被部署在其他中心去处理可能与训练数据分布不一致的输入数据。在这一背景之下，医学图像分析任务中提升深度学习模型的跨分布泛化已经成为一个关键问题。为了更好地应对医学图像分析中的独特跨分布泛化挑战，人工智能模型通常需要考虑以下重要因素。

1. 图像外观差异性

指数据在采集过程中表现出的差异和不一致[4]。这些差异性与各医疗机构可能使用不同的模式、协议，仪器类型不同，数据源于不同患者群体有关。其次，也可能与采集硬件老化、软件参数变化和人为错误(如人体运动)有关。

2. 复杂和高维数据

医学图像通常是高维的，并且可能包含多个通道或序列。此类数据的大小可达数千像素到十亿像素[5]，涉及二维到五维的数据[6]。这使识别和提取可以跨域且能够泛化的域不变特征变得十分困难。同时,高维数据的采集、组织和标记也具有挑战性。由于数据采集成本高、数据涉及患者隐私、数据共享受限,以及医学图像需要手动注释(即需要大量劳动),实际应用中很难获得大规模、多样化和已被标记的数据集。此外,数据的质量难以保证,因为医学图像容易出现噪声和伪影(如由患者运动、扫描仪器缺陷、硬件或软件限制等因素产生的伪影)。

3. 模型的可解释性、安全性和隐私保护

在医学图像分析中,确保模型的可解释性、安全性,以及遵守监管和道德标准至关重要。模型对于对抗样本和分布外样本等数据的鲁棒性,可防止对患者护理产生不利影响。此外,多中心环境中涉及隐私数据的保护也是必须应对的问题。

一、模型在同分布数据上的泛化

模型的泛化能力是指训练好的模型在训练样本之外的样本上的适用能力。泛化能力强的模型能够在面对不同样本时都输出准确的结果。通常来说,如果训练样本能够很好地反映出整个样本空间的特性,那用这些样本训练出来的模型就能够保证有很好的泛化性能。

我们一般会假设样本空间的全体样本服从于同一个未知的分布 D,训练的样本都是独立地从中采集的,即满足 I. I. D. 假设。这里独立的含义是,采样得到的任一训练样本都没有其他训练样本的信息。大多数经典的监督学习(supervised learning)算法是在这一假设的基础之上发展出来的。在监督学习中,我们会用到采样于训练分布 $P_{tr}(X, Y)$ 的 n 个样本对 $\{(x_1, y_1), \cdots, (x_n, y_n)\}$,$X$ 和 Y 分别表示特征空间和标签空间;我们的目标是得到一个在测试分布 $P_{te}(X, Y)$ 中最优的模型 f_θ^*,使得目标函数 l 的期望最小,即 $f_\theta^* = \arg\min_{f_\theta} \mathbb{E}_{x, y \sim P_{te}}[l(f_\theta(x), y)]$。由于满足 I. I. D. 假设的测试数据的分布会与训练数据分布一致,即 $P_{te}(X, Y) = P_{tr}(X, Y)$,为找到最优模型 f_θ^*,可通过经验风险最小化(empirical risk minimization,ERM)的方式,优化训练样本上的表现,也就是降低经验风险(L_{ERM})来得到 f_θ^*。经验风险的计算方法如下:

$$L_{ERM} = \frac{1}{n} \sum_{i=1}^{n} l(f_\theta(x), y) \tag{10.1}$$

二、模型在跨分布数据上的泛化

(一) 跨分布泛化的主要情形

在实际应用场景中,由于医学影像分析任务中训练样本的采集成本和难度都较大,收集到的数据数量有限,无法表现出整个样本空间的特性,使真实应用场景中的数据满足 I. I. D. 假设的条件很难被满足,训练-测试数据分布不一致,即 $P_{te}(X, Y) \neq P_{tr}(X, Y)$ 的情况时常发生。这种分布不一致主要可被分为以下三种情形。

1. 概念偏移

边缘分布相同,即 $P_{te}(X) = P_{tr}(X)$,$P_{te}(Y) = P_{tr}(Y)$;但是条件分布(后验分布)不同,即 $P_{te}(Y \mid X) \neq P_{tr}(Y \mid X)$。也就是说,输入数据的类型、分布都相同,但是学习任务发生了变化。例如,随着大家对于新型冠状病毒(SARS - CoV - 2,以下简称新冠病毒)研究的深入,我国将之前用于判定阴性的循环数阈值(cycle threshold,CT)由>40 调整为>35;此外,各国对于新冠病毒阳性的判定也不同,如德国将 CT>30 判定为阴性。概念偏移(concept shift)较易出现在动态变化的环境中。

2. 先验偏移

训练数据和测试数据的输出标签 Y 的先验分布不同，即 $P_{te}(Y) \neq P_{tr}(Y)$，但是条件分布（后验分布）相同，即 $P_{te}(Y \mid X) = P_{tr}(Y \mid X)$，输入样本边缘的概率分布也相同，即 $P_{te}(X) = P_{tr}(X)$。这就是医学影像分析里常见的训练数据和测试数据类别比例不匹配问题，常见于多中心之间。例如，由于分级诊疗制度，相较于下级医院和（或）基层医院，上级医院的患者患癌症等重大疾病的概率更大，造成多中心之间的先验偏移（prior shift）。

3. 协变量偏移

训练数据与测试数据边缘分布不同，即 $P_{te}(X) \neq P_{tr}(X)$；条件分布和标签分布均相同，即 $P_{te}(Y \mid X) = P_{tr}(Y \mid X)$，$P_{te}(Y) = P_{tr}(Y)$。也就是说，学习任务和标签分布均相同，但是输入空间的数据存在一定的分布偏差。这种由于特征分布发生变化的数据分布不一致被称为协变量偏移（covariate shift），是医学图像分析任务中普遍存在的问题。图 10-1 展示了不同中心训练数据（眼底图像）之间存在的协变量偏移。虽然这些数据都是用于青光眼识别，但不同中心的眼底图像存在明显的风格和内容上的差异。

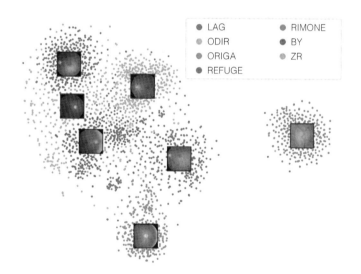

扫码见彩图

图 10-1 多个中心的数据分布。 LAG,RIMONE,ODIR,BY,ORIGA,ZR 和 REFUGE 分别是来自七个医学中心的眼底图数据集

（二）提升模型跨分布泛化能力的方法

在真实的应用环境中，测试的样本往往是不可预知的，分布的偏移并不会单独出现。这要求部署的模型必须具有良好的跨分布泛化性能，不仅能够应对某几个中心的（有限的）测试数据，同时要能够处理任何来自与训练样本分布不同且不可预知的测试数据。

为应对可能会面对的潜在的、不可预知的分布偏移问题，研究者们为提升深度学习模型的跨分布泛化能力提出了多种多样的方法。根据改进的对象，可将这些方法分为三类。

1. 针对输入样本的表征优化的无监督特征学习

这类方法以表征分解学习（disentangled representation learning）和因果表征学习（causal representation learning）为代表，将先验知识通过设计或作为约束融入学习过程中，使得代表输入数据的表征具有某种特定的属性，以实现模型跨分布泛化性能的提升。

（1）表征分解学习：旨在学习数据中不同的信息被分离出的表征[7,8]，这些可分离的特征可在提升模型跨分布泛化能力的同时维持良好的辨别性。以基于变分自编码器（variational autoencoder，VAE)[9,10]实现表征分解的工作，要求模型学习到的数据的表征具有可解释性和稀疏性，稀疏性意味着小的分布变化在特征分解的因子中稀疏或局部存在[11]。其中具有代表性的方法包括 β-VAE[9] 和 FactorVAE[10]。β-VAE 即在常规 VAE 模型[12]的目标函数中引入了一个超参数 β，在潜在瓶颈容量和独立约束之间进行了权衡，从而鼓励模型学习对任务更有效的且可分离的表征。尽管这些方法能够有效地实现表征的分解，但分离的表征是否有利于模型的跨分布泛化仍然存在争议。Leeb 等[13]的定量外推（extrapolation）实验发现，模型得到的表征无法推及至不可预知的数据；而 Trauble 等[14]和 Dittadi 等[15]则通过实验验证了实现分离后的表征在跨分布泛化任务中的优势。

（2）因果表征学习：与传统的表征分解学习类似，因果表征学习旨在以无监督或半监督的方式使模型学会理解因果图中的变量。学会因果表征可以被视为表征分解学习的最终目标，它的可解释性和稀疏性满足特征分解的非正式定义。模型学会因果表征后，我们可以捕捉其学习过程中数据的映射过程，将有助于应对外部干预导致的数据分布变化。目前，涉及该领域的研究工作较少，其中具有代表性的工作包括：① CausalVAE，将线性结构因果模型（structural causal model，SCM）与 VAE 模型结合，以实现学会不同表征潜在的因果结构的目的[16]；② 在 CausalVAE 的基础上，DEAR[17]将非线性 SCM 与双向生成模型相结合，并假设因果图结构和潜在因素的额外监督信息是已知的。这是一个很有前景的研究方向。

2. 针对映射函数 $f:X \to Y$ 优化的监督学习算法

除了以上提到的无监督表征学习算法，也有很多人利用监督信号来设计不同的模型结构和学习策略。这些算法中很多是在域泛化（domain generalization，DG）的设定下提出的。在 DG 的设定下，模型会用单个或多个源域数据进行训练，使训练出的模型可用于未知的目标域。按其研究的对象，DG 的方法又可以分为三种：① 基于表征的方法；② 基于训练策略的方法；③ 基于数据增强的方法。

有研究[18,19]表明，如果表征在域变化时保持不变，则表征在不同域间是可转移和鲁棒的，学习这样的表征可以提升模型的跨分布泛化能力。目前，尝试在不同域之间学习不变表征的方法主要可分为四类，即域对抗（domain adversarial）、域对齐（domain alignment）、特征归一化（feature normalization）和基于核的算法（kernel based algorithm）。

（1）域对抗：引入一个额外的鉴别器网络来实现不同域之间的对抗学习[20-22]，从而学习能够被多个源域共享（即域不变）的特征。

（2）域对齐：主要通过使用不同的分布距离来对齐不同域的特征，实现域不变特征的学习[23-25]。

（3）特征归一化：通过归一化来约束各个域之间的差异，提升特征的域不变性[26,27]。

（4）基于核的算法：通过训练数据学会域不变的核函数以实现特征的重映射和有效分离，提升模型的 DG 能力[28-30]。

除了上述基于表征的方法，也有关注模型训练策略的研究。例如，基于元学习的方法[31,32]，将在多个源域中得到的模型进行集成的模型集成算法[33,34]，以及结合无监督、半监督或自监督学习的算法[35,36]。最后，数据增强，作为一种常见且有效的提升模型泛化能力的方法也被广泛研究，用于解决模型的跨分布泛化能力。这些数据增强方法可再细分为基于随机化的增强[37,38]、基于模型梯度的增强[39,40]，以及基于生成的增强[41,42]。

3. 针对模型优化目标的优化算法

具有理论保证的优化方法也可用于解决深度学习模型的跨分布泛化问题。这类方法可以既不依赖于数据的结构，也不依赖于模型。目前，它们主要被分为分布鲁棒优化（distributionally robust optimization，DRO）和基于不变性的优化（invariant based optimization）。

（1）分布鲁棒优化：通过优化不确定性分布集（uncertainty set）上的最坏情况误差，来直接解决跨分布泛化问题，从而保护模型免受不确定性分布集中潜在的分布偏移的影响。此方法中用到的不确定性分布集常受矩（moment）或支持条件（support condition）[43,44]、f 散度（f-divergence）[45]或 Wassertein 距离[46]的约束。

（2）基于不变性的优化：与直接针对最坏情况进行优化而无须任何额外假设的 DRO 方法不同，基于不变性的优化方法[47,48]假设数据内部具有不变性，并利用多个环境的数据找到这种不变性，以便在分布偏移的情况下进行模型泛化。目前主要包括最大不变预测（maximal invariant predictor，MIP）和异构风险最小化（heterogeneous risk minimization，HRM）。

第二节　域泛化的研究现状

DG 是目前最常用的解决模型在不同中心数据上跨分布泛化问题的方法，旨在通过开发能够适应新的、未见过的目标域（即其他中心的跨分布数据）而不影响其在源域（即同中心的同分布数据）上的性能的模型，以此为优化目标来克服模型跨分布泛化面临的诸多挑战。本节将重点关注此类方法，对该方法进行详细介绍。

DG 通常关注有关源域数量的两种设置：多源 DG 和单源 DG[49,50]。如图 10-2 所示，多源设置会假设有多个不同但相关的域可用（即 $M>1$）。通过利用多个源域的数据，来学习对不同边缘分布 $P(X)$ 不变的表示。这通常是通过在训练过程中最小化源域之间的域差异来实现的。单源设置下会假设训练数据是同质的（即单一源域，$M=1$）。因此，此设置在模型训练期间不能

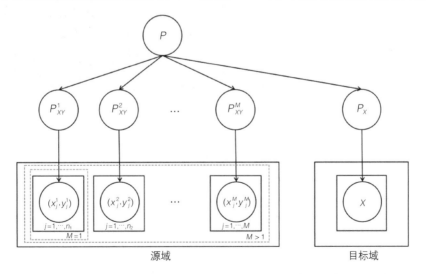

图 10-2　用于域泛化的源域和目标域的设置。源域由 M 个域组成，其中 $M=1$ 表示单源设置，$M>1$ 表示多源设置。目标域由 $K(M>K)$ 个域组成

用到域标签。单源 DG 往往比多源 DG 更具挑战性,因为前者受数据数量的限制可能无法捕获真实数据分布的全部多样性,影响其在面临目标域时的跨分布泛化能力。

实际应用中,典型的 DG 场景有三种(图 10-3)。

(1) 跨中心域泛化:作为医学图像分析任务中最普遍的 DG 形式,跨中心 DG 的目标是开发对从多个医疗机构收集的不同医学图像数据集有良好泛化性能的模型。跨中心 DG 有助于创建更强大的模型,可以在不同的医疗机构中部署,而无须进行针对性的微调。

(2) 跨模态域泛化:医学图像涵盖多种模态,如 MRI、计算机断层成像(computed tomography,CT)和 X 射线摄影。每种方式提供不同类型的信息,适合特定的临床应用。这种类型的 DG 可以涉及使用来自一种模态的数据训练模型,并使用来自不同的、训练中未见过的模态的数据测试其性能。

(3) 跨序列域泛化:医学图像数据通常由多种类型的序列或系列组成,每个序列或系列捕获基础解剖结构或病理学的不同方面。最常用的序列是跨时间序列和跨协议序列。时间序列是在不同时间点(如治疗前、治疗期间和治疗后)拍摄的图像,而协议序列是具有不同采集协议的相同模式的图像。例如,在磁共振成像中,T1 加权、T2 加权和流体衰减反转恢复图像等协议序列提供不同的组织对比度和诊断信息。

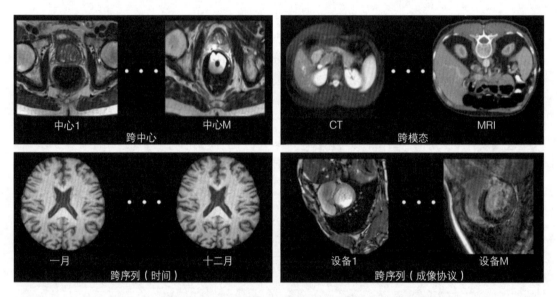

图 10-3　跨中心、跨序列和跨模态是医学图像分析场景下目标域的独特设置

一、相关机器学习任务

DG 通常与其他解决模型泛化问题的机器学习任务具有密切联系,DG 限制了模型对目标域数据的访问,而其他任务则对目标域分布具有完全或部分访问权限(表 10-1)。

1. 多任务学习

旨在学习在多个相关任务上表现良好的单一模型。在 DG 的背景下,多任务学习(multi-task learning)可以被视为学习一个预测函数,它可以最小化多个相关任务的组合风险。多任务学习和 DG 之间的主要区别在于,多任务学习的目标是在模型训练的同一组任务上表现良好,而 DG

的目标是泛化到不可见的数据分布。

2. 迁移学习

旨在将从一个或多个源域学到的知识迁移到不同但相关的目标域。迁移学习(transfer learning)和DG都处理目标域数据分布与源域数据分布不同的问题。然而,在迁移学习中,目标域的数据可在训练期间使用(通常在微调期间),而在DG中我们无法访问到目标域数据。

3. 协调

旨在减少由序列偏差(如不同的扫描仪类型或采集协议)引起的非生物异质性。然而,协调(harmonization)主要关注跨中心数据集,并不一定对目标域分布的访问施加限制。大多数协调技术会作为预处理技术在模型训练之前执行。

4. 域适应

旨在解决模型在新测试环境中遇到的域转移问题。域适应(domain adaptation)会假设有标记或未标记的目标域数据可用于模型的适应性调整。

5. 零样本域适应

限制模型对目标域数据的访问,但可利用与目标域相关的辅助信息。零样本域适应(zero-shot domain adaptation)和DG之间的主要区别在于训练期间对目标域数据的部分访问和可预知性。

6. 分布外泛化

旨在解决同分布数据和跨分布数据之间的概念偏移。虽然分布外泛化(out-of-distribution generalization)和DG都假设训练过程中模型无法访问目标域,但分布外泛化和DG之间的主要区别在于它们关注不同的域偏移问题。具体来说,分布外泛化主要关注概念偏移,而DG在问题设置中需同时考虑协变量偏移和概念偏移。

7. 零样本学习

与分布外泛化密切相关,因为它的目标是通过概念偏移对测试样本进行分类,但零样本学习(zero shot learning)通常会利用与目标域相关的辅助信息,如属性描述等。

8. 测试时适应

也可以解决多中心泛化问题。测试时适应(test time adaptation)与域适应的不同之处在于,仅使用单个或小批量的测试数据进行模型调整,这通常以在线方式完成。测试时适应和DG都具有训练期间无法访问目标域的约束。然而,测试时适应需要在测试时进行额外的微调步骤,因此需要使用小批量的目标数据。

表 10-1 相关的机器学习任务。根据协变量偏移、概念偏移及目标域数据访问权分类

任　　务	协 变 量 偏 移	概 念 偏 移	目 标 域 数 据
多任务学习	×	×	全部
迁移学习	√	√	全部
协调	√	×	全部
域适应	√	×	全部

任　　务	协变量偏移	概念偏移	目标域数据
零样本域适应	√	×	部分
分布外泛化	×	√	不可访问
零样本学习	×	√	部分
测试时适应	√	×	部分
域泛化	√	√	不可访问

注：√表示具有该类偏移，×表示不具有该类偏移。

二、域泛化的代表方法

下文中将介绍一系列应用于医学图像分析的 DG 方法，可分为数据级、特征级、模型级 DG 方法。数据级 DG 侧重于操作和生成输入数据，以促进模型学习到可泛化的表示。特征级 DG 侧重于从输入图像中提取域不变特征，以提高模型的泛化性能。模型级 DG 旨在通过改进学习过程、模型结构或优化技术来提高模型的跨分布泛化。

（一）数据级泛化方法

机器学习模型的成功通常取决于训练数据的质量、数量和多样性。由于医学图像的采集和标注具有挑战性且成本高昂，因此数据级泛化方法提供了一种有效且直接的方法来增强模型的泛化能力。这些方法侧重于操纵和增强输入数据，以增加可用样本的多样性和数量，最终提高模型对不同域的数据的适应性。数据级别泛化可分为两种主要技术：数据操作（转换现有数据以将模型暴露给更广泛的样本）和数据增强（创建新样本以进一步扩展模型对各种数据的适用性）。由于这些技术处于医学图像分析工作流程的早期阶段，如数据采集和图像重建，因此需要专门的模型或算法来完成这些任务。

1. 数据操作

图像处理技术涉及使用封闭形式或可学习的变换函数，以增加训练数据的多样性和数量。一些传统图像处理方法的示例包括配准、重采样和过滤，这些方法是专门针对应用中所使用的医学图像数据的独特特征而设计的。尽管许多传统图像处理方法已根据经验证明可以提高模型的通用性[51]，但它们主要用作下游任务的预处理工具，而并没有作为独立的 DG 解决方案。此外，随着深度学习的进步，人们逐渐转向将这些技术直接合并到深度学习架构中，从而实现域不变特征的端到端学习的无缝集成。下面将探讨几种专门为医学图像分析任务的 DG 而设计的基于深度学习的图像处理方法。

（1）强度归一化：旨在对数据的原始强度值或其统计信息进行归一化，以减少不同域之间图像强度变化的影响。一些基于深度学习的工作[52]已经被提出用于强度归一化技术，通常利用基于自动编码器的方法。例如，受 z 分数标准化的启发，Yu 等[53]提出了一种基于 U‐Net 的[54]自适应归一化网络（SAN‐Net），用于脑卒中病变分割任务。SAN‐Net 的 U‐Net 编码器通过使用中心分类器和梯度反转层学习跨中心不变的表征来最小化中心之间的分布差异，并且使用解码器输出强度归一化后的图像，该图像有效地消除了中心间存在的分布差异。Karani 等[55]提出了一种用于医学图像分割的强度去噪方法。他们提出的模型包括用于归一化的去噪自动编码器（denoise auto encoder，DAE）和卷积神经分割网络。DAE使用强度扰动图像进行训练并输出去噪图像，然后使用去噪图像训练卷积神经分割网络完成图像的分割。

（2）直方图匹配：这是一种对比度调整的方法，可缩放图像的像素值以适应指定直方图的范围。Ma等[56]表明，使用直方图匹配图像来增强源域数据可以提高深度学习模型在心脏图像分割任务的泛化性能。Li等[57]表明，与一些常用的心房分割任务上的DG方法相比，直方图匹配有最高的性能。Gunasinghe等[58]提出了一种用于青光眼检测的随机直方图匹配方法，该方法将目标图像的直方图与来自源域的多个随机选择的参考图像顺序匹配。这个过程迭代地调整目标图像的强度分布，促进了模型使用在源域上学习到的更好的表征来完成任务。

（3）颜色归一化：全局颜色归一化[59]通过全局改变图像直方图来传递颜色统计数据，局部颜色归一化则传递特定区域的颜色统计数据，留住感兴趣区域内的强度信息。这些颜色归一化方法通常用于组织病理学图像，这些方法可有效提高神经网络的泛化性[60]。Kondo等[61]在其模型中采用了颜色归一化方法[62]，用于组织病理学图像中的有丝分裂检测。这种颜色归一化方法将输入图像分解为染色密度图，并将它们与目标图像的染色颜色调色板相结合。此过程会改变输入图像的颜色，同时保留其结构信息，从而标准化不同样本和域之间的颜色分布。Xiong等[63]提出了一种称为增强域变换的颜色变换替代方法，用于糖尿病视网膜病变分类。他们使用的颜色转换技术旨在将图像投影到颜色空间中，以对齐可见的源域数据和不可见的目标数据的分布，从而减少域之间的差异，来增强模型的泛化能力。Pakzak等[64]提出了一种用于对皮肤病变进行分类的颜色转换器。他们的颜色转换器使用StarGAN[65]来转换临床的皮肤图像中的皮肤类型。通过合成具有不同皮肤类型的新图像，同时保留原始图像的视觉特征，创建更加多样化的数据集，从而减少皮肤疾病分类任务中与皮肤类型相关的偏差。

（4）代理方法：这类方法涉及使用代理表示（如汇总统计或封闭式数学表示）作为原始输入数据的替代，以提高模型的泛化性能。一个经典的例子是基于频率的DG方法，它采用傅里叶变换将图像分离为其幅度和相位分量，通常分别代表风格和内容[66]。这是由傅里叶变换的一个众所周知的属性所带来的，即幅度包含低级统计数据，而相位包含高级语义[67]。基于频率的DG方法的目标是操纵幅度分量中的低级统计数据，而不显著改变相位分量中的高级语义[68]。这些方法通常非常适合需要图像具有高对比度的任务（如图像分割任务）[68]或眼底图像数据[66]。例如，对于白质高信号分割任务，Zhao等[68]从源域数据上创建幅度原型，并学习校准函数，以减少测试阶段内源域数据的幅度和目标域数据的幅度之间的差异。受到Mix-Up[69]的启发，Xu等[66]通过对眼底图像分割任务中不同域的图像幅度谱进行插值，引入了对图像幅度的扰动，提升了模型的跨分布泛化能力。Liu等[70]提出了一种用于眼底图像恢复的基于频率的DG方法，使用高斯滤波器来分解图像中的低频和高频分量。此外，医学成像中的分布变化可能源于图像重建过程，该过程将来自成像设备的原始数据转换为视觉上可解释或可分析的图像。因此，另一种典型的代理方法是使用原始采集信号作为代理进行模型训练。

2. 数据增强

（1）随机数据增强：通过对原始数据应用随机变换来生成新的输入数据。一些传统技术包括随机应用翻转、旋转、缩放、裁剪、添加噪声等，这些技术被广泛用于通过减少模型过拟合来提高模型的泛化性能[71]。Li等[72]开发了一种转换网络，通过使用随机采样的形状和空间（即切片索引）先验地修改心脏图像来增强源域数据，以减轻心脏分割的跨模态的分布差异。

（2）基于对抗性的增强：它的运作原理是创建旨在最大化模型不确定性的对抗样本，通过优化模型对此类样本的适用性来提高其稳健性和泛化性。Tomar 等[73]开发了一种将知识蒸馏与基于对抗性的数据增强相结合的方法，用于跨中心医学图像分割任务。该过程涉及创建与当前模型相反的增强数据，以将模型的特征表示尽可能推向决策边界。这可通过优化和数据增强来实现，这些增强得到的数据模拟了特征空间不确定区域中的数据，优化此类样本可有效提高模型从训练数据泛化到未见过的测试数据的能力。

（3）基于生成模型的增强：生成模型已被广泛用于 DG 任务中的数据增强。这些模型生成反映真实数据分布的新数据，从而为模型提供额外的样本来进行训练。Scalbert 等[74]设计了一种基于多域图像到图像转换的新增强策略，以增强对目标域数据的鲁棒性。Yamashita 等[75]提出了一种用于肿瘤分类任务的基于风格转移的增强方法。该方法应用了从非医学图像到组织病理学图像的风格迁移，过程中会更改图像的低级纹理（如颜色和对比度），以匹配随机选择的源域图像的风格，同时保留原始图像的高级语义内容。因此，生成的图像包含了与原始图像相同的内容信息，但以不同的风格呈现。此方法的假设是组织病理学图像的风格是特定于域的，并且与图像的类别无关，而语义内容（图像中的对象和形状）并不特定于域但与图像的类别相关。通过在保留语义内容的同时改变风格来促进模型学习与领域无关的表示，帮助模型更加稳健和通用。

3. 针对特定问题的数据级方法

（1）跨模态生成模型：生成模型可经过训练以获得跨不同模态（如 CT、MRI、X 射线和 PET）数据分布的知识。这些模型通常基于对抗生成网络来实现生成合成数据[76]或合适的潜在表示[77]，从而弥合不同模态之间的数据分布差异。这一策略使我们能够提供一个特别适用于医学图像的模态转换模型。这类模型的明显优势是当一种模态对于特定患者不可用时，或者当需要将已有的医学图像分析模型应用到不同成像模态的目标域时，它可能非常有价值。例如，Taleb 等[77]提出了一种通过多模态拼图的自监督学习方法，用于跨模态医学图像合成任务。他们的方法结合了来自不同成像模态的图像块来创建一个特定模态的图像，迫使模型学会跨模态识别和协调拼接图像中不同模态的图像块，从而促进对不同模态共同特征和结构的提取。此外，为了增加多模态数据的数量，他们还设计了一个跨模态生成步骤，使用基于 CycleGAN 的模态转换模型创建出从一种模态到另一种模态的合成图像。Xu 等[78]提出了一种对抗域合成器用于单源域跨模态图像分割。该合成器应用对抗训练来学习跨域数据的合成，同时通过互信息正则器确保源域和合成域之间的语义一致性。生成的合成域可覆盖足够大的真实数据分布，来帮助对未知目标域的泛化。此外，Su 等[79]提出了用于跨模态和跨序列医学图像分割的显著性平衡-位置尺度增强技术。与对抗生成网络等生成模型相比，他们利用数据增强技术来生成更具多样性的训练样本。位置尺度增强模块操纵图像中某块区域的分布，并根据类别进行自适应的调整。显著平衡模块使用有助于预测的梯度更新来动态调整位置尺度的权重。实现位置尺度权重之间的平衡使该模型有效地弥合了不同成像模式和序列之间的差异，减少医学成像导致的分布偏移的影响。

（2）染色归一化和染色分离技术：此类技术主要用于组织病理学，其中不同的组织成分（如细胞核、细胞质、细胞外基质）根据其染色模式进行分离。此过程有助于消除染色伪影并提高医学图像分析任务（如细胞计数和分割）的精度。例如，Xu 等[80]提出了一种用于组织病理图像中细胞检测的染色归一化方法。具体来说，他们解决了模型训练期间执行的染色变换的局限性，即无法完美地代表测试图像的颜色。他们将目标域图像和源域图像的染色颜色混合，并生成多个变换后的测试图像，以便在测试期间使用更好的染色颜色。

（二）特征级泛化方法

特征级泛化方法旨在利用输入图像的域不变特征来提高模型的泛化性能。这些方法通常涉及通过训练域不变特征提取器或动态调整特征提取器来学习可跨多个域共享的特征表示。我们将 f 表示为将输入数据映射到特征空间的特征映射函数。输入数据到标签的映射过程可以修改为包含特征提取器 $f: X \to Z$ 和重新定义的预测函数 $h: Z \to Y$。

1. 特征对齐

旨在对齐或标准化不同领域的特征分布。其中，典型的方法有特征归一化方法和基于相似性的对齐方法。

（1）特征归一化方法：此类方法旨在根据特征的统计量实现不同域特征分布的集中、缩放、和去相关或标准化，以增强模型的泛化能力[81]。归一化可以防止在训练过程中数值较大的特征支配数值较小的特征，从而确保模型更加平衡和准确。这些归一化方法通常源于传统的缩放方法（如 z 分数和单位向量归一化），以及一些传统的机器学习方法（如批量和实例归一化）。特征归一化过程可以表示为：

$$\min_{h, f} E_{(x, y)} \left(L \left[h \left(\frac{z - \mu}{\sqrt{\sigma^2 + \varepsilon}} \right), y \right] \right) \tag{10.2}$$

其中，$z = f(x)$ 是提取出的输入数据的特征，μ 和 σ 是特征 z 的统计量（通常是均值和方差），ε 是保证数值稳定性的常数。

（2）基于相似性的对齐方法：此类方法试图通过最大化相似性度量来减少不同域的特征分布之间的差异。具体来说，他们将特定域的特征分布与一个预定义的通用特征分布进行对齐，这有助于缓解域之间存在的分布偏移问题。基于相似性的对齐的目标是最小化特征空间中不同域之间的分布偏移，这可以表示为：对于第 i 个源域的所有输入样本 X^i 和第 j 个源域的所有输入样本 X^j 的，最小化它们映射的特征的分布之间，即 $D(f(X^i), f(X^j))$ 的差异，可以表示为：

$$\max_f D(f(X^i), f(X^j)), 1 \leqslant i \neq j \leqslant M \tag{10.3}$$

有许多统计指标可以衡量分布之间的相似性，包括 2-范数（2-norm）距离、f 散度和 Wasserstein 距离。

2. 特征分解

将输入样本分解为揭示各种变化因素的特征，这些特征的每个维度或每个维度子集都携带与特定因素相关的信息。特征分解的主要目标是在特定和特定于任务的特征之间划分出清晰的界限，得到的结果对于捕获与任务相关的通用特征至关重要。特征分解模型的目标是强调 z_{task} 同时有效忽略 z_{domain}，从而确保模型将重点放在有助于当前任务的特征上。特征分解方法可分为隐式方法和显式方法两种。

（1）隐式特征分解策略：学习通过利用数据的统计特性和鼓励特征分解的间接激励等来分解受不同变化因素影响的特征。此类方法提供了用于学习可分解特征的可扩展且灵活的技术。典型例子包括信息论方法、对比学习和变分推理。信息论特征分解方法通常侧重于使用互信息来分离和理解数据变化的不同因素。互信息，用 $I(X; Y)$ 表示，是通过观察另一个变量 Y 来衡量从随机变量 X 中获得的信息。信息论特征分解的目标是最小化任务和领域特征之间的互信息，即

$$\min_f I(z_{\text{task}}; z_{\text{domain}}) \tag{10.4}$$

其中，$f(x)=[z_{\text{task}}, z_{\text{domain}}]$ 是一个特征映射函数，它将输入图像 x 表示为任务相关的特征（z_{task}）和域特征（z_{domain}）。这种最小化过程确保了 z_{task} 和 z_{domain} 能够独立提供信息。这种隐式特征分解方法旨在构建一个能够对一系列域的数据进行稳健解释和泛化的深度学习模型，使其能够适应不同应用中各种特定任务的挑战。

（2）显式特征分解策略：这类方法通常涉及模型训练过程中的监督或硬约束。监督可以采取域标签或辅助属性的形式，其指示了每个数据实例的变化因子的值。在目标函数中使用约束或正则化项也可鼓励模型分离出特征中变化的特定因素。这些类型的方法的优化目标可以表示为：

$$\min_{h, f} E_{(x, c)\in \mathbb{S}}[L(h[f(x)], c)] + \lambda L_{\text{reg}} \tag{10.5}$$

其中，c 是辅助属性或域标签；L_{reg} 是一个正则化项，λ 是一个控制正则化强度的超参数。$\min_{h, f} E_{(x, c)\in \mathbb{S}}[L(h[f(x)], c)]$ 是指用于特征分解的具有辅助属性或域标签的监督信号，而 λL_{reg} 通过正则化方式鼓励模型分离任务相关特征与特定域特征。

3. 条件表征学习

条件表征学习旨在帮助模型学习到与某个条件，如域标签或诱导先验，更相关的数据特征。当数据与某些方面更相关，或者与不同方面的相关性在不同条件下有所不同时，可以提高模型在这类任务上的性能。

4. 其他方法

（1）特征增强：一种通过变换特征空间而不是输入空间来提高模型泛化能力的技术。与直接操作原始数据的传统数据增强方法不同，特征增强对从原始数据中提取的特征进行操作。虽然在数据级别引入变化来创建更全面和多样化的源域的数据增强更直接，但其受到一定限制，即这些变化的形式和程度需可行且有意义。而特征增强可以实现更丰富的转换。此外，特征增强还可以更有效地结合数据的先验知识，因为可以设计专门针对和改变重要特征的转换策略[82, 83]。

（2）基于核的学习：基于核的学习方法是经典的特征级 DG 方法，通过将原始输入特征映射到更高维的空间，使数据呈线性以可分离或更加结构化，从而更好地进行跨域的泛化。有多种基于核的方法，包括支持向量机变体、最大平均差异和传递分量分析。核技巧使这些方法能够在高维空间中运行，无须显式计算该空间中数据的坐标，而只需简单地计算特征空间中所有数据对的图像之间的点积，这使得相关计算更加容易处理和高效。该方法十分有利于医学图像分析。此外，基于核的学习还可以通过定义适当的核函数来合并数据的先验知识（如图像中的空间关系）。

（三）模型级泛化方法

鉴于医学图像数据固有的异质性（由患者人数、成像协议的差异及不同设备制造商引起），模型必须具有强大的泛化能力以确保其在不同场景中的有效应用。人们在加强训练过程、细化模型架构或优化算法方面探索了各种促进模型级泛化的策略。具体来说，此类策略涵盖了几类方法：① 学习策略，重点是充分反映适合目标任务的知识或利用从各种子任务中获得的不同数据表征；② 分布鲁棒优化，涉及在指定的不确定性集中，最小化一系列可能导致训练-测试分布差异的最坏情况的预期损失；③ 其他方法，修改模型架构或结合自适应辅助组件。

1. 学习策略

（1）集成学习方法：集成学习方法是机器学习的基本方法，可以显著增强模型的泛化能力。集成模型背后的关键思想是通过组合在不同数据子集上训练的多个基本模型的预测或使用不同的网络来构建预测模型。由于不同的模型可以捕获独特模式和特征表示的不同方面,因此它们的组合可以带来更稳健的预测结果。特别是,集成学习使医学图像分析系统能够具有较好的鲁棒性和泛化能力,十分有助于增强临床决策和患者护理。

（2）元学习:由于标注数据的普遍稀缺及快速适应来自未知域的数据的需要,元学习技术在医学图像分析中广泛被应用。具体来说,采用此类学习策略的模型旨在学习到最佳的初始化或更新规则,以实现可在面对未知域的数据时快速微调。凭借此类方法的优势,模型可以提高它的灵活性和泛化能力。

（3）自监督学习:自监督学习是一种新颖的学习范式,其中模型经过用于自监督学习的代理任务,从未标记的大规模数据中学习到通用且有用的特征表示。具体来说,自监督学习背后的主要思想是设计一个代理任务,其可以通过部分输入数据推导出答案,使模型能够在自己的监督下学习数据表示。创建代理任务可以缓解注释数据稀缺的问题,特别是在医学影像分析领域。

（4）对抗学习:对抗学习已广泛用于学习域不变特征。其关键思想是在训练过程中引入对抗样本,使模型对潜在攻击或意外的输入更加鲁棒。这些对抗样本通常是通过对原始输入数据应用微小但足以欺骗模型做出错误预测的扰动来生成的。通过使用正常数据与对抗样本共同进行模型训练,可以更好地帮助模型处理目标域数据,从而做出更准确、可靠的反应。

2. 分布鲁棒优化

分布鲁棒优化是一种模型级 DG 方法,旨在优化模型对不确定分布的性能[84]。换句话说,分布鲁棒优化尝试确保模型在一系列可能的数据分布上都有良好的性能,而不是针对训练数据。

3. 其他

（1）集合学习:几何学习[85]是一种利用数据内在几何结构（通常存在于非欧几里得空间中）,实现更好跨域泛化的方法。非欧几里得空间是指不遵循欧几里得几何的几何环境,医学图像分析中经常遇到的图、拓扑和流形数据即属于非欧几里得空间。此外,通过对高维数据中的复杂相关性进行建模,几何学习可以更好地处理医学图像数据中固有的不规则性。

（2）差分隐私和联邦学习:当我们使用或共享来自不同机构的数据时,可能会泄露患者信息[86,87],这将违反社会道德并引发潜在风险。为了缓解这一致命问题,差分隐私[88]和联邦学习[79]等先进技术允许模型利用不同机构或医院的数据训练模型（无须直接访问数据）,避免了跨分布泛化的问题,也保证了数据安全。

第三节　域泛化的实际应用案例

一、项目目标

尽管已经有很多算法在解决根据眼底图识别青光眼这个医学图像分析任务,但大部分算法都是建立在训练数据与测试数据是 I. I. D. 假设之上,训练出的模型普遍在部署阶段面临跨分布泛化能力难以满足临床需要的困境。例如,利用单个中心的数据训练出的 ResNet50 模型[89],当在其他中心上进行模型性能评估时,可以明显看出其在面临与训练数据分布不一致的测试数据时,性能会急剧下降,最高下降了 59.6%（图 10-4）。为解决模型实际应用时面临的跨分布泛化难题,我们提出了一种名为 DAFA[90]的新型基于虚拟源域对齐训练策略构建的深度学习模型,并将其应用于青光眼识别任务。

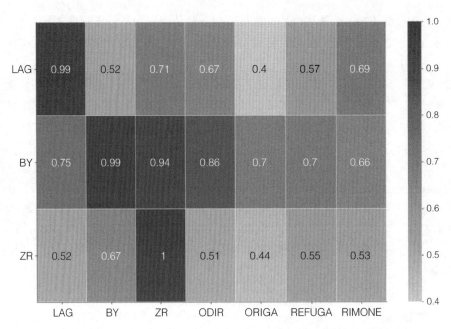

图 10 - 4　模型的同分布泛化与跨分布泛化表现，LAG、RIMONE、ODIR、BY ORIGA、ZR 和 REFUGE 分别是来自七个医学中心的眼底图数据集。图中每一行展示的是使用某一中心数据进行训练的模型在七个中心上的测试结果，图中斜对角展示的是模型在同样来源的训练和测试数据集上同分布泛化的能力，对角线之外是模型在不同来源的训练和测试数据集上的跨分布泛化表现

二、实施过程

DAFA 模型被定义为 $\mathscr{F}^* = f \circ g$，其中 $f: X \to R$ 用于从输入 X 中提取出域不变的特征 R，$g: R \to Y$ 用于从特征 R 上预测类别标签 Y。

由于只有一个中心的数据，无法实现域不变特征的定义，故需要借助数据增强来创造同一个样本在两个不同视角（即虚拟源域）下的样本变体，然后利用同一样本在两个虚拟源域中的样本变体实现对于域不变特征的学习（图 10 - 5）。输入的样本 x 将通过随机缩放裁剪（random

扫码见彩图

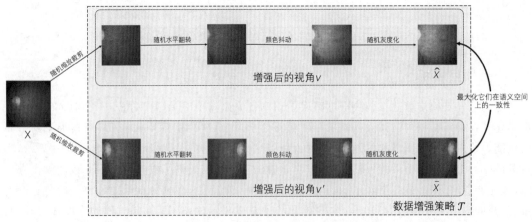

图 10 - 5　基于数据增强的虚拟源域特征的对齐任务

resized crop)、随机水平翻转(random horizontal flip)、颜色抖动(color jitter)和随机灰度化(random gray scale)产生两个虚拟源域(v、v')并生成两个样本变体($\hat{X}$、$\bar{X}$)。

我们要求模型必须要在特征空间 R 上消除掉两个虚拟源域的差异以实现域不变特征的学习。为使训练出的模型具备这样的特征空间 R,通过进行个体级别和群体级别的特征对齐来实现(图 10-6)。

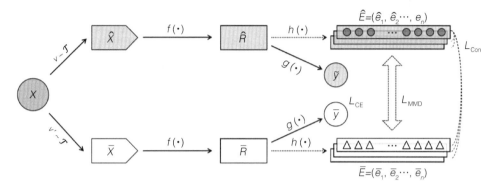

图 10-6　训练策略原理。 从数据增强策略中随机采样出两个不同的视角 v、v',将包含 n 个样本的小批量输入 X 分别模拟为两个不同虚拟源域的小批量数据 $\hat{X}$、$\bar{X}$。之后,通过特征提取器 $f(\cdot)$ 提取出特征表示 $\hat{R}$、$\bar{R}$。对于输入数据的特征表示($\hat{R}$、$\bar{R}$),首先要求它们能够完成分类任务,即通过分类头 $g(\cdot)$ 都能够分别预测出正确的标签 $\hat{y}$、$\bar{y}$。这可通过优化常用的分类损失交叉熵(L_{CE} 损失)来实现。同时,为了不降低这些特征表示的辨别性,我们使用了投影头 $h(\cdot)$ 来把它们非线性地变换成两个嵌入 $\hat{E}$、$\bar{E}$。两组嵌入之间的个体级别的语义对齐通过优化我们提出的 Topk InfoNCE 损失 L_{Con},以及实例归一化来实现。群体级别的语义对齐通过优化度量两个分布差异的最大均值差异损失 L_{MMD} 实现

(一) 个体级别的特征对齐

1. 基于对比学习的 TopK InfoNCE 损失

受对比学习的启发,为不影响特征的判别力同时提升特征的跨域不变性,DAFA 模型中加入了多层感知器作为映射层(h),将表征(r)映射为一个 128 维的嵌入(e)。必须说明的是,这个额外加入的映射层只存在于训练过程中,在完成部署后,模型只需要用分类器(g)来完成青光眼识别的任务。

特征对齐任务中,不同虚拟源域中相同样本的变体的嵌入之间的相似程度应比不同虚拟源域中不同样本的嵌入之间更高。为此,我们采用了基于 InfoNCE 损失改进的 TopK InfoNCE 损失,用于实现个体级别相同语义特征的对齐。具体来说,我们将输入的 n 个样本在不同视角下通过骨干网络(f)和多层感知器构成的映射层(h)提取出的嵌入表示为 E,$\hat{E} = (\hat{e}_1, \hat{e}_2, \cdots, \hat{e}_n)$ 和 $\bar{E} = (\bar{e}_1, \bar{e}_2, \cdots, \bar{e}_n)$ 分别表示不同视角(v、v')下的嵌入。TopK InfoNCE 损失的计算过程如下:

$$L_{Con} = \frac{1}{2n} \sum_{i \in I} l_i = -\frac{1}{2n} \sum_{i \in I} \log \frac{\exp(e_i \cdot e_{j(i)}/\tau)}{\sum_{a \in A(i)} \exp(e_i \cdot e_a/\tau)} \tag{10.6}$$

其中,$j(i)$ 表示样本 x_i 在另一个视角 v' 下得到的嵌入的下标。TopK InfoNCE 损失中定义的正样本对,与原来的 InfoNCE 损失一样,是同一样本在不同视角下的嵌入;负样本对的定义也未改

变,是不同样本在任意视角组合下的嵌入对。不同的是,在计算每个嵌入对损失时,分母项用到的负样本对来自集合 $A(i) \equiv \{a \in Topk(i, I, K)\}$。$I$ 代表一个输入批次的样本下标。$Topk(i, I, K)$ 表示与嵌入 e_i 最相似的 K 个嵌入的下标集合。这样的设计是考虑到模型的优化目标是在嵌入空间 E 拉远不同实例构成的负样本对之间的距离(相似度),同时拉近不同虚拟源域中相同实例构成的正样本之间的距离(相似度),以实现表征的不变性。优化过程中模型应该更关注那些相似度较高的负嵌入对,以避免模型对相似度较低的负嵌入对过度关注。

2. 基于实例归一化的隐特征校准

对于特征提取器每一层的输出的隐特征,我们利用了实例归一化模块再次校准,使每个样本的隐特征在每个通道上都满足高斯分布 $\mathcal{N}(0, 1)$,具体操作可以表达为:

$$\hat{F} = \frac{F - \mu}{\sigma} \tag{10.7}$$

其中,$F \in R^{N \times C \times H \times W}$ 是 N 个样本的 C 个通道、大小为 $H \times W$ 的隐特征,μ 和 σ 是 F 在空间维度的均值和标准差。这种重校准机制可消除不同个体间的风格差异,更有利于实现跨虚拟源域的语义特征对齐。

(二) 群体级别的特征对齐

借助于数据增强方法,我们利用训练数据 X,创造了在两个视角(v、v')下的虚拟源域($\hat{X}$ 和 $\bar{X}$)。尽管个体级别的语义对齐任务可以实现语义对齐,但其也面临着优化困难的问题。我们设计了群体级别的语义对齐任务以辅助个体级别的语义对齐。我们使用了最大均值差异(maximum mean discrepancy,MMD)来度量两个虚拟源域数据分布之间距离,通过最小化 MMD 实现群体级别的语义对齐,MMD 损失的定义如下:

$$L_{MMD} = \left| \frac{1}{n} \sum_{i=0}^{n-1} \phi(\hat{e}_i) - \frac{1}{n} \sum_{i=0}^{n-1} \phi(\bar{e}_i) \right|^2_{\mathcal{H}} \tag{10.8}$$

其中,$\mathcal{H}$ 表示使用高斯核 $k(e, e') = \exp\left(-\frac{1}{b} \| e - e' \|^2_2\right)$ 的再生核希尔伯特空间(reproducing kernel hilbert space,RKHS),函数 $\phi: R^{128} \to \mathcal{H}$ 将嵌入 e 映射到 RKHS 之中。

三、实验结果

1. 不同训练数据的对比实验

我们挑选了数据量相对较大且类别比较平均的 LAG、BY 和 ZR 三个青光眼检测数据集作为用于训练的源域,使用常用的 ResNet50 模型和图 10-5 中的数据增强策略展开实验。为消除实验的随机性,我们进行了五折交叉验证,汇总多次实验的结果评估模型的性能。所有结果使用平均校准后 AUC 指标(m-cAUC)进行度量。m-cAUC 是多个不同来源的测试数据集上经过任务难度校准后的受试者工作特征曲线下面积(area under receiver operating characteristic curve,AUC)的平均值,值越大代表泛化性能越好。此外,我们将实验结果与采用了同样训练策略和数据增强策略的 ResNet50 模型(作为基线方法)进行比较。结果表明,我们提出的新方法能够提升模型的跨分布泛化能力。当训练数据的多样性较好的情况下,我们的方法带来的跨分布泛化能力的提升仍能持续(表 10-2)。

表 10 - 2　DAFA 与基线在不同训练数据集上的实验结果比较（使用 m - cAUC 指标）

训练数据集	基线方法	DAFA
LAG	0.792±0.008	0.918±0.012
BY	0.873±0.013	0.876±0.020
ZR	0.718±0.017	0.835±0.010

2. 不同数据增强策略下的对比实验

我们比较了三种不同的数据增强策略，图 10 - 5 中展示的数据增强策略、BarlowTwins[91] 使用的数据增强策略和使用 Fast AutoAugment[92] 自动化搜索出的数据增强策略在任务中的五折交叉验证结果。结果表明，DAFA 的效果较好。对于使用 Fast AutoAugment 中增强策略的效果的提升较小，但与基线相比仍有着很大的提升（表 10 - 3）。

表 10 - 3　使用不同数据增强策略的 DAFA 与基线的实验结果比较（使用 m - cAUC 指标）

增强策略	基线方法	DAFA
默认策略	0.792±0.008	0.918±0.012
BarlowTwins	0.800±0.019	0.896±0.004
Fast AutoAugment	0.752±0.011	0.867±0.032

3. 不同的网络结构下的对比实验

我们比较了三种不同的网络，即 ResNet50、ResNeXt50[93] 和 DenseNet121[94]，对于相同训练数据集的五折交叉验证结果。实验结果表明，三者中 DAFA 都能稳定提升模型的跨分布泛化能力且表现的结果差异并不大（表 10 - 4）。

表 10 - 4　使用不同网络的 DAFA 与基线的实验结果比较（使用 m - cAUC 指标）

模型架构	基线方法	DAFA
ResNet50	0.792±0.008	0.918±0.012
ResNeXt50	0.827±0.013	0.906±0.010
DenseNet121	0.861±0.016	0.934±0.005

4. 跨分布泛化能力的比较

我们实现了常用的提升模型泛化能力的方法与我们的方法进行比较，包括使用低通滤波反走样(anti-alias)实现 CNN 的偏移不变性的 Anti-aliased ResNet50[95]，通过精心设计的 IBN 模块解决图像外观变化的 IBN-ResNet50-a 和 IBN-ResNet50-b[26]，通过混合多个随机增强的样本来提高模型对不可预见的分布偏移鲁棒性的 Aug-Mix[96]，使用对抗样本训练并通过单独的辅助批处理归一化层来减少对对抗样本过拟合的 AdvProp[97]，通过风格化后的样本帮助模型学习偏向于形状的特征的 Shape-ResNet50[98] 和通过微调大规模数据预训练模型获取到的鲁棒模型 Pertrained ResNeXt101。

此外，我们也与常用的 CNN 架构的模型和三种先进的多源域泛化方法进行了比较。不同 CNN 架构的模型包括 ResNet50、DenseNet121、EfficientNet-B0[99] 和 ResNeSt50[92]，前两者广泛在医学图像分析中作为基线模型，后两者在 ImageNet 上取得非常先进的性能指标。多源域泛化方法包括：采用拼图游戏作为辅助任务的 JigenDG[100]，使用数据增强和三元组损失来学习域不变特征的 EISNet[101]，使用用于测量学习到的特征和类标签之间的相关性的熵正则化项的 ERDG[102]。这三种方法都需要使用 LAG、BY 和 ZR 三个数据集作为源域数据集实现多源域泛化，然后在剩余的 ODIR、ORIGA-light、REFUGE 和 RIMONE‑r2 四个目标域数据上测试模型的跨分布泛化性能。

如表 10‑5 所示，在没有使用特定设计数据增强策略训练的模型（即 ResNet50、Dense-Net121、EfficientNet-B0 和 ResNeSt50）中，除 ResNeSt50，都显示出较差的跨分布泛化能力。常用的提升模型泛化能力的方法 Anti-aliased ResNet50、IBN-ResNet50-a、IBN-ResNet50-b、Aug-Mix、AdvProp 和 Shape-ResNet50 可以有效地提高模型的跨分布泛化能力（对比 ResNet50）。尤其是 IBN-ResNet50-b，取得了大幅的提升，显示出归一化层对于模型跨分布泛化性能的重要性。此外，使用大约 10 亿张图像的海量数据进行预训练的模型 Pertrained ResNeXt101 也显示出在跨分布泛化性能上的优越性（即使预训练的数据是与眼底图完全不一致的自然图片）。另一方面，用 LAG、BY 和 ZR 的多源域泛化方法 JigenDG、EISNet 和 ERDG 也有着不错的跨分布泛化表现。最后，我们的方法虽然只使用了包含仅 3 386 张图像的 LAG 数据集训练，但实现了最佳的性能。相较于使用了更多数据的 JigenDG、EISNet 和 ERDG，我们的 m-cAUC 指标分别高出了 0.041、0.072 和 0.079。相较于使用十亿规模数据的 Pertrained ResNeXt101，我们的方法也有着更稳定的表现。

表 10‑5　DAFA 与常用的提升模型泛化能力方法的比较

方　法	m‑cAUC
DAFA	0.918±0.012
ResNet50	0.655±0.018
Anti-aliased ResNet50	0.712±0.024
IBN-ResNet50-a	0.732±0.009
IBN-ResNet50-b	0.792±0.010
Aug-Mix	0.700±0.016
AdvProp	0.728±0.012
Shape-ResNet50	0.674±0.017
Pertrained ResNeXt101	0.918±0.021

续　表

方　　法	m-cAUC
DenseNet121	0.677±0.009
EfficientNet-B0	0.593±0.035
ResNeSt50	0.729±0.025
JigenDG	0.877±0.021
EISNet	0.846±0.018
ERDG	0.839±0.019

5. 可视化分析

我们利用 KL 散度度量了源域和目标域数据的特征在模型各个层级上的分布差异,结果发现,不论作为训练数据的源域数据分布如何,DAFA 模型都能显著降低 KL 散度,表明其能够学习到域不变的特征(图 10-7)。

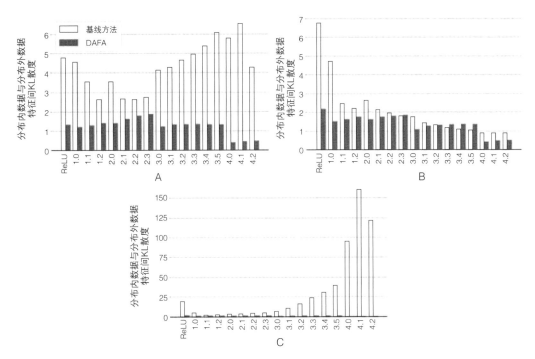

图 10-7　使用 KL 散度度量的源域-目标域在模型各个层级上的特征分布差异。A. LAG;B. BY;C. ZR

我们使用了最大类激活图(class activation mapping,CAM)来展示模型是如何根据输入的眼底图对青光眼进行识别的。图 10-8 展示了使用不同训练数据集(LAG、BY 和 ZR)训练的模型在七个中心的数据集上的最大类激活图,可以明显看出相较于基线模型,我们新提出的方法无论是面对同分布的数据还是跨分布的数据(不同中心),都能准确根据青光眼病变的病变区域(视杯、视盘和血管区域)做出正确判断。

扫码见彩图

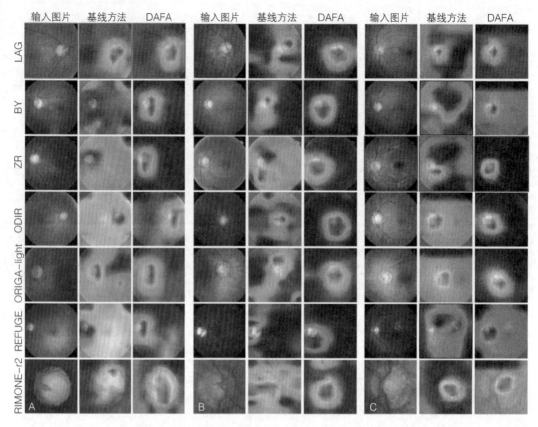

图 10-8　不同模型在青光眼识别任务中的类激活图比较。A. 使用 LAG 数据集训练的模型；
B. 使用 BY 数据集训练的模型；C. 使用 ZR 数据集训练的模型

四、展望

1. 建立模型跨分布性能评估基准

构建一个广泛的、标准化的模型评估基准是深度学习算法研究的基石。未来应开发包含不同数据类型和医学图像分析任务的模型跨分布泛化能力评估基准，从而支持研究者在跨中心泛化问题上进行更深入的研究和探索。

2. 开展预训练基础模型的研究

得益于 Transformer 模型上的尺度定律（scaling law），使用更多数据训练更大参数量的模型展示出了卓越的下游任务迁移能力和泛化能力。集中资源开发这样的基础模型更利于节约资源，并加快深度学习模型在实际中的应用推广。

3. 探索模型融合技术的研究

随着模型的参数数量和处理的数据量日益增长，训练成本也随之上升。因此，需要一种高效的方法来融合各医学中心独立训练的模型，以便进一步增强模型的泛化能力。模型融合技术不仅有助于解决多中心泛化问题，还可以规避医学数据的隐私问题，用模型共享代替数据共享，减少应用开发的成本。

4. 开展数据合成技术的研究

对于一些罕见疾病的医学图像分析，研究人员面临无法获取充足数据样本的挑战，这使得深度学习模型无法进行有效的训练。依托当前快速发展的生成技术,我们可生成更多的数据样本用于模型训练。这将使得我们能够训练出更加可靠且具备跨中心泛化能力的模型。

5. 加强医学数据的数字化进程

虽然收集医学图像数据对于辅助医生诊断和制订治疗计划已成为现代医疗体系的关键部分,但在患者的治疗过程中产生的众多实时数据经常未被及时记录下来。此外,即使成功收集了这些数据,它们也常常缺乏有效的管理和存储。然而作为数据驱动的算法,深度学习却十分依赖于高质量数据来训练出强大的模型。最后,医学数据数字化的过程还需考虑数据安全性问题,寻求在隐私保护和效率之间的理想平衡。

（周呈峰　钱大宏）

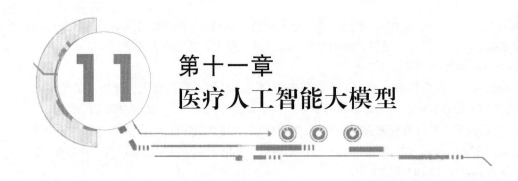

第十一章
医疗人工智能大模型

第一节　大模型概述

一、定义

人工智能大模型是指具有大规模参数和复杂计算结构的深度神经网络模型,拥有超数十亿甚至千亿的参数。大模型是在海量的数据积累及硬件算力的发展的前提下诞生的,其目的是提高模型的表达能力与预测性能,使模型能够处理更加复杂的任务和各种模态的数据。通过学习海量的训练数据,大模型往往会具有强大的泛化和推理能力,能够从海量的训练数据中学习并发现更高层级的特征,相较于小模型而言,出现了能够综合分析并解决深层次复杂问题的能力与特性,这种能力也被称为大模型的"涌现能力"。例如,在经过训练之后,大模型可以在少量样本甚至零样本的下游任务中表现出超乎寻常的能力。此外,大模型能够做到同时学习多种任务并完成多种领域知识的融合学习,这对于促进跨领域信息整合及知识迁移起到了重要的推动作用。在医疗健康与生命科学领域,大模型能够提升医疗智能化水平并提升诊疗效率、促进医疗器械创新、推动药物研发等,对该领域新一轮增长具有不可或缺的价值。

二、优势

在医疗健康领域中,应用大模型的优势包括以下几点。

1. 可同时应用于多个下游任务

现有的医疗人工智能模型大多只能针对特定任务,常利用标记过的数据进行训练,受到很多限制。而大模型具有较强的泛化能力和上下文学习能力,可以灵活、直接地应用于多个医疗任务[1]。

2. 突破标注数据的限制

在开发传统的有监督的医疗人工智能模型时,大规模精心标注的数据集是确保模型性能的关键。这种数据集的构建依赖于医疗领域专家的深度参与,增加了开发成本。而大模型可通过自监督学习,在无标注的数据上进行预训练,显著减少了对人为标注的依赖,从而降低了标注的负担和创建大规模数据集的工作量。其特别适用于生物医学、临床和健康等数据相对稀缺的场景[2]。

3. 支持多种数据模态组合

大模型具有更灵活的多模态交互方式。在医疗领域,医疗数据本身就具有多模态的特性,如图像、电子病历、实验室发现、基因组信息、医疗图表和文本数据等[2]。可整合多模态信息的大模型可作为解决临床问题、推进医学成像领域发展、提高疾病诊断,以及治疗效率和有效性的基础,从而有机会开发一个能够解释复杂多模态数据的生物医学人工智能系统[3]。

大模型具有更深入理解医学知识的潜力。相较于临床医生,传统医学人工智能模型缺乏系统的医学领域知识,其运作主要依赖于输入数据特征与预测目标之间的统计关联性,并利用其推导出数据之间的关系[4]。面对数据稀缺的情境时,这种依赖统计关联性的方法往往导致模型性能受限。然而,大模型具备更强的学习能力,当与知识图谱结构和检索式方法等技术结合后,能够有效地学习和积累大量的医学知识,故使其能够更深入地理解医学概念,以及它们之间的复杂关系,并在上下文中检索和参考类似案例。因此,大模型不仅能够在已训练的任务上出色表现,还能够通过推理来应对以前未见过的医学任务。此外,大模型还能够使用准确的专业语言来解释输出,提高了它的准确性和可信度。

三、优化方法

基础模型在应用时往往会遇到需要预训练及在下游场景进行微调的情况。预训练是指在大规模数据集上对模型进行初步训练,使其学习到广泛且通用的特征表示。这一步骤使得模型能够捕捉到数据中的潜在规律和模式,为后续任务打下坚实的基础。通过预训练,模型能够学习到丰富的语义信息和上下文关系,这对于提升模型的泛化能力至关重要。微调则是在预训练的基础上,针对特定任务或数据集对模型进行进一步的训练和调整。由于预训练模型已经具备了一定的泛化能力,因此微调时通常只需要较少的数据和计算资源就能够获得良好的性能。微调过程能够让模型更好地适应特定任务的需求,提升在特定任务上的准确率和表现。

1. 预训练

预训练(pre-training)可显著减少在应用于特定任务时训练所需的数据量和时间,同时提高了模型在这些任务中的性能。这种方法尤其适用于自然语言处理、计算机视觉等领域。对于语言大模型而言,预训练时通常使用自监督学习,这意味着从输入数据本身预测某些未知的或被遮蔽的部分,如预测句子中缺失的单词等。预训练的结果是得到一个通用的模型,它仅对任务有一个基本的理解。预训练的步骤一般包括以下几项。

(1)选择进行预训练的大型通用数据集:首先,需要根据特定的任务选择需要预训练的数据集。被选择的数据集无须与任务完全匹配,但该数据集的数据量应当足够大,并且具备多样化的数据样本,以使模型能够学习到更加广泛且具有更加普遍的特征和模式,如图像数据中的基本纹理特征、形状特征、颜色分布等,从而减少重复学习。

(2)训练模型:在选择的大型数据集上训练模型,使模型学习到通用的知识或特征。值得注意的是,由于大模型的参数量十分庞大,且训练过程多在分布式的显卡上进行,故在参数选择与调整方面可能无法精细,因为单次参数调整所耗费的时间及人力成本可能是巨大的。

(3)保存预训练模型:完成预训练后,需要保存预训练模型及其参数文件。这些参数可以作为后续特定任务训练的起点。

2. 后期预训练

后期预训练(post-pretraining)是一种在初始预训练和最终微调之间进行的训练方法,通常用于进一步使模型适合处理特定类型的数据或任务。后期预训练通常在通用预训练模型的基础上进行,所使用的训练数据集通常比预训练阶段使用的数据集更专注于某个领域或任务,以提升模型在特定领域的表现,但比微调阶段使用的数据集更加广泛。

3. 微调

模型的微调(fine-tuning)是指在应用中使用比预训练数据集的数据量少的数据集,对已经完成预训练的模型再次进行训练以使其更利于处理特定任务的过程。在此过程中,模型的参数会根据下游任务的数据分布进行调整。通常情况下,用于微调的数据集中包含了明确的标签,模型采用有监督学习进行此步骤。

第二节　大模型在医疗领域中的应用

目前,应用于医疗领域的大模型大致可以分为以下几类:大型语言模型(language large model, LLM)、大型视觉-语言模型(vision-language model, VLM),以及生成模型(generative model, GM)。

一、大型语言模型

在医疗健康领域,LLM是数量最庞大且活跃度最高的一类模型,旨在解决各种下游语言处理任务。语言在不同领域和上下文中具有多义性,LLM展现出了其独特的适应性和通用性。

LLM使用自监督学习,能够在大量未标注数据中自动提取出具有价值的语义特征和模式。微调后的这些模型能够生成与人类预期相符的响应,从而在各种应用场景中发挥作用。它们通常基于 Transformer 进行构建,其中编码器负责提取输入序列的深层语义表示,在多个自然语言处理任务中扮演着"翻译"的角色;而解码器则根据编码器的输出生成目标序列,实现"生成"功能。根据模型架构和所执行的任务类型,可将 LLM 细分为三个主要类别。

(1)纯编码器模型:例如,BERT 及其各种变体。BERT 模型主要利用双向编码器来全面捕捉语言中的上下文信息,并通过 Transformer 编码器提取文本的深层语义表示,将输入文本转换为一系列包含丰富信息的隐式特征向量。纯编码器模型通常使用掩码语言建模,或者预测下一个句子等自监督的方式进行预训练。

(2)纯解码器模型:以 GPT 系列为代表,这些模型专注于利用自回归方法捕捉语言中的上下文信息,并通过 Transformer 解码器来提取和表达深层的语义特征,实现了高质量的文本生成。纯解码器模型在预训练阶段通常采用自回归或自监督的目标,如下一个标记预测(next token prediction, NTP)或置换语言建模(permuted language modeling, PLM)。这些目标有助于模型在大量无标注文本数据中学习语言的内在规律和结构,进而提升其生成文本的质量和多样性。通过这种预训练方式,纯解码器模型能够在特定任务上通过微调快速适应,并生成符合任务需求的文本输出。

(3)编码器-解码器模型:例如,文本到文本的传输转换器(T5)和双向自回归转换器(BART)。它们基于序列到序列(Seq2Seq)的学习范式,通过编码器捕捉输入序列的深层表示,然后利用解码器生成对应的输出序列。

医疗健康相关的 LLM 研究已在医疗问答、健康对话、心理咨询、营养指导等方面广泛开展(表 11-1)并获得了较好的结果。

表 11-1 部分大型语言模型

模 型 名 称	发布时间	发 布 单 位	应 用 场 景
BioMedLM	2022 年 12 月	斯坦福大学基础模型研究中心（Center for Research on Foundation Models）	医疗问答
GatorTron	2023 年 3 月	佛罗里达大学	医学问答、病例识别
通义千问	2023 年 4 月	阿里巴巴集团	报告生成、辅助诊断
天河医疗大模型	2023 年 5 月	国家超级计算天津中心	医学诊断
ProactiveHealthGPT	2023 年 6 月	华南理工大学数字孪生人实验室	健康对话、心理咨询
HealthGPT	2023 年 6 月	叮当健康科技集团	药物咨询、营养指导、健康建议
星火认知大模型	2023 年 7 月	科大讯飞	诊后管理
Med-PaLM	2023 年 7 月	谷歌公司	医疗问答
MedGPT	2023 年 4 月	医联	医疗问答
MING-MOE	2024 年 4 月	上海交通大学	医疗问答、疾病诊断
DoctorGLM	2023 年 4 月	上海科技大学	医疗问答、疾病诊断
HuaTuo	2023 年 6 月	哈尔滨工业大学	智能问诊、医疗问答

在生物医学领域，大语言模型（如 LLaMa、ChatGLM）因为缺乏一定的医学专业知识语料而表现不佳。为解决此问题，Wang 等[5]通过医学知识图谱和 GPT3.5 构建了中文医学指令数据集，并对 LLaMa 模型进行了指令微调，得到了一个针对医学领域的智能问诊模型——HuaTuo。相比于未经过医学数据指令微调的原始 LLaMa，HuaTuo 模型在智能问诊层面表现出色，可生成一些更为可靠的医学知识回答。此外，LLM 在处理中文医疗对话时可能存在精度不足的问题。而在医院场景下训练和部署对话模型十分艰巨，阻碍了大语言模型在医疗领域的推广。为了应对这些挑战，Xiong 等[6]提出了 DoctorGLM 模型。该团队通过收集中文医疗对话数据库，借助于 ChatGPT 构建了一个高质量的医疗对话数据集；通过在该数据集上对 ChatGLM-6B 模型进行微调后得到了易于部署的 DoctorGLM 模型，该模型能够更准确地理解和响应中文医疗对话。Liao 等[7]提出了一个基于混合专家架构（mixture of experts，MOE）的模型——MING-MOE。该模型旨在通过三项关键技术增强医学 LLM 处理复杂和多样化医学任务的能力。第一，采用低秩适应（mixture of low-rank adaptation，MoLoRA）技术，保持基础模型参数不变，仅通过少量可训练参数进行模型微调，实现了高效的参数使用。第二，无须特定任务标注，使得模型能够更容易扩展到新的数据集和任务。第三，采用专家混合架构，通过引入多个专家模型，各自负责处理不同的任务或任务子集，提高了模型处理复杂任务的能力。实验表明，MING-MOE 在超过 20 个医学任务上均取得了业界领先的性能，与现有模型相比有显著改进。

Singhal 等[8]提出了 Med-PaLM2 模型，通过结合对基础 LLM 的改进、适应医疗领域的微调，以及创新的提示策略，成功地提高了回答医疗问题的性能。这种集成的方法克服了此前的模型在推理和专业知识应用方面的局限性，使模型能够更准确地理解和回答复杂的医疗问题。Med-PaLM2 模型在多个医疗问题回答数据集上均取得了显著的性能提升。在 MedQA 数据集上，

Med-PaLM2 模型的得分高达 86.5%，比 Med-PaLM 模型提高了超过 19%，并创下了新的性能纪录。此外，在 MedMCQA、PubMedQA 和 MMLU 临床主题数据集上，Med-PaLM2 模型的性能也接近或超过了当时的最佳水平。这些结果表明，Med-PaLM2 模型在医疗问答领域已经取得了专家级别的表现，有望为未来的医疗咨询和诊断提供有力支持。

Bolton 等[9]提出了 BioMedLM 模型，该模型旨在解决生物医学自然语言处理任务中模型规模与性能之间的平衡问题。通过限制模型的参数数量，BioMedLM 能够在保持较高性能的同时，降低计算成本和数据传输需求。此外，BioMedLM 的训练数据完全基于 PubMed 的摘要和全文，确保了训练数据的可靠性和针对性。在方法上，BioMedLM 采用了 GPT 风格的自回归模型架构。与传统的基于 Transformer 的模型类似，BioMedLM 使用自注意力机制来捕捉文本中的依赖关系。然而，与 GPT 等通用语言模型不同，BioMedLM 在训练过程中专门针对生物医学文本进行优化，使其能够更好地处理生物医学领域的特定任务和词汇。

二、大型视觉-语言模型

目前，视觉大模型主要基于卷积神经网络或视觉 Transformer(vision Transformer，ViT)，通过有监督学习和无监督学习范式进行预训练，以实现更高效、准确的图像分析和理解。针对医疗健康领域中整合语言和视觉数据的实际需求，出现了医疗健康视觉-语言大模型。此类模型具备强大的跨模态处理能力，能够同时结合视觉数据(如医学图像或视频)和自然语言文本进行信息的提取、融合和生成。利用对大规模图像-文本对的预训练，这些模型能够学习到视觉元素与语言描述之间的深层次对齐和关联关系。

医疗健康视觉-语言大模型在跨模态任务中展现出显著的优势，如图像-文本生成、跨模态检索、医学图像分类和标注任务等。在实际应用场景中，这些模型能够自动生成精确的医学报告，对复杂的医学图像和视频进行精确的标注和解释，并通过分析视觉信息来辅助医生做出更准确的临床决策。目前，典型的视觉-语言大模型，即 DALL-E、CLIP、ALIGN 和 Flamingo 模型等的研究在医疗领域中快速开展，已涌现出 MedViLL、PubMedCLIP、ConVIRT、Med-Flamingo、PLIP 等下游衍生模型(表 11-2)。

表 11-2   部分大型语言-视觉模型的应用情况

模 型 名 称	发 布 时 间	发 布 单 位	应 用 场 景
MedViLL	2022 年 9 月	ED Lab	影像诊断报告生成
BioMed-CLIP	2023 年 3 月	OpenAI 公司	视觉问答，检索分类
ConVIRT	2022 年 4 月	斯坦福大学	X 线影像报告生成
Med-Flamingo	2023 年 5 月	斯坦福大学	X 线影像报告生成
OpenMEDLab 浦医	2023 年 6 月	上海人工智能实验室	生物信息、蛋白质工程
灵医 Bot	2023 年 6 月	灵医智惠	文档理解、医疗问答
紫东太初	2023 年 6 月	中国科学院自动化研究所	手术辅助、辅助 诊疗
京医千询	2023 年 7 月	京东健康	辅助诊疗、健康管理、病例报告生成

（一）基于对比的文本提示模型

对比文本提示模型（contrastive textually prompted model）学习医学图像的语义和文本提示之间的关系的表示。其在特征空间中绘制更加接近的图像-文本特征嵌入对，同时将不同的图像-文本对分开，可用于图像分类、分割和检索任务。该类模型最初采用双编码器设计（使用独立的视觉和语言编码器），后改为解码器和基于 Transformer 架构的融合机制合并图像和文本表示。

目前，基于对比的文本提示模型在医疗方面已有较多的研究探索，模型的性能初步取得了优异的表现。Wang 等[10]引入了 MedCLIP 框架，证明了其在零样本（zero-shot）预测、监督分类和图像-文本检索任务中的良好性能。之后，Zhang 等[11]推出了为生物医学视觉语言处理量身定制的Biomed-CLIP 模型。Moon 等[12]提出了 MedViLL 模型，它基于 BERT 架构，并结合了一种新颖的多模态注意力掩码方案，旨在最大化模型在视觉语言理解任务（如疾病分类、医学图像-报告检索、医学视觉问题回答和视觉语言生成任务）上的泛化性能。MedViLL 的设计考虑了医学图像和文本数据的特性，通过多模态预训练的方式，让模型能够同时理解和生成图像与文本数据。具体来说，就是模型通过同时处理图像和相关的文本描述，学习到了一种跨模态的表示，从而能够捕捉图像和文本之间的内在联系。作者利用 3 个放射学图像-报告数据集（MIMIC-CXR、Open-I和 VQA-RAD），对 4 个下游任务（疾病分类、医学图像-报告检索、医学视觉问题回答、放射学报告生成）中 MedViLL 模型的性能进行评估。实验结果表明，MedViLL 在各项任务上均取得了优于基线模型的性能。Bannur 等[13]提出了用于生物医学视觉-语言处理的 BioViL-T 方法。利用数据的时间结构，BioViL-T 在疾病进展分类、报告生成等任务中达到了最先进的水平。此外，BioViL-T 中的混合多图像编码器可熟练地捕获时空特征，可用于需要密集视觉推理的任务。Zhang 等[14]提出了一种基于无监督学习的方法 ConVIRT，能够直接从自然配对的图像和文本数据中学习医学视觉表示。该方法通过两种模态之间的双向对比目标，用配对的文本数据预训练医学图像编码器，不需要额外的专家输入。结果表明，在大多数情况下 ConVIRT 都能得到比基线模型更好的性能。

（二）基于生成的文本提示模型

基于生成的文本提示模型用于基于文本提示或描述生成真实的医学图像。它们使用变分自编码器和对抗生成网络等技术来了解医学图像的潜在分布，随后创建与给定提示相关的新样本。这些模型在诸如特定疾病的图像的生成、增强训练数据和制作符合提示中详细属性的图像等任务中显示出了应用前景，为数据增强、异常检测和创建各种医疗图像数据集提供了有价值的工具[14]。尽管如此，捕捉医学图像的复杂性和可变性、保持生成图像和提示之间的语义对齐，以及解决与伪造的医学图像相关的伦理问题等挑战仍然存在，值得进一步研究。

Yan 等[15]提出了 Clinical-BERT——一种视觉语言预训练模型，用于特定的任务，如临床诊断、掩码建模和图像网格匹配。他们的研究表明，Clinical-BERT 的表现优于同类模型，特别是在X 线片诊断和报告生成任务方面。Singhal 等[16]提出了 Med-PaLM2 模型，主要针对医学问答任务。通过增强基本的 LLM 并将微调和创新的提示策略相结合，Med-PaLM2 模型表现出更高的准确性和更好的临床效用对齐。Mad-PaLM2 模型的输出结果接近于人类医生。Moor 等[17]深入研究了 Med-Flamingo——一种具有多模态能力的少镜头（few-shot）模型，是为医疗应用量身定做的。该模型利用同步和交错的医学图像-文本数据进行了预训练，然后研究者利用具有挑战性的视觉问答数据集对模型进行了性能评估。结果显示，Med-Flamingo 模型在解决复杂的医疗查询和提供全面的理由方面显示出了强大的能力，超过了以前的多模态医学基础模型，表明其在丰富医学人工智能范式、促进个性化医疗和支持临床决策方面具有潜力。

（三）基于适配器的视觉提示模型

视觉提示模型可以保证精确度、适应性和泛化能力。针对医学领域的分割一切模型（segment anything model，SAM）的适配器（adapter）能够提高 SAM 应用于医疗领域时的性能[18]。

Ma 等[19]提出了的一种新的模型——MedSAM。MedSAM 基于超过 100 万对医学图像-掩模对的综合数据集构建，可以解决各种成像模式下的许多分割任务。它快速的配置无缝地将自动化与用户驱动的定制化融合在一起。然而，它也有一些局限性，如其训练数据的模态表征不平衡和分割血管状结构的挑战。Gong 等[20]引入了一种为提示编码器提供一个视觉采样器和一个强调多层聚合的轻量级掩码解码器的策略，同时保留了大部分预先训练好的参数，得到了 3dSAM 适配器，表现出了优越的性能。Deng 等[21]提出了 SAM－U，即一种在 SAM 预测中使用多盒提示来细化不确定性估计的新方法。这种方法显著提高了 SAM 的性能，特别是在低质量的医疗图像中，并通过生成不确定性热力图为模型提供了关键的指导，突出了潜在的分割不准确性，为临床医生在需要手动注释的领域提供了必要的指导。

（四）基于通才模型的视觉提示模型

通才模型本质上被设计用于处理更广泛的医学成像任务和数据模式，甚至考虑了患者病史和基因组数据，扩展了基础模型的能力。关键优势为它们能够进行动态规范，通常通过自然语言描述来实现，从而避免了模型再训练的需要。模型正式表示医学知识的能力进一步增强了这种固有的灵活性，允许合理的输出和解释。应用于医学影像领域中的通才模型的出现，意味着我们向更集成、更高效的医疗技术生态系统迈出了一步。

Moor 等[22]深入研究了开发通用医疗人工智能的复杂性。与传统的医学人工智能不同，通用医疗人工智能模型旨在同时处理多种数据模式，如成像数据和电子健康记录数据。通用医疗人工智能模型不仅能够完成复杂的诊断任务，还可以产生基于循证理由的治疗建议。Wu 等[23]提出了放射学基础模型（RadFM）和 MedMD 数据集，旨在统一医疗任务和整合不同的放射学图像。RadFM 有效地将医学扫描数据与自然语言结合起来，解决了各种医疗任务。Wu 等[24]发表的这些方法显著推进了放射数据相关模型的发展。Zhou 等提出了 RETFound，即一种通过自监督学习开发的多功能基础模型，用 160 万张未标记的视网膜图像进行训练。在诊断眼部疾病和预测系统性疾病方面，该模型显示出无与伦比的适应性和通用性，准确性显著，并减少了对广泛注释的依赖。

三、生成模型

使用神经网络的生成模型一直是过去十年深度学习的主导力量。自出现以来，生成模型对图像、音频、文本等各中数据分析领域都产生了巨大的影响。在过去几年里，对抗生成网络、变分自编码器等是主流的生成模型。目前，基于扩散过程的扩散模型（diffusion model）正逐渐替代变分自编码器、对抗生成网络等模型成为新的主流。生成模型对医学领域同样产生了重大影响。具体而言，复杂的数据收集程序、专家缺乏、隐私问题等是医学成像注释过程的主要瓶颈。生成模型正成为解决这些瓶颈的方案。在医学领域，由于罕见情况的存在，许多数据集存在严重的类别失衡。扩散模型可以通过生成不同的逼真图像来缓解这一限制。此外，扩散模型能够产生不同医学成像模式下的独特实例，可以通过构建不同的教学和实践合成样本满足科研的需求。

（一）用于图像生成

虽然生成模型生成的合成数据的独立使用仍处于早期阶段，但研究显示，在现实场景中，它们具有应用潜能。Goncalves 等[25]评估了创建合成电子健康记录的不同生成方法,发现一些方法或许可用于实际情况中,因为它们产生的合成样本具有与真实数据相似的统计特性,且这些生成的数据不会损害患者隐私。Chen 等[26]发现与只使用真实数据相比,同时使用合成数据来训练组织学图像的分类器可以提高性能。此外,Akrout 等[27]发现利用扩散模型生成的合成图像,可提高皮肤分类器的准确性,使用合成数据+真实数据训练出的模型比仅使用单一数据源训练的模型表现更好。Moghadam 等[28]请两位病理学家来评估合成图像和实际图像的形态学特性,结果显示病理学家无法区分真实图像与由扩散模型生成的合成图像。总体而言,研究表明合成图像足以令人信服,并且可以有效地用于医学研究模型的训练。此外,组合使用合成数据和真实数据能够提高模型的综合性能。

(二)用于图像翻译

CT 和 MRI 是两种最常见的成像技术,CT 在显示软组织损伤方面的能力有限,而 MRI 可良好地显示软组织来辅助诊断。Lyu 等[29]利用概率扩散模型和基于分数的扩散模型来解决两种模态图像之间的翻译问题,即从 MRI 到 CT。对于医学图像的翻译任务,扩散模型本身缺乏准确保持结构信息的能力。因为源域图像的结构细节常在正向扩散过程中丢失,无法通过学习的反向扩散完全恢复(尽管保持医学图像中解剖结构的完整性至关重要)。为了缓解上述问题,Li 等[30]引入了一种使用频域滤波器的新方法,即频率引导扩散模型,用于保持结构的图像平移。频率引导扩散模型支持零样本学习,可以在目标域数据上进行专门训练,不需要暴露于源域数据进行训练,并且可以直接部署用于源域到目标域的转换。与基线方法相比,频率引导扩散模型在零样本医学图像平移任务中具有显著优势。

(三)用于图像配准

形变图像配准是识别运动图像与固定图像之间的非刚性关系,在图像形状因拍摄对象、扫描时间和成像方式等发生变化时,它起着至关重要的作用。传统的配准算法较复杂,引入深度学习的配准方法更快,但仍然难以处理连续变形。为了克服这些限制,Kim 等[31]引入了一种新的基于扩散的方法,称为 DiffuseMorph。DiffuseMorph 有两个主要的网络:扩散网络和变形网络。这两个网络均以端到端的方式进行训练。扩散网络对运动图像和固定图像之间的变形进行评分,而变形网络则利用这些信息来估计变形场。使用的信息包含空间信息,从而能够沿着移动图像到固定图像的连续变换轨迹生成变形场,然后利用生成的变形场和空间变换层将运动图像转换为变形图像。在推理阶段,该模型可以同时完成图像配准和生成任务。实验结果证实了该方法在配准二维面部表情和三维医学图像方面的高精度性能表现。

(四)用于图像分割

图像分割是计算机视觉领域中的一项重要任务,通过将图像分解成多个有意义的图像片段来简化图像的复杂性。医学图像分割任务不仅是一个逐像素的任务,还是对整个图像进行评估的基础,从其临床意义来看也是这样。具体来说,它通过提供解剖学相关领域的有益信息来促进医学分析。由于时间、成本和对专业知识的需求,用于医学图像分割的图像和标签的数量受限。因此,可将扩散模型用于图像分割研究中,它综合了标记数据,缓解了对像素级标注数据的严重依赖。Kim 等[32]提出了一种新的用于自监督血管分割的扩散对抗模型(DARL 模型),旨在诊断血管疾病。其有两个主要模块:① 扩散模块,用于学习背景图像分布;② 生成模块,用于使用可切换的 SPADE 算法生成血管分割掩码或合成血管图。Rahman 等[33]引入了 CIMD,即一种基于单一概率扩散的模型,用于解决模糊的医学图像分割任务。扩散模型中的随机采样步骤可以产生多种和多个掩码。在训练步骤中,CIMD 利用连接到原始图像的噪声分割真值掩码来阻碍分割任务中扩散过程的常规使用,从而产生更具弹性的分割结果。

第三节　大模型的实际应用案例

一、分割一切模型在医学图像中的应用

MedSAM 模型旨在成为一个通用的医学图像分割方法。该模型在设计中利用了一个大型医学图像数据集,其包含 1 570 263 个图像掩码对,涵盖 10 种成像方式和 30 多种癌症类型。我们对 86 个内部验证任务和 60 个外部验证任务进行了综合评估(图 11 - 1),证明其具有更好的准确性和鲁棒性,在加速诊断工具的发展和治疗计划的个性化方面具有巨大的潜力。

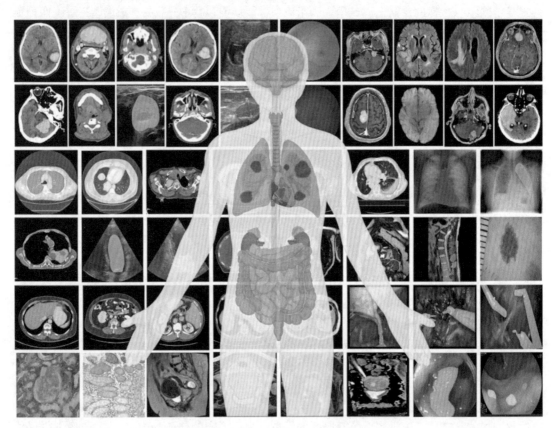

图 11 - 1　MedSAM 训练数据集。该数据集涵盖了各种解剖结构、病理条件和医学成像方式。洋红色的轮廓和掩码覆盖分别表示专家注释和 MedSAM 分割结果

(一) 背景

分割是医学成像分析中的一项基本任务,涉及识别和描绘各种医学图像(如器官、病变和组织)中的感兴趣区域(region of interest,ROI)[34]。准确的分割对许多临床应用至关重要,包括疾病诊断、治疗计划和疾病进展监测[35]。人工分割长期以来一直是描绘解剖结构和病理区域的黄金标准,但这一过程耗时、劳动密集,并且通常需要高度的专业知识。半自动或全自动分割方法

可以显著减少所需的时间和人工成本,提高一致性,并能够分析大规模数据集。基于深度学习的模型在医学图像分割中显示出巨大的前景,因为它们能够学习复杂的图像特征,并在各种任务中提供准确的分割结果[27]。然而,当前许多医学图像分割模型是为特定的分割任务设计和训练的,当应用于新任务或不同类型的成像数据时,它们的性能可能会显著下降。这种通用性的缺乏是这些模型在临床实践中的广泛应用的实质性障碍。相比之下,近年来在自然图像分割领域中的分割一切模型,在各种分割任务中显示出卓越的通用性和性能。我们通过 86 项内部验证任务和 60 项外部验证任务的综合实验,利用各种解剖结构、病理条件和医学成像方式的图像,对 MedSAM 进行了全面的评估。实验结果表明,MedSAM 始终优于基线分割模型[36],具有与利用相同模态的图像训练出的专家模型[37]相当的性能,甚至超过专家模型[37]。这些结果突出了 MedSAM 作为多功能医学图像分割新范例的潜力。

（二）大规模训练数据集

MedSAM 旨在成为医学图像分割领域的通用模型。这种模型必须适应成像条件、解剖结构和病理条件的变化。为了应对这一挑战,我们编制了一个多样且大规模的医学图像分割数据集,允许 MedSAM 学习丰富的医学图像表示,捕获不同模式下的解剖和病变信息。图 11-2 展示了数据集中不同医学成像模式的图像分布,并按其总数进行了排序。很明显,CT、MRI 和内镜是主要的检查方式。CT 和 MRI 图像提供三维身体结构的详细横断面视图,使其成为非侵入性诊断中不可或缺的工具。虽然内镜检查是侵入性的,但它可以对器官内部进行直接的视觉检查,对胃肠道和泌尿系统疾病而言是非常宝贵的。尽管这些方法很流行,但其他方法,如超声、病理检查、眼底镜、皮肤镜、X 线检查和光学相干断层扫描在临床实践中也有重要作用。

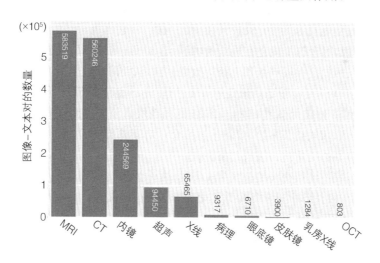

图 11-2 不同模态的医学图像-掩码对的数量。OCT,光学相干断层扫描

（三）MedSAM 模型结构

MedSAM 模型基于 Transformer 建立,在自然语言处理和图像识别任务等各个领域都表现出了显著的有效性。具体来说,MedSAM 模型包含一个基于 ViT 的图像编码器,负责提取图像特征;一个用于集成用户交互(边界框)的提示编码器;以及一个掩码解码器。其使用图像嵌入、提示嵌入和输出令牌生成分割结果和置信度分数(图 11-3)。为了在分割性能和计算效率之间取得平衡,我们使用了基础 ViT 模型作为图像编码器,其由 12 个 Transformer 层组成,包含多头

自注意模块和层归一化的多层感知器模块。预训练使用掩码自动编码器建模进行预训练,然后对 SAM 数据集进行完全监督训练。在输入模型前,我们需要将输入图像($1\,024 \times 1\,024 \times 3$)重塑为大小为 $16 \times 16 \times 3$ 补充单位的扁平二维图像块(patch)序列,经过图像编码器后,图像嵌入得到 64×64 的特征尺寸。这提示编码器将边界框提示符的角点映射到 256 维的向量嵌入。特别地,每个边界框都由一个可折叠的角点和右下角点的嵌入对来表示。为了便于图像嵌入后的实时交互,采用了轻量级掩码解码器,它由 2 个 Transformer 层组成,融合图像嵌入、提示编码及 2 个转置卷积层,以将嵌入分辨率到 256×256。随后,对解码器输出特征进行激活后处理,然后进行双线性插值以匹配输入大小。

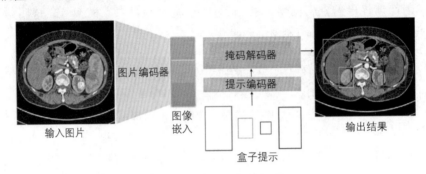

图 11 - 3　MedSAM 模型的结构

(四) MedSAM 模型的训练策略与损失函数

在数据预处理过程中共获得了 $1\,570\,263$ 对医学图像对,用于模型开发和验证。为了进行内部验证,我们将数据集随机分为 80%、10% 和 10% 三组,分别作为训练数据集、调优数据集和验证数据集。具体来说,对于扫描内存在连续性的模态,如 CT 和 MRI,以及连续帧之间存在连续性的模式,分别在三维扫描和视频级别上执行数据分割,从而防止任何潜在的数据泄漏。对于病理图像,我们认识到 WSI 层级图像内聚性的重要性,首先将整个 WSI 图像分成不同的基于 WSI 的集,然后将每张 WSI 分成大小为 $1\,024 \times 1\,024$ 的图像块。该设置允许我们监控模型在调优集上的性能,并在训练期间调整其参数,以防止过拟合。对于外部验证,利用未在模型训练过程中出现过的数据,对模型的泛化能力进行严格测试。

对于损失函数,我们使用交叉熵损失和 Dice 损失作为最终的损失函数,因为两者已被证明在不同的医学图像分割任务中具有鲁棒性。交叉熵损失被定义为:

$$L_{\mathrm{BCE}} = -\frac{1}{N}\sum_{i=1}^{N}\left[g_i \log s_i + (1-g_i)\log(1-s_i)\right] \tag{11.1}$$

其中,s_i,g_i 表示体素 i 的预测分割和真实标签值。Dice 损失被定义为:

$$L_{\mathrm{Dice}} = 1 - \frac{2\sum\limits_{i=1}^{N} g_i s_i}{\sum\limits_{i=1}^{N}(g_i)^2 + \sum\limits_{i=1}^{N}(s_i)^2} \tag{11.2}$$

其中,s_i,g_i 所代表的含义同上。最终,用于训练模型的最终损失函数被定义为:

$$L = L_{\mathrm{BCE}} + L_{\mathrm{Dice}} \tag{11.3}$$

（五）MedSAM 在内部及外部验证集上的定量与定性性能分析

定量性能分析主要通过客观的数据和指标来评估 MedSAM 的性能；定性分析则侧重于对 MedSAM 的性能进行分割结果的主观评估和描述。我们采用了 Dice 相似系数（DSC）来定量评估 MedSAM 的分割性能，并将 MedSAM 的性能表现与原始 SAM 模型、U-Net 模型及 DeepLabV3＋模型进行定量对比分析。首先对与 MedSAM 进行对比的三个模型进行介绍。

1. 分割一切模型

分割一切模型（segment anything model，SAM）旨在实现对图像中任意物体的精准分割，它突破了传统图像分割模型的局限性，具有极高的灵活性和泛化能力。通过训练，SAM 能够学会识别并分割出图像中的各种物体。

2. U-Net 模型

它能够定位和区分边界，并且输出图像的分辨率与输入图像的分辨率相同，这使得它在医学图像分割、遥感图像分割等领域具有广泛的应用。U-Net 模型具有编码器和解码器两部分，编码器主要用于提取输入图像的特征信息，通过逐渐减少图像的空间分辨率来提取图像的高级特征。解码器用于将编码器提取的特征信息进行重建，并生成与输入图像相同分辨率的分割结果。

3. DeepLabv3＋模型

一种用于语义分割的模型，该模型采用编码器-解码器架构，编码器负责提取输入图像的高级特征，并通过空洞卷积和空洞空间金字塔池化模块增强特征提取能力。解码器负责将编码器提取的高级特征还原成与原始图像大小相同的分割图。它通过上采样和卷积操作，将高层次的语义信息逐步融合到低层次的特征中，实现像素级的预测。

图 11-4A 显示了四种方法在这些任务中的 DSC 得分。总体而言，SAM 在大多数分割任务中获得了最低的性能，尽管它在一些 RGB 图像分割任务中表现良好，如内镜图像中的息肉［$DSC＝91.3\%$，四分位数范围（IQR）为 $81.2\%\sim95.1\%$］分割。这可以归因于 SAM 经过了各种 RGB 图像的训练，以及这些图像中的许多目标由于具有独特的外观而相对容易分割。其他三种模型的表现明显优于 SAM，MedSAM 的 86 个间隔验证任务的 DSC 得分分布比另两组专家模型更窄，反映了 MedSAM 在不同任务中的稳健性。图 11-4B 的上部分，每个彩色点表示各自方法在一个任务中实现的 DSC 中位数，相同的测试对应的点由一条线连接起来。图 11-4C 展示了一些随机选择的分割样例，其中 MedSAM 获得了中等性能的 DSC 得分，包括 CT 影像中的肝脏肿瘤、MRI 影像中的脑肿瘤、超声影像中的乳腺肿瘤和内镜图像中的息肉。SAM 容易在边界位置出现过分割错误。相比之下，MedSAM 可以在各种成像条件下准确地分割广泛的目标，甚至比专业的 U-Net 和 DeepLabV3＋模型更好。

外部验证数据集中包括 60 个分割任务。图 11-5A、B 分别显示了 60 个任务的 DSC 得分分布及其对应关系。尽管 SAM 在大多数 CT 和 MRI 分割任务上继续表现出较低的性能，但 DeepLabV3＋模型的表现不再始终优于 SAM（如 MRI T1 加权图像中的右肾分割任务中，SAM、U-Net 和 DeepLabV3＋的 DSC 得分分别为 90.1%、85.3% 和 86.4%）。这表明 U-Net 和 DeepLabV3＋这类模型对不可见目标的泛化能力有限。相比之下，MedSAM 始终能提供卓越的性能。例如，MedSAM 在鼻咽癌分割任务中获得的 DSC 中位数为 87.8%（IQR 为 $85.0\%\sim91.4\%$），相较于 SAM、U-Net 和 DeepLabV3＋分别提升了 52.3%、15.5% 和 22.7%。值得注意的是，MedSAM 在一些不可见的模式（如腹部 T1 同相位和失相位）中也取得了更好的表现。

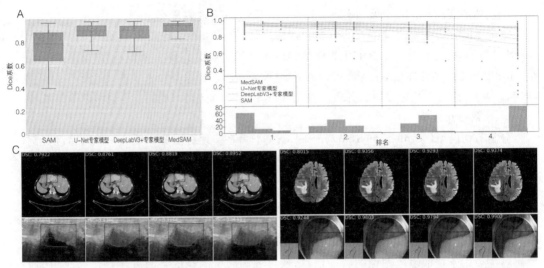

图 11-4 对内部验证集的定量和定性分割结果展示。A. 86 个内部验证任务中 Dice 相似系数(DSC)得分的性能分布,框的下界和上界分别为第 25 个百分位数和第 75 个百分位数;B. 用于可视化 86 个内部验证任务的性能对应关系图;上半部分每个彩色点表示用各自的方法在一个任务上获得的 DSC 中位数,对应相同任务的点用一条线连接起来;下方柱状图代表某个模型取得某个名次的频率,MedSAM 在大多数任务中排名第一;C. 内部验证集上的可视化分割示例;这四个例子分别是 CT、MRI、超声和内镜影/图像中的肝癌、脑癌、乳腺癌和息肉。蓝色,边界框提示①;黄色,分割结果;红色,专家注释

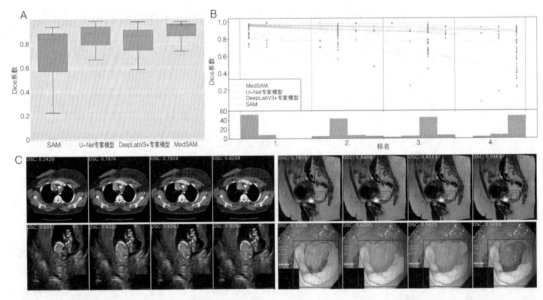

图 11-5 对外部验证集的定量和定性分割结果展示。A. 60 个外部验证任务中 Dice 相似系数(DSC)得分的分布,框内的中线代表中位数,框的下界和上界分别为第 25 和第 75 个百分位数;B. 用于可视化 60 个外部验证任务的性能对应关系的平台图;上半部分每个彩色点表示用各自的方法在一个任务上获得的 DSC 中位数,对应相同任务的点用一条线连接起来;下方柱状图代表某个模型取得某个名次的频率,MedSAM 在大多数任务中排名第一;C. 外部验证集上的可视化分割示例。这四个例子分别是 CT、MRI、超声和内镜影/图像中的淋巴结、宫颈癌、胎头和息肉。蓝色,边界框提示;黄色,分割结果;红色,专家注释

---

① 边界框提示(bounding box prompt)用于划定想要分割的区域,MedSAM 算法设置中使用其作为输入,提示模型这里的内容需要被分割出来。

图 11-5C 提供了四个随机选择分割的定性评估结果例子,实验结果表明,虽然所有的方法都能够处理简单的分割目标,MedSAM 在更具挑战性的目标,如宫颈癌图像的边缘分割上的性能更优。

二、医学聊天模型 ChatDoctor

我们想要创建一个可以提供较高准确性医疗建议的专门语言模型,解决 LLM(如 ChatGPT)在回应医学相关知识时被观察到的局限性。我们通过微调 LLaMA 来实现这一点,其中我们使用了来自一个广泛使用的在线医疗咨询平台的 10 万个病患对话的大数据集,已去除这些对话的说话者,以保护隐私。除了改进模型,我们还引入了一个自主信息检索机制,允许模型访问和利用来自维基百科等在线资源的实时信息,以及来自离线医疗数据库的数据。对真实世界的患者-医生交互对模型进行微调,显著提高了模型理解患者需求和提供知情建议的能力。通过为模型提供从可靠的在线和离线来源的自我定向信息检索,我们观察到其响应的准确性有了显著提高。我们将该模型命名为 ChatDoctor,其在理解患者询问和提供准确建议方面取得了重大进步。

(一) 背景

LLM,如 ChatGPT[38],因其在指令理解和类人反应生成方面的显著成功而获得了极大的关注。这些自回归的 LLM 通过预测下一个标记,利用大规模自然语言进行预训练,微调后便可在广泛的自然语言处理任务上表现出强大的性能,并且可以推广到未知任务,展示了它们理解自然语言、生成文本和回答会话中各种问题的潜力。然而,对这种通用 LLM 在医学领域中应用的探索仍然较少,尽管它们在彻底改变医学交流和决策方面具有巨大潜力[39]。我们的 ChatDoctor 使用了模型微调(通过现实世界大型医患对话数据)和知识灌输[基于在线资源(如维基百科)或离线资源(如医学领域数据库)]两种策略,以增强 LLM 作为医疗聊天机器人的能力。由于 ChatGPT 模型不是开源的,我们使用 Meta 的公共大语言模型 Meta-AI(LLaMA)模型作为开发和评估的平台。具体来说,我们首先使用斯坦福大学的 52K 指令跟随数据训练了一个基于 LLaMA 的通用会话模型[40]。然后,从在线医疗咨询网站(www.healthcaremagic.com)收集了 10 万个医患对话数据对对话模型进行微调。通过大量的实验,我们发现通过医患对话进行微调的模型在准确率、召回率和 F1 分数方面都优于 ChatGPT[38]。此外,因为 ChatDoctor 模型能够检索最新的在线或离线信息,故还可以回答关于相对较新的疾病的医学问题(未在医患培训对话中出现过)。

(二) 收集和准备医患对话数据集

通常,患者在描述他们的症状时使用的语言随意和直白。如果我们试图综合地生成这些对话,如同 Alpaca[40],可能会导致过于具体的描述,限制了多样性和与现实世界的相关性。因此,我们选择收集真实的医患对话,从在线医疗咨询平台 Healthcare Magic 收集了大约 10 万次这样的互动,并对数据进行了手动和自动过滤。具体来说,自动过滤掉那些太短的对话,其中大部分都没有任何实际意义;手动过滤了有错误的回复内容。为了保护隐私,我们删除了所有能识别医生或患者的信息,并使用 LanguageTool 来纠正语法错误。该数据集被标记为 Healthcare Magic100k(图 11-6)。我们还从另一个独立的在线医疗咨询网站 iCliniq 上获取了大约 1 万个额外的对话,以测试我们模型的性能。iCliniq 数据集以分层方式随机选择,以保证在各种医学专业中具有代表性。还确保所选数据不包含可识别的患者信息,严格保护隐私。

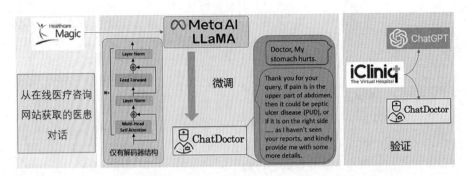

图 11 - 6　收集医患对话数据集的过程，以及训练 ChatDoctor 模型的步骤

(三) 创建外部知识库

LLM 通常预测序列中的下一个单词，导致潜在的不准确或产生错误的回答[41]。此外，模型的输出在一定程度上是不可预测的，这在医学领域是不可接受的。然而，如果这些模型能够基于可靠的知识库生成或评估响应，那么它们的准确性可以得到显著提高(图 11 - 7)。因此，我们整理了一个数据库，其中包括疾病、症状、相关医学测试或治疗程序和潜在药物，它是 ChatDoctor 的外部和离线知识大脑。无须模型再培训即可持续更新，该数据库可以针对特定疾病或医学专业进行定制。我们使用 MedlinePlus 来构建这个疾病数据库。此外，还参考维基百科这样的在线信息源作为补充知识库。值得注意的是，维基百科可能不是一个完全可靠的数据库，故我们使模型可很容易地扩展到更可靠的在线数据库，如学术期刊。

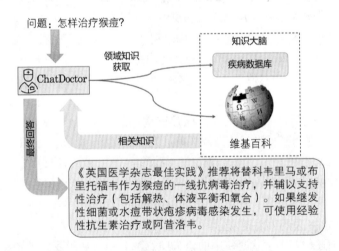

图 11 - 7　基于外部知识脑检索信息的 ChatDoctor

(四) 具有知识大脑的 ChatDoctor 的开发

借助外部知识大脑，如维基百科或我们的定制疾病数据库，ChatDoctor 可以通过检索可靠的信息更准确地回答患者的询问。在建立外部知识脑后，我们设计了一种机制，使 ChatDoctor 能够自主检索必要的信息来回答查询。这是通过构造适当的提示输入 ChatDoctor 模型来完成的。具体来说，我们设计了关键字挖掘提示(图 11 - 8)。ChatDoctor 从患者的询问中提取关键词，以进行相关知识搜索的第一步。基于这些关键词，使用术语匹配检索系统从知识脑中检索排名靠前的信息(图 11 - 9)。考虑到 LLM 的字数限制(令牌大小)，我们将要阅读的文本分成相等的部分，并根据关键字命中数对每个部分进行排序。然后，ChatDoctor 模型依次读取前 N 个部分（N=5），通过提示选择和总结相关信息。最终，模型处理和编译所有知识条目以生成最终响应（图 11-10）。这种信息检索方法确保患者获得由可靠来源支持的准确、知情的响应，并可作为 ChatDoctor 生成的响应的验证方法。

关键字挖掘提示

下面提供了一个问题。给定问题，从文本中提取关键字。专注于提取关键字，可以用来最好地查找问题的答案。

我今天头比较疼，昨天吃了冷的东西，这二者有关联吗？

以逗号分隔的形式提供关键字

关键字：头疼；　吃；冷；东西；关联

图 11-8　自主提取关键字进行信息检索

关键字挖掘提示

一些信息如下：

病毒性流感是人们常见的一种疾病，包括普通感冒……

选择有助于所提问题的答案

回复：病毒性流感的危害介绍；病毒性流感的预防措施；病毒性流感的作用机理

图 11-9　通过提示符从疾病数据库中自主检索信息

关键字挖掘提示

原始问题如下：如何预防新冠?

基于信息我们提供如下回答：

---

1. 新冠的概念……　2. 新冠的发展历史……　3. 新冠的诊疗方案……

回答：新冠的预防手段包括以下几个方面：1. ×××　2. ×××　3. ×××

图 11-10　指示 ChatDoctor 阅读检索到的领域知识，并提供一个可靠的答案

（五）性能评估

为了评估自主 ChatDoctor 模型的熟练程度，我们使用各种当代医学查询对其进行了测试。其中一个问题与猴痘相关（图 11-11A）。猴痘的新术语——mpox——于 2022 年 11 月 28 日由世界卫生组织指定，是一个较新的术语，虽然 ChatGPT 无法提供令人满意的答案，但 ChatDoctor 提供了一个较精确的答案。类似地，对于更常见的医疗查询，如"中耳炎"，ChatDoctor 能够在检索相关知识后提供可靠的响应。此外，关于 2023 年获得美国食品药品监督管理局批准的药物曲非奈肽（Daybue）的问题，自主 ChatDoctor 模型在自主检索相关信息后准确地解决了问题（图 11-11B）。

为了对 ChatDoctor 的性能进行定量评估，我们利用独立来源的 iCliniq 数据库中的问题作为输入，并将实际人类医生的相应回答作为基准或"基本事实"。比较了 ChatDoctor 和 ChatGPT 生成的结果。在这次评估中，我们使用 BERTScore[42] 来计算 ChatDoctor 和 ChatGPT 的精确度、召回率和 F1 分数。BERTScore 利用预训练的 BERT 通过余弦相似度来匹配候选句子和参考句子

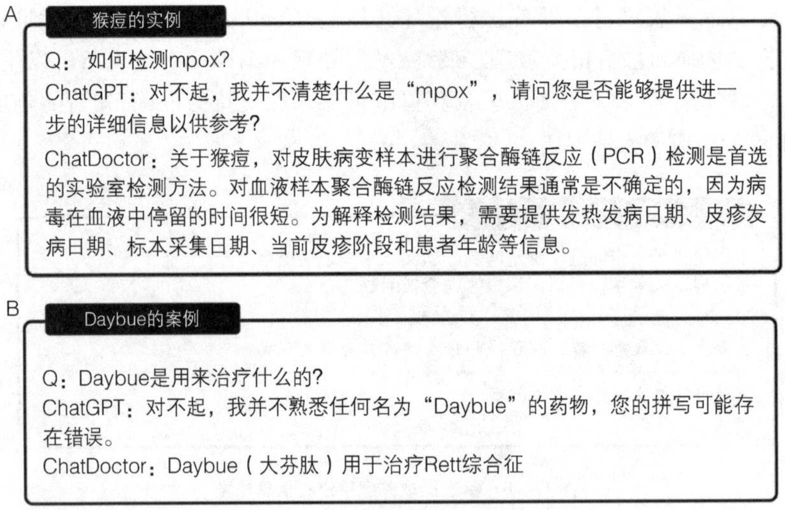

A
猴痘的实例

Q：如何检测mpox?
ChatGPT：对不起，我并不清楚什么是"mpox"，请问您是否能够提供进一步的详细信息以供参考?
ChatDoctor：关于猴痘，对皮肤病变样本进行聚合酶链反应（PCR）检测是首选的实验室检测方法。对血液样本聚合酶链反应检测结果通常是不确定的，因为病毒在血液中停留的时间很短。为解释检测结果，需要提供发热发病日期、皮疹发病日期、标本采集日期、当前皮疹阶段和患者年龄等信息。

B
Daybue的案例

Q：Daybue是用来治疗什么的?
ChatGPT：对不起，我并不熟悉任何名为"Daybue"的药物，您的拼写可能存在错误。
ChatDoctor：Daybue（大芬肽）用于治疗Rett综合征

图 11 - 11 ChatGPT 和 ChatDoctor 关于相对较新的医疗疾病/术语的回答。
A. 关于猴痘的问答；B. 关于曲非奈肽的回答

中的单词，选择 BERTScore 是因为它能够评估我们模型的响应与参考句子之间的语义相似度，我们认为这在医学语境中是至关重要的。这种评估方法在句子和系统层面上都与人类的判断密切一致。在这三个指标中，值越高说明匹配越好。如表 11 - 3 所示，经过微调的 ChatDoctor 模型在所有指标上都优于 ChatGPT。

表 11 - 3 ChatDoctor 与 ChatGPT 的 BERTScore 定量比较

模型指标	ChatDoctor	ChatGPT	P
精确度	$0.844\ 4\pm0.018\ 5$	$0.837\pm0.018\ 8$	6.66×10^{-195}
召回率	$0.845\ 1\pm0.015\ 7$	$0.844\ 5\pm0.016\ 4$	4.71×10^{-4}
F1 分数	$0.844\ 6\pm0.013\ 8$	$0.840\ 6\pm0.014\ 3$	2.14×10^{-111}

注：P 来自配对 t 检验

（王亚奇　吴承宇　钱大宏）

第十二章
人工智能医疗相关数据、伦理和规范

第一节　人工智能医学数据处理

一、医学数据的重要性和构建

人工智能是一个由数据驱动的自动提取特征的算法,数据在其中起到了举足轻重的作用。在人工智能医学中,医学的需求是引领,作为支点的算法和算力近年来得到了迅猛的发展,很多算法已经开源,算力需要的 GPU 服务器等计算资源也在个人工作站、服务器和云端满足一般医学人工智能的需要,此时对于人工智能医疗的研究者和转化者来说,数据成为最重要的因素。

数据的复杂性体现在它的多重维度,数据的维度包括了数据产生的速度(velocity)、描述数据语意的结构(vocabulary),以及数据的质量和管理(validity)、准确性(veracity)、量(volume)、动态变化特性(variability)、多样性(variety)、价值(value)和来源(venue)等。而医疗数据除了种类多、数量大、来源复杂,其复杂性还体现在每一种数据的属性都不一样。医学数据的属性可以包括标准化程度、数据之间的链接、参与人群数量、表型数据的深度、随访的时间维度、同一类数据的异质性,以及数据之间的相关性等[1]。每一类数据的这些属性都可能不同,如对于电子病历来说,参与人群和随访的覆盖率高,但标准化程度低,表型数据的深度浅。

在训练人工智能模型的时候需要收集大量的数据并且进行标注,尽管有很多弱监督或无监督的人工智能模型出现,但在医学应用中目前还是以有监督学习为主。数据的预处理和标注需要花费大量的时间,纵观一些优秀的人工智能医学论文,离不开大量优质数据的支持。影响个人健康的数据种类和数量非常多(图 12-1),目前我们研究的数据还大多集中在临床数据和部分基因数据,将来将扩展到真实世界数据,对个人健康维护起到积极作用。

（一）临床医疗数据的种类

临床医学数据的种类非常多(图 12-2),最常见的就是患者的病历数据,现在大部分医院都部署了医院信息系统(Hospital Information System,HIS),电子病历(electronic medical record,EMR)也已经非常常见了。但是,如果真正想要用到电子病历的信息,需要解决相关多中心标准化和信息缺失的问题。与电子病历信息相关的数据是医生的语音,多见于其他国家,医生的诊断和医嘱以录音的形式记录下来。这些文本和语音数据构成了自然语言处理人工智能系统的输入。

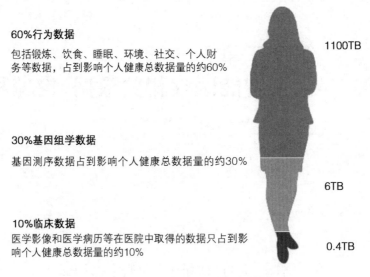

60%行为数据
包括锻炼、饮食、睡眠、环境、社交、个人财
务等数据，占到影响个人健康总数据量的约60%

1100TB

30%基因组学数据
基因测序数据占到影响个人健康总数据量的约30%

6TB

10%临床数据
医学影像和医学病历等在医院中取得的数据只占到影
响个人健康总数据量的约10%

0.4TB

图 12-1　影响个人健康的数据量

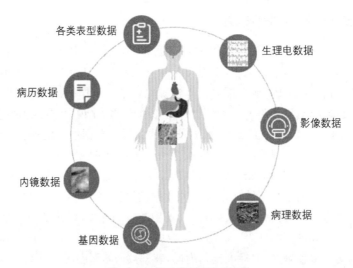

图 12-2　临床医学数据的种类

　　放射科的数据是医院所有数据中比较标准的，这也是早期人工智能医学的科研与转化都集中于这个领域的主要原因之一，医学数字成像和通信格式（digital imaging and communication in medicine，DICOM）是医学成像信息及相关数据的通信和管理标准。DICOM 最常用于存储和传输医学图像，支持集成来自多个制造商的医学成像设备及影像存储与传输系统（picture archiving and communicating system，PACS）。放射影像、病理切片图像；使用眼底镜筛查眼底疾病，如糖尿病视网膜病变、黄斑变性、青光眼的影像；使用皮肤镜筛查皮肤癌的影像等；各种内镜得到的大量视频和图像数据；以及中医中的望、闻、问、切数据，包括面部图像、舌象、脉象等，都可以作为医学数据输入人工智能模型。

　　除了影像和视频等视觉数据，心电、脑电和肌电等电生理信号数据也很重要。它们虽然是一维信号，但往往在实际情况下包含多个通道且数据监测时间很长。目前，大部分生理参数监测仪的数据格式还互不兼容，很多公司的数据格式还保密，给电生理监测数据的共享和实际应用带来很大的挑战。

在医学检验和体外诊断方面,免疫组织化学、质谱和基因测序等已用于更准确和更有效率的辅助诊断。此外,真实世界健康数据对医学和临床研究的意义越来越受到重视,这些数据包括日常可穿戴设备接入物联网所产生的数据、日常视频等监测设备产生的数据、日常运动和饮食记录数据、行为和心理表现数据等。

对于某一种疾病来说,其数据可分为几个阶段:① 筛查数据,这类数据中,正常的数据数量往往远远大于异常的数据,此时要求模型不能漏掉任何阳性病例,增加灵敏度和精准度,减少假阴性结果产生;② 良性和恶性的判别,往往用于诊断肿瘤为良性还是恶性,如区分肺部 CT 影像中肺结节的性质;③ 分期分型,以便进行更有针对性的治疗,如国际抗癌联盟制定的 TNM 分期将肺癌为 0~Ⅳ 期;肺癌可被分为小细胞肺癌(small cell lung cancer,SCLC)和非小细胞肺癌(non-small cell lung cancer,NSCLC)两种类型,而 NSCLC 又包含鳞癌、腺癌、大细胞肺癌等;④ 治疗阶段,人工智能辅助的放疗部位的精准快速勾画提高了放疗的效率和精准性;在手术中,三维影像数据可辅助进行手术导航;⑤ 治疗前,人工智能模型可根据患者的全链数据(诊断+手术+预后)进行训练,从而可以预估治疗方案的效果和进行生存预测。

(二)医学数据集的构建

开发人工智能医学模型的时候常需要寻找或构建合适的数据集。先可以搜索是否有已经发表过的数据集。公开数据集一般可以从几个渠道获得:① 学术论文中用到的数据集,有的是公开(或者部分公开)的,如果没有公开也可以联系作者寻求部分数据;② 学术会议或比赛公开的数据集。若没有合适的公开数据集,可以从合作的医院和科室中自主收集并标注数据(前瞻性或回顾性)。这种数据是单中心的,然而,为保证人工智能模型的鲁棒性,最好使用多中心的数据集测试、验证模型的性能并进行调整优化。

除了多中心的数据,为了诊断的准确性,往往需要收集一个患者的多模态数据,如各种医学影像、基因、免疫组织化学数据等,建立一个多模态融合的人工智能模型并采用这些多模态数据进行训练。在验证和使用模型的时候可以针对多模态的数据,也可以针对单模态的数据。医疗数据集的动态变化也不能忽视,对患者随访的数据集也可以用来做疗效的评估和预测。

(三)用于人工智能的医疗数据预处理和质量控制

由于每家医院的诊疗流程不同,患者数量和情况也不同,原始医疗数据往往非常杂乱,不能直接输入人工智能模型进行训练,需要对数据进行一定的预处理。常见的预处理方法包括:① 降采样,以减少同质化的大量的数据,即从数据中选择有代表性的子集;② 聚合,如一般正常的医疗数据往往远远大于异常的数据,减少正常的数据可以减小数据的不均衡性;③ 数据扩增,对于深度学习系统所需的大量数据有着非常重要的作用,扩增的方法有很多,如旋转、放大、缩小、裁剪等;④ 数据生成,如采用对抗神经网络生成大量的数据用于训练,需要注意的是,如果生成的训练数据过多,可能会使人工智能系统崩溃;⑤ 降维,很多医疗数据具有很多维度,这些维度往往互相关联,可以进行降维预处理,如通过主成分分析保留重要的维度;⑥ 其他方法,包括去噪、配准、域变换等。

数据的质量控制也可以从以下几个方面入手[2]。首先,在数据的收集和标注阶段对标注者进行培训,确保他们用的是同样的标准,并且保持标注质量的稳定性。其次,请行业专家检查训练数据的分布,与数据学家一起,统一元数据标准和位置,以及数据的格式。用试点的方式来测试数据,验证数据来源,随机测试数据样本。对数据集的审查也非常重要,应审查数据集有没有造假、样本量比例是否合理等。

综上所述,可以看出人工智能所需要的医学数据的重要性和复杂性。医疗人工智能工作者往往用大量时间来收集、处理和组织数据。除了用历史数据进行人工智能模型的开发、训练和验证,也用多中心的前瞻性数据对模型性能进行测试,并且用交互式的方法不断改进模型。他们在数据方面的大量工作促进了人工智能医学的发展。

二、隐私计算

传统的数据共享方式为将各医院或机构的数据集中到一个中心服务器进行训练,但是这种方式有安全隐患(图12-3),因此需要设计一种医疗数据安全共享和利益公平分配的机制。满足"原始数据不出域,数据可用不可见"的安全计算技术,被视为解决数据安全隐患的关键技术之一,这类技术被期待能够较好地平衡数据可用性和安全性,辅助未来人工智能大模型成功实现一体化管理、穿透式风险控制和强监管业务拓展。

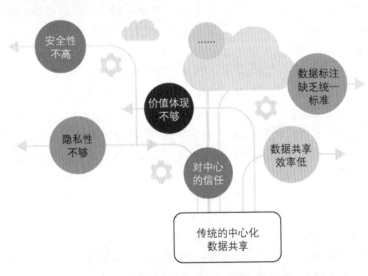

图 12-3 传统的中心化数据共享模式的问题

隐私计算(privacy compute)是指在保护数据本身不对外泄露的前提下,实现数据分析计算的一系列技术路线,其规定了一种新型数据要素协作形式,能够在保证数据提供方不泄露原始数据的前提下,基于密码技术保障数据在流通与融合过程中的"可用不可见"。Gartner 公司早在2020 年便将隐私计算(又称隐私增强计算)列为未来几年科技发展的九大趋势之一[3]。从技术层面上看,隐私计算不能被简单地归为某一个学科领域,其是一套融合了密码学、安全硬件、数据科学、人工智能、计算机工程等众多领域的跨学科技术体系。从实际应用角度来说,隐私计算不仅可以提升人工智能大模型在数据流转过程中对个人身份、用户隐私、商业秘密等的保护,还能为模型数据的融合应用与价值释放提供新的思路与方法。

(一) 特点

从目前的市场和业务来看,隐私计算有以下特点。

1. 数据市场趋势向好

数据隐私关系到相关法律、法规和政策的完善,数据合规也是行业数据流通的重要条件。

2023 年,中央网络安全和信息化委员会办公室等七部门联合发布了《生成式人工智能服务管理暂行办法》,针对数据及个人隐私保护问题做出了一系列规定,明确指出大模型服务提供者有义务保护用户的输入信息和使用记录的安全,并对生成式人工智能的预训练数据与优化数据来源合法性负责。隐私计算技术被逐步列入各行各业的数字经济规划中,作为解决数据可信流通与有序交易的关键技术之一,市场趋势整体向好。

2. 业务需求庞大

人工智能大模型的智能程度与数据的质量、数量有着密切的关系。不断发展的智能模型对数据的类型、丰富程度、维度和来源提出了更高的要求。在对充分保护基础数据和训练模型安全及权益的要求的基础上,隐私计算的需求将更多。

3. 数据权益不明

传统的密码技术是通过加密方式传递信息。在对加密数据进行计算时,要先解密才能进行。这样的保密方式虽然保护了数据传输、存储的安全性,但同时将数据的所有权转移给了使用者,降低了数据自身的价值。而隐私计算允许用户在不查看数据本身内容的前提下,直接利用加密后的数据,有效地分离数据的三权(即持有权、运营权和使用权),既能确保用户的隐私信息不泄露,又使权属清晰,保留了数据的价值。

(二) 相关算法

1. 差分隐私

一个旨在保护个人隐私的同时允许分析大型数据集的框架,通过向数据添加噪声来保护个人隐私。它能确保数据集的统计分析不会泄露任何个人的特定信息。但是,这种噪声也会降低数据的效用,因此需要仔细权衡保护数据隐私和实用性之间的关系。差分隐私技术已应用于各种应用中,包括机器学习和数据分析。

2. 可信执行环境

是指通过软件和(或)硬件在中央服务器中构建一个安全的区域,保证其内部加载的程序和数据在机密性和完整性上得到保护。可信执行环境是一个隔离的执行环境,为在设备上运行的受信任应用程序提供了比普通操作系统更高级别的安全性,以及更多安全元件功能[4]。在模型训练与应用环节,可以将大模型部署在可信执行环境中,保护模型与模型输入的安全,防止缓冲区溢出攻击,避免侧信道攻击等。

当人工智能大模型部署在公有云等非可信环境中时,可信执行环境能够使其不受到来自应用程序、操作系统、底层硬件的攻击,保障数据与模型的安全[5]。此外,可信执行环境支持运行多层次、高复杂度的算法,且性能损耗(即在可信环境下计算所需要花费的额外算力)仅是直接明文部署计算的 3~4 倍,因此能够有效支撑大模型的部署与应用。

但是,可信执行环境的计算资源和存储空间通常都非常有限,人工智能大模型庞大的参数量和计算需求可能会超出它们的能力范围。I/O 数据的加密和安全计算操作也会引入额外的计算成本[5],导致模型训练和推理性能下降。可信执行环境与硬件常深度绑定,并且不同厂商间的方案各不相同,未形成统一标准,因此人工智能大模型难以在不同的可行执行环境中迁移。基于算法的解决方案可减少模型规模和计算需求,以适应可信执行环境的资源限制,但硬件仍会成为制约人工智能大模型训练的算力瓶颈。

3. 同态加密

允许在加密后的密文上直接进行计算,无须解密,且其计算结果与基于明文的计算结果一致。分为半同态(仅支持有限的密文计算深度),如 Paillier——支持密文间的加法运算,但不支持乘法运算;以及全同态加密方案(图 12 - 4)[6]。同态加密(homomorphic encryption)以通信量小、轮数少为特点,已经应用于安全多方计算、联邦学习和区块链等存在数据隐私计算的场景。

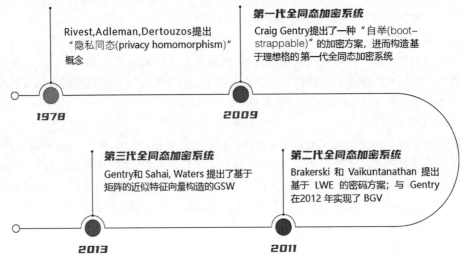

第一代全同态加密系统

Craig Gentry提出了一种"自举(boot-strappable)"的加密方案,进而构造基于理想格的第一代全同态加密系统

Rivest,Adleman,Dertouzos提出"隐私同态(privacy homomorphism)"概念

1978   **2009**

第三代全同态加密系统

Gentry和Sahai, Waters 提出了基于矩阵的近似特征向量构造的GSW

第二代全同态加密系统

Brakerski 和 Vaikuntanathan 提出基于 LWE 的密码方案;与 Gentry 在2012 年实现了 BGV

2013   **2011**

图 12 - 4　全同态加密的发展

目前,同态加密技术不仅是一个技术路径,还可以作为基础密码服务,为其他隐私计算技术(如安全多方计算协议、联邦学习框架等)提供支持。因此,对于两个参与方之间的点对点快速交换、多个参与方之间的数据融合等,能够提供较为灵活、轻量级的服务模式。并且,其模块化、高耦合的密态计算能力使它能够满足人工智能大模型平台级、系统级的场景需求,故适合作为新型数据基础设施建设的安全基座。此外,同态加密技术能够完成数据的"三权分置",即保留数据的持有权,仅通过安全手段分发数据的运营权和使用权,确保外流数据的使用可控、可管[7],这样就能够有效达到分离模型方、数据方和使用方权益的目的,解决人工智能大模型知识产权不明确的问题。

但是传统的同态加密技术密文扩张率较大,密文处理性能较低,因此在密文计算时所需的计算资源、存储空间一般较大,因此实用性和适用性受到限制[8]。虽然随着同态加密技术的不断革新和突破,目前同态加密已经可以在许多应用案例中以业务速度运行,但考虑到人工智能大模型中的梯度处理和参数量庞大,仍有可能效率不足,需要对应用场景和模型处理方式进行具体分析。另一方面,国内外对于同态加密技术缺乏相关标准、规范,整个行业生态发展、监管机制的建立都需要较长时间,短期内难以实现大规模标准化、规范化,仍需要不断地技术创新、成果转化。

4. 联邦学习

本质上是一种分布式机器学习技术,各参与方在中央服务器的协调下共同训练模型(图 12 - 5)。其中,参与方负责训练本地数据集得到本地模型;中央服务器负责加权聚合本地模型(只接收模型更新参数的汇总),获得全局模型。经过多轮迭代后,最终得到一个接近集中式机器学习的训练模型,有效解决了不同机构之间存在数据壁垒不能联合训练的问题[9]。联邦学习的核心理念是"数据不动模型动"。联邦学习的分布式训练大幅降低了模型训练和优化所需的计算资源,相比传统的集中式学习模型,其可以充分利用多个本地数据的计算资源和处理能力,减少了计算资源的浪费并有效提升了参与模型训练的数据源数量,还减少了模型的偏差,增强了模型的泛化能力和精度。因此,当人工智能大模型所需的训练数据异构性较高、算力资源和数据分布形式难以满足集中式处理的要求时,适合采用联邦学习的分布式架构对多个数据源进行处理和协调。

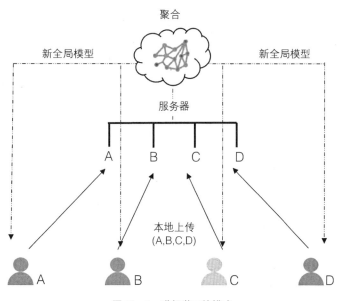

图 12 - 5　联邦学习的模式

自 2016 年 McMahan 等提出联邦学习的概念以来[9],联邦学习逐渐成为人工智能领域的研究热点,其不断更新、发展,但也存在一些局限。首先,传统的联邦学习框架并未对梯度、聚合等环节采取足够的隐私保护措施,因此在大模型训练过程中,可能会出现一些本地隐私信息部分泄露的情况,仍需借助其他隐私计算技术来增强,目前主要采用差分隐私、同态加密等技术。其次,联邦学习涉及多个本地数据源,需要协调各本地计算结果,多次通信协调会带来通信带宽和延迟增加[10]。而人工智能大模型的训练和优化本身也需要大量的计算资源,故需考虑计算资源的供应方式、分布式通信手段,以解决该挑战。最后,联邦学习存在单点攻击风险,若关键节点失效,可能会影响整个模型的稳定性和可用性[11]。因此,如何在提高扩展性的基础上,保持人工智能大模型系统稳定、高效地运行,是未来应用中的关键问题。

5. 安全多方计算

针对两个或者多个持有私有输入的参与者,在没有可信第三方的情况下,为不泄露各自私有输入数据联合计算一个约定函数,各自得到他们预定的输出。安全多方计算(multi-party computation)具有严格的安全定义,包括输入隐私性、结果正确性、各方公平性、结果传递保证等。安全多方计算的目的是使不同但互相连接的计算设备(或各方)对某些函数进行联合计算,通过分布式计算的方式,确保每个参与方输入的隐私性和最终计算的正确性。目前,这一技术主要应用于人工智能大模型进行推理的过程。在金融行业中,安全多方计算技术已经初步建立起相较于其他隐私计算技术更为完备的标准与规范体系,并且拥有一系列测评和认证标准。但是,安全多方计算在基于混淆电路、秘密分享等主流方案的实践过程中,分别存在处理数据吞吐量和计算效率较低、网络通信成本高等瓶颈，即便有硬件加速仍无法解决。此外，由于安全多方计算需要将计算任务拆分至多方进行交互，对于可扩展性的挑战较大，容易造成当业务需要引入第 N 个计算参与方时便无法扩展应用的情况，应用场景受限。因为对于特定场景的改造和人力成本较高，在实际应用中较难适于小微型企业或个人用户。

6. 零知识证明

允许一方向另一方证明与某些信息相关的知识，而无须透露实际信息本身。零知识证明在身份验证、匿名凭证和安全交易等方面都有应用，可以在不泄露敏感细节的情况下验证数据。在训练机器学习模型时，零知识证明可以确保模型无法访问或泄露训练数据的隐私信息。在可信人工智能系统中，零知识证明可以为人工智能系统的行为和决策建立可信度和透明度，从而提高人们对人工智能系统的信任。

三、实际应用

传统医疗诊断场景下，医疗机构通常会将患者的医疗数据存储在本地服务器上，并由机构内专业人员直接管理和处理。随着医疗数据的增长和医疗服务的分布式化，医疗大模型、人工智能健康助手的出现，对医疗数据共享、流通的需求快速增长。但是，医疗数据涉及大量患者隐私，这要求各方在各种应用场景下保护患者隐私的同时分析和共享敏感的医疗数据。上文已经介绍了实现这个要求的各种技术方法，下面将通过实际应用案例进一步说明。

（一）患者数据用于模型训练

多家医院、医疗机构通力合作，对人工智能大模型进行多中心分布式训练，可以克服现有的数据匮乏问题，有很强的实际意义[11]。为保障这一过程中的数据安全。2019 年，NVIDIA 与伦敦国王学院合作，在医学图像计算和计算机辅助干预（Medical Image Computing and Computer-Assisted Intervention，MICCAI）国际会议上展示了首个用于医学影像分析且具有隐私保护能力的联邦学习系统[12]。他们使用 BraTS 2018 数据集（包含 285 位脑肿瘤患者的 MRI 扫描结果）训练了联邦学习模型，并尝试通过差分隐私技术保护患者的隐私。联邦学习在无须共享患者数据的情况下，实现了协作与分散化的神经网络训练。其中，各节点负责训练本地模型并定期提交给参数服务器，该服务器不断累积并聚合各自的贡献，进而创建出一个全局模型，分享给所有节点。因此，在不共享任何数据的情况下，实现了类似于集中数据训练出的模型的效果。

（二）基因组数据分析

基因组数据包含高度敏感的信息，在进行研究或共享此类数据时，隐私保护至关重要。安全多方计算和差分隐私常用于这类任务中。通过安全多方计算，各方可以对加密的基因组数据进行计算，不会泄露实际的遗传信息。例如，全基因组关联研究（genome-wide association study-GWAS)中，多个机构合作研究不同人群的遗传数据，他们便采用了安全多方计算，保障了数据的安全。

预测 DNA 序列的基因表达，有助于发现与疾病相关的致病因素与基因调控，帮助遗传学家和医生更精确地制订诊断、预后和治疗方案。美国哈佛医学院和英国牛津大学的研究人员合作开发出一款可准确预测致病基因突变的人工智能大模型"EVE"[13]，已预测出 3 200 多个疾病相关基因导致的 3 600 万个致病突变，且对 26.6 万个至今意义不明的基因突变是"致病"还是"良性"做出归类。研究中他们部署了可信执行环境，将基因数据与人工智能大模型分别部署在各自的可信执行环境中。当进行模型训练与使用时，由可信执行环境协商安全传输链路，确保基因数据传输过程中的安全,抵御缓冲区溢出等攻击,防止基因数据被窃取。

(三) 健康监测和维护

可穿戴设备收集的患者健康数据在传输给医疗保健提供者的过程中采用了同态加密技术,其能够协助医疗机构对隐私数据进行加密处理形成密文数据包,在原始数据不出域的前提下,仅针对密文数据包进行后续的查询、分享、上传、预测等操作。即使在流转过程中遭到恶意攻击,对方也只能获取不可见的密文信息。同态加密技术还可以应用于电子健康记录系统,以确保患者数据的安全。此外,差异隐私也可用于该系统,向聚合数据添加噪声或随机性,以在统计分析过程中保护个人信息。

隐私计算的实际应用还有很多,总之其能保护患者隐私,同时实现图像分析、基因组研究、数据分析、远程医疗和临床试验等关键医疗保健任务,实现了数据的价值。但是,目前人工智能在医疗领域的应用中对数据的安全使用还处在初级阶段,对训练和推理中的大量数据进行安全保护还没有一个标准和通用的方法,未来还需要大量的研究和实践。

第二节 人工智能医疗相关伦理及其技术应对

一、人工智能伦理的范畴和必要性

人工智能在各个领域都引发了诸多的伦理问题,在医疗领域中应用时,又特别需要关注伦理问题。人工智能医疗伦理主要包括:① 患者隐私与数据安全;② 公平性与可及性,如算法的偏见和医疗资源的分配问题;③ 患者知情权与自主权;④ 责任归属,如人工智能误诊或治疗失败时的责任如何划分,是由开发人工智能的公司、医院承担,还是由医生承担,这是伦理与法律交叉的问题;⑤ 信任和透明度问题,针对人工智能模型的"黑箱"属性,如何提升人工智能的透明度和可解释性;⑥ 医疗质量和风险管理,包括人工智能模型的技术迭代和质量控制;⑦ 人性关怀与心理影响,会不会影响患者的心理状态;⑧ 技术滥用与伦理监督,怎样防止人工智能被用于不当行为,以及怎样进行伦理监管。

人工智能在医疗中的伦理问题复杂而多元化,需要通过建立多层次的伦理框架,确保技术应用的安全性、公平性和人性化。这些伦理考虑对人工智能医疗技术的可持续发展具有重要意义。我们可以从数据伦理和人工智能模型伦理两个方面去探讨技术上的应对。这些技术在不断发展,相信今后会不断有新的技术出现,来应对人工智能医疗中的伦理问题。

二、医疗数据集伦理的技术应对

医疗数据由多方拥有(图 12 - 6)。患者自然有权利拥有自己的医疗数据并且可以授权他人使用;数据由医生和研究人员收集,故也对不含患者隐私的数据有使用权;医院需对数据的安全负责,用于获取数据的医疗设备的公司也可以拥有一定的不含患者隐私数据的使用权,以便改进设备和软件。这个多重拥有者属性决定了在对医疗数据的使用上面一定要

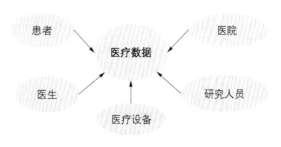

图 12 - 6 医疗数据由多方拥有

注意安全和隐私的保护。

最简单的数据保护就是在使用前对数据进行脱敏，将一些个人信息去掉，例如姓名、身份、年龄、居住地等，但是往往除了姓名和身份之外的信息都可能会有用。曾有黑客从其他个人信息中推断出姓名和身份信息，因此切实保护个体信息数据的隐私和安全性非常重要，后面会专门介绍数据的隐私计算。

首先，把更多的患者数据纳入 AI 模型的数据集对于大众是有好处的，如果一个群体不参与这些数据集将带来在医疗方面的弱势，例如如果在一种靶向治疗方法开发的时候没有考虑到一个特定种群的数据，这个治疗方法在这个种群中的有效性就有可能被限制了。因此，如何平衡种群数据安全和发挥种群数据的价值需要大量研究。在采集患者数据的时候，一般都会要他们签一个数据使用同意书，往往同意书中规定的数据范围都会不大一样，大多数患者也不会太关注这方面的政策。这在国外已经带来了一些问题。例如，一个患者的数据被使用在一个预测一种疾病的 AI 训练集中，假定这个患者希望把自己的数据删掉，那该如何调整 AI 模型？群体的利益能否优先于个人的要求？患者是否有共享自己的数据为群体的医疗发展贡献价值的义务？从趋势来看，愿意共享自己数据的患者占了大多数，并且越来越多，当然每个人对于个人数据的敏感性和保护的需求也随着大众对于数据隐私的了解增多而加强了。

训练数据集的来源、偏见、标注错误等都会引起相关的潜在的数据风险。首先训练数据集的来源会造成 AI 模型的偏见，最典型的例子是国外的人脸识别系统，由于一个多种族的社会用了单种族的数据集进行训练，导致人脸识别把未纳入训练的种族识别为错误，造成种族歧视。早期的 ChatGPT 模型对于程序员一般都认为是男性。数据在收集过程中也会产生物理偏差，例如可穿戴设备出现的故障等引起的数据误差。另外标注错误往往由几个原因引起，标注技术出现错误、数据集和数据集之间的偏差在标注中没有被注意到，以及标注的不一致性偏差。这些标注误差也会直接导致训练数据集的偏差，继而导致 AI 医学模型的偏差。因此在建立数据集的时候要考虑到几个因素：数据集是否来自一个医院？数据集是否来自一个地区？数据集是否来自一个种族？数据集是否来自一类患者，以及年龄、性别、现有疾病等。

从人工智能的角度来看，多种医疗数据覆盖的程度不同也带来了数据的不均衡性和数据缺失等挑战，如在疾病的分型中可能某一种类型的数据过少，在训练的时候模型就会出现偏见。例如，在诊断疾病中某一种异常的数据较少就会直接影响到模型的性能，这种数据不均衡性往往可以采用数据扩增或者弱监督学习来解决。收集多维度医学数据时，某些患者可能会缺失某些维度的数据，这时候就需要进行预处理，一般的方法是简单地删掉这些数据或者对缺失的数据进行人工为缺，补缺的数值可以根据场景和数据类型的要求补零、补中间值、回归插值，或者补常见值等。本章第一节中介绍的数据隐私计算技术也在保障数据使用伦理方面起到关键作用。

三、医疗人工智能模型伦理的技术应对

在我们了解 AI 模型的训练数据集要注意的地方之后，还应知道 AI 模型本身涉及的伦理问题。AI 模型一般有至少数百层的深度神经网络，参数量可以超过 1 万亿，这还不包括反向传播，AI 模型的输出由深度神经网络的输出层，也就是全链接层，对于网络提取的抽象特征来进行概率排序获得。而传统机器学习是由人先定特征然后让机器学习模型来提取并判断，故人们更易理解传统机器学习输出的结果，而难以理解深层神经网络输出的抽象特征。如图 12-7 所示，在 AI 人脸识别模型中，我们可以理解神经网络第一层所提取的图像中物体的边缘特征，第二层提

取的具体部位如眼睛、鼻子等,然而到了第三层之后我们就已经不能理解这些特征的意义了,更遑论后面更深层次的特征了。所以有人把深度学习模型叫作"黑箱",把深度学习模型的训练和调试比作"炼金术"。但是由于深度学习模型的效果很好,已成为人工智能最主流的方法,故应进行更多研究以增加深度学习系统的可解释性。

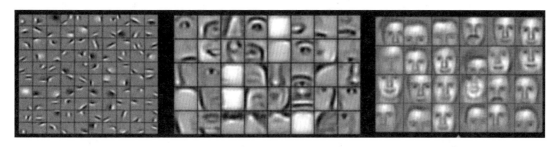

图 12-7 深度神经网络在人脸识别中自动提取的特征(第一层、第二层和第三层)

人工智能或者深度学习模型的可解释性在实际使用中是非常需要的。例如,保险公司和贷款公司原采用传统机器学习决策树根据人类定的几个指标进行分类,跟用户可以解释得很清楚,而若无法清晰地说明深度学习模型制定保险费率或如何决定贷款多少,则会影响深度学习模型在该领域中的应用。在 AI 模型用于医学诊断和疗效评估的时候,医生就更加需要跟患者解释诊断和疗效评估的根据是什么。增加深度学习模型可解释性最直观的方法有几种,一是在计算机视觉中常用的深度卷积神经网络中,可以采用反卷积的方法把神经网络所关注的区域用热点图标注出来,这个热点图虽然不能指出神经网络具体关注的特征种类,但是至少可以把关注的区域标出来。二是可以建立一种从抽象特征到具体特征的映射,这也有很多方法,其中一种比较好理解的方法就是在输入的数据中人为提取一些具体特征,然后逐一变化这些特征来观察神经网络输出的结果,并且按照权重排序这些具体特征,这样就可以知道哪些具体特征在神经网络中起到了比较重要的作用。当然,也有研究者不断在努力尝试用一个完美的数学模型来表达深度神经网络,如采用物理中的信息瓶颈理论等,但是这些理论都不具有普适性。

近年来生成式 AI 的兴起也带来很多伦理和法律的新挑战,生成式 AI 最早的起源来自 Ian Goodfellow 于 2014 年提出的 GAN,以其优越的性能迅速成为一大研究热点。GAN 中有两个"对手",一个称为"生成器",一个称为"判别器",这两者互相博弈的结果是生成了与目标数据集分布一样的数据。GAN 或者 GAN 衍生的生成 AI 算法有很多用处,首先可以用于深度学习模型的数据扩增。由于深度学习的模型需要大量的数据进行训练,在真实世界中往往不能收集到这么多数据,故可以根据现有的真实世界数据来生成更多的数据进行训练,当然如果生成的数据过多也会造成模型的误差。其次生成 AI 模型可以对一个数据集进行增强,如根据一副模糊的图像生成非常真切的高分辨率图,这被称为超分辨率算法(SR)。在医学影像的重建方面,GAN 可以帮助探索和发现训练数据的底层结构并学习生成新图像。由于临床环境的限制,如辐射剂量和患者舒适度,所采集的医学图像的诊断质量可能会受到噪声和伪影的干扰,GAN 可以用来学习将医学影像传感器的输入直接变换到输出图像,或者用作后处理步骤,以减少图像噪声并消除伪影。GAN 也可以用于分类问题,使用生成器和判别器的一部分作为特征提取器,或者直接使用判别器,通过学习描绘正常医学图像的概率分布来检测病变等异常情况,任何不符合该分布的图像都可以被视为异常。GAN 的其他医疗应用也很有前景,如半自动生成医学影像报告、通过去除伪影来改善骨 X 射线图像、植入设备的异常检测、预测疾病进展、通过更细粒度的控制来衡量药物试验的影响。2021 年以来生成式 AI 又获得了很大的发展，AI 图像生成器能够将输入的语句或者提示转换为图像甚至视频。文本转图像或视频的 AI 工具越来越多，这些提高效率的工具已经开始在媒体等行业大量使用。

生成式 AI 也带来了很多原来从来没有碰到过的问题。首先除了依赖人类观察者或下游图像分析任务之外，没有可靠的方法来比较它们的有效性。基于 GAN 的重建方法目前缺乏人类观察者进行的大规模统计分析。没有一种有效的方法来评估 GAN 的性能，并且当跨域图像到图像转换任务中无法获得配对数据时，保真度无法得到保证。此外，用于图像重建的公共数据集并不适合进一步的医学图像分析，这在上游重建和下游分析任务之间留下了差距。从道德层面和对社会的影响来说，生成式 AI 也导致了工作岗位的流失，使得人类对于 AI 威胁论产生了恐慌。同时生成式 AI 也带来了数据造假的问题，例如 DeepFake 这个软件可以生成原来不存在的图像或者视频，这些图像和视频在人类看来与真实图像和视频无异。此外，声音也可以生成，造成了在伦理和法律上的重大挑战。

为了应对生成式 AI 的挑战，有人在研究怎样能检测出 AI 生成的内容，如图像、视频或文本。例如，对于 DeepFake 产生的图像，侧重于检查图像中的相关物体有没有人为操作的痕迹，这种方法也可以用于检查图像有没有被修正过。也可以通过还原图像原有的从图像传感器成像中带来的噪声，即所谓的"固定模式噪声（FPN）"来检测是否存在伪造。此外，可通过图像错误水平分析评估图像被修改的程度。在 ChatGPT 等大模型出现之后，也有相应的检测工具出现来检查自然语言文本的内容是否由 AI 自动生成，但是效果并不佳，因为在文本生成的时候没有固定的格式，并且人们也会做一定的修改，因此会产生很多误判。随着生成式 AI 越来越成熟，检测 AI 生成的内容也越来越难。随着人们对于 AI 伦理的逐步重视，出现了主动式的 AI 生成内容鉴别，就是在 AI 内容生成的同时嵌入一些如水印一样的特征，以便日后做鉴定。有意思的是，70 年之前，人们希望将人工智能生成接近于人类的对话，希望人类能够分辨不出来是对方是机器还是真人。但今天，人们希望有一个工具把机器和真人分辨出来。随着人工智能技术的快速发展，人类的目标和困扰都发生了反转。

用于医疗的 AI 模型的泛化也是一个挑战，就像新英格兰医学的一篇综述[3]指出的那样，泛化问题一般由几个原因导致，患者人群的变化，训练数据和真实患者数据的差异（data shift）。AI 模型一般缺乏在多个医院的临床验证以及随机的双盲的真实世界有效性和安全性评估。要真正达到一个安全有效的通用 AI 医学模型的要求，必须从以下几个方面入手。首先是医生和 AI 模型要有真正的互动，来对真实世界中影响临床决策的因素进行评估。其次 AI 模型需要有透明性和可解释性，训练和测试数据集必须公开可验证。最后在部署后必须有监控机制，不断地导入继续学习的结果和医生反馈。

第三节　人工智能相关规范

一、伦理的监管

2016 年欧盟推出的《通用数据保护条例》（*General Data Protection Regulation*）是最早出现的政府对于数据的监管规范之一。它将接触数据的两方定义为数据控制者和数据处理者，数据控制者是指控制、存储和使用数据的个人或组织,而数据处理者是指代表数据控制者处理数据的个人或组织。

中国推行人工智能管理规范和行政规定的速度和数量领先全球许多先进经济体。2020年以来,中国已经出台至少三部人工智能相关法规,试图对数据、算法、深度伪造和生成式人工智能进行监管。世界卫生组织也于2021年发布了《卫生领域人工智能的伦理和治理》(*Ethics and Governance of Artificial Intelligence for Health*)指南,从法律、政策、理念几个方面对人工智能在健康中的应用进行了规范,指出了人工智能医疗面临的伦理挑战,规范了人工智能医疗中各方的责任和义务,并且对政府监管政策提出了建议。美国人工智能相关政策的制定过程中面临很多阻力,也从侧面体现出政府和社会各界对这一问题的关注。2023年6月,美国国会的立法小组发布《国家人工智能委员会法案》(*National AI Commission Act*),希望通过该法案成立一个专家委员会,研究和评估美国监管人工智能的最佳方式。中国国家人工智能标准化总体组发布的《人工智能伦理治理标准化指南(2023版)》指出可以从以下几个方面规范人工智能,包括以人为本、可持续、合作、隐私、公平、共享、外部安全、内部安全、透明和可问责。

自从大模型出现之后,中国率先出台了《生成式人工智能服务管理暂行办法》。美国科技委员会也更新了《国家人工智能研究和发展策略计划》(*National Artificial Intelligence Research and Development Strategic Plan*),从下面几个方面明确了人工智能发展的策略:对基础的、有责任的人工智能研究进行长期投资;开发人类与人工智能的有效互动机制;理解人工智能相关伦理、法律和社会影响;保障人工智能系统的安全性;开发可用于人工智能培训和测试的共享的数据和环境;用标准的方法来测量和评估人工智能系统;更好地理解人工智能研发人力资源,扩展公立机构和私有企业的合作伙伴关系来加速人工智能的发展;建立有原则、协调的人工智能研究国际合作。

总之,对于人工智能医学伦理的监管可从下面几个方面入手:① 可审核性,外部中立机构应该能够分析和探测算法行为;② 准确性,确保使用良好和干净的数据,应定期跟踪和测试其准确性;③ 可解释性,应该以所有相关者(如医生、患者)易于理解的方式对模型的输出结果进行解释;④ 公平性,应对模型进行歧视评估;⑤ 责任,应确定单一责任者/方来管理意外后果和意外输出。

二、对人工智能医疗器械产品的监管

(一)中国的监管方案

1. 人工智能医疗器械管理

人工智能产品从本质上来说是一个数据驱动的算法模型,这个模型可以独立作为一个软件产品在计算机或服务器上运行,也可以嵌入一个硬件系统里面运行(图12-8),如多用于放射科的医学影像辅助诊断产品一般以软件的形式出现,可以通用工作站或服务器为载体,与医院信息系统和影像数据管理系统无缝对接;而人工智能内镜产品则是嵌入其主机系统里,与照明、控制、图像处理和显示等系统融为一体。一般的软件产品在上线之后就稳定下来,通常在增加了功能或修正了软件中的错误后才会迭代更新。而数据驱动的人工智能产品不一样,在开发阶段除了调整模型需要不断收集和标注数据进行模型的训练和测试,验收时也需要标准数据集或真实世界数据进行验证,上线后更要不断地对新的数据做出反馈以调优模型参数。人工智能医疗器械除了需要符合对常规医疗器械的要求,还要防范额外的风险,如深度学习模型的"黑箱"带来的不可预测性,特定数据训练出的模型在遇到新数据时会出现的不确定性,长期使用时的可靠性,在实际临床部署中需要纳入新数据时监管的复杂性等。同时,也要考虑可用性问题,怎样将其嵌入医院和医生的日常工作流之中,帮助医生提高效率。

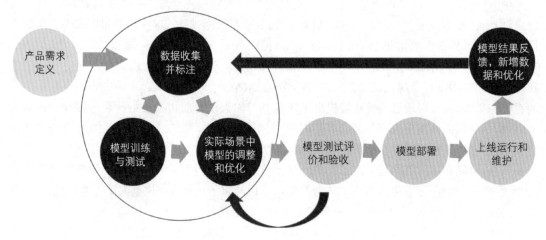

图 12-8 人工智能产品生命周期

中国国家药品监督管理局规定深度学习的人工智能产品需要列入《医疗器械分类目录》或进行分类界定。负责分类界定的单位是国家药品监督管理局医疗器械标准管理中心(设在中国食品药品检定研究院)。根据国家药品监督管理局 2021 年发布的《人工智能医用软件产品分类界定指导原则》,人工智能医用软件产品管理属性判定原则如下。

(1)产品应具备医疗器械定义中的预期用途。这是所有医疗器械都必须符合且具备的核心条件。对于软件产品,其具备符合医疗器械定义的预期用途,即软件的输出信息用于疾病的诊断和治疗等。而用于医院管理、新药研发、健康管理等的软件产品不符合医疗器械定义的预期用途,不作为医疗器械管理。

(2)产品的处理对象(软件输入)应为医疗器械相关数据,即医疗器械产生的用于医疗用途的客观数据,如医学影像设备产生的医学影像数据、医用电子设备产生的生理信号数据等。特殊情形下,可包含通用设备(非医疗器械)产生的用于医疗用途的客观数据,如数码相机拍摄的用于皮肤疾病诊断的皮肤照片、健康电子产品采集的用于心脏疾病预警的心电数据等。本原则中的"医疗器械数据"虽然在特殊情形下可由"通用设备"产生,但"通用设备"应有相应的质量控制措施和技术评价要求,以确保其产生的"用于医疗用途的客观数据"能够满足医疗用途;若"用于医疗用途的客观数据"有特定的要求,则该客观数据不能来源于"通用设备"。该条款明确了目前市场上采用人工智能技术,对患者主诉信息或电子病历进行推理分析的导诊助手、病历分析等产品,不作为医疗器械管理。

(3)产品的核心功能是对医疗器械数据的处理、测量、模型计算、分析等。若软件产品基于公开的临床指南、文献、公式等,对医疗器械数据进行简单的统计、运算等,不属于本原则所述的对医疗器械数据的处理等,亦不作为医疗器械管理。这和其他医用软件的属性界定原则是一致的。

上述指导原则对人工智能医用软件产品适用的管理类别也做了划分,主要依据产品的预期用途、算法成熟度等综合判定。对于算法成熟度低的人工智能医用软件,应依据其是否用于辅助决策来确定管理类别。"算法成熟度低"是指算法未上市或算法虽已上市但其安全性、有效性尚未在医疗实践中得到充分证实,潜在风险较多。此时,产品预期用途如用于辅助决策,即提供临床诊疗建议,会直接影响医生的诊疗行为;而预期用途如用于非辅助决策,即提供临床参考信息,主要用于提升医疗行为的效率、优化流程等。前者的整体风险明显大于后者,故用于辅助决策的人工智能医用软件按第三类医疗器械管理,用于非辅助决策的人工智能医用软件按第二类医疗器械管理。

对于算法成熟度高(算法已上市且其安全性、有效性已在医疗实践中得到充分证实)的人工智能医用软件,因现行的监管体系、监管技术等已经可以满足其安全性、有效性的要求,故其管理类别按照现行的《医疗器械分类目录》和分类界定文件等执行。例如,上市多年的采用传统机器学习技术的动态心电分析软件,根据《医疗器械分类目录》,按第二类医疗器械管理。

2. 中国食品药品检定研究院在监管中的作用

所有人工智能医疗器械由国家药品监督管理局直属的中国食品药品检定研究院(以下简称中检院)检测,中检院也负责国内和国外标准的起草和制定。正如中检院的任海萍教授和王浩主任所指出的,人工智能医疗器械监管需要从研发源头开始,覆盖产品全生命周期,包括产品上市后的更新迭代。除了常规的对医疗器械软件和硬件的评价方法,中检院也建立了针对人工智能医疗器械的特殊评价方法。从数据集的评价入手,建立了一系列模拟抵抗测试、白盒测试和溯源等具体方法。其中,标准测试数据集由中检院与医院合作建立,其符合测试深度学习模型所需要的数据合规性、多样性、数量和质量、完整性等要求。

我国正在大力推进数据集的建设,支持人工智能医疗器械的研发、监管等活动。在起步阶段规范数据集的开发与质量管理过程,并对现有数据集开展评价,防范质量风险。数据集的评价标准强调质量控制要素,适用于人工智能医疗器械全生命周期中使用的各种数据集,对于人工智能医疗器械企业自身的生产质量管理、供应商审核等环节和后续质量体系相关标准的制定有重要的支撑作用。继 2018 年出具国内首批糖尿病视网膜病变眼底图像辅助诊断软件产品性能检验报告之后,中检院在 2019 年出具了国内首批肺结节辅助诊断软件产品性能检验报告,以病灶检出、分类、区域分割、尺寸测量等算法功能和相关指标量化评价,宣告以 CT 为代表的三维医学影像人工智能产品质量评价取得阶段性成果,为其他放射影像类人工智能产品的质量评价和相关标准的制定提供了有益的参考。为解决此类共性瓶颈问题,中检院与国内知名医院、临床机构和科研团队合作,把质量控制的理念融入数据集的建设,共同加强质量管理。目前,中检院团队在超声影像、心电图、PET-CT 影像等方向深入开展工作,助力国内相关数据集的建设和质量保障,也为相关标准的制定与修订积累实践经验。

根据国家药品监督管理局医疗器械技术审评中心发表的《人工智能医疗器械临床评价研究及思考》,人工智能医疗软件的更新与通用医疗软件更新的判定标准不同,后者如影响到医疗器械的预期用途、使用环境或核心功能,均视为重大软件更新。人工智能医疗软件的更新除基本类型,还包括:① 算法驱动型更新,通常属于重大软件更新;② 数据驱动型,若算法性能评估结果发生显著性改变(即与前次注册所批准的算法性能评估结果相比存在显著统计学差异)则属于重大软件更新。截至 2022 年中,国家药品监督管理局已经发出了数十张人工智能医疗产品的注册证,以医学影像辅助诊断和治疗为主。

(二)美国的监管方案

美国食品和药物管理局 (Food and Drug Administration,FDA) 对使用人工智能算法的医疗设备有具体规定,对它们的监管途径取决于设备的风险分类和预期用途,主要考虑因素如下。

（1）数据收集和准备：收集有关人工智能医疗设备性能、安全性和有效性的综合数据，包括关于算法、训练数据、测试方法和验证研究的信息。收集临床数据（如果适用）以支持设备的性能和临床结果。

（2）软件即医疗设备：FDA认识到人工智能算法可以是独立的医疗设备，称为软件即医疗设备（Software as a Medical Device，SaMD），为SaMD制定了具体的监管原则和指南，包含基于人工智能的医疗软件的风险管理、验证、临床评估和网络安全的注意事项。

（3）性能和验证：FDA希望人工智能医疗设备具有明确的性能特征，并经过验证以证明其可靠性和准确性。这包括对人工智能算法、训练数据、测试方法和性能评估指标的验证。

（4）透明度和可解释性：FDA强调医疗设备中使用的人工智能算法的透明度和可解释性的重要性，鼓励制造商提供有关设备功能、输入、输出、限制和可能影响性能的因素的文档和信息。

（5）真实世界的性能监控：FDA鼓励在人工智能医疗设备上市后对其进行持续监控。制造商需要收集真实世界的性能数据并监控设备在临床实践中的安全性和有效性。

需要注意的是，人工智能医疗设备可能需要遵守其他法规，如关于数据隐私和安全的《健康保险便利和责任法案》（Health Insurance Portability and Accountability Act），简称为HIPAA。FDA于2020年推出了基于产品生命周期的监管框架，该框架将允许人工智能和机器学习软件从现实世界的学习和与之适应中进化，同时仍然确保其作为医疗器械的安全性和有效性。

截至2022年7月，人工智能已用于超过350个FDA已经认证的医疗器械中，这些人工智能医疗器械可用于多中心、完成对医学图像和影像的诊断和在营运中节省成本的目标。这些目标的完成离不开对以下原则的遵守。

第一，建立质量体系和良好的机器学习操作规程。FDA希望每一个医疗器械制造商都能建立一个质量体系，以在整个生命周期中开发、交付和维护符合相应标准和法规的高质量产品。而且人工智能/机器学习算法开发涉及从数据中学习，因此要设计并执行良好的机器学习操作规程。

第二，上市前审核需批准的医疗器械软件，以保证其安全性和有效性。明确人工智能/机器学习医疗器械软件制造商的责任，以在器械整个生命周期持续管理患者的风险。

第三，要求制造商在开发、验证和执行算法更改时监控人工智能/机器学习医疗器械，并遵守风险管理方法和"何时为现有器械软件变更申报510(k)的决定"指南中的其他方法。

第四，使用上市后真实世界表现报告持续提高软件对用户和FDA的透明度，以保持产品的安全性和有效性。

目前已经得到医疗注册证的产品都利用锁定的算法（"locked" algorithm），即将固定的函数应用到输入集，因此每次提供相同输入时都给出相同结果。锁定的算法由人手动更新或验证。计划在上市前审查中引入"预先确定的变更控制计划"来容纳自适应算法（adaptive algorithm），其采用一个学习过程改变其性能，因此对于给定的输入集，在性能变化之前和之后的输出可能是不同的。这种算法的更改通常通过一个定义良好的、可能是完全自动化的流程来实现和验证，旨在通过对新数据或附加数据的分析来提高性能。预先规格说明（SaMD pre-specification，SPS）是制造商对基于人工智能/机器学习的医疗器械软件的"性能"或"输入"的预期的更改，或对"预期用途"相关的更改，包含实际使用时制造商计划获得的更改的类型。SPS在软件的初始规格和标记周围绘制了一个"潜在变化区域"，即制造商希望算法在学习过程中变成的样子。算法变更协议（algorithm change protocol，ACP）是指制造商想要实现SPS中描述的预期更改类型的方法，以及适当控制 SPS 中描述的预期更改类型的相关风险的方法。ACP 是一个循序渐进的数据和程序的描述,以使更改达到目标,并使软件在更改后保持安全和有效。

三、小结

国内外人工智能医疗器械的种类和用途均不断增加,在辅助诊断、辅助治疗、新药开发、健康管理、医院管理、虚拟助理、疾病早筛和预测等各个医疗方面都得到了越来越多的应用。很多独立的人工智能医疗软件上市,人工智能硬件系统也开始逐步上市,人工智能的临床应用逐渐面向医疗全过程,从而能更好地优化临床工作效率和服务质量。实现人工智能医疗器械的高质量应用,除了符合图 12-8 中人工智能产品的全生命周期之外,还需要合理监管(图 12-9 中矩形框)。

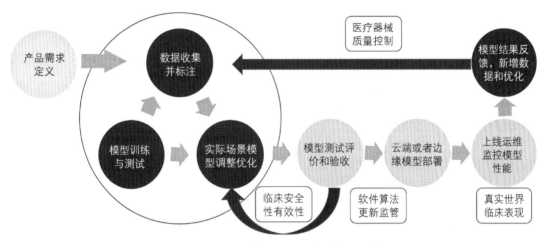

图 12-9　人工智能医疗器械的全生命周期监管

从目前人工智能医疗器械的监管水平来看,各个主要市场针对人工智能医疗器械的特点形成了一套越来越完善的机制。国家药品监督管理局人工智能医疗器械标准化技术归口单位的成立,是我国人工智能医疗器械标准化工作发展中的里程碑。该单位在人工智能医疗器械领域内从事全国性标准化工作,负责人工智能医疗器械通用标准、专用标准和其他标准的制定与修订。中检院作为标准化归口的秘书处承担单位,为业界提供人工智能产品检验、数据库质量评价等全方位的服务和技术支持。在美国,人工智能医疗器械产品申报中经常采用基于第三方测试集的算法验证、基于仿真数据和体模的算法验证等手段,以降低对临床试验的依赖,部分产品的审批周期被缩短至几个月。在可预见的未来,随着人工智能医疗器械在临床中越来越多的落实和使用,将会有新的问题出现,也需要监管部门经常调整或增加指导规则,从而确保人工智能医疗器械的应用效果。

(钱大宏)

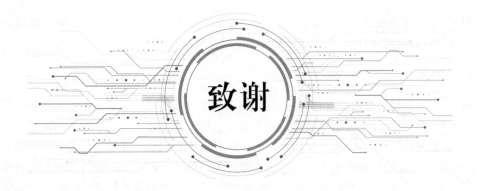

致谢

　　首先感谢十余年间与本课题组在人工智能医学研究中合作的数十位医生，他们分别来自上海交通大学医学院附属瑞金医院、上海交通大学医学院附属仁济医院、上海交通大学医学院附属胸科医院、上海交通大学医学院附属第九人民医院、中国福利会国际和平妇幼保健院、上海交通大学医学院附属第六人民医院、上海交通大学医学院附属第一人民医院、上海交通大学医学院附属新华医院、上海交通大学医学院附属上海儿童医学中心、复旦大学医学院附属中山医院、同济大学医学院附属肺科医院、浙江大学医学院附属第二医院、北京大学第三医院、中国医学科学院肿瘤医院等，他们为我们的研究提供了思路和数据，他们的临床经验也指导着我们的科研方向。2018年，在上海交通大学医学院研究生培养办公室的推动之下，我们在上海交通大学医学院开始筹备致远荣誉计划博士课程——人工智能与医学。如何让医学博士生们尽快掌握人工智能这个工具并且在医学科研、临床诊疗和健康维护等中有效应用是准备这门课程中的挑战。最终，我们设计了一个知识讲解与科学实践结合的课程，以便在几个月的时间内使同学们了解人工智能的基本原理及其在医学各方面应用的理论知识，并在教师和助教团队的指导下分组初步完成人工智能模型的构建。自2019年开课到本书初稿成稿时已逾6个学年，选修这门课的同学来自医学基础研究和临床各学科，背景非常多元化。我们很高兴地看到修完这门课的医学生都掌握了人工智能这个工具，并且自信地用于各自的领域中，更可喜的是有很多同学由此产出了很多科研和转化成果。此外，我们发现每一届新加入的同学对人工智能知识的了解程度在不断提高，并从他们的专业领域带来了很多可以用人工智能解决的问题和数据，也让我们见到了人工智能在医学中应用的无限可能，在此也向他们表示感谢！

　　在此，感谢上海交通大学医学院研究生培养办公室的单炯老师和张勇老师，他们从立项到每年课程的安排中都对我们这门课程给予了非常细致的指导和帮助，本书的启动和成稿也离不开他们持续的鼓励。同时，也感谢上海科学技术出版社的编辑们非常及时的约稿和审稿等，帮助我们发现了一些表述不当之处，使我们能及时修订文本。还要感谢上海同态信息技术有限责任公司提供的隐私计算资料。最后，感谢我的课题组成员和全体编写人员的鼎力相助，没有他们的努力不可能这么顺利地完成本书。

　　人工智能领域的知识更新速度极快，编写该领域的图书是个很大的挑战，我们已尽力确保内容的准确性，但难免会有不足之处，恳请读者见谅和批评指正，以便于后续改进。我衷心期待在本书在面世之后，这门课程能在医学院的研究生教育中进一步扩大影响，使更多的医学生能像工程师一样掌握且使用好人工智能。也希望本书对广大有志于从事人工智能医疗器械产品开发和商业活动的相关人员而言具有参考价值。